Die proximalen Humerusfrakturen

Fabrizio Moro

Rainer-Peter Meyer

Andreas Lütscher

Hrsg.

Die proximalen Humerusfrakturen

Eine chirurgische Herausforderung

Mit einem Geleitwort von Dr. med. Georg Ruflin

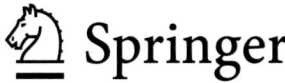 Springer

Hrsg.
Dr. med. Fabrizio Moro
Schulthess Klinik
Zürich, Schweiz

Rainer-Peter Meyer
Schulthess Klinik
Zürich, Schweiz

Andreas Lütscher
Schulthess Klinik
Zürich, Schweiz

ISBN 978-3-662-60852-4   ISBN 978-3-662-60853-1   (eBook)
https://doi.org/10.1007/978-3-662-60853-1

Die Deutsche Nationalbibliothek verzeichnet diese Publikation in der Deutschen Nationalbibliografie;
detaillierte bibliografische Daten sind im Internet über http://dnb.d-nb.de abrufbar.

Springer
© Springer-Verlag GmbH Deutschland, ein Teil von Springer Nature 2020

Fotonachweis Umschlag: © Andreas Lütscher, Schulthess Klinik Zürich, Leiter der Bilddokumentation

Springer ist ein Imprint der eingetragenen Gesellschaft Springer-Verlag GmbH, DE und ist ein Teil von
Springer Nature.
Die Anschrift der Gesellschaft ist: Heidelberger Platz 3, 14197 Berlin, Germany

All jenen Patientinnen und Patienten gewidmet, die sich nach der Primärintervention noch einem Revisionseingriff unterziehen mussten.

Geleitwort

Vor 20 Jahren haben R.-P. Meyer und A. Gächter ein Buch „Schulterchirurgie in der Praxis" (Springer-Verlag Berlin Heidelberg New York, 2000) herausgegeben. Sie bemerkten: „Das Schultergelenk erfreut sich zur Zeit eines wahren Booms." Es wurden Erkenntnisse zu Anatomie, Versorgungsstrategie der Verletzungen und Operationstechniken ausgeführt.

Fast eine Generation später berichten nun R.-P. Meyer und F. Moro über den heutigen Stand der Dinge: Bei der Behandlung von Humeruskopffrakturen sind wir nicht viel weiter als vor 20 Jahren. Wir haben keine klaren Vorstellungen über die beste Behandlung. Vielerlei Implantate werden verwendet. Viele Korrektur-Operationen sind heute noch nötig. Kurz und gut: unsere Patienten sind oft enttäuscht vom primären Behandlungsresultat. Wir benötigen Untersuchungen, die das Alter der Patienten ebenso berücksichtigen wie die beste Behandlungstechnik: konservativ oder operativ, Physiotherapie, Platte oder Marknagel, Schraubenlänge, Zement oder Allograft, Schulterprothese oder Inverse Prothese, Tuberositas-Hochstand und vieles mehr. Die Behandlungsresultate sind nach funktionellem Resultat, sowie nach Non- und Malunion, avaskulären Nekrosen und Re-Interventionen zu gewichten. Ebenso spielt heute die Frage der Hospitalisation, der Behandlungsdauer und der Kosten eine wichtige Rolle. Zudem möchte man wissen, welche Erfahrung ein Behandlungsteam mitbringen sollte.

Auf ein allgemein gültiges „Kochbuch" für den nicht in der Behandlung von Schulterproblemen spezialisierten Orthopäden oder Traumatologen wird man nicht so rasch zählen können. Daraus folgere ich, dass die Behandlung von komplexen Humeruskopffrakturen in die Hände von geübten und an der weiteren Forschung interessierten Spezialisten gelegt werden soll.

Nur so wird man den Patienten mit gutem Gewissen zu einer operativen Behandlung auch bei komplexen Frakturen raten und gleichzeitig auch auf künftigen Fortschritt hoffen dürfen.

Im Buch sind viele der oft komplexen Frakturen des proximalen Humerus exemplarisch dargestellt. Wer sich in Zukunft mit der Behandlung dieser Frakturen beschäftigt, kann aus dem vorliegenden Buch nur lernen. Ich empfehle die Lektüre allen Schulterspezialisten und Traumatologen.

Das Buch zeigt viele schlecht gelungene primäre Behandlungsergebnisse mit operativen Techniken der oft komplexen Humeruskopffrakturen, und selbstverständlich die Reoperation und deren Resultat. Weitere Fortschritte in der primären Behandlung der proximalen Humerusfrakturen sind nötig. Die Zusammenarbeit der orthopädischen Schulterspezialisten und der Traumatologen ist ein dringendes Anliegen.

Immerhin sind wir heute doch einen Schritt weiter: die oft ungünstigen Behandlungsresultate und die fehlenden generellen Behandlungsrichtlinien verlangen, dass sich die Spezialisten verschiedener Kliniken zusammentun und gemeinsam weitersuchen. Das weitere Vorgehen wird klarer: One-man-shows sind überholt, in der weiteren Forschung ist die Zusammenarbeit der besten Spezialisten gefragt. Vielleicht ist es damit in weiteren 20 Jahren nicht mehr nötig, die Frage des Decision-Makings und der operativen Technik in umfangreichen Studien zu studieren.

Die AO Trauma Gruppe hat im November 2018 international die Schulter- und Trauma-

Chirurgen dazu aufgerufen, sich zu einem Consensus Prozess zu melden, um unerwünschte Ereignisse inklusive deren Dokumentation und Evaluation bei der operativen oder konservativen Behandlung von proximalen Humerusfrakturen zu bearbeiten. Es werden um die 100 Spezialisten aus aller Welt gesucht. Dies scheint mir ein sehr vernünftiges Vorgehen zu sein. Auch die aktuelle Literatur über die Behandlung von proximalen Humerusfrakturen zeigt ähnliche Absichten (Internet: „unbound medline").

Ich wünsche allen jüngeren Kollegen viel Glück und gute Zusammenarbeit. Die zukünftigen Patienten werden es ihnen danken.

Den Verfassern dieses Buches und seinen Herausgebern ist zu ihrem Mut zur Darstellung der aktuellen Situation zu gratulieren. Ich wünsche dem Buch einen grossen Erfolg.

G. Ruflin
ehemals Kantonsspital Aarau, Schweiz

Vorwort

Bei den komplexen proximalen Humerusfrakturen müssen wir auch heute noch – zu unserer eigenen Enttäuschung – gestehen, dass wir nicht in der Lage sind, ein allgemeingültiges Behandlungsregime zu erstellen. Zu vielfältig sind die auf diesen Frakturtyp einwirkenden Elemente wie Alter des Patienten, Osteoporose, Begleiterkrankung, Compliance und nicht zuletzt die Frakturmorphologie, um ein allgemein anerkanntes Behandlungskonzept zu etablieren.

Es bleiben realistischerweise somit lediglich individuelle Therapieansätze, was immer das heisst. Und hier kommt an vorderster Front das Können, die Erfahrung und nicht zuletzt auch der Charakter des Operateurs ins Spiel. Ist der Chirurg mit der Komplexität dieser Frakturen vertraut, reicht sein technisches Können, um diesen Frakturtyp anzugehen und auch allfällige Komplikationen zu meistern? Wird eine mögliche Humeruskopfnekrose als Argument gebraucht, um der aufwendigeren osteosynthetischen Versorgung auszuweichen und den Weg der primären Schulterprothesenimplantation zu wählen?

Frage um Frage stellen sich, deren konklusive Beantwortung unser Wissen übersteigt. Eine ganz klare Direktive können wir jedoch bei diesen Komplex-Frakturen am proximalen Humerus nennen:

Die Bewältigung der anfallenden Probleme, ob technischer oder biologischer Natur, lässt sich nur durch ein erfahrenes Team erzielen.

R. P. Meyer
Zürich, Schweiz

F. Moro
Zürich, Schweiz

Sommer 2019

Vorbemerkung zum Buch

Die proximale Humerusfraktur zeigt eine bimodale Altersverteilung. Bei den jüngeren Leuten handelt es sich in der Regel um Hochrasanz- verletzungen, während bei den älteren Leuten der häusliche Stolpersturz im Vordergrund steht. Begünstigt wird die Fraktur im Alter durch eine manifeste Osteoporose.

Die proximale Humerusfraktur bleibt bis heute eine sogenannte „unsolved fracture", charakterisiert durch eine schwierige Klassifikation, schwierige operative Behandlung und oft einhergehend mit unbefriedigenden Resultaten unabhängig der vielfältigen Therapie-Optionen, die gewählt werden können. Diese reichen von der konservativen Therapie zur operativen Stabilisierung mittels Platte oder Nagel bis zum prothetischen Gelenksersatz.

Die operative Versorgung solcher Frakturen wird in der Literatur sehr kontrovers diskutiert. Faktoren wie Knochenqualität, Alter des Patienten und eine genaue Bilanzierung der Fraktur mit einer CT- Untersuchung, heute auch ergänzt durch eine 3 D Rekonstruktion, um die Frakturmorphologie gut zu erfassen, beeinflussen die Wahl der operativen Strategie.

Bereits bei der Beschreibung solcher Frakturen und der Einschätzung der bestehenden Fehlstellung besteht Uneinigkeit im Hinblick auf eine auszusprechende Therapieempfehlung. Auch kann keine sichere Empfehlung für ein bestimmtes Implantat ausgesprochen werden. Die intramedullären Kraftträger wie z. B. die Marknagelosteosynthese oder die winkelstabile Plattenosteosynthese sind weit verbreitet und stellen grundsätzlich keine konkurrierenden Verfahren dar. Je nach Erfahrung des Operateurs wird das eine oder das andere Implantat bevorzugt. Allgemeingültige Behandlungsrichtlinien lassen sich bis heute keine aussprechen, obwohl mehrfach versucht wurde, anhand der Klassifi-

kation und gestützt auf eine moderne Bildgebung (3 D – CT Rekonstruktionen), Behandlungsalgorithmen festzulegen.

Allgemein wird bei jungen Patienten eine Rekonstruktion angestrebt, während beim älteren Patienten die prothetische Versorgung im Vordergrund steht, da trotz winkelstabiler Implantate eine übungsstabile Osteosynthese oft nicht erreicht werden kann.

Ein Trend zur inversen Prothese wird beobachtet, weil diese sogenannt „more forgiving" ist. Die Problematik der nicht einheilenden Tuberkulafragmente oder im zeitlichen Verlauf auftretende „vanishing tubercula", welche in eine Rotatorenmanschetteninsuffizienz münden, ist geprägt durch funktionell schlechte Resultate. Zwar stehen Langzeitresultate der inversen Schulterprothese noch aus, deshalb kann nur von einem Trend und nicht von einer allgemeingültigen Behandlungsrichtlinie gesprochen werden.

Trotz einer Vielfalt moderner Implantate, sowie Weiterentwicklungen in der Schulterprothetik bleiben die Probleme vielfältig, sodass auch heute noch individuell entschieden werden muss, d. h. unter Berücksichtigung der Erwartungen des Patienten, dessen Alter, sowie Begleiterkrankungen, um nur einige Aspekte zu nennen,

Entscheidet man sich für eine operative Rekonstruktion, so muss oberstes Ziel sein, funktionell ein gutes Resultat zu erreichen. Nach Möglichkeit sollen Operations-, bzw. Implantat-spezifische Komplikationen vermieden werden.

Im Rahmen der Aufarbeitung unserer Fälle haben wir versucht, illustrativ die erreichten Resultate klinisch und radiologisch aufzuzeigen, wobei wir die winkelstabile Plattenosteosynthese bevorzugen. Der Focus lag vor allem in der Analyse der Fraktur, welche dann zur operativen Versorgung führte. Nicht selten erfolgte für die operative Stabilisierung der Fraktur ein Knochenaufbau mit Allograft in Inlay Technik. Die Augmentation hat zusehends an Bedeutung gewonnen. Verschiedene Techniken sind diesbezüglich auch in der Literatur beschrieben. Die eigenen kurzfristigen Resultate sind vielversprechend. Durch unsere Augmentationstechnik, welche wir „Champagner Peg Technik" nennen, soll die primäre Stabilität erhöht werden.

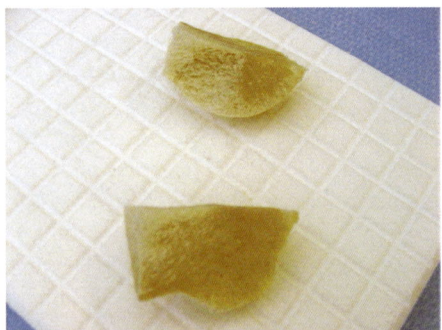

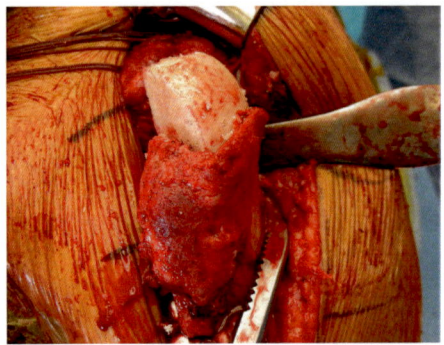

Intramedulläre Augmentation mit Allograft – PEG „Champagner PEG Technik"

Zusätzlichen Support betreffend Fraktur-Stabilität erreichen wir durch die Anlage einer orthogonal angebrachten Viertelrohrplatte. Anhand der eigenen Erfahrungen konnten wir durch diese Massnahmen die Rate an sekundären Repositionsverlusten – „slippage" des Humeruskopfes verbunden indirekt mit einem „cut out" der Schrauben – eine wohl bekannte Komplikation der winkelstabilen Plattenosteosynthese, reduzieren.

Das Buch wurde nicht als Lehrbuch konzipiert und soll auch keine Übersicht der bis dato beschriebenen operativen Möglichkeiten darstellen. Anhand der geschilderten Fälle haben wir versucht, unsere Herangehensweise und Analyse der Fälle zu erläutern. Wir sind uns bewusst, dass vielleicht nicht alle Leser unsere Meinung, beziehungsweise die operativ gewählte Strategie teilen. Wir erheben auch nicht den Anspruch auf vollkommene Richtigkeit in der Analyse und Behandlung der dargestellten Fälle. Wir hoffen dennoch oder wünschen uns, dass der an Schulterchirurgie interessierte Kollege beim Durchlesen dieses Buches die eine oder andere Anregung für sich mitnehmen kann.

Wenn Sie wieder vor der Entscheidung stehen, eine proximale Humerusfraktur mittels Plattenosteosynthese operativ zu stabilisieren, so mögen Ihnen die illustrierten Fälle möglicherweise hilfreich sein.

Wir wünschen ihnen viel Spass bei der Lektüre.

F. Moro
Zürich, Schweiz

Dank

Das Gros der hier analysierten 55 Fällen von proximalen Humerusfrakturen wurde von Fabrizio Moro osteosynthetisch angegangen. Wir erkennen darin sein analysierendes chirurgisches Vorgehen, das im Verlaufe der Jahre zu einer immer subtileren Technik geführt hat. Es sind chirurgisch und zeitlich aufwendige Interventionen, die auch die besten Chirurgen fordern. Unser Dank gilt allen vorab dem Operateur.

Ein ganz besonderer Dank gilt Frau Priti Inderbitzin, die mit ihrem Können und ihrer Geduld den gesamten Text in souveräner Art niedergeschrieben hat – und dies immer zeitgerecht.

Andreas Lütscher, an unserer Klinik Leiter der Bilddokumentation, macht eine präzise, fallgerechte Bebilderung der Frakturen erst möglich. Eine immense Arbeit steckt hinter diesem Illustrationsauftrag – herzlichen Dank.

Eine exzellente Operationsequipe, eine ausserordentlich leistungsfähige Röntgenabteilung, ein jederzeit aushelfendes Archivpersonal lässt unsere Bucharbeit ganz locker werden.

Ein grosses Dankeschön geht einmal mehr an das perfekt arbeitende Team des Springer-Verlags:

Dr. Fritz Krämer, Frau Antje Lenzen und Frau Barbara Knüchel – sie alle begleiten die Buchgestaltung in ihren jeweiligen Fachbereichen auf diskrete, aber effektive Weise. Wir sind stolz darauf, mit diesem Verlagsteam zusammenarbeiten zu dürfen.

Herzlichen Dank an alle.

Rainer-Peter Meyer
Zürich, Schweiz

Fabrizio Moro
Zürich, Schweiz

Inhaltsverzeichnis

III   3- und 4-Fragment-Frakturen des proximalen Humerus

IV Luxationsfrakturen des proximalen Humerus

V   Head-Split-Frakturen des proximalen Humerus

Tubercula-Frakturen

Inhaltsverzeichnis

Dislozierte Tuberculum minus-Fraktur am proximalen Humerus links mit dislozierter Spina scapulae-Fraktur

© Springer-Verlag GmbH Deutschland, ein Teil von Springer Nature 2020
F. Moro et al. (Hrsg.), *Die proximalen Humerusfrakturen*,
https://doi.org/10.1007/978-3-662-60853-1_1

1

■ **Der Fall**

— Der 24-jährige Mann zieht sich bei einem Sturz mit dem Fahrrad am 08.09.2012 eine proximale Humerus- und Scapula-Fraktur links zu. Vorbestehend lag eine im Jahr 2008 osteosynthetisch versorgte Claviculafraktur links vor (◘ Abb. 1.1a, b). Die zusätzlich veranlasste computertomographische Untersuchung verfeinert die Diagnose (◘ Abb. 1.2a–d). Die Indikation zur osteosynthetischen Versorgung beider Frakturen ist gegeben.

— Am 12.09.2012 erfolgt die osteosynthetische Versorgung: Offene Reposition des Tuberculum minus und Plattenosteosynthese mit 5-Loch-winkelstabiler-T-Platte von einem ventralen Zugang deltopectoral aus sowie Plattenosteosynthese der Spina scapulae-Fraktur mit 5-Loch distaler Humerusplatte von einer dorsalen Querinzision über der Spina scapulae aus (◘ Abb. 1.3). Postoperativ funktionelle Mobilisation bis zur Horizontalen für die ersten 6 Wochen.

— 6 Wochen nach dem Eingriff zeigt sich bereits eine befriedigende Schulterfunktion links mit Flexion/Abduktion von je 80°. Radiologisch ist das Osteosynthesematerial stabil bei zunehmender Konsolidierung der Frakturen (◘ Abb. 1.4a–c). Die Physiotherapie wird weitergeführt, nun mit zusätzlichem Kraftaufbau ab der 8. Woche.

— 1 Jahr nach Osteosynthese ist die Schulterfunktion links mit Ausnahme der endständig leicht reduzierten Innenrotation frei und symmetrisch. Die Abduktionskraft ist praktisch seitengleich. Radiologisch sind die Frakturen konsolidiert (◘ Abb. 1.5a–d). In Anbetracht des jugendlichen Alters empfehlen wir die gelegentliche Metallentfernung.

— Am 07.01.2015 erfolgt die Osteosynthesematerialentfernung am Tuberculum minus bei gleichzeitiger Schulterarthroskopie mit milder Arthrolyse die Innenrotation betreffend (◘ Abb. 1.6a–c). Besondere Massnahmen sind im Weiteren nicht mehr vorgesehen.

■ **Analyse**

Zu den seltenen isolierten Verletzungen der Tubercula gehört die Tuberculum minus-Fraktur, wobei das Spezielle an diesem Fall noch das zusätzliche Vorliegen einer Spina scapulae-Fraktur ist. Aufgrund der Grösse des Tuberculum minus-Fragmentes haben wir hier eine Plattenosteosynthese im Sinne einer Abstützung gewählt. Ein Nachteil mag dabei das Auftreten eines subcoracoidalen Impingements sein, welches dann eine Entfernung des Osteosynthesematerials bedingt. Eine minimalinvasive Versorgung mit kanülierten Schrauben anstelle der Abstützplatte wäre hier eine Alternative gewesen.

◘ **Abb. 1.1 a, b** Proximale Humerus- und Scapulafraktur

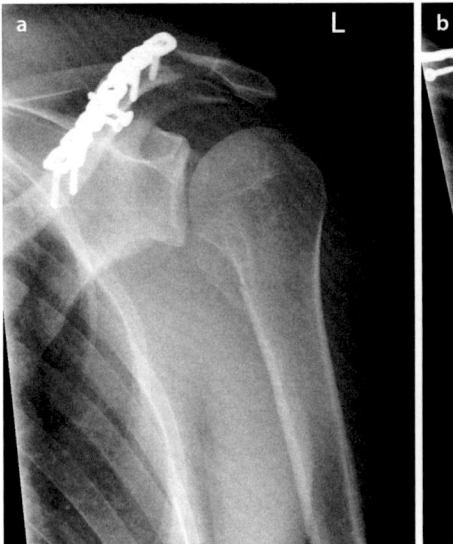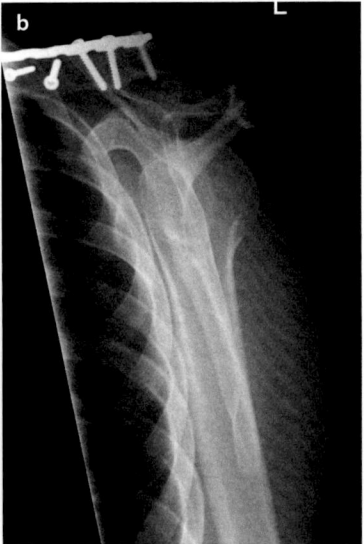

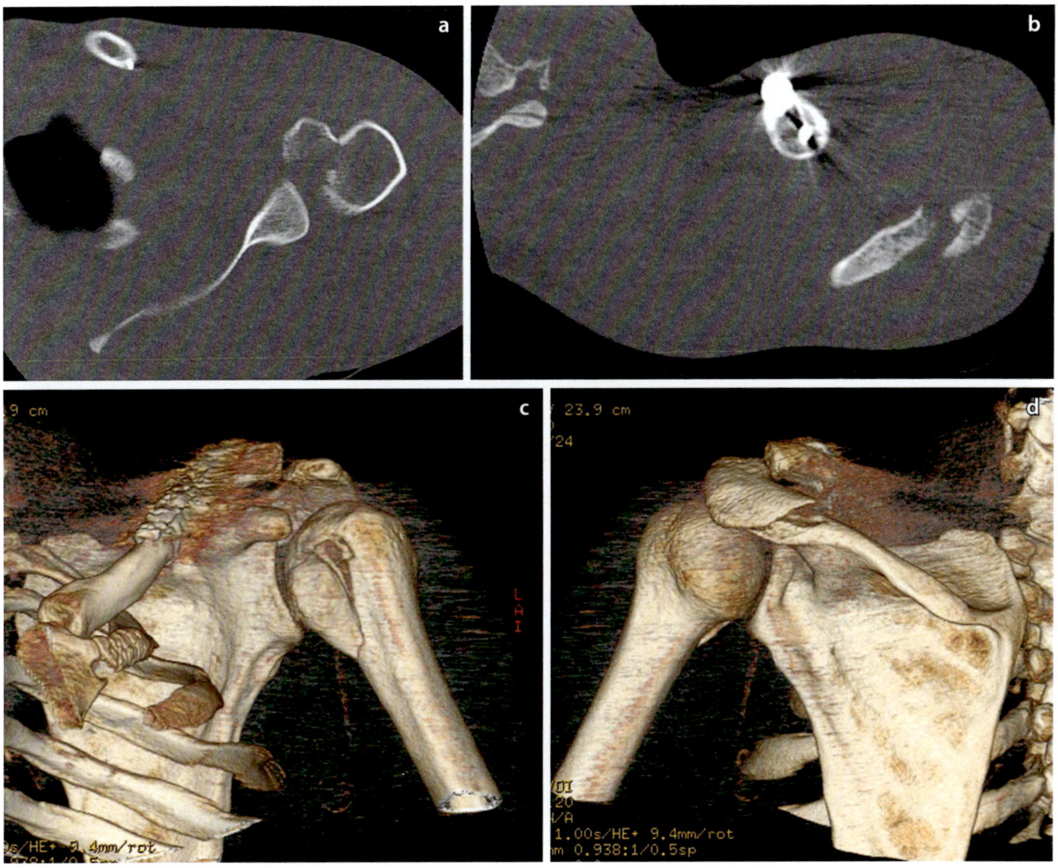

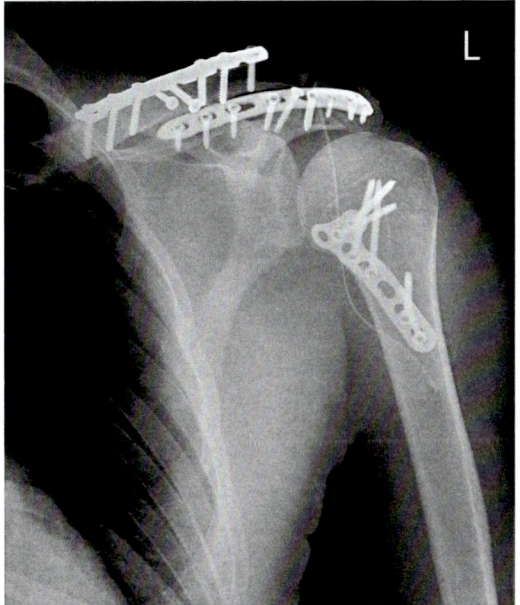

Abb. 1.2   **a–d** Computertomografisch verfeinerte Diagnose

Abb. 1.3   Osteosynthetisch versorgte Frakturen

1

◼ **Abb. 1.4 a–c** 6 Wochen postoperativ: zunehmend Konsolidation der Frakturen

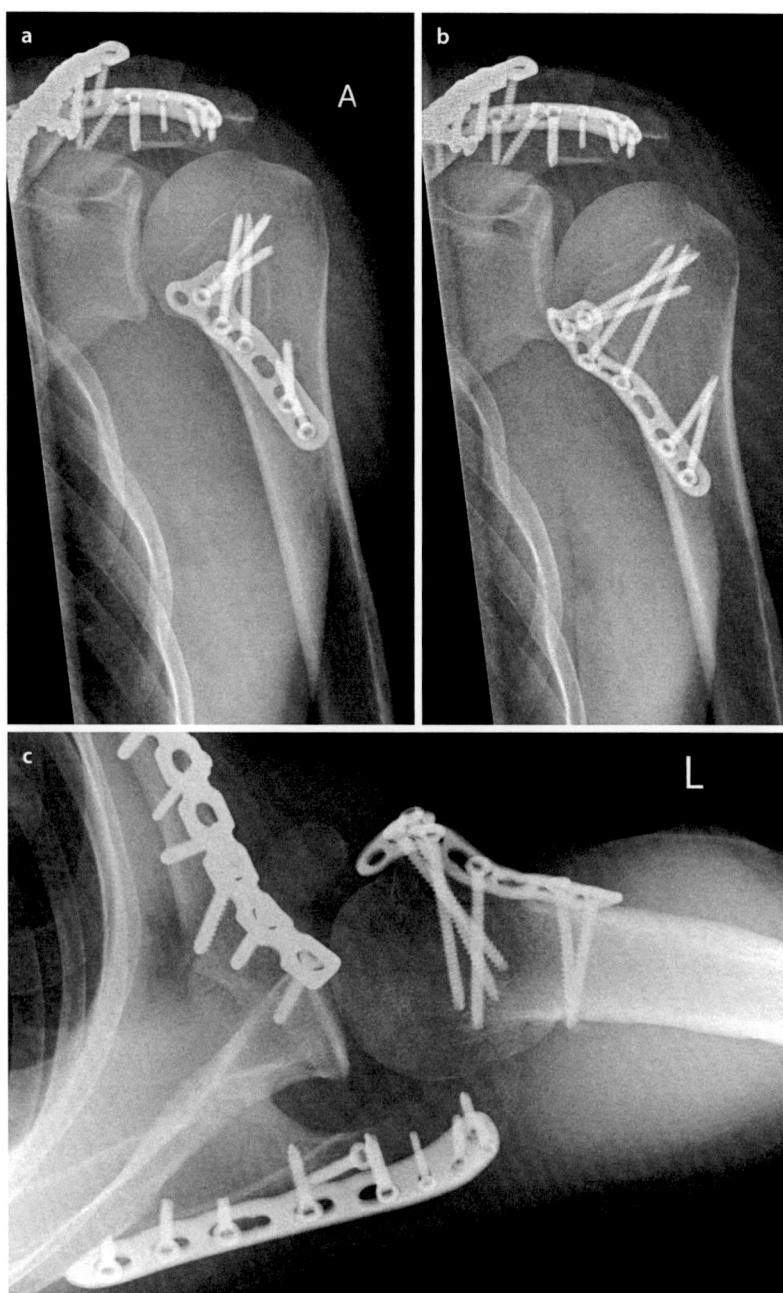

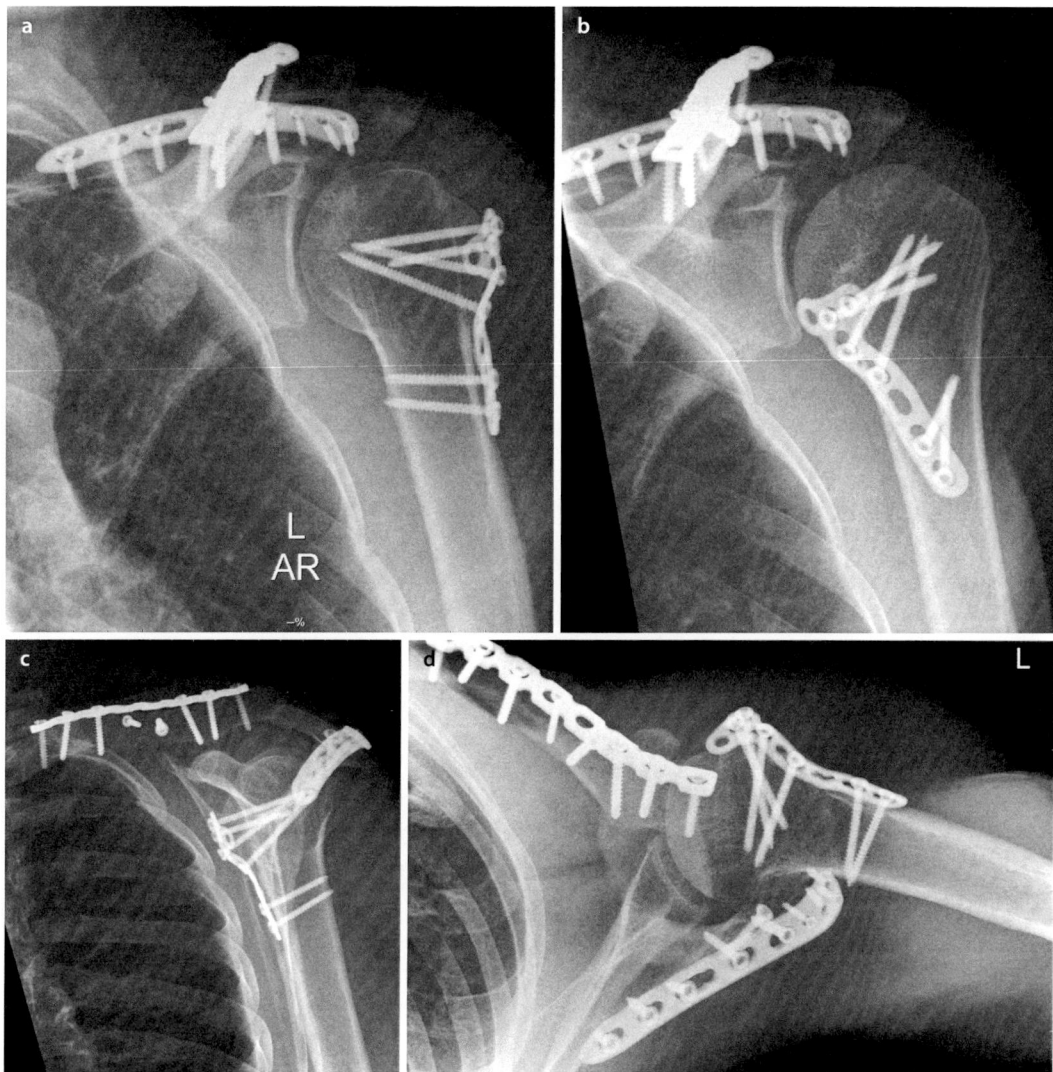

□ Abb. 1.5 a–d 1 Jahr postoperativ: symmetrische Schulterfunktion

1

◘ **Abb. 1.6   a–c** Status nach Metallentfernung am Humerus

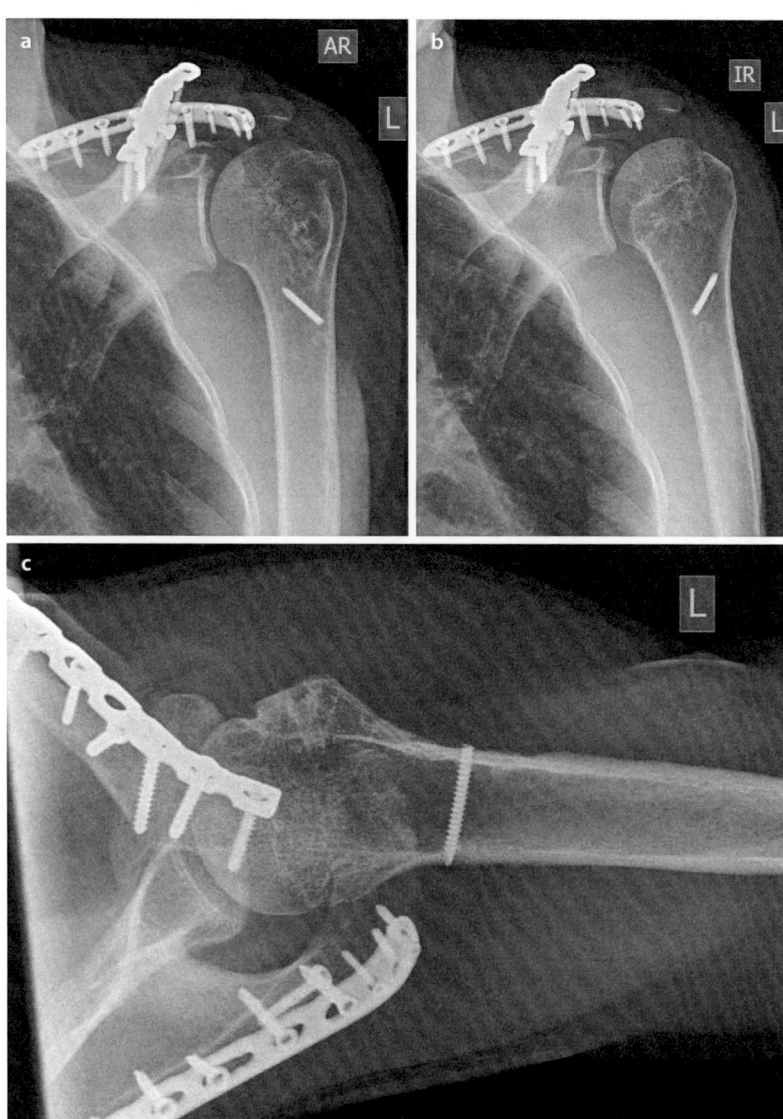

Dislozierte mehrfragmentäre Tuberculum majus-Fraktur nach ventro-kaudaler Schulterluxation rechts

© Springer-Verlag GmbH Deutschland, ein Teil von Springer Nature 2020
F. Moro et al. (Hrsg.), *Die proximalen Humerusfrakturen*,
https://doi.org/10.1007/978-3-662-60853-1_2

2

■ **Der Fall**

— Am 09.02.2018 stürzt die 66-jährige Frau in ihrer Heimat in Albanien auf der Treppe und zieht sich eine ventro-kaudale Schulterluxation rechts zu. Nach Reposition verbleit eine dislozierte mehrfragmentäre Fraktur des Tuberculum majus (◘ Abb. 2.1a, b). Die Patientin wünscht die Versorgung der Fraktur an unserer Klinik.

— Wir sehen die Frau am 19.02.2018. Die Schulterbeweglichkeit rechts ist schmerzbedingt massiv eingeschränkt. Der Nervus axillaris ist intakt. In der Ultraschalluntersuchung findet sich eine Partialruptur der Subscapularissehne. Die lange Bizepssehne ist nach medial subluxiert. Die zusätzlich veranlasste Computertomographie der rechten Schulter bestätigt die Befunde (◘ Abb. 2.2a–c). Die Indikation zur operativen Versorgung ist gegeben.

— Am 22.02.2018 erfolgt die Intervention: Offene Reposition des Tuberculum majus und Platten- Schraubenosteosynthese. Weichteiltenodese der langen Bizepssehne und

Reinsertion der Rotatorenmanschette (◘ Abb. 2.3). Postoperativ Tragen eines Donjoy-Keils für 4 Wochen mit begleitender Physiotherapie.

— 4 Wochen nach Osteosynthese ist die Schulterfunktion rechts noch stark eingeschränkt: Flexion/Abduktion bis 40°, aktive Aussenrotation 10°. Radiologisch bestehen anatomische Stellungsverhältnisse (◘ Abb. 2.4a–c). Es erfolgt die Freigabe der rechten Schulter mit Intensivierung der Physiotherapie ohne Belastung.

— 5 Monate postoperativ ist die Patientin weitgehend beschwerdefrei. Die Bewegungsamplitude beträgt: Flexion 130°, Abduktion 120°, sämtliche Komplexbewegungen sind problemlos durchführbar. Radiologisch abgeschlossene Frakturheilung bei anatomischer Stellung (◘ Abb. 2.5a–c).

— 1 Jahr nach Osteosynthese ist die Schulterfunktion rechts frei und symmetrisch. Radiologisch liegt das Osteosynthesematerial stabil in situ bei regelrechten Zentrierungsverhältnissen (◘ Abb. 2.6a–c). Die Patientin

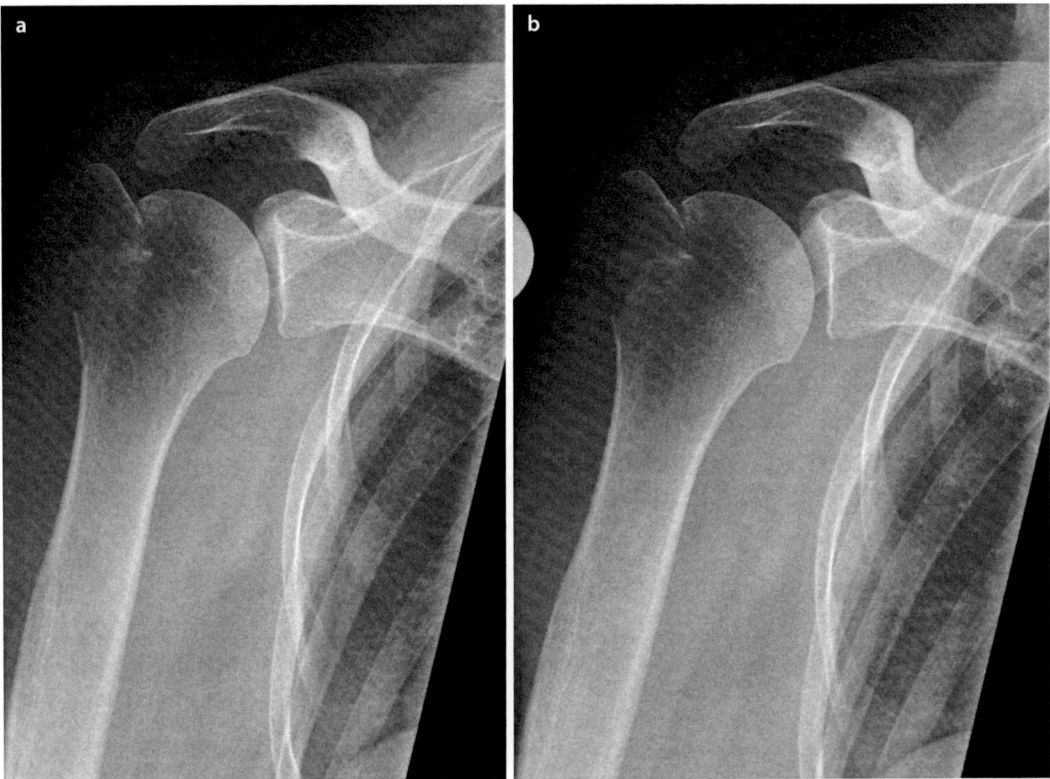

◘ **Abb. 2.1   a, b** Dislozierte mehrfragmentäre Tuberculum majus-Fraktur

ist beschwerdefrei. Eine Osteosynthesematerialentfernung drängt sich nicht auf. Weitere Kontrollen sind nicht geplant.

■ Analyse

In der Regel reponiert sich bei einer ventrokaudalen Schulterluxationsfraktur das Tuberculum majus-Fragment spontan nach der Schulterreposition. In diesem Fall – wie bereits konventionell radiologisch ersichtlich – persistiert die Dislokation des Hauptfragmentes des Tuberculum majus. Die computertomographische Bilanzierung erachten wir als zwingend, um das Ausmass der Fraktur genau zu definieren. Dies beeinflusst dann die zu wählende Operations-

technik. In dieser Situation erfordert die Reposition einen deltopectoralen Zugang, da die Fragmente weitgehend anterior lagen. Wir haben uns für eine kombinierte Abstütz- und isolierte Schraubenosteosynthese entschlossen. Gleichzeitig erfolgte auch eine indirekte Zuggurtung der Rotatorenmanschette mit Hilfe eines Schraubenankers und PDS-Kordeln. Diese wurden 8-tourig um den Schraubenkopf einer separat eingebrachten 2,7 mm Schraube gewickelt. Dadurch erhofft man sich eine Neutralisation der auf die Rotatorenmanschette einwirkenden Kräfte. Die lange Bizepssehnen-Tenodese hat sich aus der unmittelbaren Nachbarschaft der Fraktur zur langen Bizepssehne ergeben.

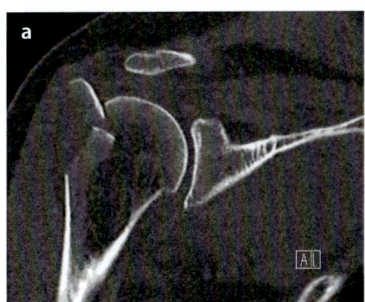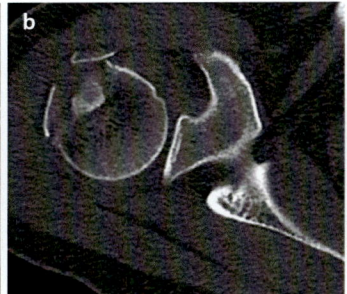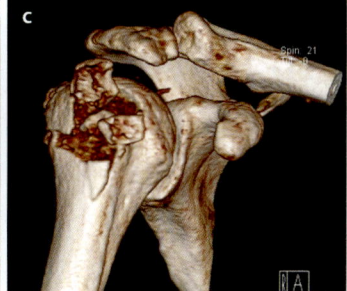

◘ Abb. 2.2   a–c Computertomografische Darstellung der Fraktur

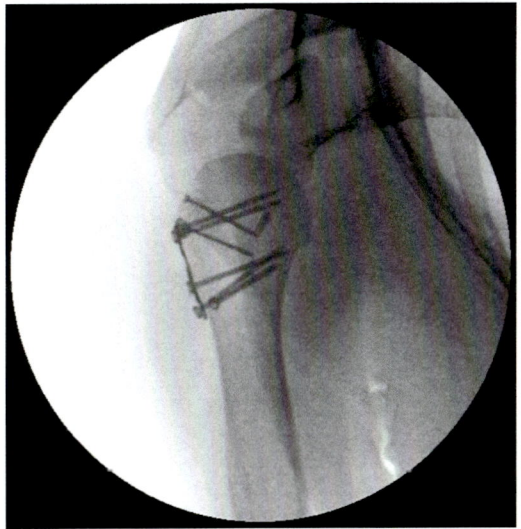

◘ Abb. 2.3   Status nach Osteosynthese

▫ Abb. 2.4 **a–c** 4 Wochen postoperativ: anatomische Stellungsverhältnisse

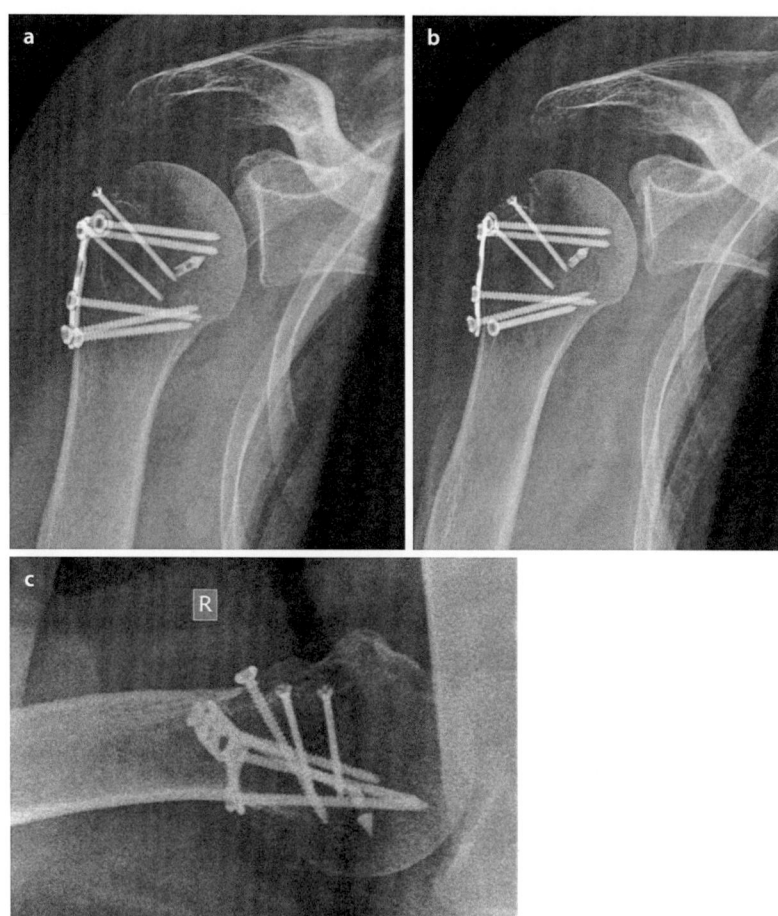

◨ **Abb. 2.5** **a–c** 5 Monate postoperativ: abgeschlossene Frakturheilung

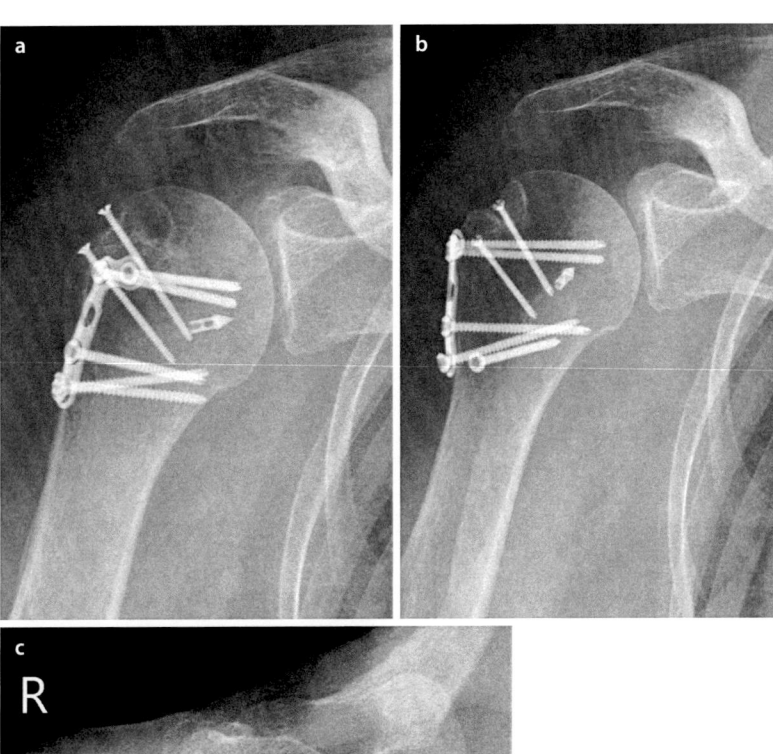

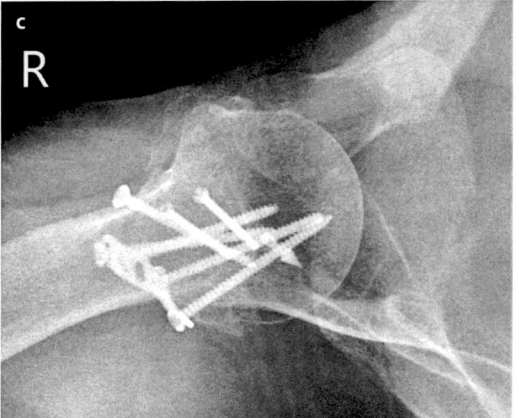

■ **Abb. 2.6** **a–c** 1 Jahr
postoperativ: Schulterfunktion frei und symmetrisch

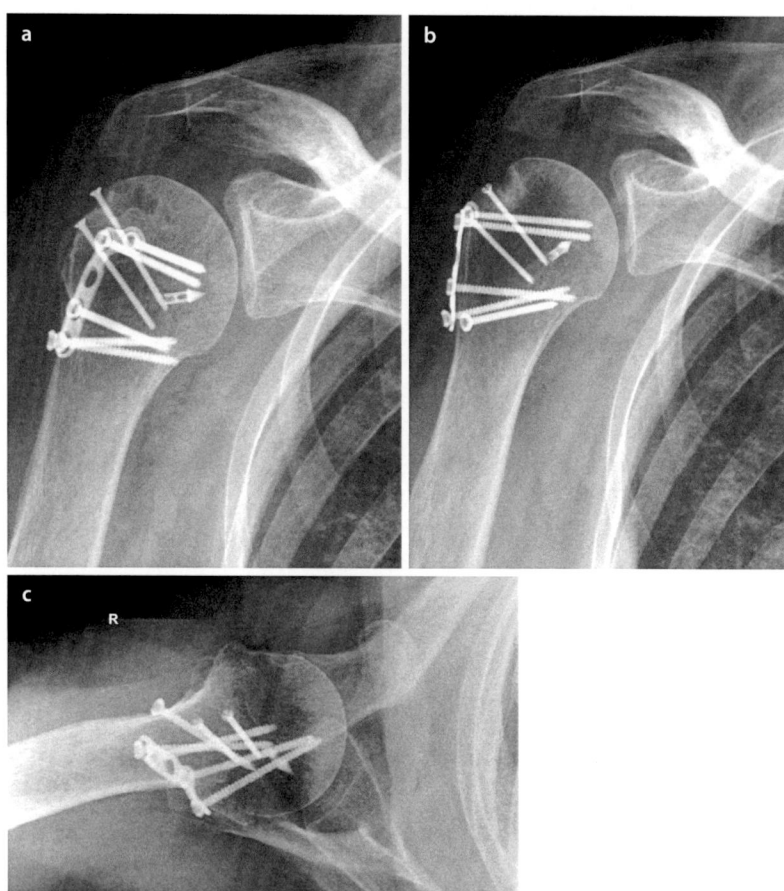

Dislozierte Tuberculum majus-Fraktur bei gering imprimierter subkapitaler Humerusfraktur links

© Springer-Verlag GmbH Deutschland, ein Teil von Springer Nature 2020
F. Moro et al. (Hrsg.), *Die proximalen Humerusfrakturen*,
https://doi.org/10.1007/978-3-662-60853-1_3

■ **Der Fall**

— Der 50-jährige Mann stürzt am 22.02.2017 beim Skilaufen und zieht sich dabei eine proximale Humerusfraktur links zu. Nach Erstversorgung am Skiort wird der Patient zur Weiterbehandlung an uns überwiesen.

— Wir beurteilen den Patienten am 01.03.2017 klinisch und radiologisch. Die Schulterfunktion links lässt sich schmerzbedingt nicht prüfen. Der Nervus axillaris ist intakt. Radiologisch zeigt sich eine primäre Tuberculum majus-Fraktur mit Dislokation nach posterior (■ Abb. 3.1a–c). Wir veranlassen zusätzliche eine Computertomographie der linken Schulter. Diese bestätigt die Diagnose. Weitere Frakturen im linken Schulterbereich liegen nicht vor (■ Abb. 3.2a–c).

— Am 06.03.2017 erfolgt die Intervention: Offene Reposition und Osteosynthese mit Philosplatte. Die proximalen Schrauben werden nicht gesetzt, um das Tuberculum majus-Fragment nicht weiter zu fragmentieren (■ Abb. 3.3). Postoperativ Ortho-Gilet mit Pendelübungen und passiver Mobilisation bis zur Horizontalen unter physiotherapeutischer Aufsicht.

— Knapp 3 Wochen nach Osteosynthese ist der Patient beschwerdearm. Die Schulterfunktion links beträgt: Passive Flexion bis knapp zur Horizontalen, Aussenrotation in Neutralstellung knapp 10°. Radiologisch ist das Osteosynthesematerial stabil. Es besteht keine sekundäre Fragmentdislokation (■ Abb. 3.4a–c). Physiotherapie ist weiterhin verordnet.

— 3 Monate nach dem Eingriff ist der Patient beschwerdefrei. Die Schulterfunktion verbessert sich zusehends: Flexion/Abduktion je 100°, Aussen-/Innenrotation in Neutralstellung 20/0/65°. Radiologisch ist die Situation unverändert. Das Osteosynthese-

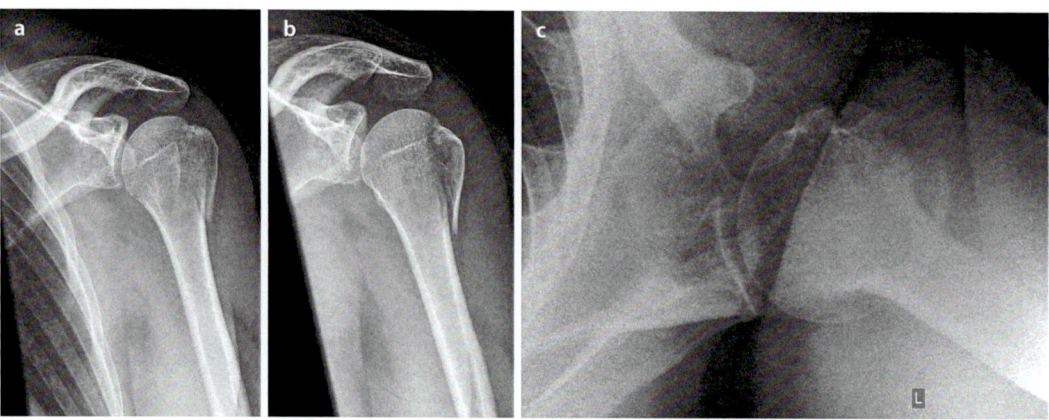

■ **Abb. 3.1**   **a–c** Dislozierte Tuberculum majus-Fraktur

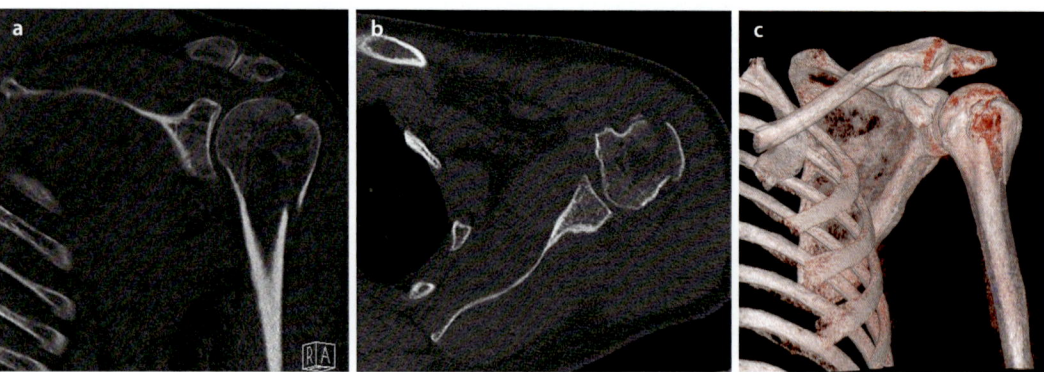

■ **Abb. 3.2**   **a–c** Computertomografische Darstellung der Fraktur

materials ist stabil, eine Fragmentdislokation liegt nicht vor. Die Fraktur ist weitgehend konsolidiert (■ Abb. 3.5a–c). Physiotherapie ist weiterhin notwendig.

— Gut 6 Monaten nach Intervention hat sich die Schulterfunktion links zusehends verbessert: Flexion/Abduktion 120°, Aussen-/Innenrotation in Neutralstellung 40/0/70°. Auf eine erneute Röntgenkontrolle wird verzichtet. Die Physiotherapie wird weitergeführt. Weitere Kontrolluntersuchungen bei uns sind lediglich bei Bedarf geplant.

■ Analyse

Ausgewählt haben wir dieses Fallbeispiel, da für Diskussionsstoff genügend Grundlagen vorhan-

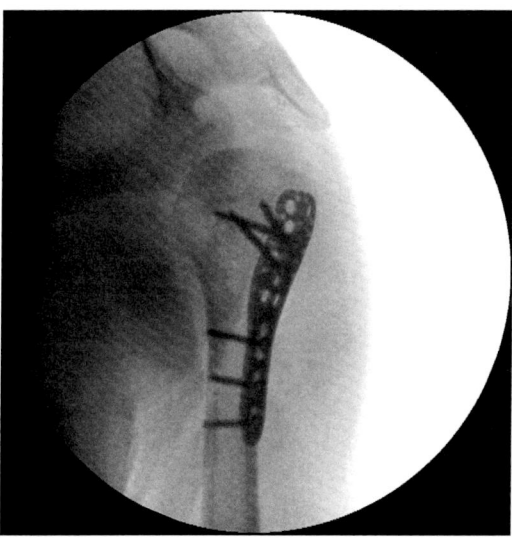

■ Abb. 3.3 Status nach Osteosynthese

den sind. Einerseits kann diskutiert werden, ob diese Verletzung überhaupt operativ angegangen werden soll. Nicht zuletzt kann auch deren operative Versorgung, die verschieden angegangen werden kann, diskutiert werden. Wenn es sich um ein direktes Aufpralltrauma handelt, so spricht man von einer isolierten Tuberculum majus-Fraktur. Kommt es aber zu einer indirekten Krafteinwirkung bedingt durch eine Stauchung, dann ist die Tuberculum majus-Verletzung das Resultat der Einstauchung und eigentlich als Vorstadium für eine mindestens 3-Fragment-Fraktur zu werten. Deshalb wird auch die Computertomographie durchgeführt. Eine sichere Impaktion des Humeruskopfes kam dabei nicht zur Darstellung. In der axialen Aufnahme (siehe ■ Abb. 3.2b) zeigt sich bedingt durch den Zug der Infraspinatussehne das Aufklappen des Tuberculum majus-Fragmentes im Sinne eines Open-Books. Dies hat uns bewogen, die Fraktur mittels Platte abzustützen, da das Fragment gross war. Wir sind uns bewusst, dass eine minimal-invasive Osteosynthese mit kanülierten Schrauben durchaus hätte diskutiert werden können. Eine breitflächige Abstützung, welche mit der Philosplatte erfolgt ist, scheint uns aber opportuner zu sein. Es wurde ein delto-pectoraler Zugang gewählt. Wie aus der Analyse zu entnehmen ist, kann sowohl über die Indikation wie auch über die operative Ausführung diskutiert werden. Auch eine konservative Therapie hätte ihren Platz gehabt. Dieser Fall soll exemplarisch dafür stehen, wie vielfältig über eine solche Fraktur diskutiert werden kann.

3

◘ **Abb. 3.4   a–c** 3 Wochen postoperativ: stabiles Osteosynthesematerial

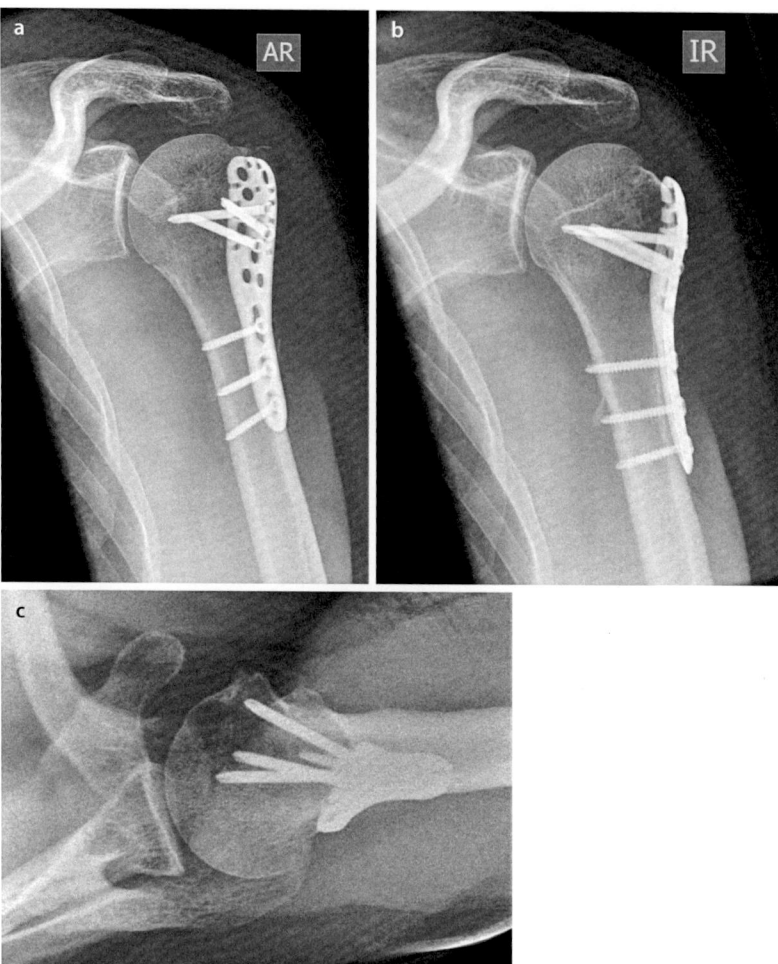

◘ Abb. 3.5   a–c 3 Monate
postoperativ: Fraktur
konsolidiert

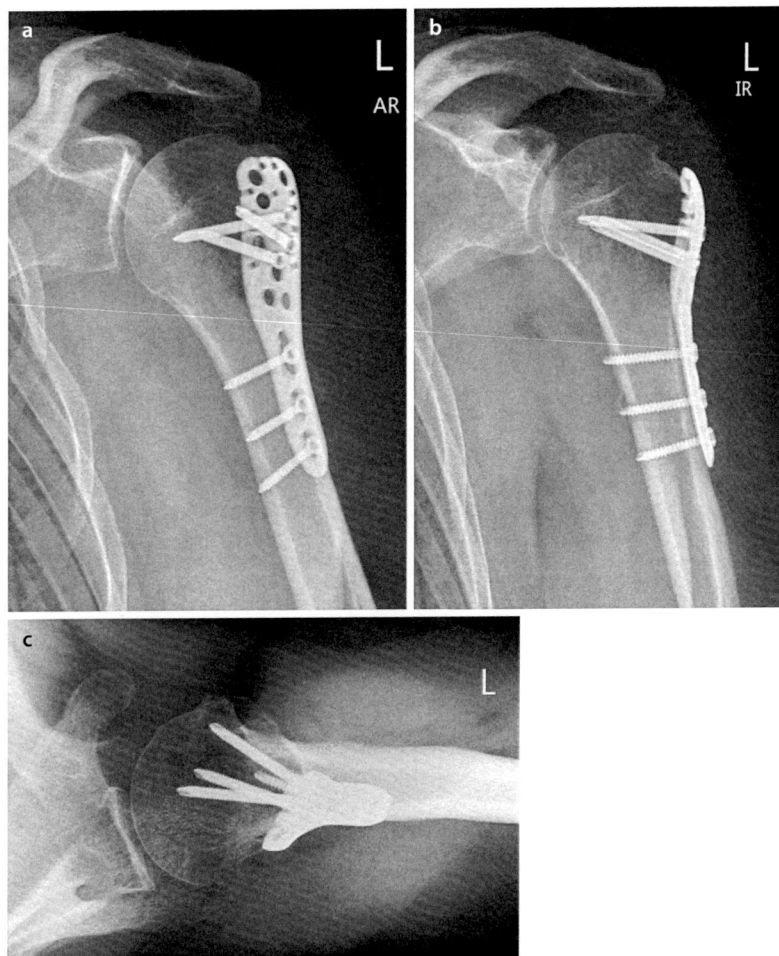

Dislozierte Tuberculum majus-Fraktur nach ventro-kaudaler Schulterluxation links

© Springer-Verlag GmbH Deutschland, ein Teil von Springer Nature 2020
F. Moro et al. (Hrsg.), *Die proximalen Humerusfrakturen*,
https://doi.org/10.1007/978-3-662-60853-1_4

4

■ **Der Fall**

— Am 29.05.2017 stürzt der 59-jährige Mann mit dem Fahrrad und erleidet dabei eine vordere untere Schulterluxation links. Die Selbstreposition gelingt.

— Der Patient meldet sich am 30.05.2017 an unserer Klinik. Die klinische Untersuchung sowie die zusätzliche radiologische Abklärung mit Computertomographie ergeben eine mehrfragmentäre, dislozierte Tuberculum majus-Fraktur bei intakter Rotatorenmanschette (◘ Abb. 4.1a–d und 4.2a–d). Die Indikation zum chirurgischen Vorgehen ist gegeben.

— Am 08.06.2017 erfolgt die Intervention: Diagnostisch-therapeutische Schulterarthroskopie links mit arthroskopischer Tenotomie der langen Bizepssehne und offener Tenodese

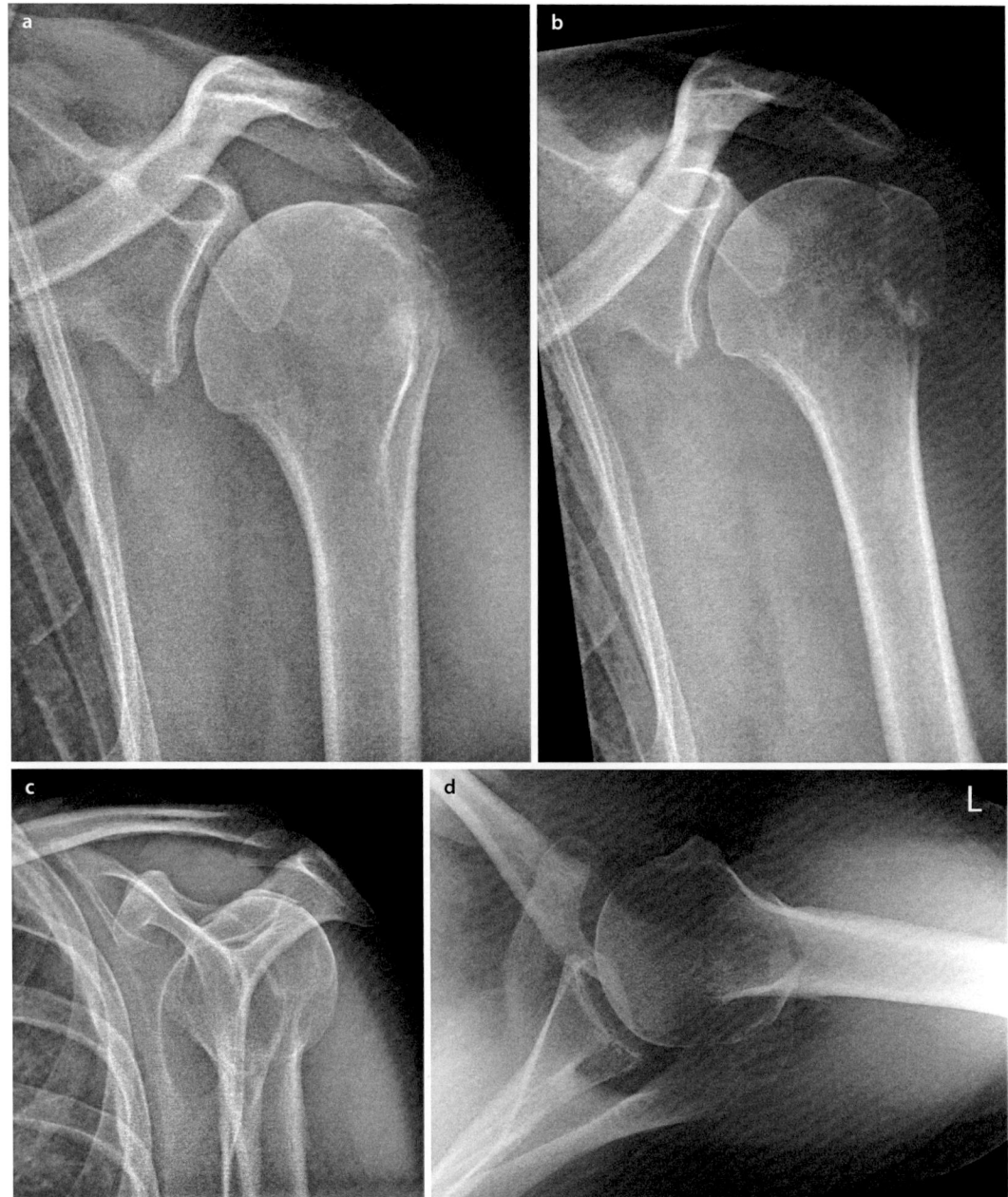

◘ **Abb. 4.1   a–d** Dislozierte Tuberculum majus-Fraktur

derselben mit Endobutton. Offene Reposition des Tuberculum majus sowie Osteosynthese mit distaler 3,5 mm- 3-Loch-Radiusabstützplatte und einzelner 2,0 mm-Kortikalisschraube sowie indirekte Zuggurtung mit PDS-Kordeln (◘ Abb. 4.3a–c).

Postoperativ Tragen eines Ortho-Gilets für 6 Wochen mit begleitender Physiotherapie. 6 Wochen nach dem Eingriff ist der Patient weitgehend beschwerdefrei mit einer Schulterfunktion von: Abduktion 70°, Flexion 120°, Aussenrotation 30°. Radiologisch

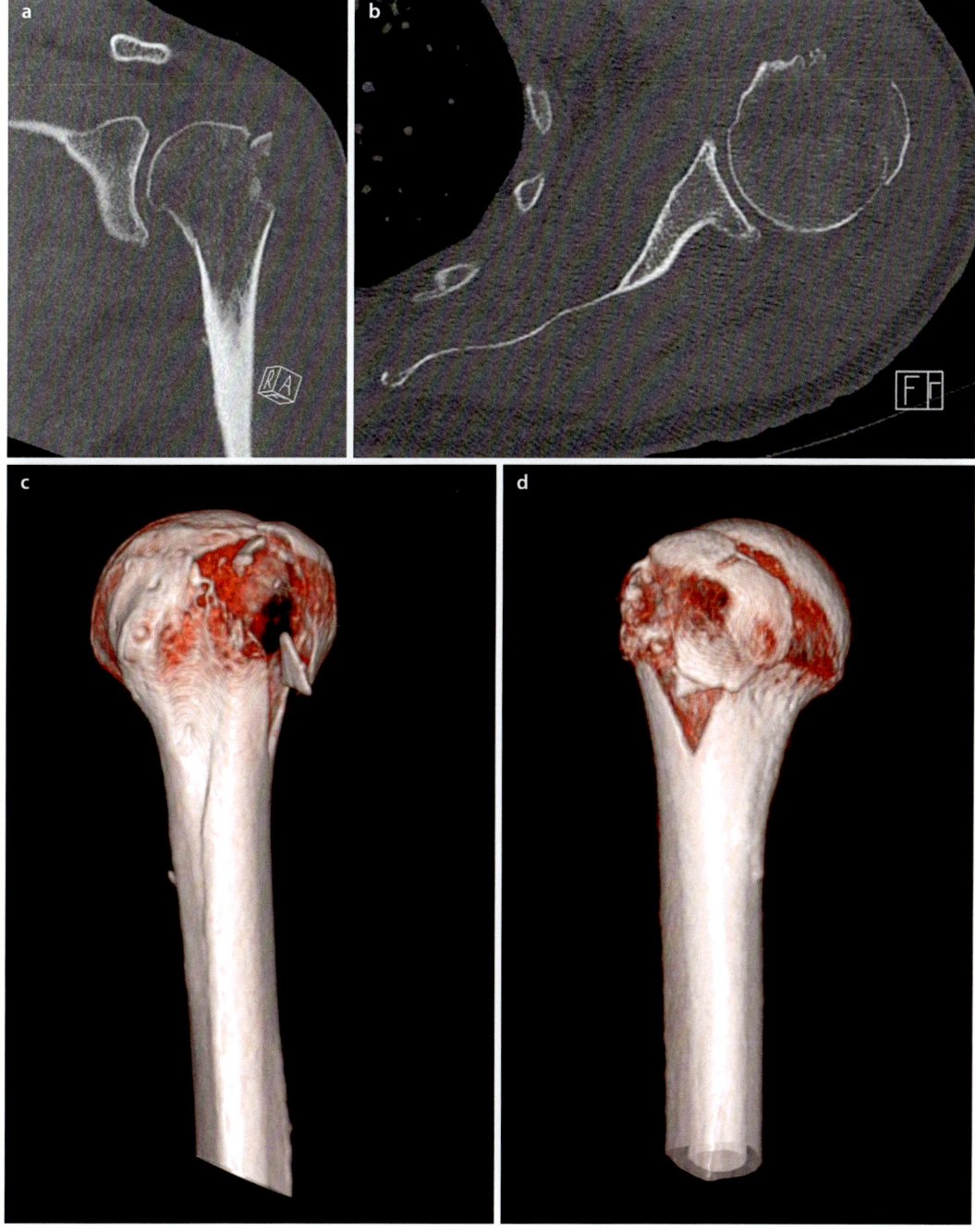

◘ **Abb. 4.2   a–d** CT der Fraktur

4

besteht eine unveränderte Lage des eingebrachten Osteosynthesematerials, keine
Fragmentdislokation, korrekte Zentrierung
glenohumeral (◘ Abb. 4.4a–c).
- 6 Monate postoperativ ist der Patient
beschwerdefrei. Die Schultergelenksfunktion
links hat sich normalisiert und ist symmetrisch. Radiologisch bestehen anatomische
Stellungsverhältnisse. Die Frakturheilung ist
abgeschlossen (◘ Abb. 4.5a–c). Besondere
Massnahmen sind nicht mehr nötig.
- 1 Jahr nach Osteosynthese besteht eine Restitutio klinisch und radiologisch. Die Schulterbeweglichkeit links ist frei und symmetrisch.
Radiologisch liegt eine identische Situation vor
wie anlässlich der letzten Kontrolle
(◘ Abb. 4.6a–c). Eine Entfernung des Osteosynthesematerials ist nicht nötig, da keinerlei
mechanisch störende Faktoren vorliegen.
Weitere Kontrollen sind nicht vorgesehen.

■ Analyse

Wir möchten mit diesem Fall wiederum über die
Wertigkeit der Arthroskopie bei diesen Verletzungen hinweisen. Der Operateur zieht bei diesen Läsionen wenn möglich eine Abstützosteosynthese des Tuberculum majus vor, vorausgesetzt
das Fragment ist genügend gross. Wiederum aber
ist die Osteosynthese kombiniert mit einer indirekten Zuggurtung, welche die Rotationskräfte
der Rotatorenmanschette neutralisiert. Eine einzelne Schraube wurde noch eingebracht, um ein
zusätzliches Fragment zu fixieren. Auch hier
wurde die lange Bizepssehne aufgrund der unmittelbaren Nachbarschaft der Fraktur tenotomiert und tenodesiert. Zu beachten ist in der
axialen Aufnahme (◘ Abb. 4.2d) das Open-
Book-Phänomen mit Dislokation des Hauptfragmentes nach posterior bedingt durch den Zug
der Infraspinatussehne.

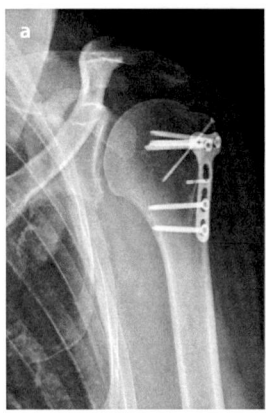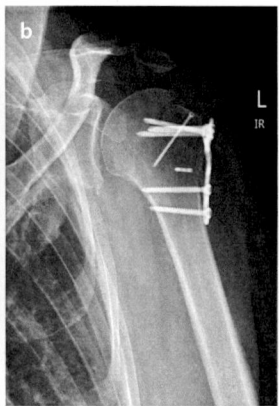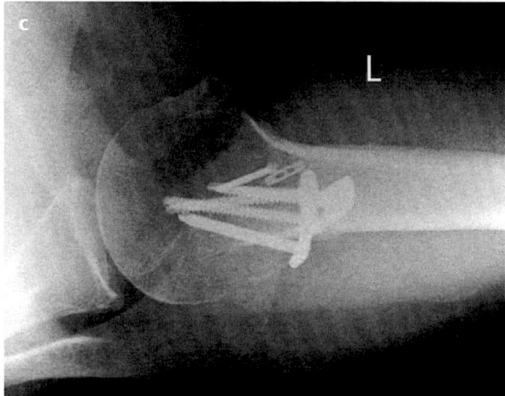

◘ **Abb. 4.3   a–c** Status nach Osteosynthese

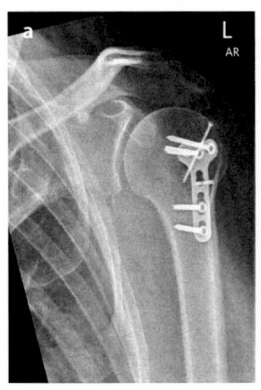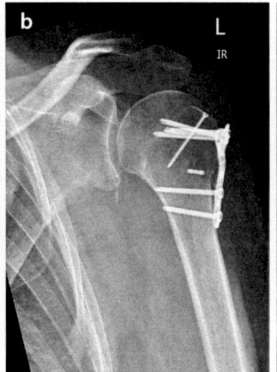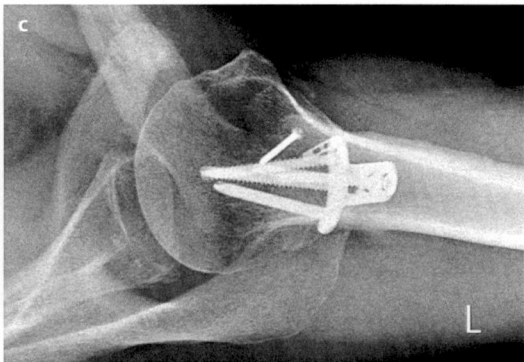

◘ **Abb. 4.4   a–c** 6 Wochen nach Osteosynthese

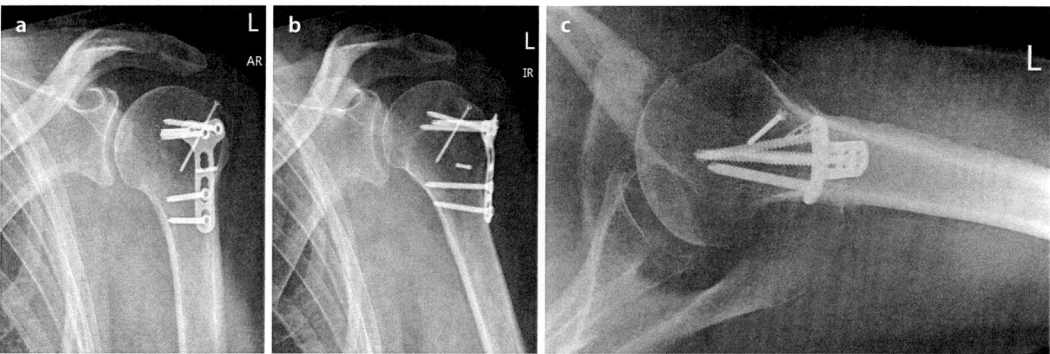

◨ **Abb. 4.5**   **a–c** 6 Monate postoperativ: Frakturheilung abgeschlossen

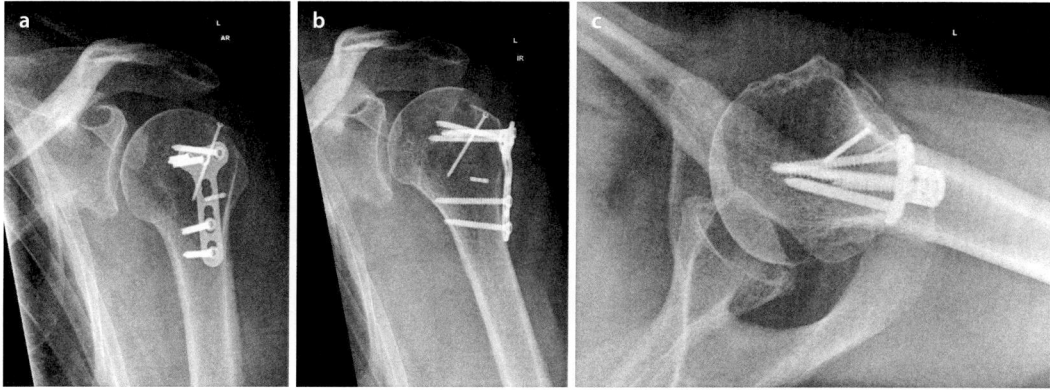

◨ **Abb. 4.6**   **a–c** 1 Jahr nach Intervention: Restitutio

Dislozierte, mehrfragmentäre Tuberculum majus-Fraktur rechts

5

■ **Der Fall**

– Der 33-jährige Snowboardfahrer zieht sich bei einem Sturz am 17.03.2007 eine mehrfragmentäre, nach kranial dislozierte Tuberculum majus-Fraktur zu (◘ Abb. 5.1a, b). Nach zusätzlicher computertomographischer Abklärung wird die Indikation zur offener Reposition und Schraubenosteosynthese gestellt (◘ Abb. 5.2a, b).

– Über einen Deltoid-Split-Zugang wird am 26.03.2007 die Tuberculum majus-Reposition und –Fixation mit zwei kanülierten 3,0 mm Schrauben sowie Osteosuturen durchgeführt (◘ Abb. 5.3). 6 Wochen Ortho-Gilet mit begleitender Physiotherapie wird verordnet.

– 6 Wochen postoperativ ist der Patient zunehmend beschwerdefrei. Die aktive Elevation und Abduktion betragen 90° bis

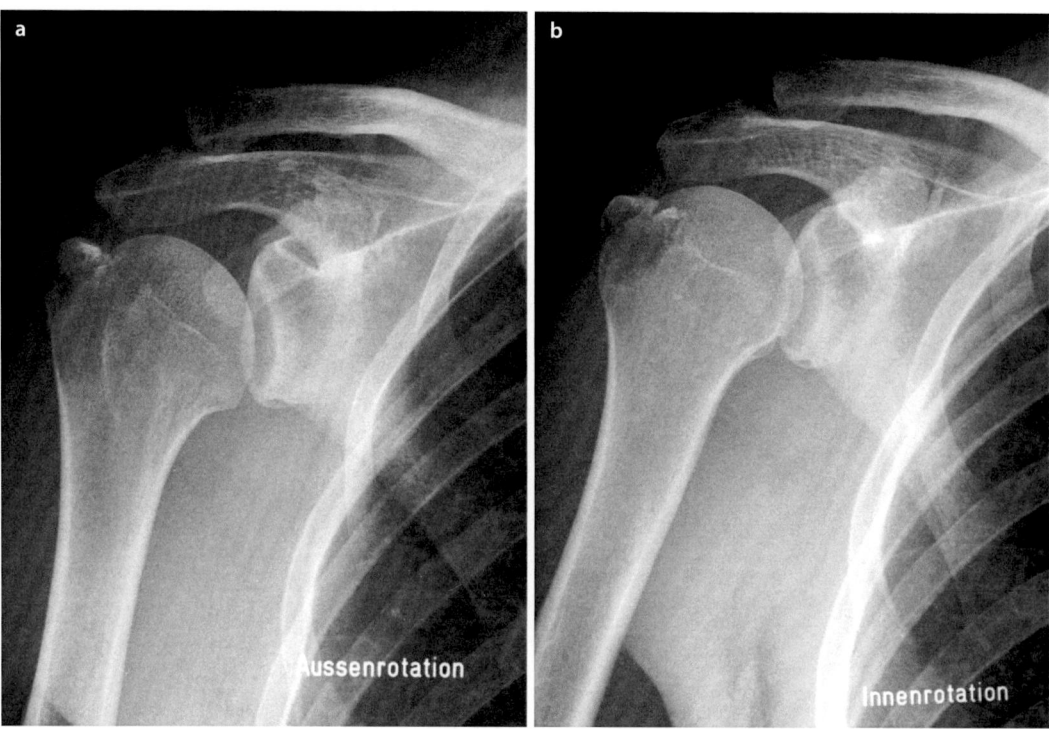

◘ **Abb. 5.1   a, b** Nach kranial dislozierte Tuberculum majus-Fraktur

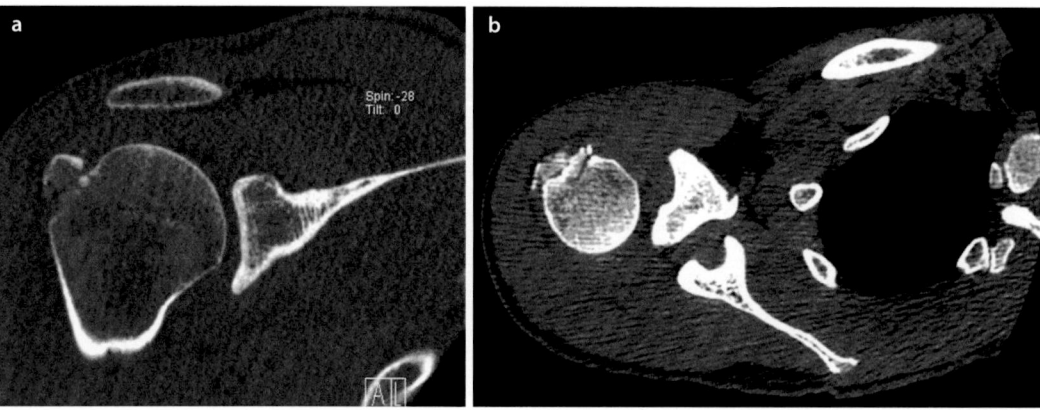

◘ **Abb. 5.2   a, b** Computertomografische Darstellung

100°, bei einer Aussen-/Innenrotation von 30/0/60°. Radiologisch präsentiert sich eine korrekte Adaptation der Tuberculum majus-Fraktur bei stabiler Schraubenfixation (◘ Abb. 5.4a–c). Es erfolgt die Freigabe der rechten Schulter bei Weiterführen der Physiotherapie.

— 1 Jahr nach dem Eingriff besteht eine schmerzfreie, symmetrische Schulterbeweglichkeit. Radiologisch zeigt sich eine abgeschlossene Frakturheilung mit anatomischen Stellungsverhältnissen (◘ Abb. 5.5a–d).

■ **Analyse**

In der Regel finden sich Tuberculum majus-Frakturen im Rahmen einer stattgehabten glenohumeralen Luxation. In diesem Fall handelt es sich um eine ossäre Avulsionsverletzung entsprechend einem ossären Ausriss der Rotatorenmanschette. Hier wurden die Fragmente mit zwei kanülierten Schrauben gefasst und fixiert, dies in mini-open-Technik über einen Deltoid-Split. Zusätzlich wurde auch eine Fadencerclage angebracht, welche das Dislokationsrisiko vermindert.

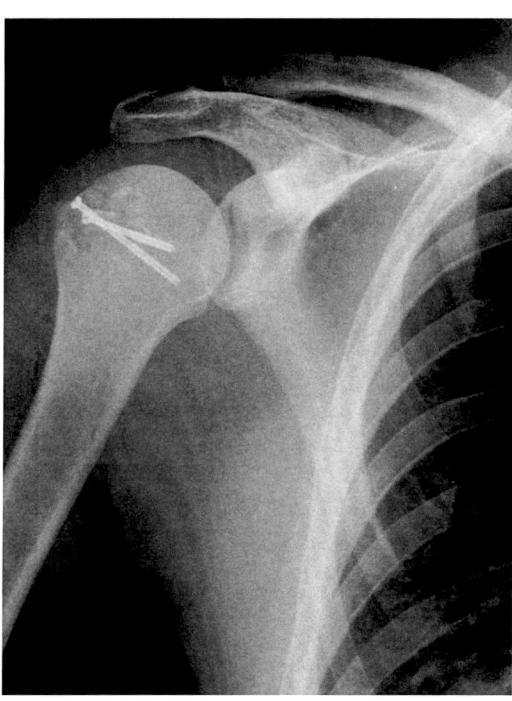

◘ **Abb. 5.3**   Status nach Schraubenfixation

◘ **Abb. 5.4   a–c** 6 Wochen postoperativ: stabile Schraubenfixation

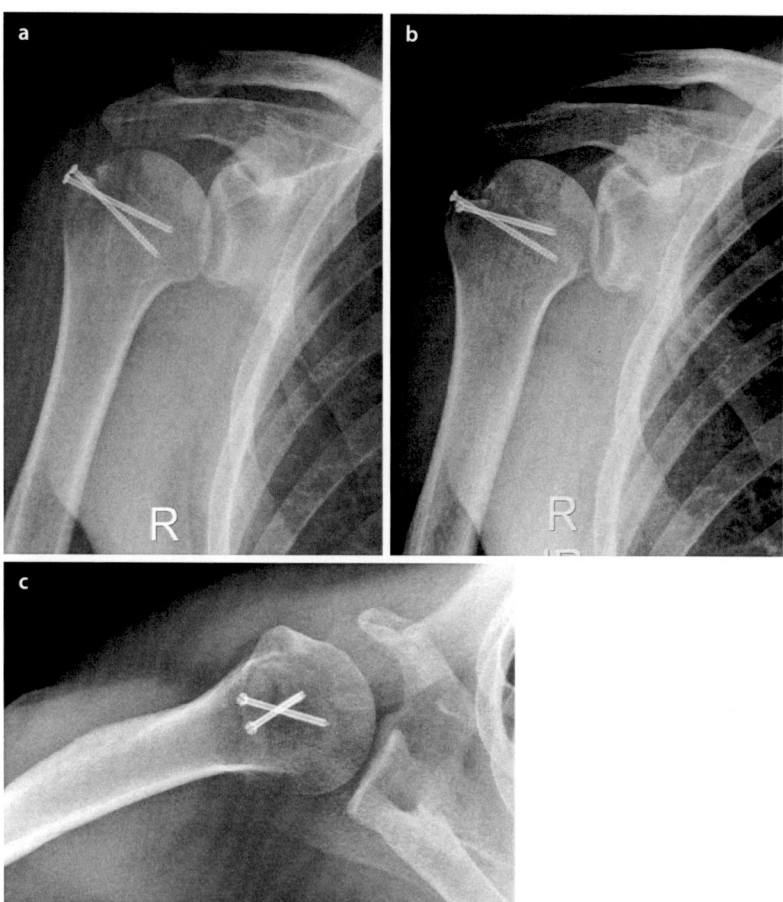

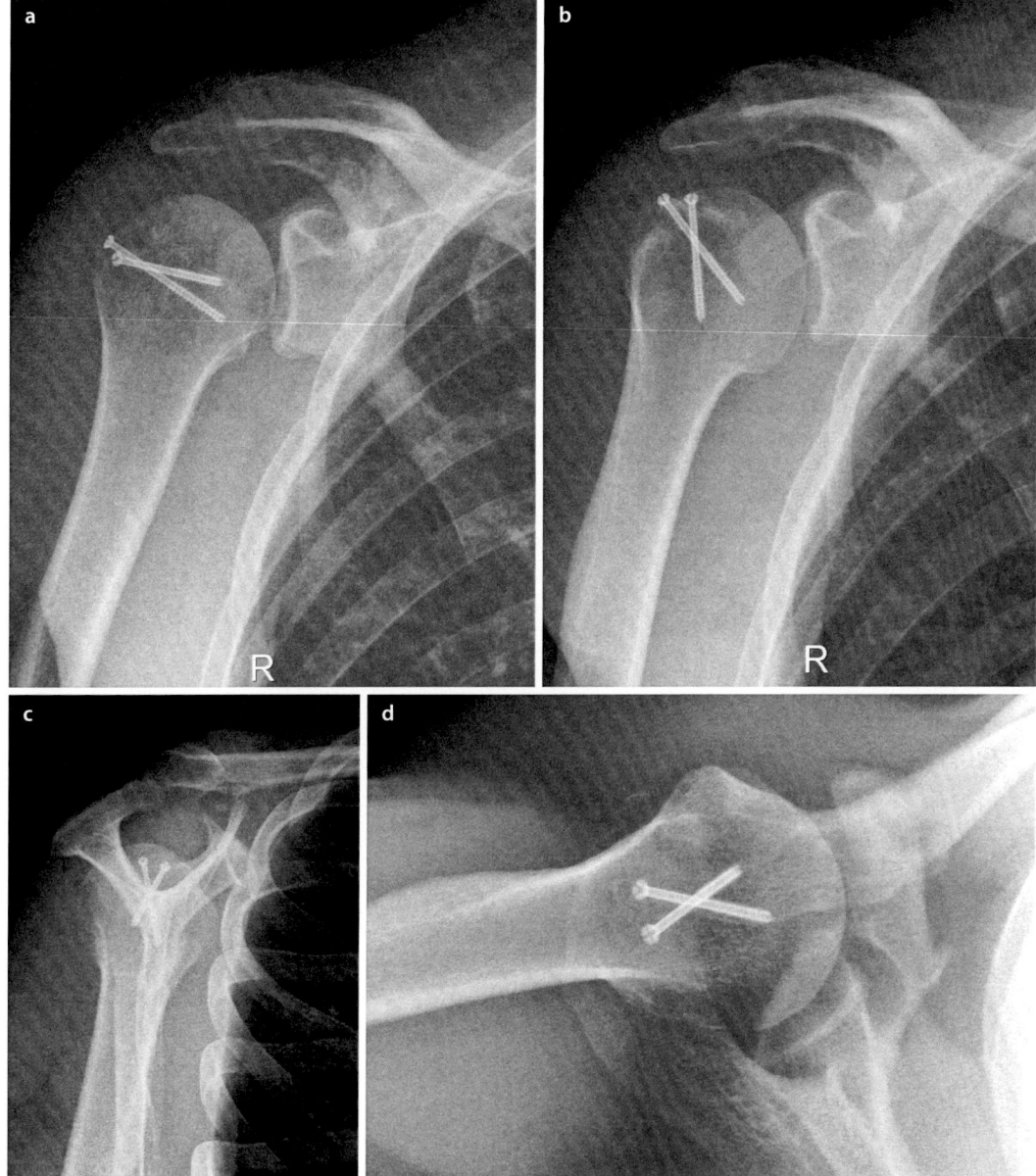

◘ **Abb. 5.5** **a–d** 1 Jahr postoperativ: freie symmetrische Schulterbeweglichkeit

Primär verkannte Tuberculum majus-Fraktur rechts

© Springer-Verlag GmbH Deutschland, ein Teil von Springer Nature 2020
F. Moro et al. (Hrsg.), *Die proximalen Humerusfrakturen*,
https://doi.org/10.1007/978-3-662-60853-1_6

6

■ **Der Fall**

▬ Der knapp 61-jährige Mann stürzt mit seinem Motorrad am 31.03.2018 und kontusioniert sich dabei seine rechte Schulter. Der Patient konsultiert keinen Arzt. Da die Schmerzen im rechten Schultergürtel persistieren, sucht er am 26.06.2018, das heisst 3 Monate nach dem Unfallereignis, den Notfallarzt unserer Klinik auf. Bei schmerzbedingt eingeschränkter Schulterbeweglichkeit rechts zeigt sich in der radiologischen Bildgebung, die erstmals 3 Monate nach Trauma erfolgte, eine Avulsionsverletzung des Tuberculum majus mit fehlenden Zeichen einer Konsolidation (■ Abb. 6.1). Zur genauen Beurteilung der Fraktur erfolgt eine Computertomographie im Hinblick auf das Festlegen der operativen Strategie. Die Computertomographie bestätigt die Tuberculum majus-Fraktur mit kranialer Dislokation (■ Abb. 6.2a–c). Die neurologische Untersuchung zeigt keine pathologischen Befunde. Die Indikation zur Refixation des Tuberculum majus wird gestellt.

▬ Am 20.08.2018 erfolgt der geplante Eingriff: Explorative Schulterarthroskopie rechts mit Arthrolyse und Tenotomie der langen Bizepssehne, offene subpektorale Tenodese der langen Bizepssehne, Anfrischen der Pseudarthrose, autologe Spongiosaplastik vom rechten Beckenkamm mit Implantation eines bikortikalen Beckenspans und weicher Spongiosa sowie Platten- und Schraubenosteosynthese mit 4-Loch-Viertelrohr-L-Plättchen. Die Rotatorenmanschette wird durch Setzen von zwei FiberWire-Nähten, welche mit Push-Lock-Ankern fixiert werden, neutralisiert (■ Abb. 6.3). Postoperativ Donjoy-Keil für 6 Wochen mit aktivassistierten Bewegungsübungen.

▬ 6 Wochen postoperativ ist die Schulterfunktion rechts noch erheblich eingeschränkt: Flexion/Abduktion knapp 60°, Aussenrotation in Neutralstellung 20°. Radiologisch korrekte Lage des Osteosynthesematerials, fortgeschrittener Pseudarthrose-Durchbau, keine sekundäre Dislokation (■ Abb. 6.4a–c). Die Physiotherapie wird weitergeführt.

▬ 3 Monate nach dem Eingriff ist der Patient beschwerdearm. Die Schulterfunktion rechts weist noch eine beträchtliche Resteinschränkung auf: Flexion 80°, Abduktion 70°,

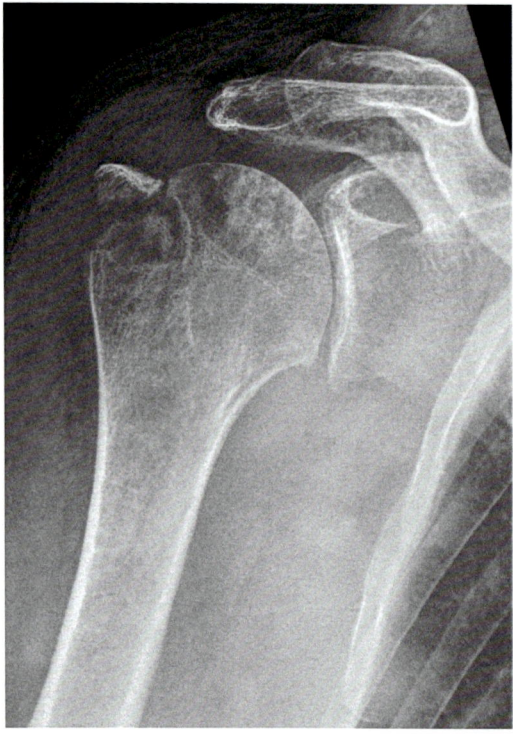

■ **Abb. 6.1**   Primär verkannte Tuberculum majus-Fraktur

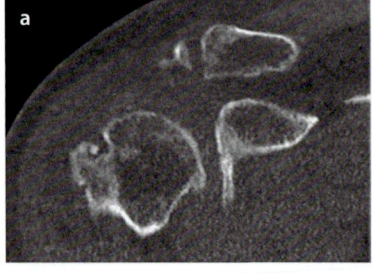
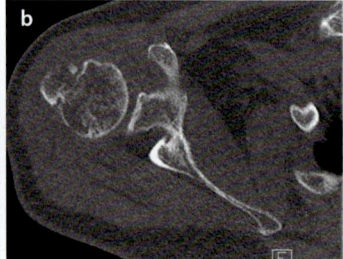
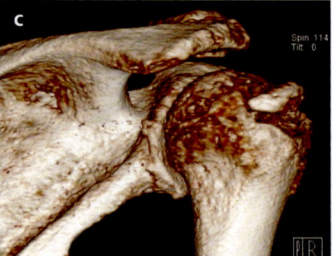

■ **Abb. 6.2**   **a–c** CT der Frakturzone

Aussenrotation in Neutralstellung 20°, Innenrotation bis zu LWK 5. Radiologisch ist die Pseudarthrose saniert bei regelrechter Zentrierung in der axialen Aufnahme (■ Abb. 6.5a–c). Die Physiotherapie wird intensiviert.

■ Analyse

Formell liegt vom zeitlichen Verlauf her eine verzögerte Frakturheilung vor. Die Dislokation des Tuberculum majus kann so nicht toleriert werden. Somit ergibt sich die Indikation zum Eingriff. Die Arthroskopie hilft jeweils in dieser Situation, eine Standortsbestimmung durchzuführen im Hinblick auf Begleitverletzungen der Rotato-

renmanschette sowie der langen Bizepssehne. Des Weiteren – wie aus der ■ Abb. 6.1 ersichtlich – finden sich bei der Arthroskopie auch Zeichen einer beginnen Omarthrose mit chondromalazischen Veränderungen glenohumeral. Die lange Bizepssehne musste tenotomiert werden wegen einer SLAP-Läsion resultierend in einem instabilem Bizepsanker. Danach erfolgte über einen Delto-Split die Versorgung der Pseudarthrose des Tuberculum majus-Fragmentes. Nicht selten werden Tubercula-Frakturen verzögert diagnostiziert im Sinne von Neglect-Injuries, wie auch dieser Fall illustrativ zeigt. Die Versorgung wird dann deutlich komplizierter, und es ist jeweils auch mit einem langwierigen Heilungsverlauf zu rechnen.

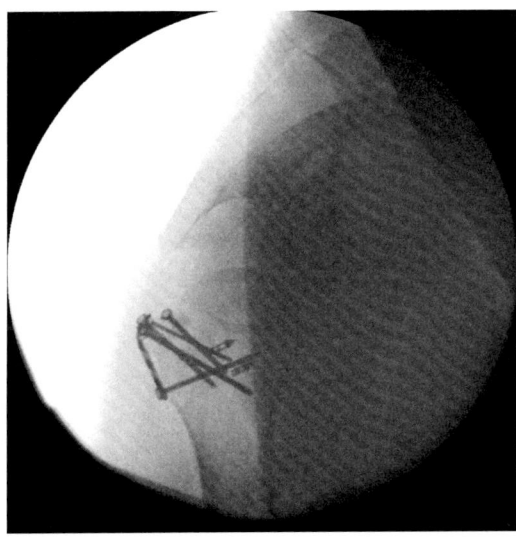

■ **Abb. 6.3**   Status nach Osteosynthese

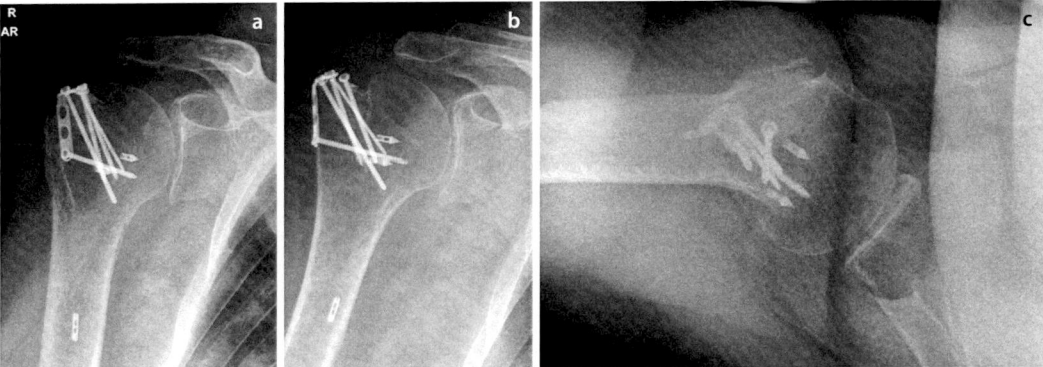

■ **Abb. 6.4**   **a–c** 6 Wochen postoperativ: keine sekundäre Dislokation

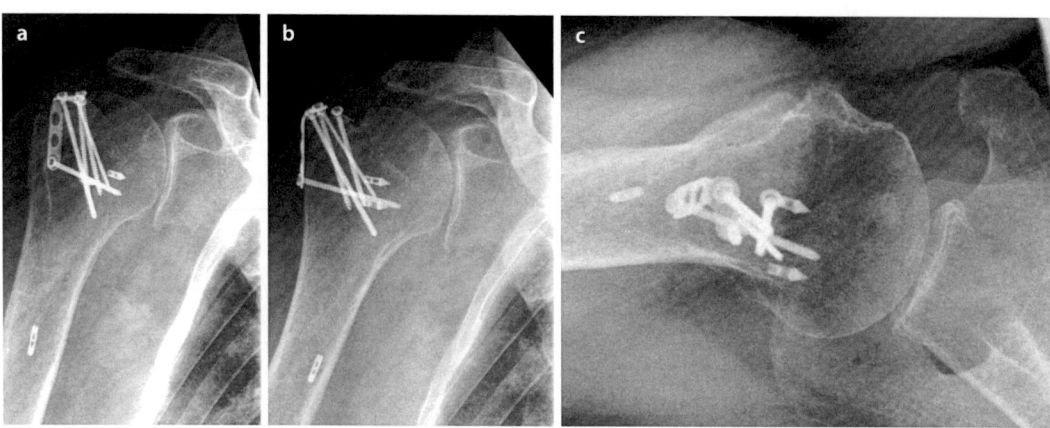

Abb. 6.5   a–c 3 Monate postoperativ: sanierte Fraktur

Mehrfragmentäre dislozierte Tuberculum majus-Fraktur rechts

■ **Der Fall**

— Der 50½-jährige Mann stürzt am 24.03.2018 beim Skifahren und zieht sich dabei eine Verletzung am proximalen Humerus zu. An einem peripheren Krankenhaus wird die Diagnose einer Tuberculum majus-Fraktur gestellt, eine konservative Therapie vorgeschlagen (■ Abb. 7.1a–c). Der Patient wünscht eine Zweitmeinung an unserer Klinik.

— Wir sehen den Patienten am 05.04.2018 und veranlassen zusätzlich eine computertomographische Untersuchung der rechten Schulter. Dieser ergibt in der Feindiagnostik eine mehrfragmentäre dislozierte Tuberculum majus-Fraktur mit kleiner Unterflächen-läsion der Supraspinatussehne sowie einer Pulley-Verletzung (■ Abb. 7.2a, b). Wir empfehlen die chirurgische Revision.

— Am 06.04.2018 erfolgt die Intervention: Diagnostische Schulterarthroskopie rechts mit arthroskopischer Tenotomie der langen Bizepssehne und Weichteiltenodese derselben, Plattenosteosynthese mit L-förmiger 4-Loch-Viertelrohrplatte sowie einer einzelnen 2,0 mm-Kortikalisschraube und indirekte Zuggurtung mit PDS-Kordeln über eine separat eingebrachte 2,7 mm-Kortikalisschraube (■ Abb. 7.3a–c/Röntgenbilder 2 Wochen nach Osteosynthese). Postoperativ begleitende Physiotherapie mit

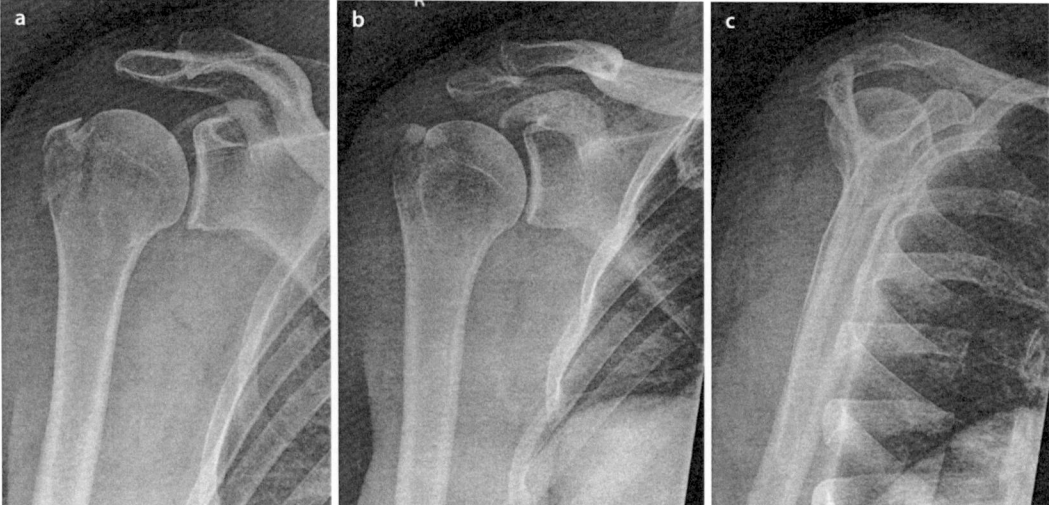

■ **Abb. 7.1**   a–c Mehrfragmentäre, dislozierte Tuberculum majus-Fraktur

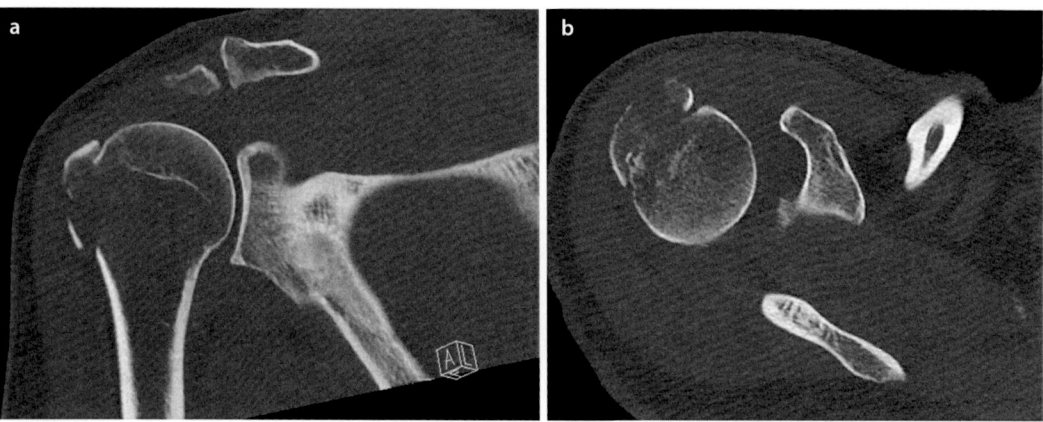

■ **Abb. 7.2**   a, b Computertomografische Fein-Diagnose

aktiv-assistierten Bewegungsübungen nicht über die Horizontale.

– 6 Wochen postoperativ zeigt sich klinisch und radiologisch ein zeitgerechter Verlauf: Aktive Flexion/Abduktion bis zur Horizontalen, Aussenrotation in Neutralstellung 10°. Radiologisch liegt das Osteosynthesematerial regelrecht, weit fortgeschrittener Frakturdurchbau bei anatomischen Stellungsverhältnissen (❏ Abb. 7.4a–c). Freigabe des Bewegungsumfanges ohne Einschränkung. Ab 10. Woche ist ein dosierter Kraftaufbau erlaubt.

– 6 Monate nach Osteosynthese ist der Patient weitgehend beschwerdefrei. Bei posttraumatisch-postoperativ durchgemachter retraktiler Capsulitis beträgt die Bewegungsamplitude Flexion/Abduktion je 100°, mit noch angedeutet federndem Widerstand, Aussenrotation in Neutralstellung 20°, Innenrotation im Schürzengriff bis LWK3. Radiologisch ist das Osteosynthesematerial stabil, die Frakturheilung bei anatomischen Stellungsverhältnissen abgeschlossen (❏ Abb. 7.5a–c). Die Physiotherapie wird wegen der verbleibenden Restbewegungseinschränkung noch bis zur nächsten Kontrolle weitergeführt.

■ Analyse

Die heutige Lehrmeinung besagt, dass Dislokationen über 3 mm sowohl was das Tuberculum majus wie minus betrifft, operativ versorgt werden sollten. Die Techniken der Rekonstruktion reichen von isolierten kanülierten Schrauben bis zur Plattenosteosynthese. Neu werden auch arthroskopische Techniken beschrieben, welche die Tubercula-Frakturen mit Fadencerclagen stabilisieren. Im Vergleich zu anderen Behandlungsmethoden liegt der Vorteil der transossären Fadenfixation bei der fehlenden möglichen Irritation durch das gewählte Schrauben- oder Plattensystem. Die Versorgung mit Platten und Schrauben bedingt unter Umständen einen Zweiteingriff zur Metallentfernung. Wir möchten darauf hinweisen, dass die verschiedenen Verfahren sich nicht konkurrenzieren. Es ist somit dem Operateur überlassen, welches Fixationsverfahren er wählt. Im hier demonstrierten Fall haben wir uns für eine Plattenosteosynthese wieder im Sinne einer Abstützung entschieden, da dadurch eine erhöhte stabilisierende Wirkung ausgeht. Die Abstützung durch eine Platte verhindert auch eine weitere Zersplitterung dieser kleinen Fragmente – dies ein Vorteil der Osteosynthese.

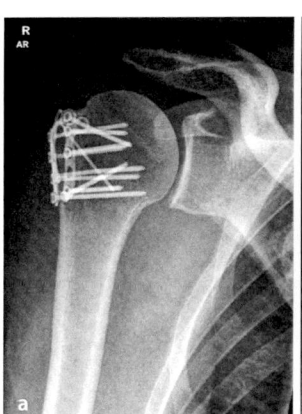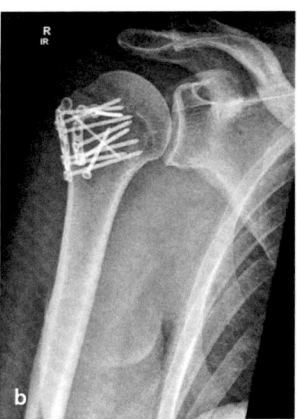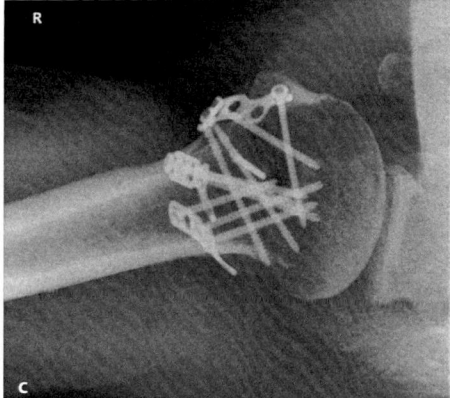

❏ Abb. 7.3   a–c Status 2 Wochen nach Osteosynthese

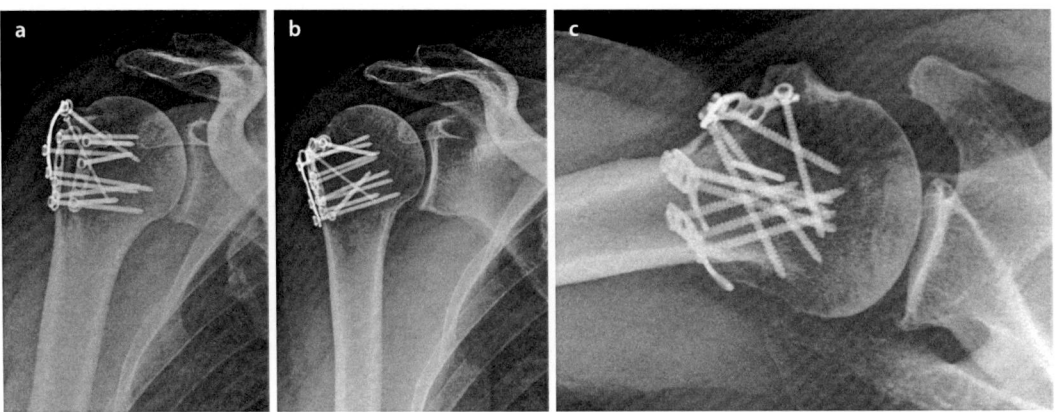

▪ **Abb. 7.4   a–c** 6 Wochen postoperativ: fortgeschrittener Frakturdurchbau

7

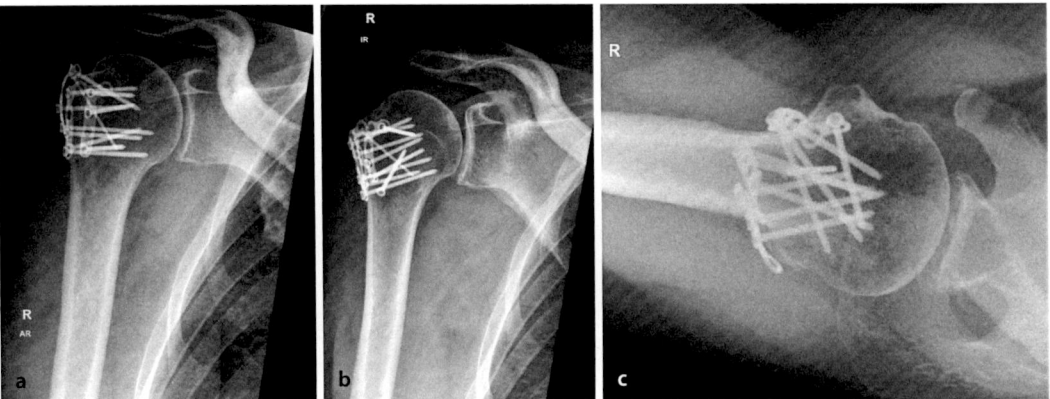

▪ **Abb. 7.5   a–c** 6 Monate postoperativ: anatomische Situation, Fraktur geheilt

2-Fragment-Frakturen des proximalen Humerus

Inhaltsverzeichnis

Bifokale proximale Humerusfraktur mit ad latus-Verschiebung des Kalottenfragmentes rechts

© Springer-Verlag GmbH Deutschland, ein Teil von Springer Nature 2020
F. Moro et al. (Hrsg.), *Die proximalen Humerusfrakturen*,
https://doi.org/10.1007/978-3-662-60853-1_8

■ **Der Fall**

— Der 57-jährige Mann stürzt am 01.01.2002 beim Skilaufen und zieht sich eine proximale Humerusfraktur rechts zu. Die Fraktur weist eine deutliche Abkippung des Kopffragmentes auf und ist instabil (◘ Abb. 8.1). Die Indikation zur osteosynthetischen Versorgung wird gestellt.

— Am 04.01.2002 erfolgt die Osteosynthese mit 3-Loch-Philosplatte (◘ Abb. 8.2a, b). Die postoperative Physiotherapie erfolgt aus dem Ortho-Gilet für 6 Wochen.

— 8 Wochen postoperativ liegt bereits eine gute Schulterfunktion rechts vor mit Flexion/Elevation von je 120° bei noch deutlich

eingeschränkter Rotation. Radiologisch ist das Osteosynthesematerial stabil. Der subkapitale Trümmerbruch ist nur noch knapp sichtbar, die Fraktur bei guter glenohumeraler Zentrierung weitgehend durchgebaut (◘ Abb. 8.3a–c). Die Physiotherapie wird weitergeführt.

— Knapp 8 Monate nach Osteosynthese ist die Schulterfunktion symmetrisch. Der Patient ist, abgesehen von einer störenden inkonstanten Schnappsymptomatik, möglicherweise durch das kraniale Plattenende provoziert, beschwerdefrei. Radiologisch besteht eine anatomische Stellung des Humeruskopfes ohne Hinweise für avaskuläre Nekrose (◘ Abb. 8.4a–c). Die Indikation zur Metallentfernung bei gleichzeitiger Schulterarthroskopie rechts wird gestellt.

— Am 05.09.2002 erfolgt die Metallentfernung am rechten Humerus. Die Schulterarthroskopie zeigt unauffällige intraartikuläre Verhältnisse: Keine wesentlichen Knorpelunregelmässigkeiten, zentrierte lange Bizepssehne, reizlose Rotatorenmanschette. Radiologisch besteht eine anatomisch korrekte Situation (◘ Abb. 8.5a–c). Besondere Massnahmen sind nicht mehr notwendig.

■ **Analyse**

Illustrativ ist der Fall insofern, als dass die ad latus-Verschiebung schon darauf hinweist, dass die Fraktur instabil ist. Die Instabilitätskriterien bei diesem Frakturtyp sind: Metaphysäre Trümmerzone, ad latus-Verschiebung um mindestens ¼ der Schaftbreite sowie initiale Varuskippung des Kopfkalottenfragmentes.

Auch hier gilt zu beachten, dass unter Umständen durch die ad latus-Verschiebung die lange Bizepssehne im Frakturspalt interponiert sein kann, dies als mögliche Quelle für eine sich entwickelnde Pseudarthrose.

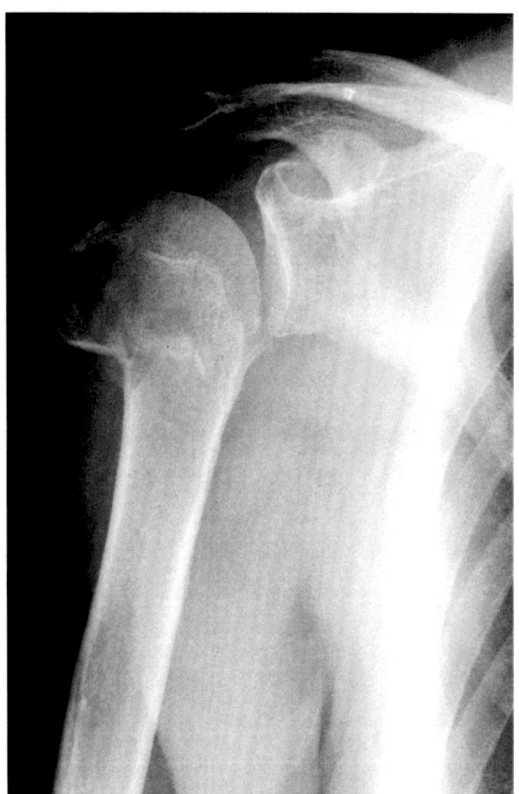

◘ **Abb. 8.1** Bifokale proximale Humerusfraktur mit ad Latus-Verschiebung

Bifokale proximale Humerusfraktur mit ad latus-Verschiebung des Kalottenfragmentes ...

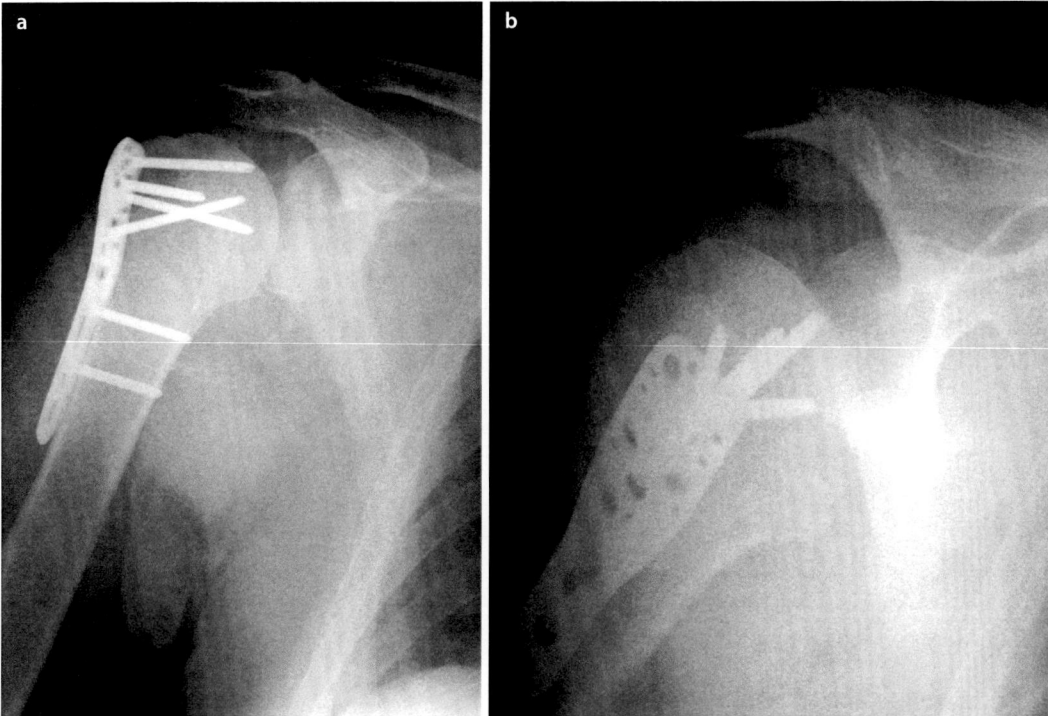

◻ **Abb. 8.2   a, b** Status nach Osteosynthese

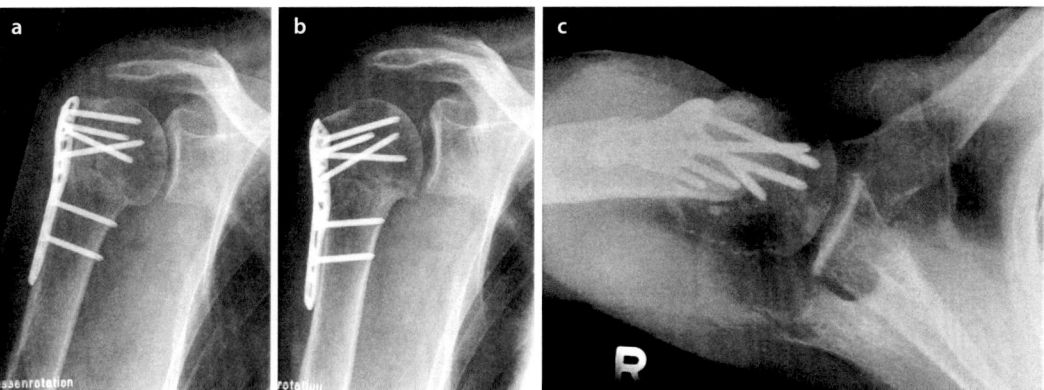

◻ **Abb. 8.3   a–c** 8 Wochen postoperativ: zunehmende Frakturkonsolidation

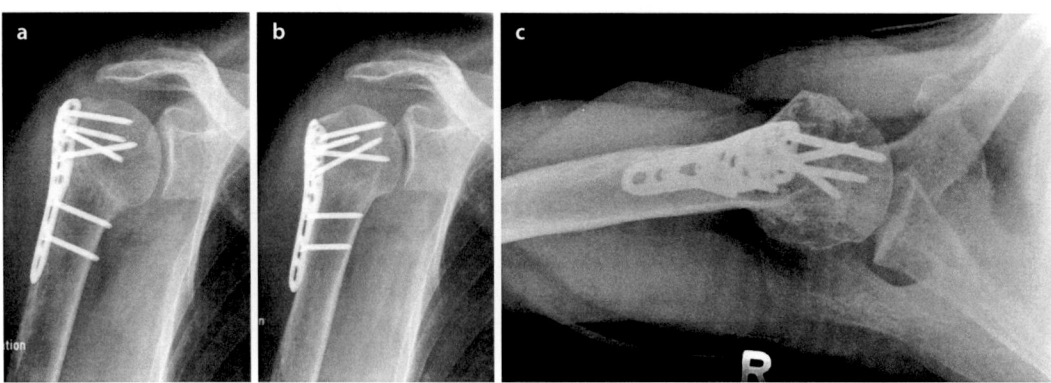

◘ **Abb. 8.4**   **a–c** 8 Monate postoperativ: anatomische Stellung, keine Nekrosezeichen

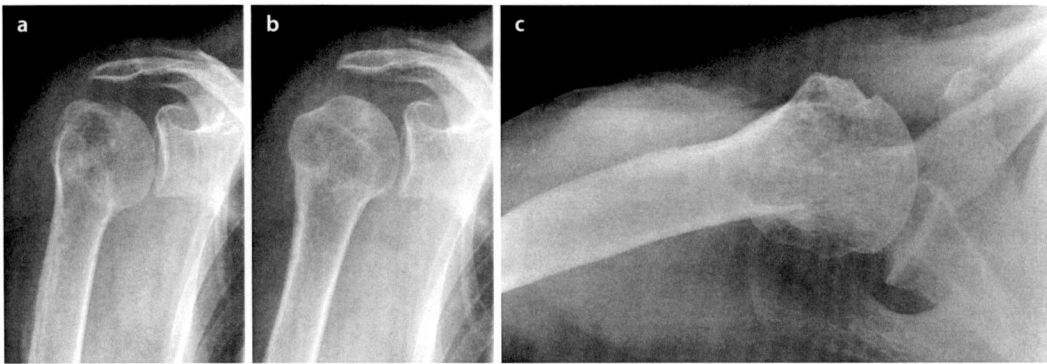

◘ **Abb. 8.5**   **a–c** Status nach Metallentfernung

Subkapitale Humerusfraktur rechts mit dorsaler Abkippung des Kopffragmentes

© Springer-Verlag GmbH Deutschland, ein Teil von Springer Nature 2020
F. Moro et al. (Hrsg.), *Die proximalen Humerusfrakturen*,
https://doi.org/10.1007/978-3-662-60853-1_9

■ **Der Fall**

— Die 71-jährige Frau stürzt am 09.09.2008 auf der Treppe und zieht sich eine proximale Humerusfraktur rechts zu. Im erstbehandelnden Krankenhaus wird vorerst eine konservative Therapie vorgeschlagen. Die Patientin wünscht eine Zweitmeinung durch uns.

— Am 10.09.2008 beurteilen wir die Patientin klinisch und radiologisch. Die Nativ-Röntgenbilder dokumentieren eine subkapitale Humerusfraktur mit deutlicher Dorsalkippung des Kopffragmentes (◘ Abb. 9.1a, b). Die zusätzlich veranlassten computertomographischen Bilder bestätigen die erhebliche dorsale Abkippung des Humeruskopfes bei intakten Tubercula (◘ Abb. 9.2a–c). Die Indikation zur osteosynthetischen Versorgung wird gestellt.

— Der Eingriff findet am 23.09.2008 statt: Minimal-invasive Plattenosteosynthese mit 5-Loch-Philosplatte am proximalen Humerus rechts (◘ Abb. 9.3a–c). Postoperativ wird physiotherapeutisch geführte Mobilisation verordnet.

— 6 Wochen postoperativ beträgt die Schulterfunktion rechts Flexion/Elevation und Abduk-tion je ca. 70°, Rotation im mittleren Bereich flüssig. Radiologisch zeigt sich ein beginnender Durchbau der Fraktur mit guter glenohumeraler Korrespondenz (◘ Abb. 9.4a–c). Die Physiotherapie wird weitergeführt.

— 6 Monate nach Osteosynthese besteht subjektiv und objektiv ein gutes Resultat. Die Schulterbeweglichkeit rechts ist nur noch endgradig eingeschränkt. Radiologisch ist die Fraktur in korrekter Stellung konsolidiert (◘ Abb. 9.5a–c).

— 1 Jahr nach dem Eingriff ist die Patientin weitgehend zufrieden. Subjektiv stört das Osteosynthesematerial.

— Am 09.09.2009 erfolgt die Metallentfernung bei gleichzeitiger Arthroskopie des rechten Schultergelenkes. Diese zeigt eine umschriebene posttraumatische Chondromalazie Grad II ventral am Humeruskopf. Radiologisch ist die Fraktur in praktisch anatomischer Stellung konsolidiert (◘ Abb. 9.6a–c). Die Röntgenbilder nach Metallentfernung zeigen eine altersentsprechende Situation bei konsolidierter Fraktur (◘ Abb. 9.7a, b). Es sind keine weiteren Kontrollen mehr vorgesehen.

9

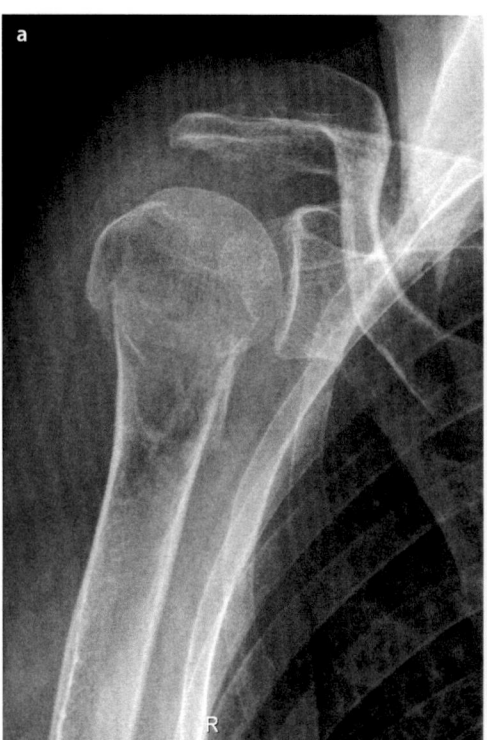
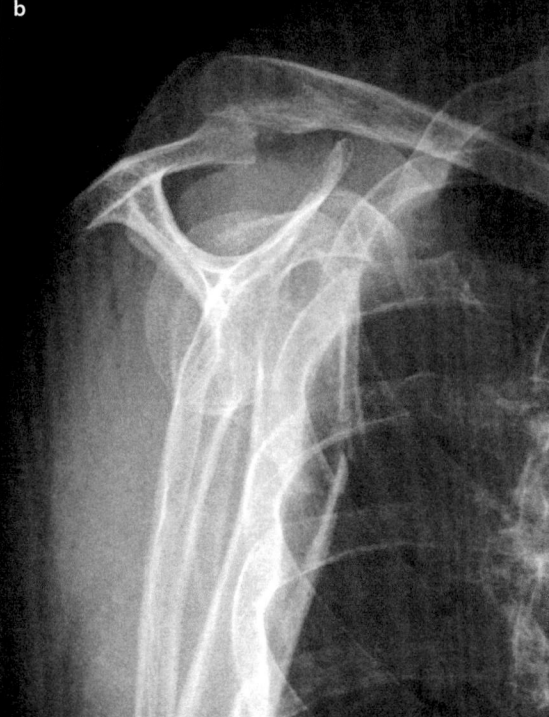

◘ **Abb. 9.1   a, b** Sukapitale Humerusfraktur mit Dorsalkippung des Kopffragmentes

■ **Analyse**

Die Indikationsstellung zur operativen Versorgung dieser proximalen Humerusfraktur mit dia-metaphysärem Frakturausläufer wurde wegen der dorsal bestehenden Dislokation, welche sich auf den computertomographischen Bildern dokumentieren liess, gestellt (vergleiche dazu auch die 3-D-Rekonstruktion). Wir haben uns für eine geschlossene Reposition und minimal-invasive Plattenosteosynthese entschieden. Deshalb ist auch zu beachten, dass die Platte länger gewählt wurde, um eine iatrogene Schädigung des Nervus axillaris zu verhindern. Dieses

Konzept ist weit verbreitet und bei korrekter Indikationsstellung ein gutes Verfahren. Es ist zu beachten, dass bei perkutan eingeschobenen Platten, welche in MIPO-Technik (Minimal-Invasive Platten-Osteosynthese) erfolgt, die Wiederherstellung der Anatomie nur bedingt möglich ist. Wir haben die dorsale Abkippung nicht komplett ausgleichen können, sind aber der Meinung, dass diese leichte Fehlstellung letztendlich akzeptiert werden kann. Heute würden wird von einem solchen Verfahren Abstand nehmen, denn der deltopektorale Zugang ist per se minimal-invasiv.

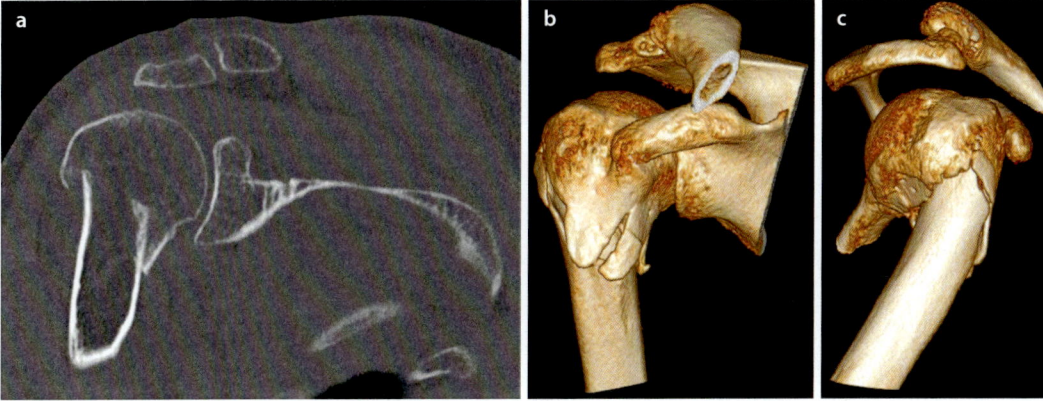

◘ **Abb. 9.2   a–c** Computertomografische Darstellung der Fraktur

◘ **Abb. 9.3   a, b** Status nach Osteosynthese. **c** Minimalinvasive Plattenosteosynthese

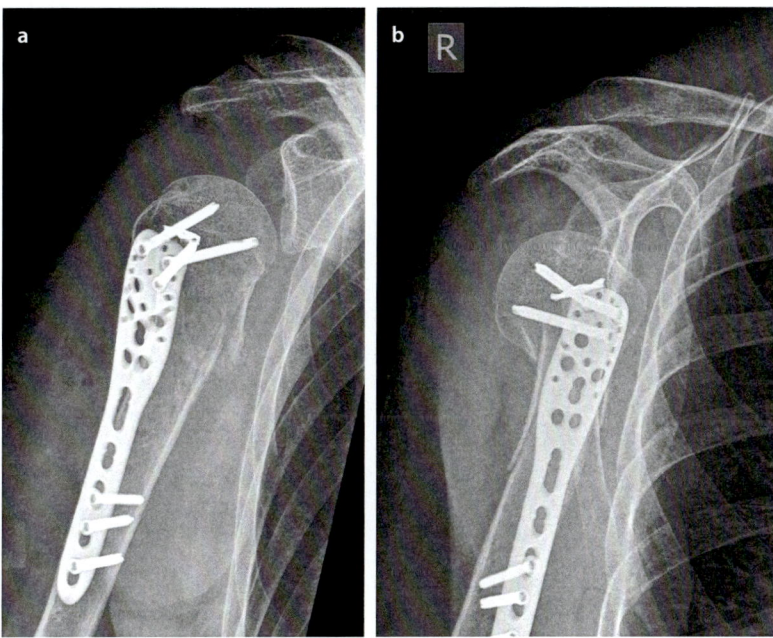

◘ Abb. 9.3   (Fortsetzung)

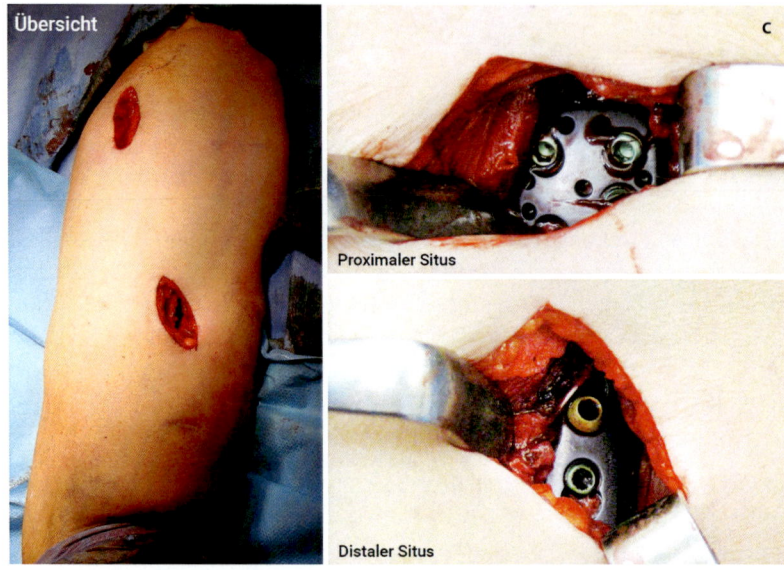

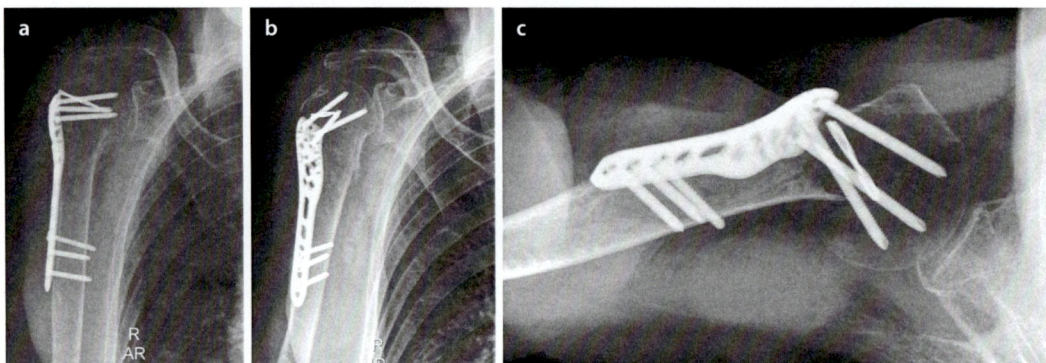

◘ Abb. 9.4   a–c 6 Wochen nach Intervention: beginnender Frakturdurchbau

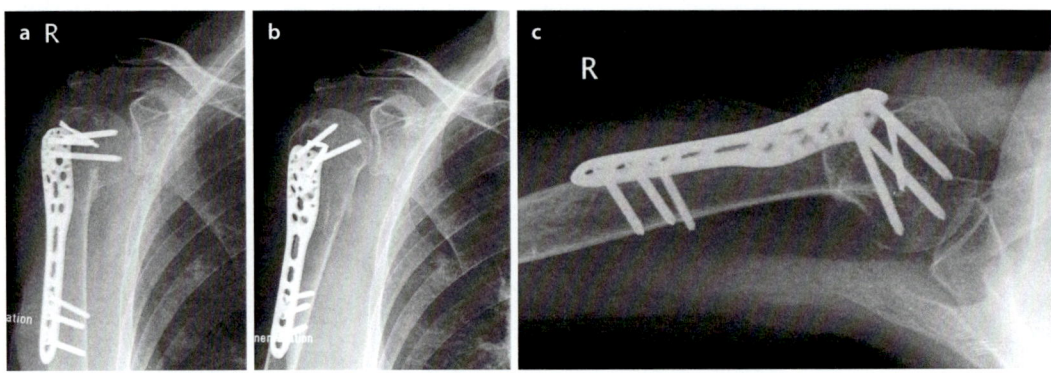

◘ Abb. 9.5   a–c 6 Monate postoperativ: Fraktur konsolidiert

Subkapitale Humerusfraktur rechts mit dorsaler Abkippung des Kopffragmentes

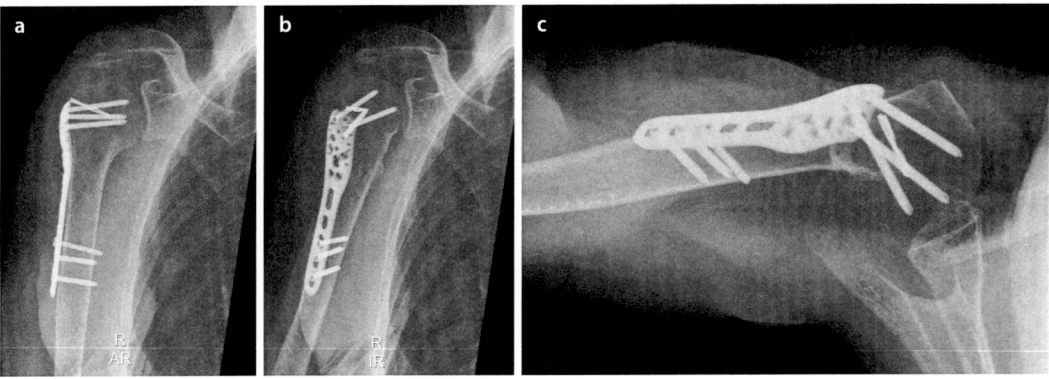

◘ **Abb. 9.6** **a–c** Röntgenkontrolle vor der Metallentfernung

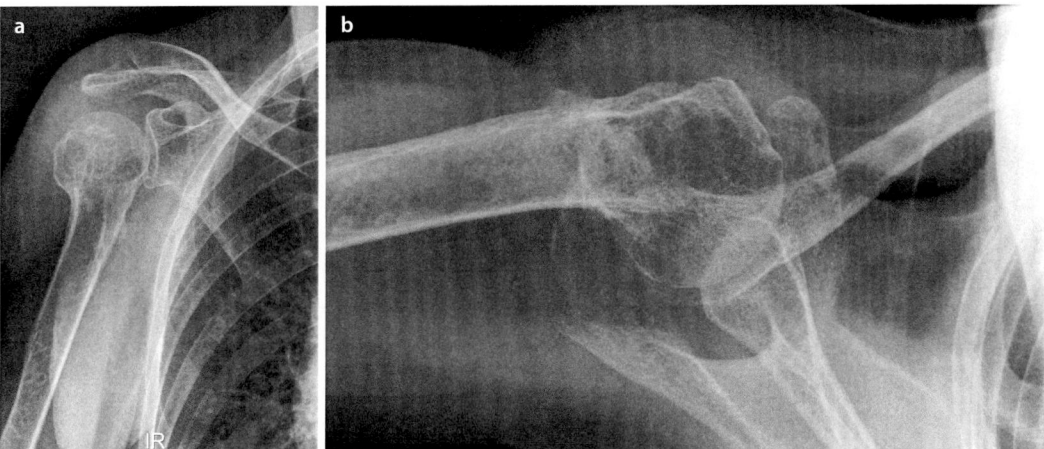

◘ **Abb. 9.7** **a, b** Status nach Metallentfernung mit Restitutio

Bifokale proximale Humerusfraktur mit primärer Varuskippung des Kalottenfragmentes rechts

© Springer-Verlag GmbH Deutschland, ein Teil von Springer Nature 2020
F. Moro et al. (Hrsg.), *Die proximalen Humerusfrakturen*,
https://doi.org/10.1007/978-3-662-60853-1_10

■ **Der Fall**

— Die 76-jährige Frau stürzt am 21.06.2008 mit dem Fahrrad und zieht sich eine proximale Humerusfraktur rechts zu (◘ Abb. 10.1a, b). Die computertomographische Zusatzuntersuchung vom 23.06.2008 im erstbehandelnden Krankenhaus zeigt eine mehrfragmentäre Humerusfraktur mit Varusfehlstellung sowie einer Retrotorsionsfehlstellung (◘ Abb. 10.2a–d). Eine vorerst konservative Therapie mit engen Verlaufskontrollen wird vorgeschlagen. Die Patientin wünscht eine Zweitmeinung durch uns.

— Wir sehen die Patientin am 30.06.2008 und beurteilen das weitere Vorgehen anhand von Nativ-Röntgenbildern 10 Tage nach dem Unfall. Der Humeruskopf ist nach wie vor gut auf das Glenoid zentriert (◘ Abb. 10.3a–c). Auch wir befürworten weiterhin ein konservatives Vorgehen. Pendelübungen unter physiotherapeutischer Aufsicht sind vorgesehen.

— Eine weitere Röntgenkontrolle am 07.07.2008 zeigt nun jedoch eine deutlich vermehrte Varuskippung des Humeruskopfes in der Aussenrotationsprojektion im Vergleich zu den Voraufnahmen (◘ Abb. 10.4a–c). In Anbetracht der Instabilität der Fraktur mit Zunahme der Fehlstellung stellen wir nun die Indikation zur osteosynthetischen Versorgung.

— Am 08.07.2008 wird die Osteosynthese durchgeführt: Eine 5-Loch-Philosplatte wird minimal-invasiv in den proximalen Humerus eingebracht (◘ Abb. 10.5). Ortho-Gilet im Wechsel mit Mitella bei begleitender Physiotherapie werden vorgesehen.

— 5 Wochen nach der Intervention beträgt die Schulterfunktion rechts Flexion/Elevation/Abduktion je 80°. Die Aussen-/Innenrotation ist im mittleren Bereich flüssig. Radiologisch besteht ein fester, korrekter Sitz des Osteosynthesematerials. Die Fraktur steht in unverän-

10

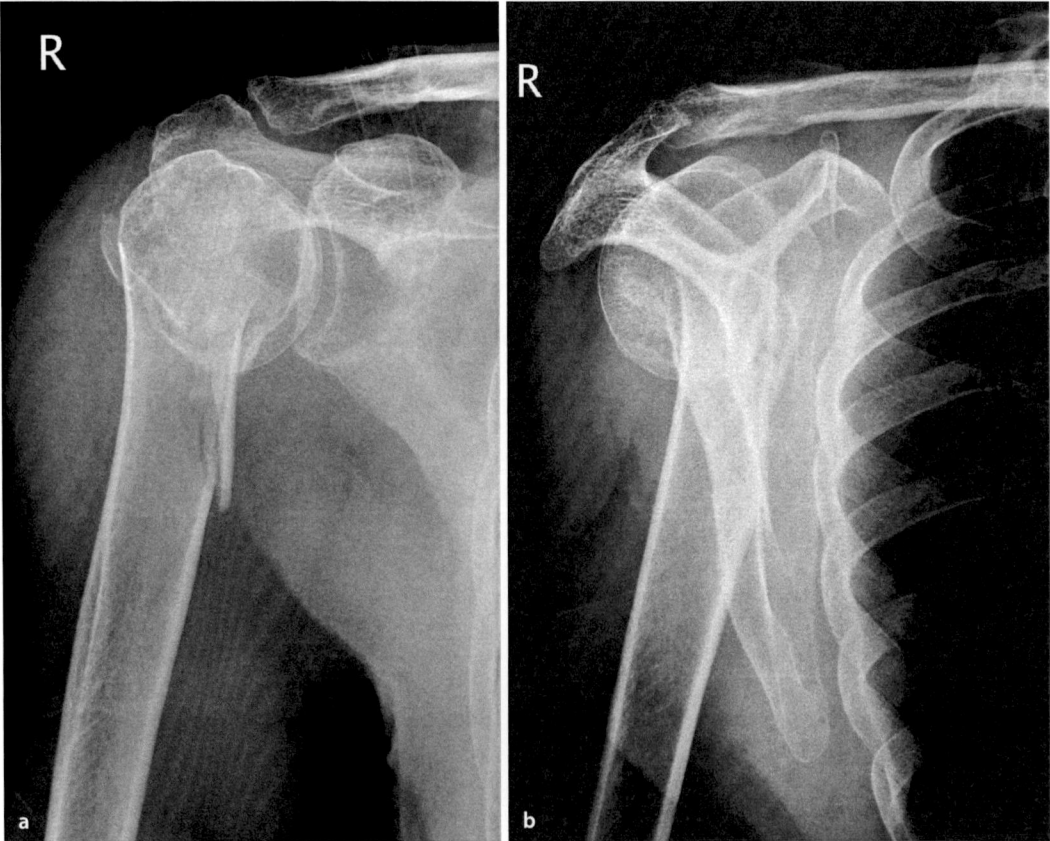

◘ **Abb. 10.1   a, b** Bifokale proximale Humerusfraktur mit Varuskippung

dert korrekter Stellung (◘ Abb. 10.6a–c). Die Physiotherapie wird weitergeführt.

— 6 Monate postoperativ normalisiert sich die Schulterfunktion rechts zunehmend: Flexion/Elevation 120°, Abduktion 90°. Ein subakromiales Impingement möglicherweise durch leichtes Vorstehen der Platte kranial stört die Patientin. Die Metallentfernung wird empfohlen. Die Patientin ist diesbezüglich unschlüssig.

— Am 11.08.2009 meldet sich die Patientin und ist nun mit der Metallentfernung und gleichzeitigen Arthroskopie an der rechten Schulter einverstanden. Es besteht nach wie vor ein subakromiales Impingement. Radiologisch ist die Situation unverändert (◘ Abb. 10.7a–c).

— Der Eingriff erfolgt am 12.08.2009: Neben der Plattenentfernung wird auch ein ausführ-

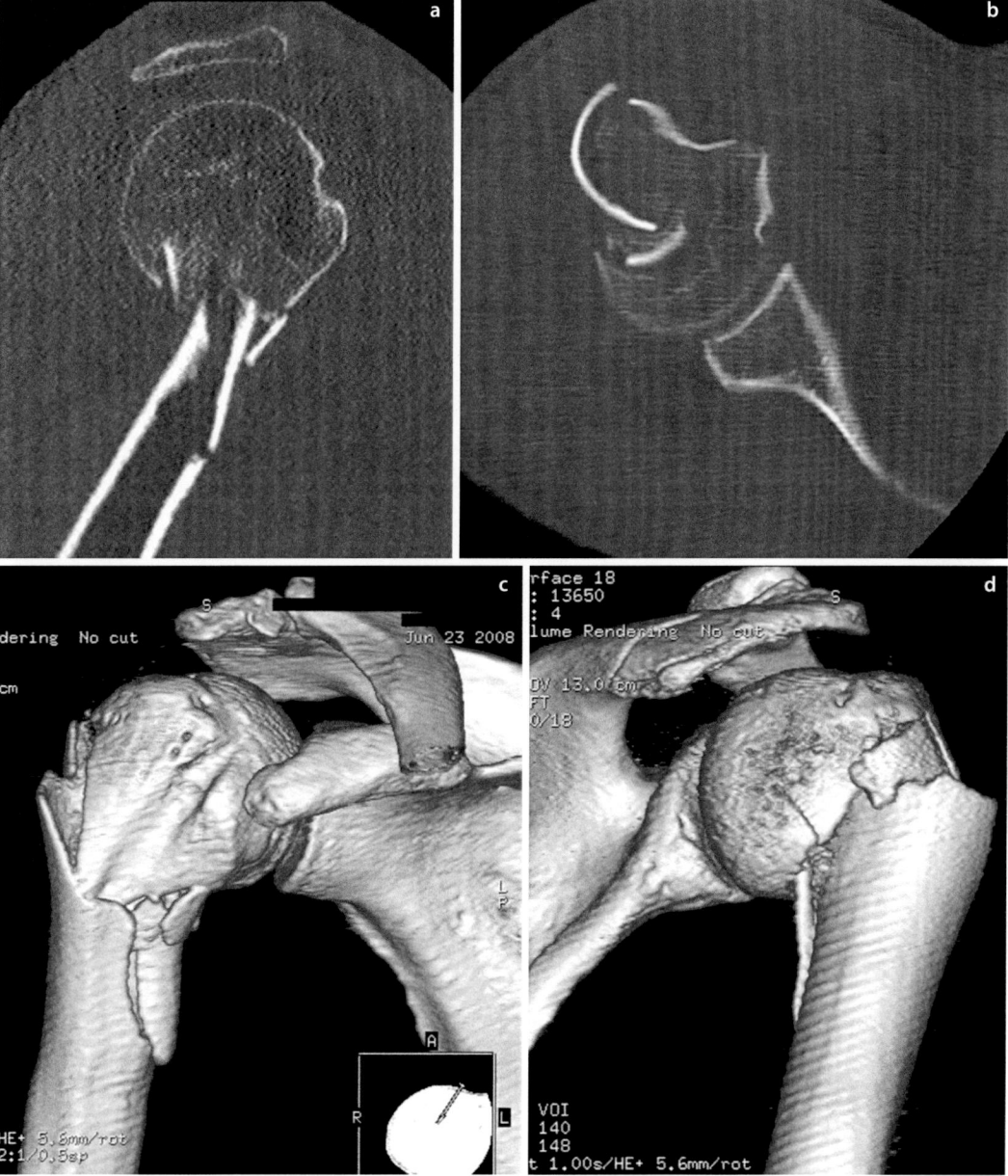

◘ Abb. 10.2 a–d CT präoperativ

liches arthroskopisches Débridement intraartikulär sowie subakromial durchgeführt.

— Eine klinische Kontrolle 6 Wochen nach dem Zweiteingriff zeigt eine weitgehend normalisierte schmerzfreie Schulterbeweglichkeit rechts.

■ **Analyse**

Die metaphysäre Trümmerzone sowie der diaphysäre Frakturausläufer sind schon per se allein ein Instabilitätskriterium. Auch die Retrotorsionsfehlstellung hätte so initial nicht toleriert werden sollen. Die Ersteinschätzung war somit nicht korrekt. Retrospektiv hätte die Patientin von Anfang an operiert werden sollen. Auch das gewählte operative Verfahren mit zeitlich verzögerter Osteosynthese in minimal-invasiver Technik kann retrospektiv diskutiert werden. Über einen deltopectoralen Zugang mit offener Reposition wäre die anatomische Rekonstruktion wahrscheinlich besser gewesen. Zu beachten ist auch die Varusverkippung des Kalottenfragmentes, ein weiteres primäres Instabilitätskriterium.

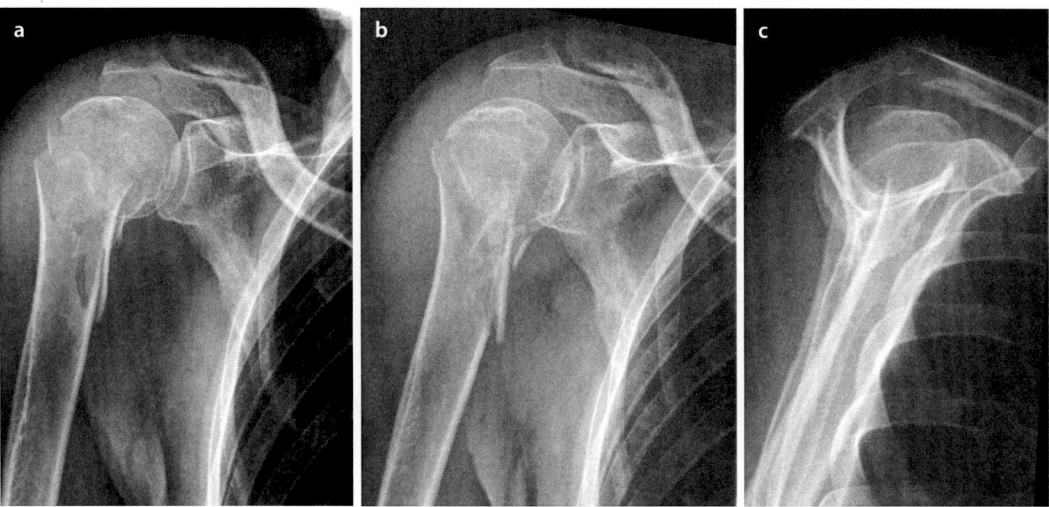

☐ **Abb. 10.3**   **a–c** Frakturstellung 10 Tage nach Unfall

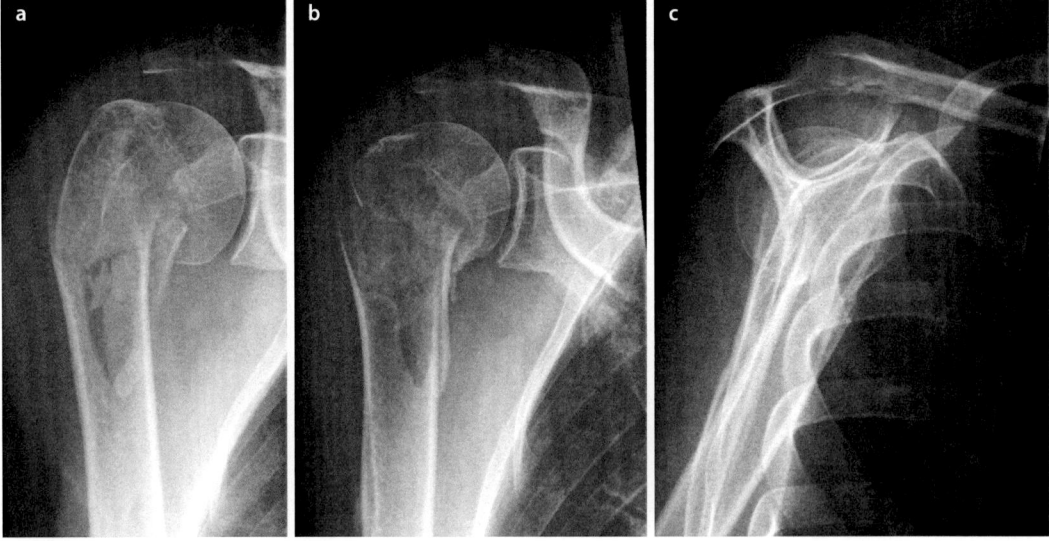

☐ **Abb. 10.4**   **a–c** Frakturdislokation 17 Tage post Trauma

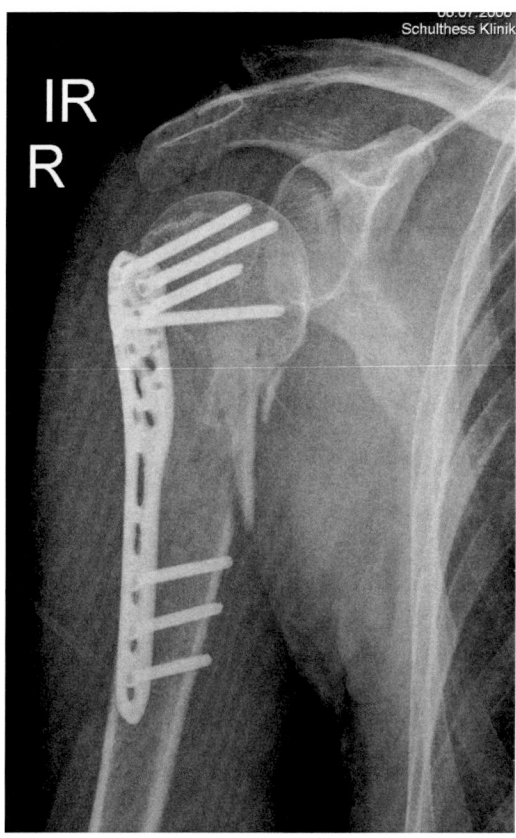

◘ **Abb. 10.5**   Status nach Osteosynthese

■ **Abb. 10.6   a–c**
5 Wochen postoperativ:
fester Sitz des Osteosynthesematerials

10

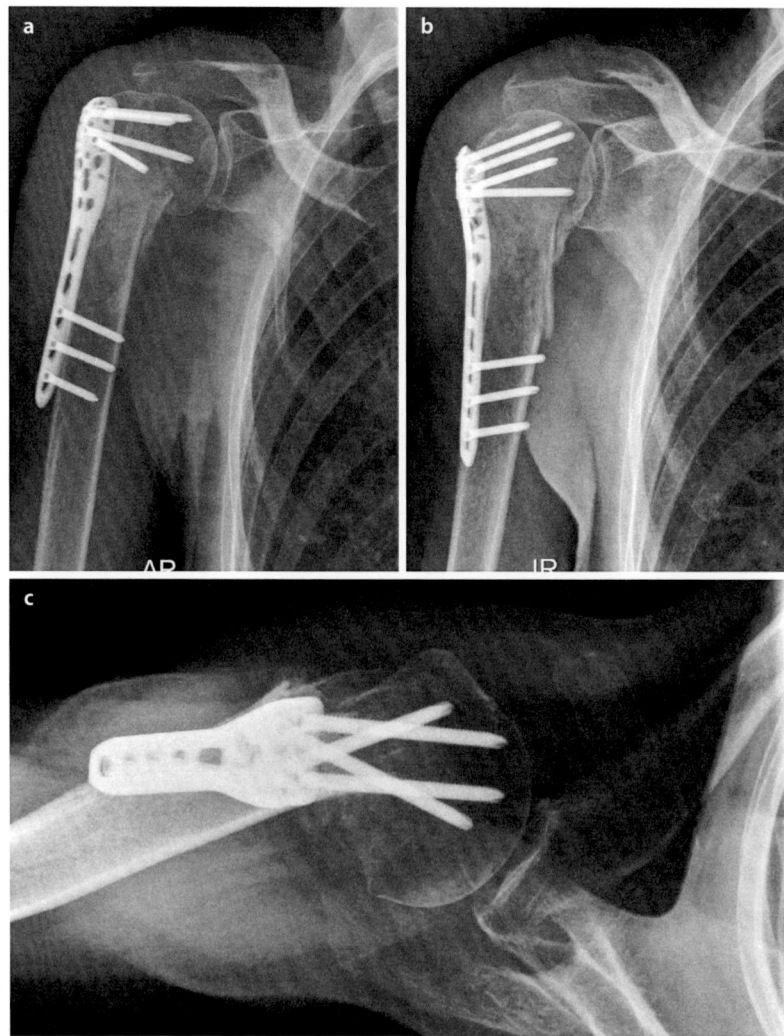

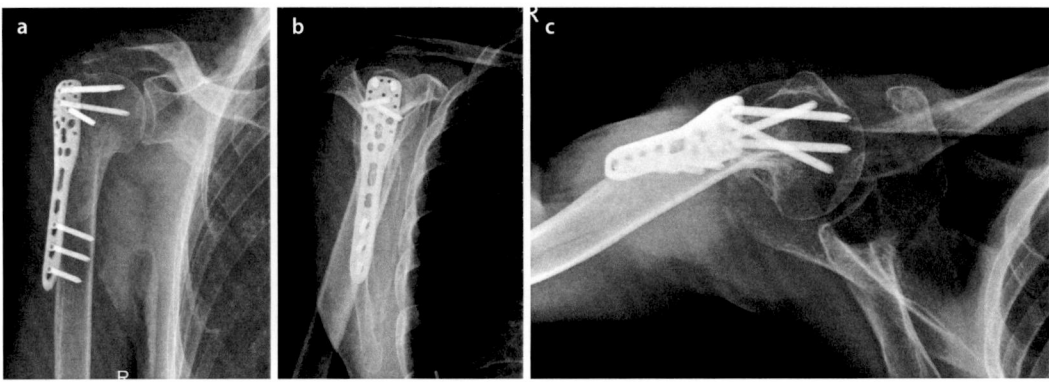

■ **Abb. 10.7   a–c** 1 Jahr postoperativ: vor Metallentfernung

Dislozierte subkapitale Humerusfraktur mit metaphysärer Trümmerzone links

© Springer-Verlag GmbH Deutschland, ein Teil von Springer Nature 2020
F. Moro et al. (Hrsg.), *Die proximalen Humerusfrakturen*,
https://doi.org/10.1007/978-3-662-60853-1_11

■ **Der Fall**

— Die 39-jährige Frau stürzt unter nicht völlig geklärten Umständen zuhause am 10.09.2009 und zieht sich eine dislozierte subkapitale Humerusfraktur links zu (konventionelle Röntgenbilder ◘ Abb. 11.1a, b/zusätzliche computertomographische Dokumentation ◘ Abb. 11.2a, b). An einem peripheren Krankenhaus findet die Erstbeurteilung statt. Die Patientin wird zur osteosynthetischen Versorgung an uns überwiesen. Die Frau leidet seit über 13 Jahren an einer Anorexia nervosa. Zudem ist eine äthylbedingte Leberzirrhose bekannt.

— Am 14.09.2009 wird die Patientin an unserer Klinik operiert: Offene Reposition, Impaktion des Humeruskopfes und Zuggurtungsosteosynthese mit drei PDS-Kordeln und zwei 2,7 mm-Kortikalisschrauben (◘ Abb. 11.3a, b). Postoperativ soll für mindestens 6 Wochen konsequent ein Donjoy-Keil getragen werden. Aus der

Schiene heraus werden ab 10. postoperativen Tag Pendelübungen unter physiotherapeutischer Aufsicht verordnet.

— Am 01.10.2009 findet eine notfallmässige Konsultation bei uns statt. Die Patientin erscheint ohne den Donjoy-Keil, klagt über Schmerzen im linken Schultergürtel. Krepitationen im Frakturbereich sind hör- und palpierbar. Radiologisch ist die Fraktur in Varus abgekippt (◘ Abb. 11.4a–c).

— Die Reintervention findet am 07.10.2009 statt: Re-Osteosynthese mit 3-Loch-Philosplatte und Aufbau mit Allograft (◘ Abb. 11.5a, b). Striktes Tragen eines Ortho-Gilets für 6 Wochen wird vorgeschrieben.

— 4 Wochen postoperativ beträgt die aktive Schulterfunktion für die Flexion 80°, für die Abduktion 50°. Radiologisch liegt das Osteosynthesematerial korrekt mit achsengerechten Stellungsverhältnissen (◘ Abb. 11.6a–c). Das Ortho-Gilet wird für weitere 3 Wochen belassen bei begleitender Physiotherapie.

11

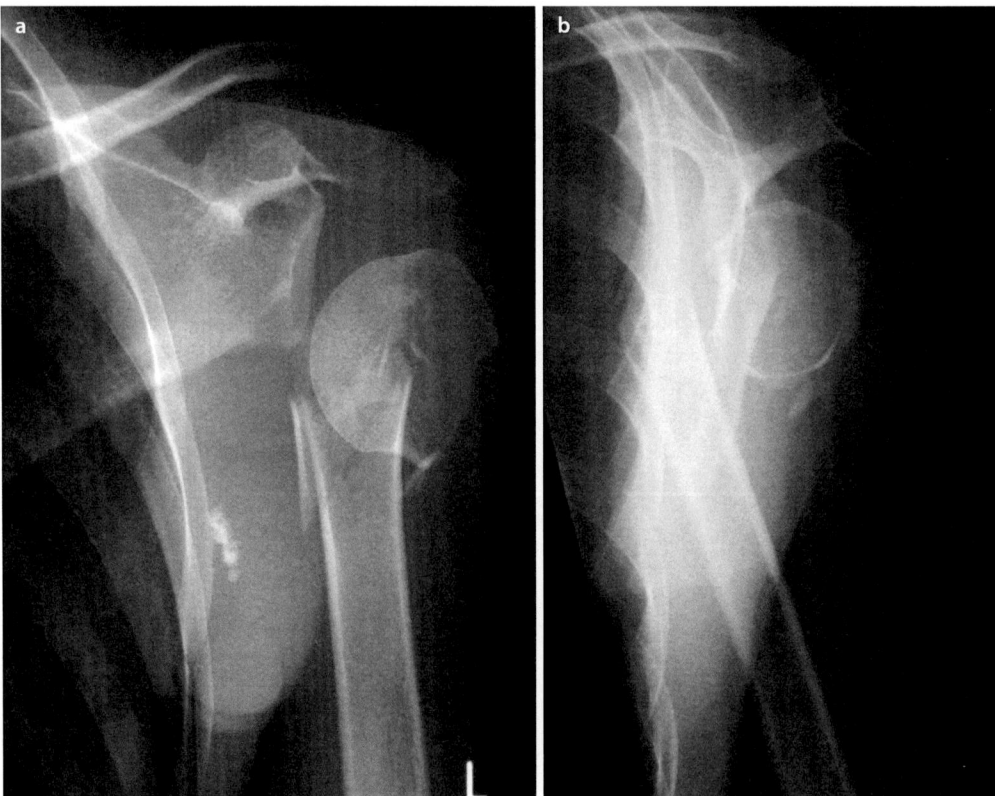

◘ **Abb. 11.1   a, b** Dislozierte supkapitale Humerusfraktur

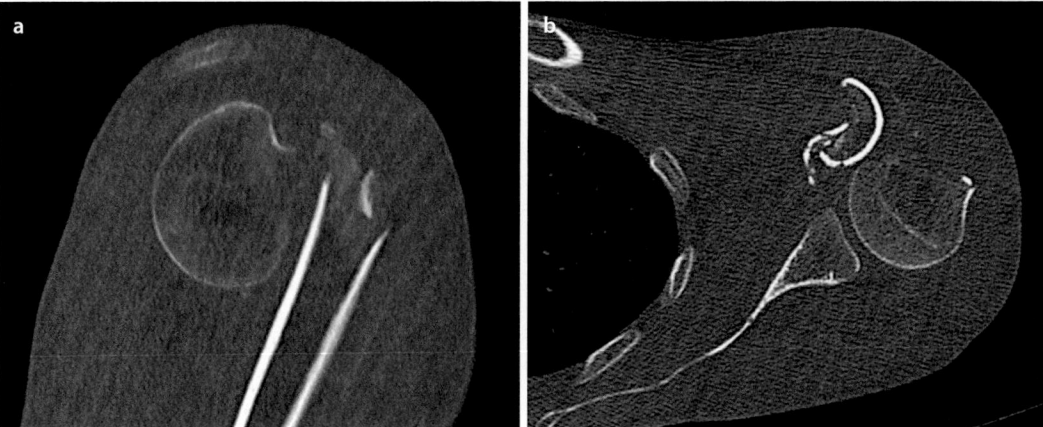

◘ Abb. 11.2　a, b CT der Fraktur

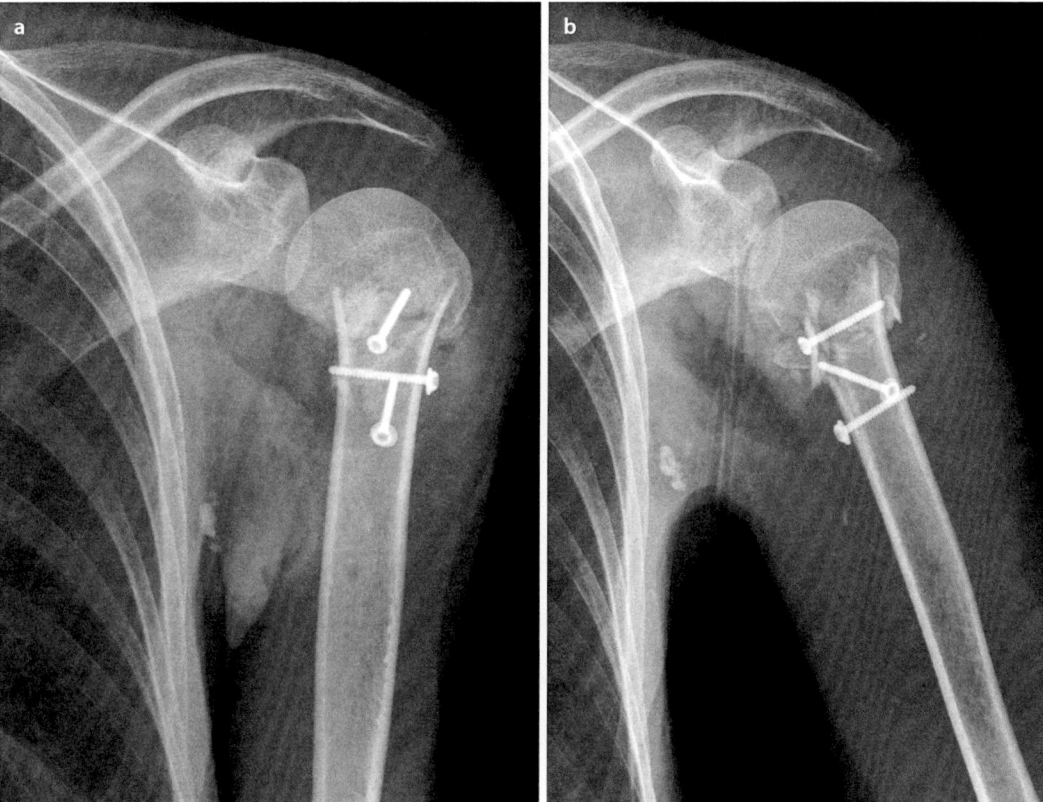

◘ Abb. 11.3　a, b Status nach Osteosynthese

— 3 Monate nach Re-Osteosynthese verbessert sich die Schulterfunktion zusehends: Flexion 110°, Abduktion 80°, Aussen-/Innenrotation in Abduktion 30/0/50°. Radiologisch ist das Osteosynthesematerial stabil ohne Lockerungszeichen, deutliche Zunahme der reparativen Vorgänge mit weit fortgeschrittenem Frakturdurchbau. In der axialen Aufnahme überragt die posterior liegende Schraube den Humeruskopf, keine Anhaltspunkte für Humeruskopfnekrose (◘ Abb. 11.7a–d). Die Physiotherapie wird weitergeführt.

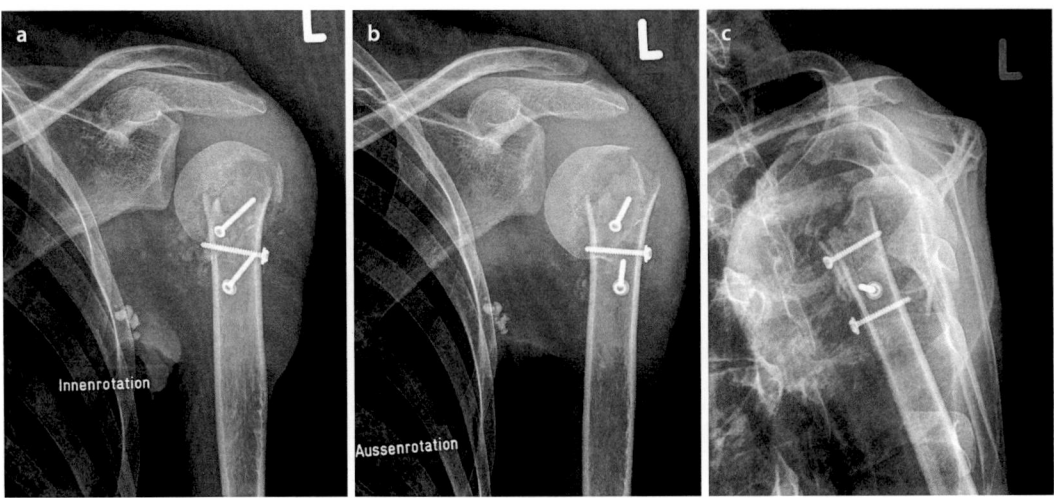

◻ **Abb. 11.4   a–c** Status 2 Wochen nach Primärosteosynthese

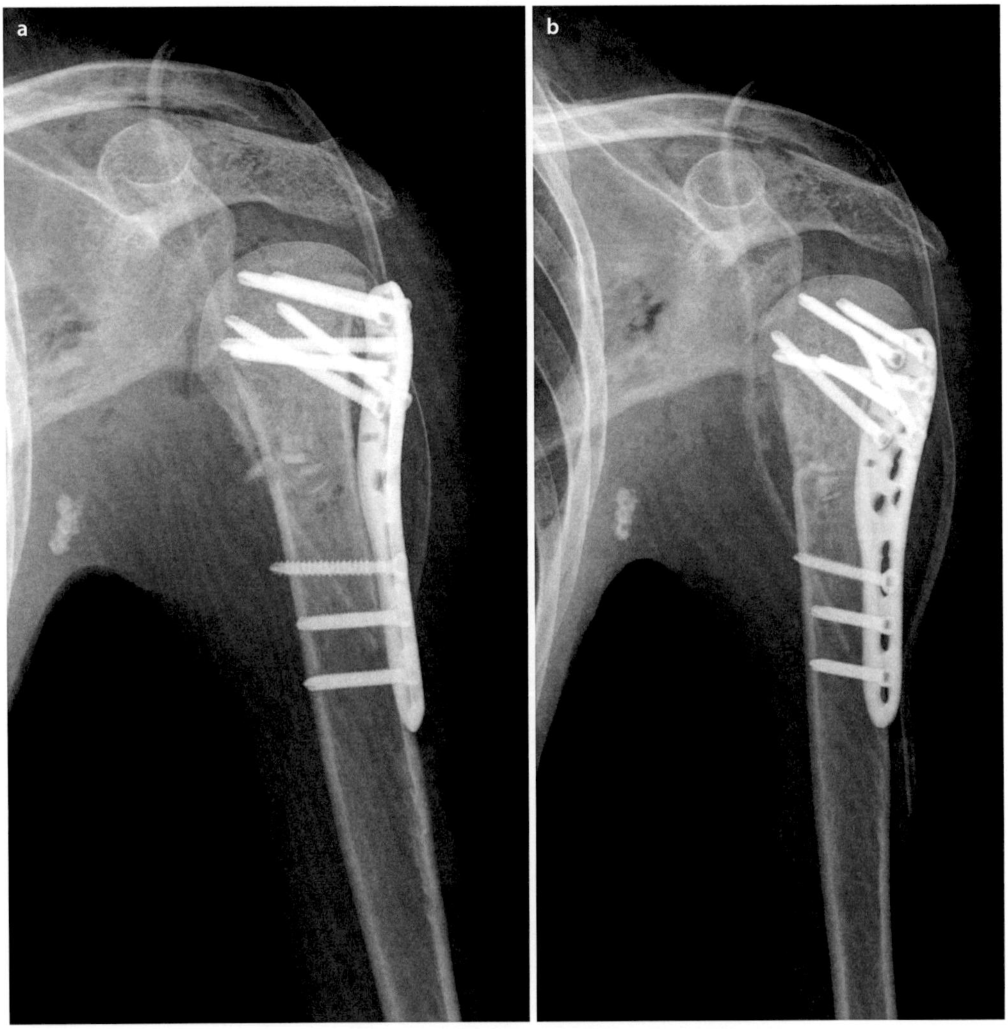

◻ **Abb. 11.5   a, b** Status nach Reintervention

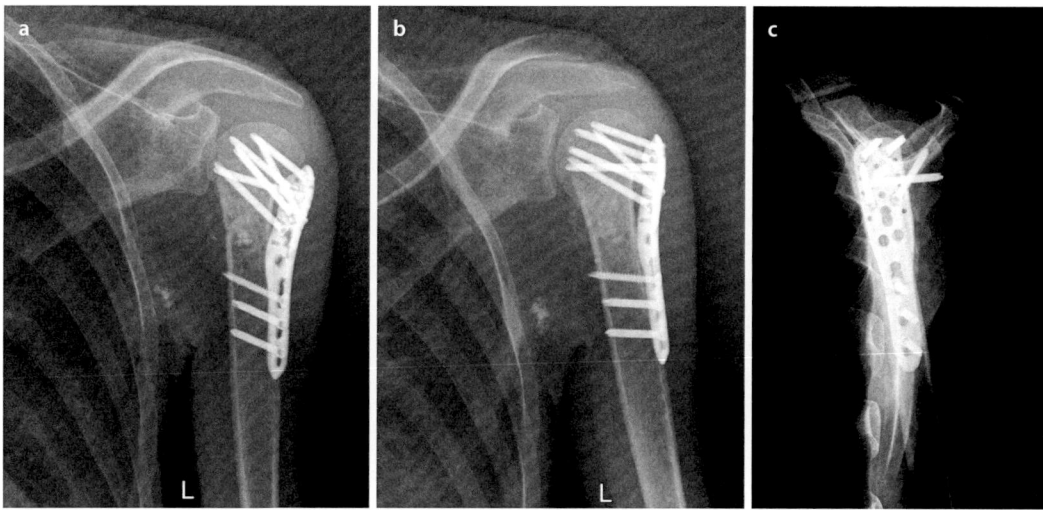

◘ **Abb. 11.6**   a–c Status 4 Wochen nach Reintervention

▬ 1 Jahr nach dem Zweiteingriff ist die Schulterfunktion alltagstauglich bei nur geringfügigen Beschwerden. Flexion aktiv 110°, Abduktion 90°, Nacken-/Scheitel- und Schürzengriff sind problemlos durchführbar. Radiologisch ist das Osteosynthesematerial stabil. Hinweise für eine Humeruskopfnekrose liegen nicht vor (◘ Abb. 11.8a–c). Die Metallentfernung bei gleichzeitiger Arthroskopie wird zur Verbesserung der Beweglichkeit vorgeschlagen, von der Patientin jedoch abgelehnt.

▪ **Analyse**

Trotz der bekannten medizinischen Hypotheken mit Anorexie resultierend in einem BMI (Body-Mass-Index) von 11,3, bekannter äthylischer Leberzirrhose somit fraglicher Compliance der Patientin haben wir uns für eine minimal-invasive Osteosynthese entschieden, welche scheiterte. Retrospektiv war dies ein klarer Fehlentscheid, welcher dann zur Re-Osteosynthese führte. Die Schwierigkeit bei der Versorgung der Verletzung lag einerseits in der ernährungsbedingten schlechten Knochenqualität (Osteopenie, Osteoporose), andererseits in mangelnder Compliance. Eine prothetische Versorgung war hier für uns eine klare Kontraindikation. Deshalb haben wir uns für die Re-Osteosynthese entschieden, wobei bewusst eine Valgusimpaktierung des Kalottenfragmentes inklusive Allograft gewählt wurde. Die Fraktur ist in der Folge geheilt. Gerne hätten wir das Osteosynthesematerial entfernt schon alleine bedingt durch die Penetration des Kopffragmentes durch eine einzelne Schraube. Dies wurde von der Patientin abgelehnt. Die Patientin konnte auch für keine weiteren Nachkontrollen mehr aufgeboten werden.

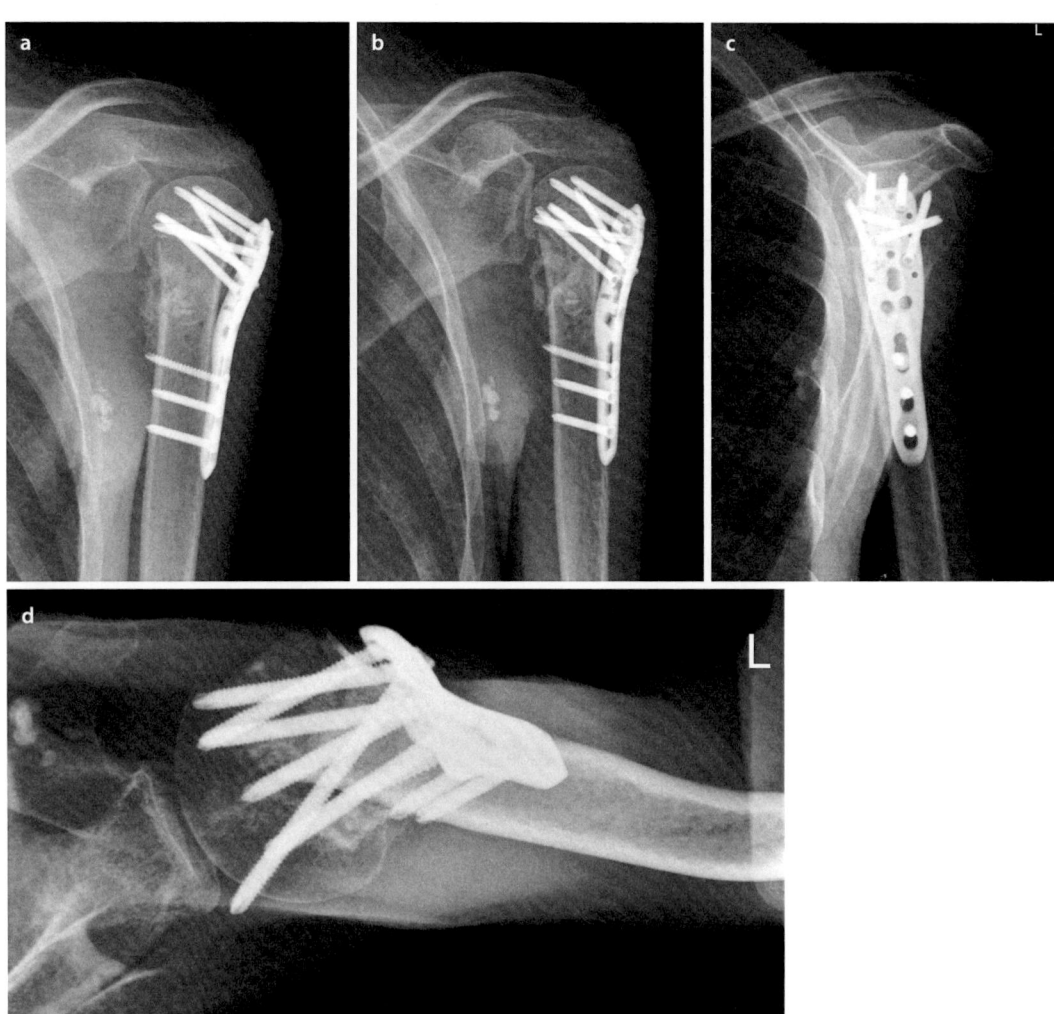

11

◘ **Abb. 11.7   a–d** Status 3 Monate nach Reosteosynthese

Dislozierte subkapitale Humerusfraktur mit metaphysärer Trümmerzone links

□ Abb. 11.8   a–c 1 Jahr
nach Reosteosynthese

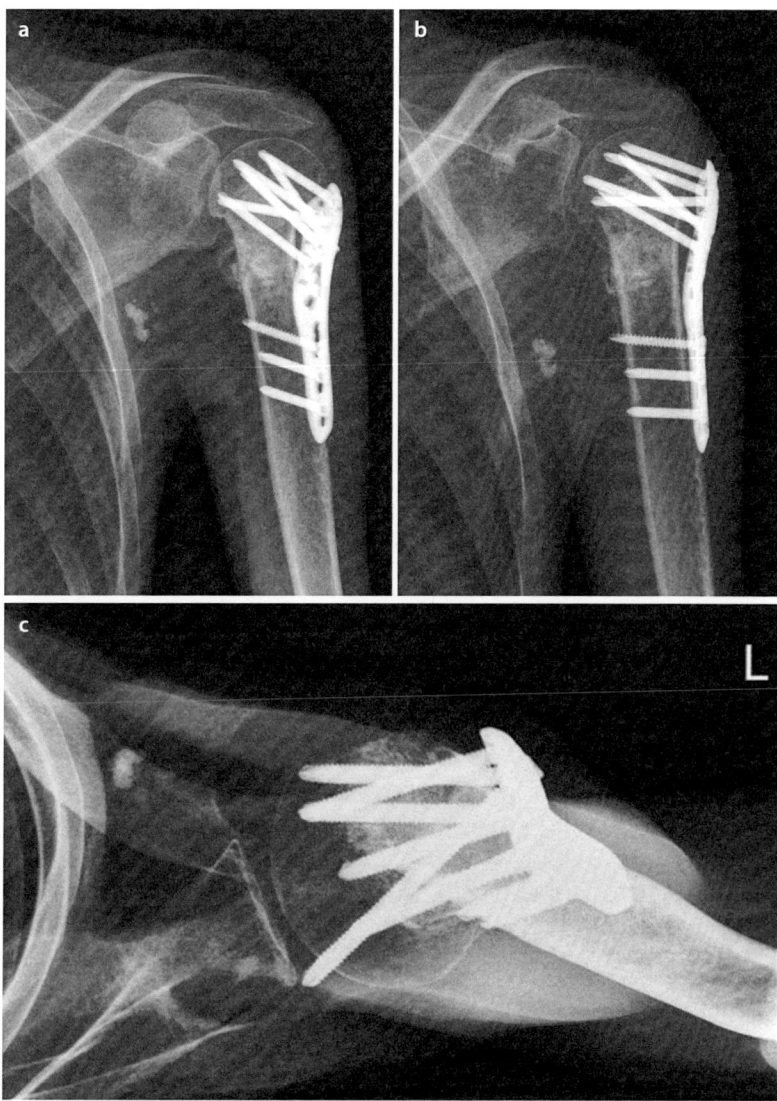

Proximale dorsal dislozierte subkapitale Humerusfraktur rechts mit Fraktur des Tuberculum minus

© Springer-Verlag GmbH Deutschland, ein Teil von Springer Nature 2020
F. Moro et al. (Hrsg.), *Die proximalen Humerusfrakturen*,
https://doi.org/10.1007/978-3-662-60853-1_12

■ Der Fall

— Die 53-jährige Frau stürzt am 16.12.2009 auf eisiger Unterlage und erleidet dabei eine proximale Humerusfraktur rechts (❏ Abb. 12.1a–c). Die Patientin wird wegen einer Polyarthritis mit Prednison und Methotrexat behandelt. Sie wird zur chirurgischen Behandlung von der Hausärztin direkt an uns gewiesen. Die Operationsindikation ist gegeben.

— Am 21.12.2009 erfolgt die offene Reposition und Plattenosteosynthese mit 3-Loch-Philosplatte sowie einer einzelnen kanülierten 3,0 mm-Spongiosaschraube am rechten

12

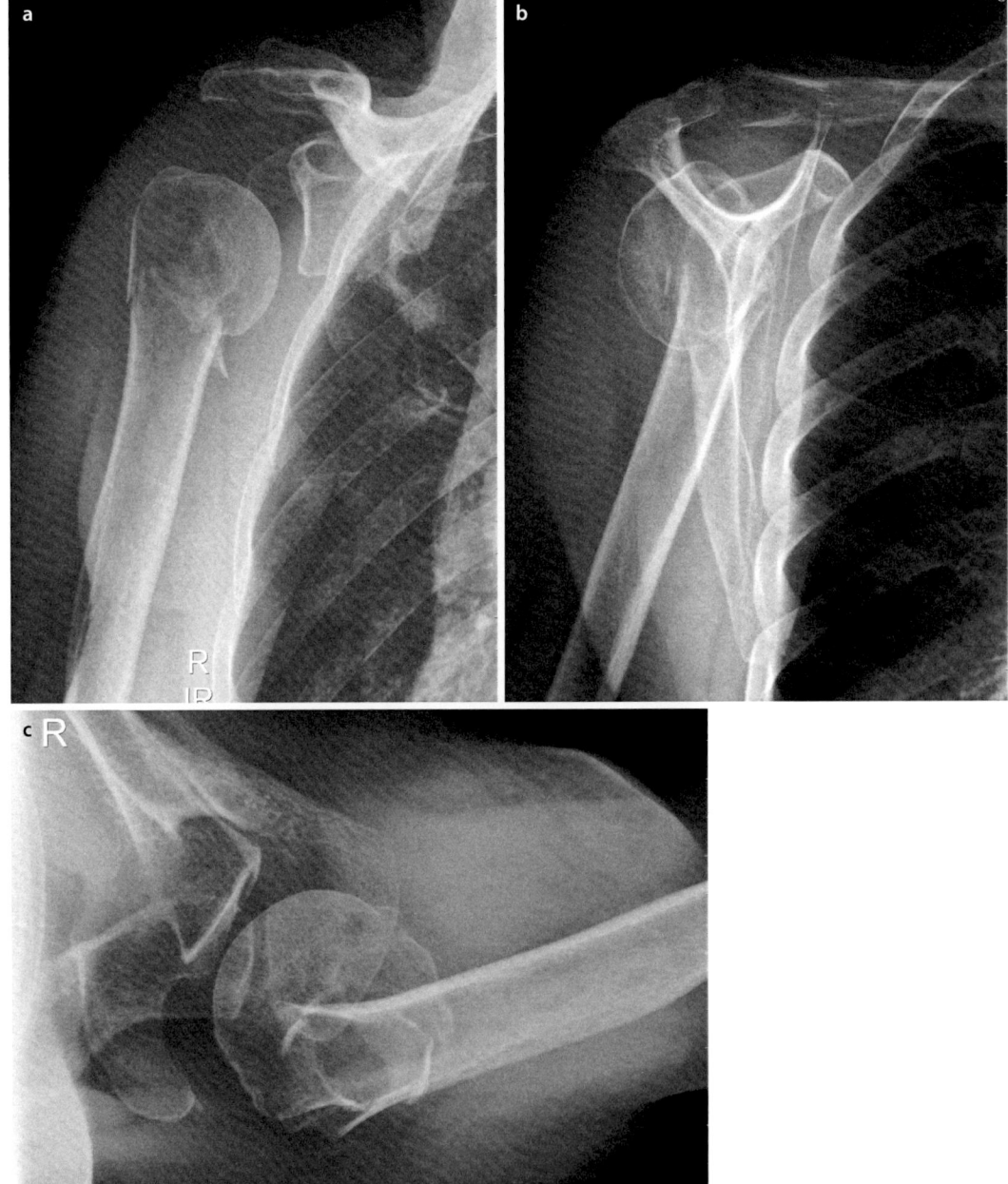

❏ **Abb. 12.1   a–c** Nach dorsal dislozierte subkapitale Humerusfraktur

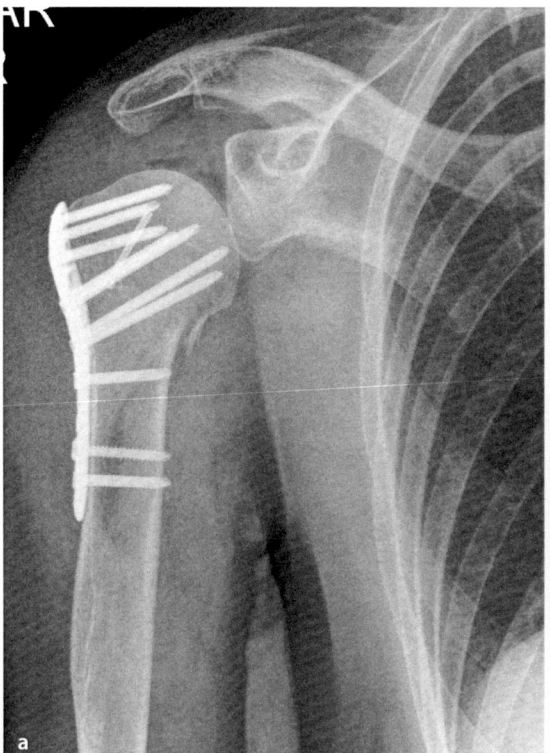
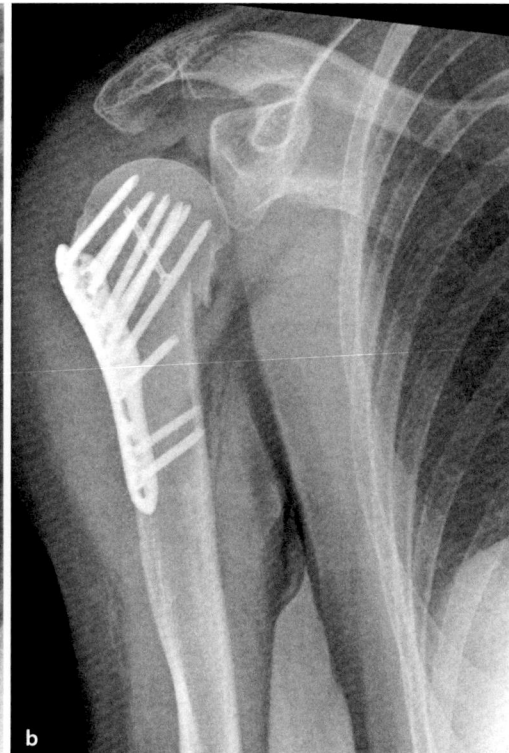

◘ Abb. 12.2 a, b Status nach Plattenosteosynthese

Humerus (◘ Abb. 12.2a, b). Postoperativ Ortho-Gilet mit begleitender Physiotherapie bei Abduktion nicht über die Horizontale.

– 6 Wochen postoperativ ist die Patientin weitgehend beschwerdefrei. Die Schulterfunktion rechts beträgt: Flexion und Abduktion je 90°, Aussen- und Innenrotation in Neutralstellung 20/0/90°, in Abduktion 60/0/30°. Radiologisch ist die Frakturkonsolidation fortgeschritten, das Osteosynthesematerial ist stabil, die Zentrierung glenohumeral ist korrekt (◘ Abb. 12.3a–c). Aktiv assistierte Bewegungsübungen mit allmählichem dosiertem Kraftaufbau sind gestattet.

– 6 Monate nach Intervention ist die Patientin beschwerdefrei, die Schulterfunktion rechts frei und symmetrisch. Radiologisch besteht eine anatomische Stellung, keine Zeichen einer Humeruskopfnekrose (◘ Abb. 12.4a–c). Besondere Restriktionen bestehen nicht mehr.

– 1 Jahr postoperativ ist die Patientin schmerzfrei. Die Schulterbeweglichkeit rechts ist seitengleich, das Osteosynthesematerial stört

mechanisch nicht. Radiologisch liegt das Osteosynthesematerial reizlos in situ. Die glenohumerale Zentrierung in der axialen Inzidenz ist korrekt, ebenso die Inklination des Humeruskopfes (◘ Abb. 12.5a–c). Weitere Kontrollen sind nicht vorgesehen.

■ **Analyse**

Die Indikation zur Operation kann gestützt allein auf die radiologische Bildgebung erfolgen. Illustrativ haben wir diesen Fall gewählt, um die Bedeutung der Calcar-Schrauben hervorzuheben. In der jeweiligen ap-Bildgebung (beispielsweise ◘ Abb. 12.5) ist die Bedeutung der Calcar-Schrauben gut ersichtlich. Die Calcar-Schrauben sollen eine Varuskippung durch die resultierende calcar-nahe Abstützung des Humeruskopfes verhindern. Ein Konzept, das bei der Philosplattenosteosynthese weit verbreitet ist. Die Abstützung am Calcar kann auch durch einen Allograft, welcher jeweils in Inlay-Technik appliziert wird, erreicht werden. Die Bedeutung der medialen Abstützung ist heute Gegenstand vieler biomechanischer Studien und deren Bedeutung in der Behandlung solcher Frakturen klar gefordert. Gerade bei den Frakturen mit Osteoporose glauben

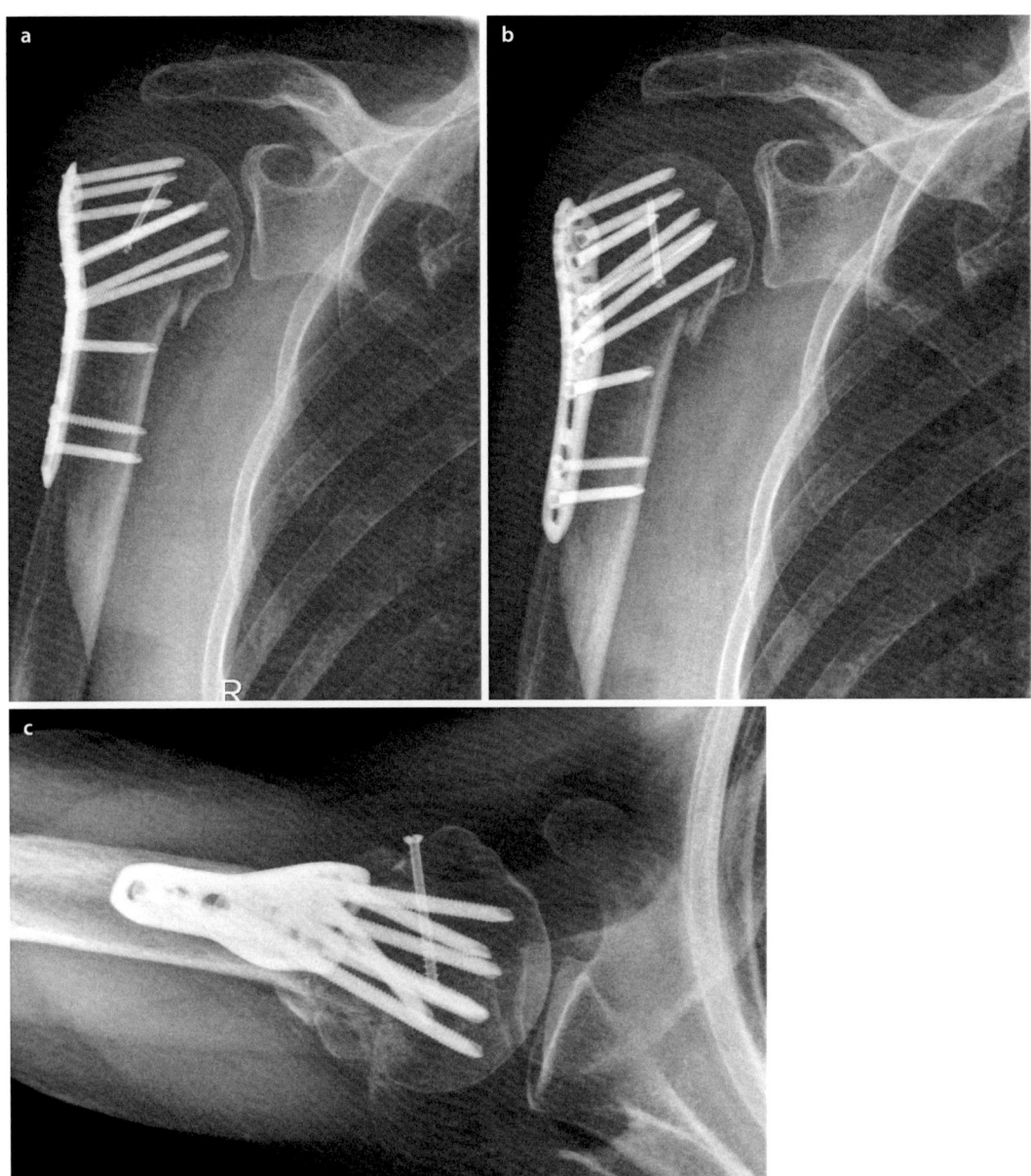

◻ **Abb. 12.3** **a–c** 6 Wochen nach Osteosynthese

wir heute eher an das Konzept der medialen Abstützung durch einen Void-Filler (das heisst Allograft/Autograft). Wir würden heute die mediale Abstützung bei dieser Fraktur nicht durch die Calcar-Schrauben, sondern eher durch einen Allograft bewerkstelligen. Selbstverständlich können beide Konzepte in der Behandlung implementiert werden.

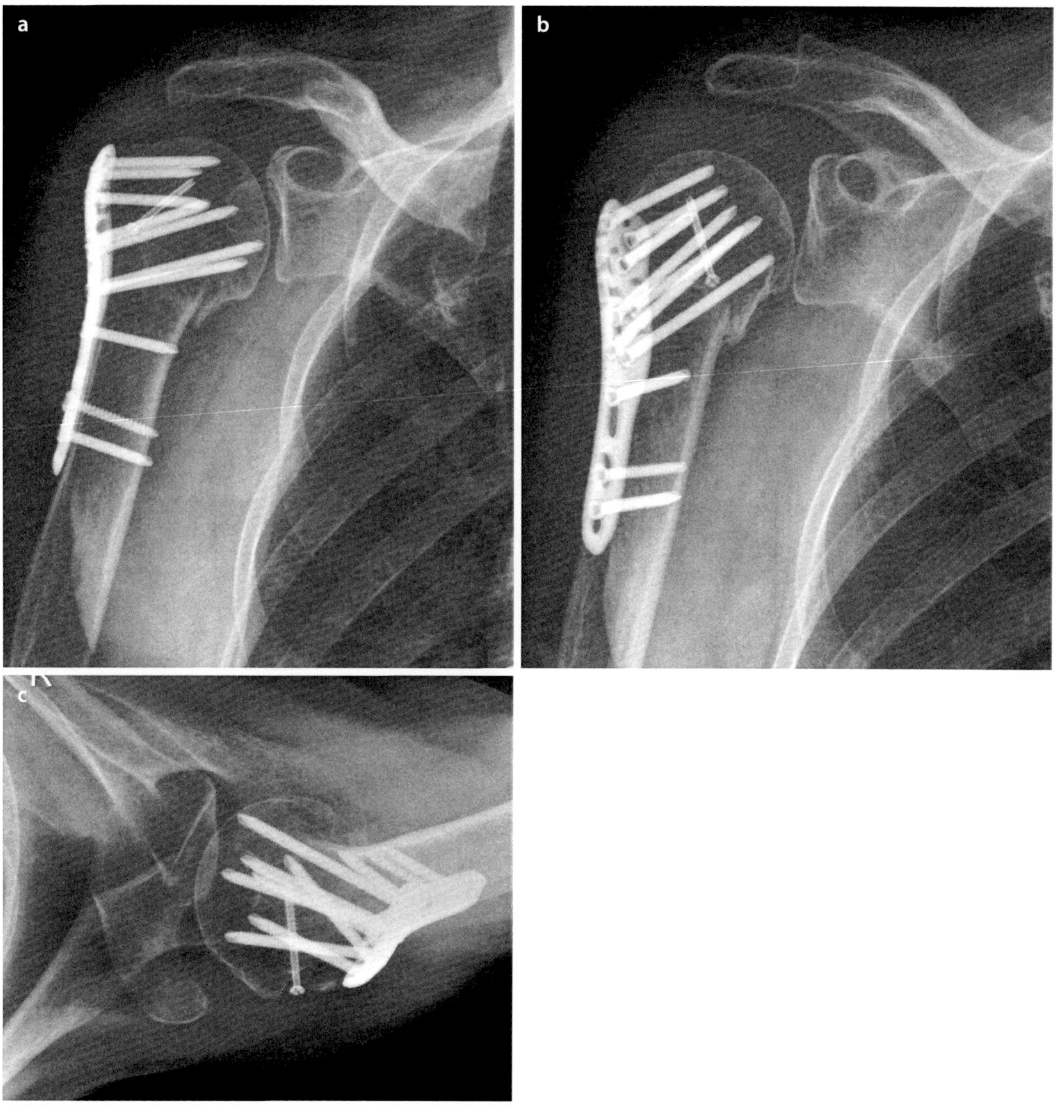

■ **Abb. 12.4** **a–c** 6 Monate nach Intervention

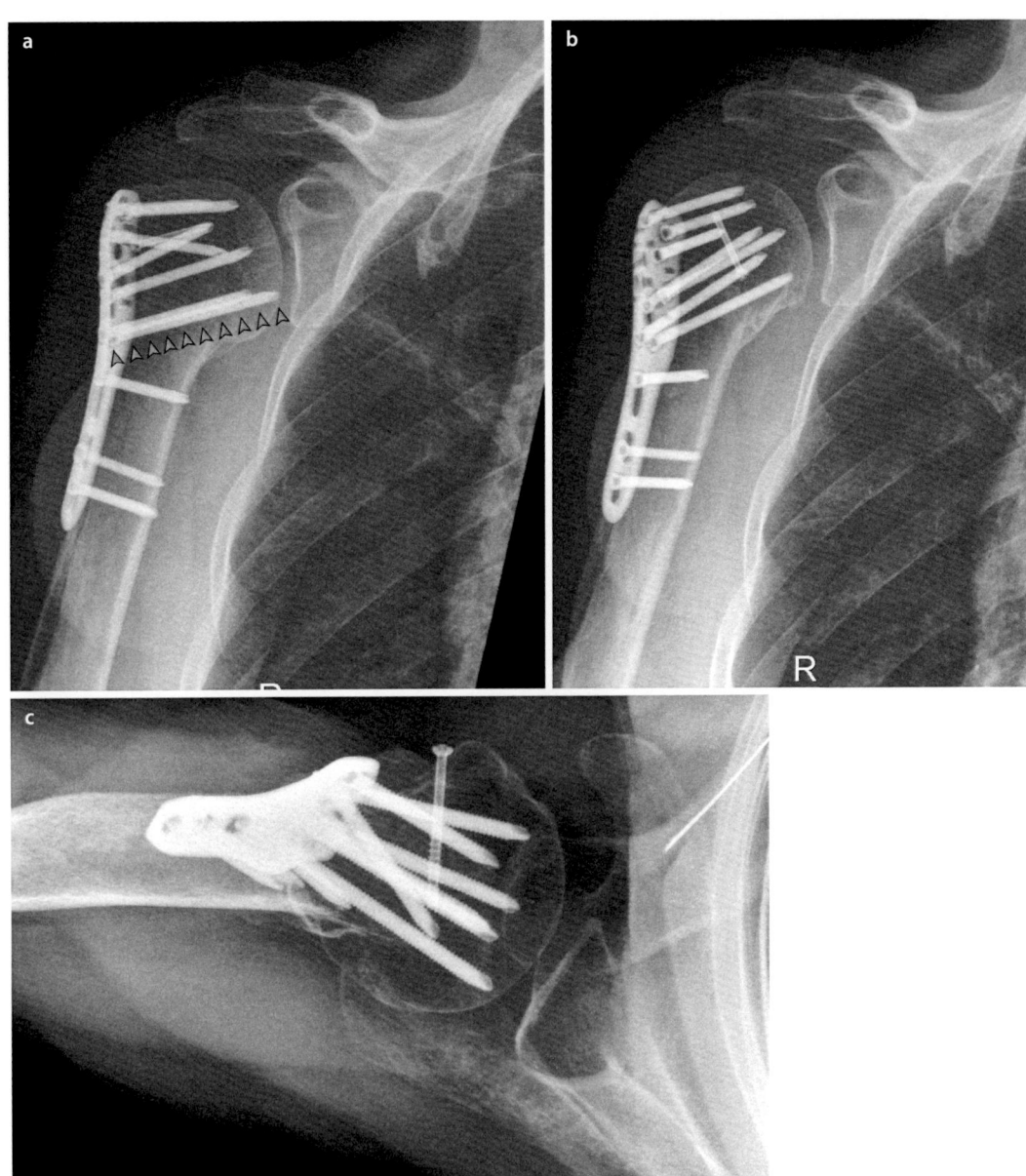

Abb. 12.5 a–c 1 Jahr nach dem Eingriff

12

Sekundär dislozierte und partiell konsolidierte Humerusfraktur links

© Springer-Verlag GmbH Deutschland, ein Teil von Springer Nature 2020
F. Moro et al. (Hrsg.), *Die proximalen Humerusfrakturen*,
https://doi.org/10.1007/978-3-662-60853-1_13

■ **Der Fall**

— Der 79-jährige Mann – durch einen Diabetes mellitus, eine Spinalstenose und ein Non-Hodkin-Lymphom massiv beeinträchtigt – erleidet am 14.12.2015 einen Stolpersturz und zieht sich dabei eine proximale Humerusfraktur links zu (◘ Abb. 13.1a, b). In einem peripheren Krankenhaus wird in Anbetracht der Polymorbidität die konservative Therapie bei regelmässigen radiologischen Verlaufskontrollen vorgeschlagen. Die computertomographische Untersuchung dokumentiert die doch erhebliche Frakturdislokation (◘ Abb. 13.2a, b).

— 6 Wochen nach dem Sturzereignis zeigt sich in den Nativ-Röntgenbildern vom 26.01.2016 eine deutliche Zunahme der Varusdislokation mit Dorsalkippung (◘ Abb. 13.3a–d). Der Patient wünscht eine allfällige chirurgische Therapie an unserer Klinik. Wir stellen die Indikation zur operativen Korrektur.

— Am 01.02.2016 erfolgt der Eingriff: Korrekturosteotomie der in Varus teil-konsolidierten Fraktur, homologe Spongiosaplastik in Inlay-Technik mit Allograft sowie Doppelplatten-Osteosynthese mit periartiku-lärer 3-Loch-Humerusplatte und 5-Loch-Viertelrohrplatte sowie indirekte Zuggurtung über eine separat eingebrachte 3,5 mm-Kortikaliszugschraube, zusätzlich Tenotomie und Weichteiltenodese der langen Bizeps-sehne (◘ Abb. 13.4a, b). Postoperativ physiotherapeutisch geführte Rehabilitation.

— 4 Monate nach dem Eingriff besteht eine passable Schulterfunktion links mit Flexion/Abduktion bis 90°, freier Aussen-/Innenrotation. Der Nacken- und Schürzengriff sind möglich. Radiologisch liegt das Osteosynthesematerial unverändert in situ. Die Frakturheilung ist abgeschlossen. Es bestehen regelrechte Zentrierungsverhältnisse in sämtlichen Projektionen (◘ Abb. 13.5a–c). Die Physiotherapie wird weitergeführt. In Anbetracht der schweren Polymorbidität des Patienten und langem Anfahrtsweg zu unserer Klinik wird auf weitere Nachkontrollen im gegenseitigen Einverständnis verzichtet.

■ **Analyse**

Wie so häufig sind bei der Behandlung der proximalen Humerusfraktur medizinische Vorkennt-

13

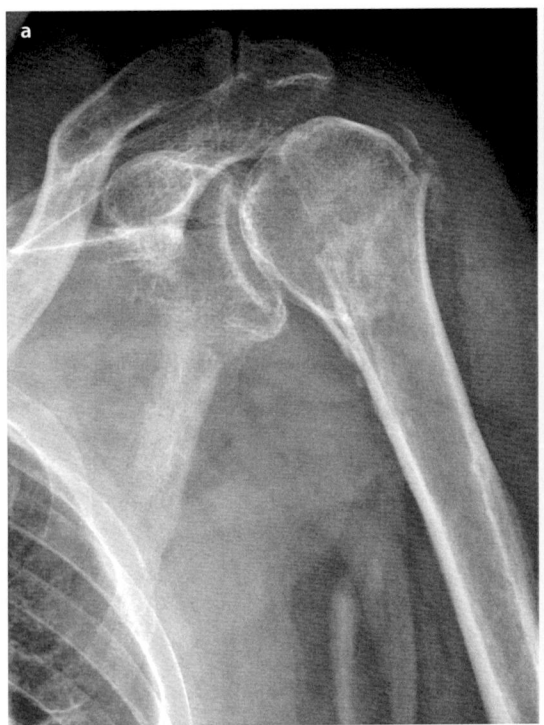
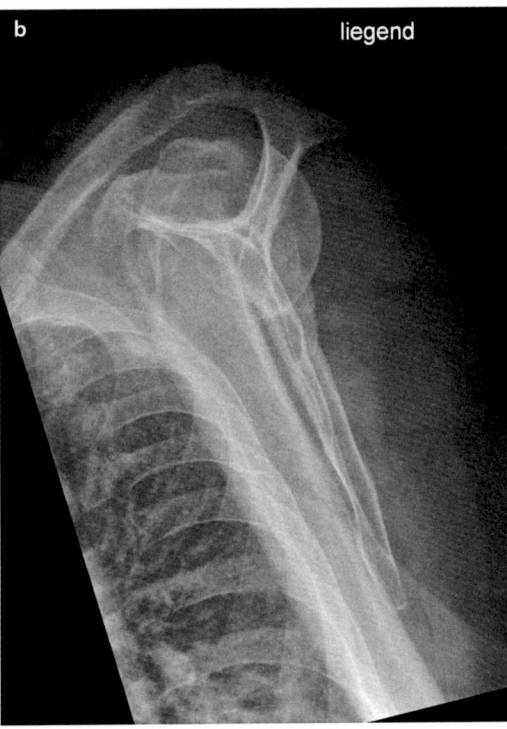

◘ **Abb. 13.1   a, b** Proximale Humerusfraktur

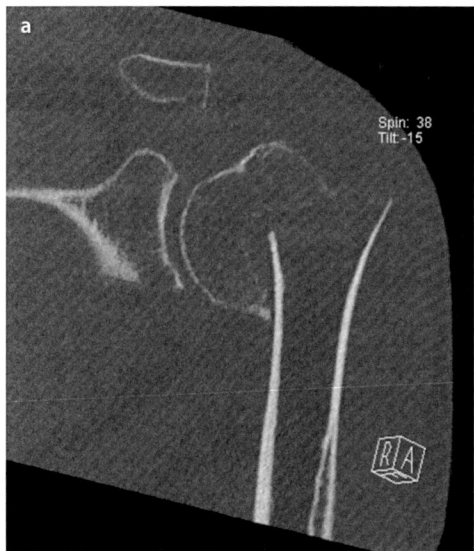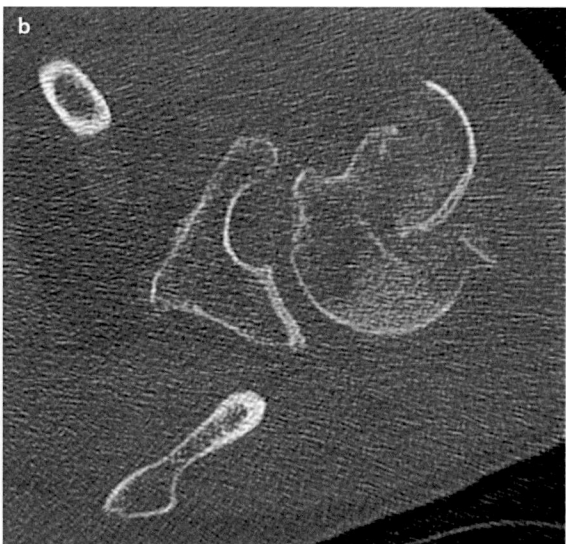

◘ **Abb. 13.2   a, b** Erhebliche Dislokation im CT

nisse den Patienten betreffend entscheidend. Die Polymorbidität des Patienten, welche hier zur Entscheidung, einen konservativen Weg einzuschlagen führte, ist absolut nachvollziehbar. Die Vorstellung an unserer Klinik erfolgte bereits nach 6 Wochen. Gestützt auf die Bildgebung mit glenohumeral erhaltenem Gelenkspalt und somit fehlenden Hinweisen für eine Begleitomarthrose, der Frakturlokalisation subkapital und somit unifokaler Fraktur mit genügend grosser metaphysärer Extension (siehe ◘ Abb. 13.3a) hat uns bewogen, die primäre Rekonstruktion und nicht den prothetischen Gelenkersatz anzustreben. Dieser hätte durchaus diskutiert werden können, auch unter Berücksichtigung des Alters des Patienten.

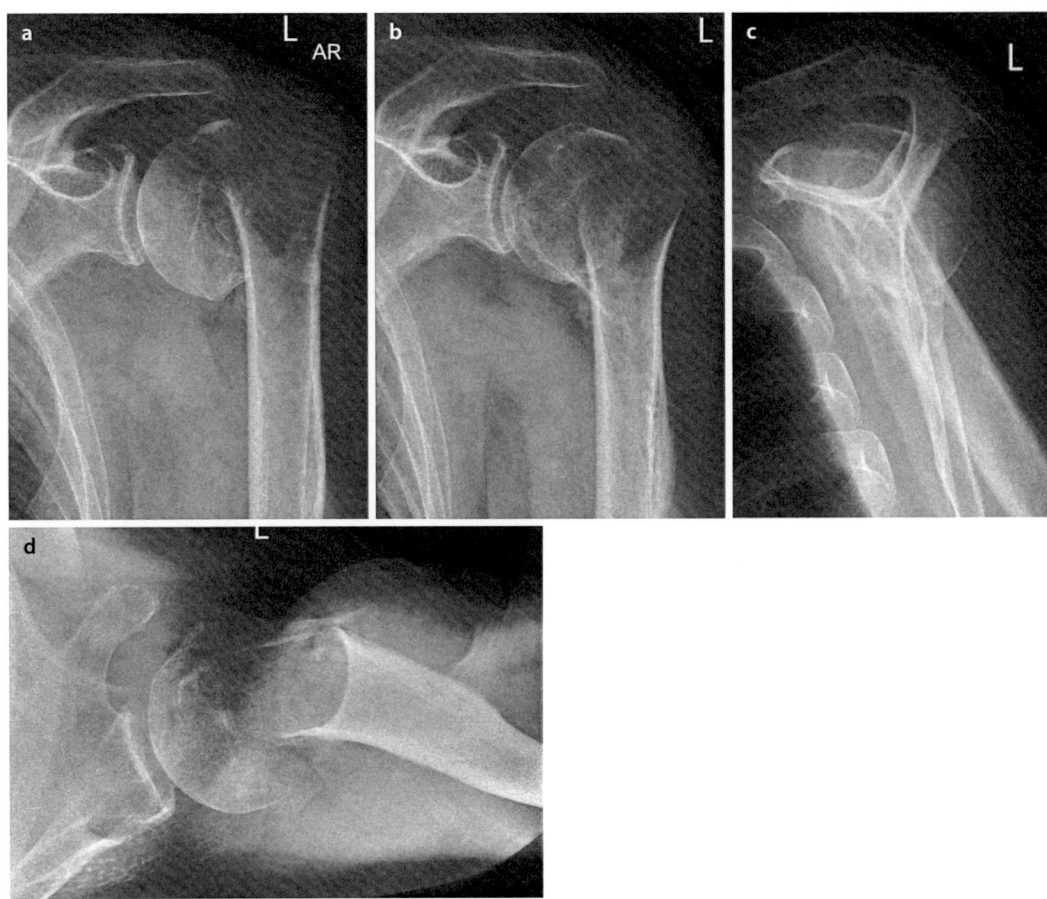

◘ **Abb. 13.3   a–d** 6 Wochen nach dem Sturz: Zunahme der Varus- und Dorsaldislokation

13

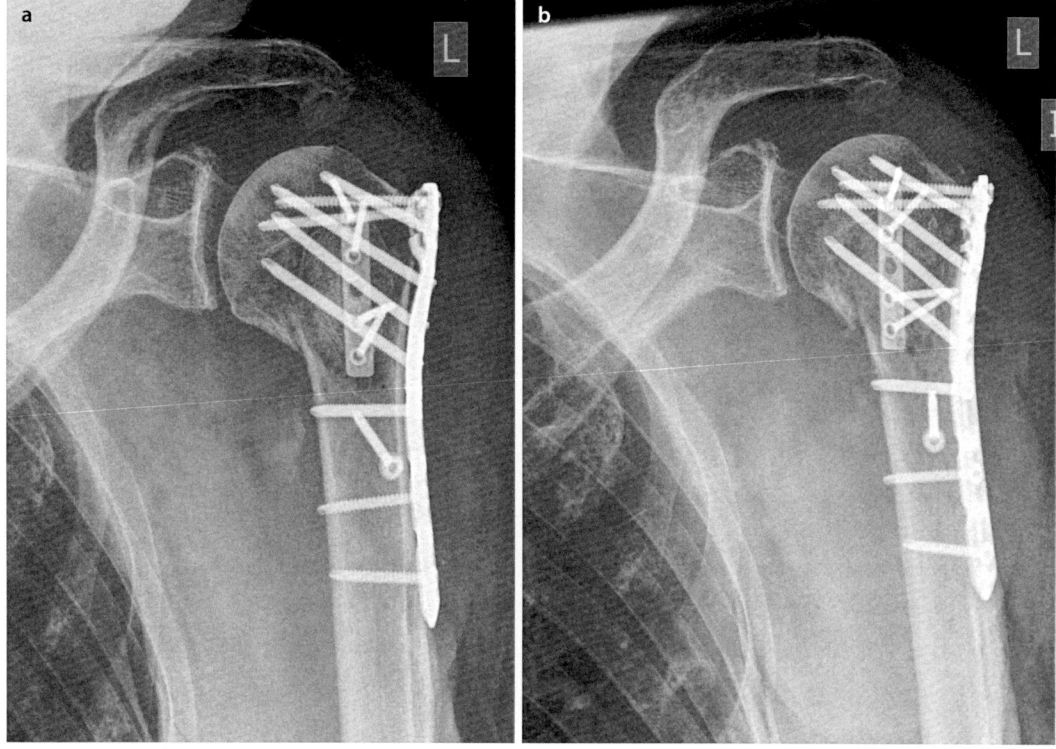

◘ **Abb. 13.4   a, b** Status nach Osteosynthese

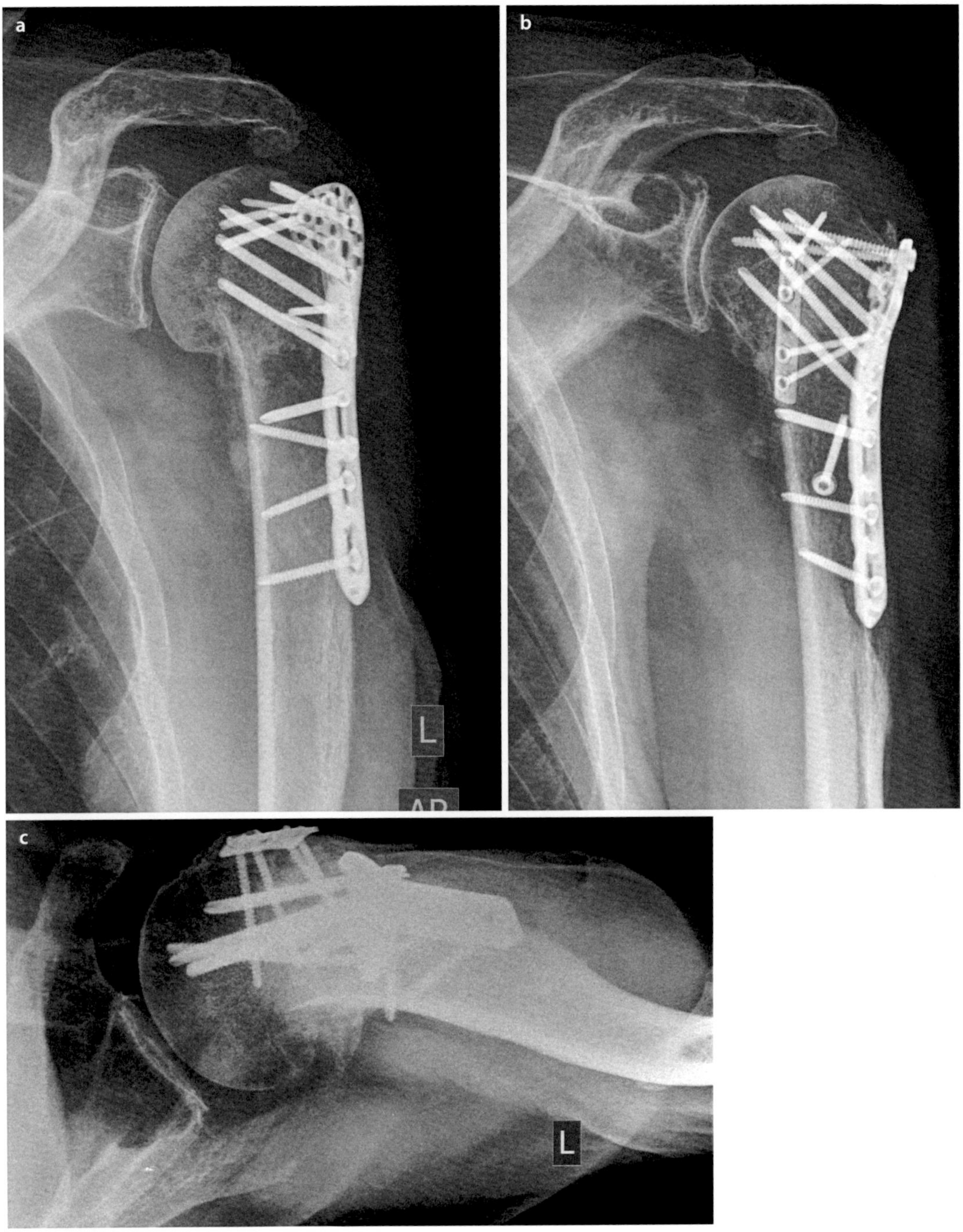

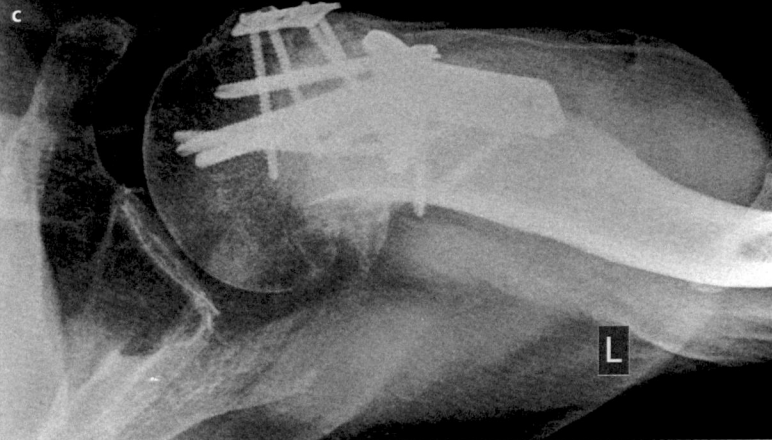

13

■ **Abb. 13.5**   **a–c** 4 Monate nach Intervention: Fraktur konsolidiert

Bifokale proximale Humerusfraktur links mit metaphysärer Trümmerzone und Varuskippung des Kopffragmentes

© Springer-Verlag GmbH Deutschland, ein Teil von Springer Nature 2020
F. Moro et al. (Hrsg.), *Die proximalen Humerusfrakturen*,
https://doi.org/10.1007/978-3-662-60853-1_14

■ **Der Fall**

— Die 56-jährige Frau stürzt am 26.12.2011 beim Skifahren und zieht sich dabei eine proximale Humerusfraktur links zu (◘ Abb. 14.1a, b). Vorerst wird von den erstbehandelnden Ärzten eine konservative Therapie empfohlen. Die Frau wünscht eine Zweitmeinung an unserer Klinik.

— Wir sehen die Patientin am 03.01.2012 und veranlassen neben neuen Nativ-Röntgenbildern (◘ Abb. 14.2a–c) zusätzlich eine Computertomographie der linken Schulter. Diese dokumentiert ein instabiles Fraktursystem (◘ Abb. 14.3a–d). Die Indikation zur Osteosynthese ist für uns gegeben.

— Am 04.01.2012 erfolgt die Intervention: Offene Reposition, Plattenosteosynthese mit 3-Loch-Philosplatte sowie Zuggurtung mit PDS-Kordeln (◘ Abb. 14.4). Postoperativ Pendelübungen aus dem Ortho-Gilet mit aktiv assistierten Bewegungsübungen bis zur Horizontalen ab 4. postoperativer Woche.

— 6 Wochen nach dem Eingriff beträgt die Schulterfunktion links: Flexion 90°, Aussen-/Innenrotation in Neutralstellung 10/0/80°. Radiologisch zeigt sich ein stabiles Osteosynthesematerial bei korrekter glenohumeraler Zentrierung in beiden Ebenen (◘ Abb. 14.5a–c).

— 6 Monate postoperativ liegt eine nahezu symmetrische Schulterbeweglichkeit links vor mit Ausnahme der randständig noch leicht eingeschränkten Innenrotation. Radiologisch identische Situation wie bei der Kontrolle nach 6 Wochen. Die Frakturheilung ist abgeschlossen (◘ Abb. 14.6a–c). Die Physiotherapie wird sistiert, eine klinische und radiologische Kontrolle im Sinne einer Abschlusskontrolle 1 Jahr postoperativ fixiert.

— 1 Jahr nach Intervention liegt eine Restitutio vor. Die Patientin ist beschwerdefrei, die Schulterfunktion symmetrisch. Radiologisch bestehen achsengerechte Stellungsverhältnisse (◘ Abb. 14.7a–c). Eine Osteosynthesematerialentfernung ist nicht geplant, ausser die Patientin würde sich zu einem späteren Zeitpunkt durch das liegende Material gestört fühlen.

14

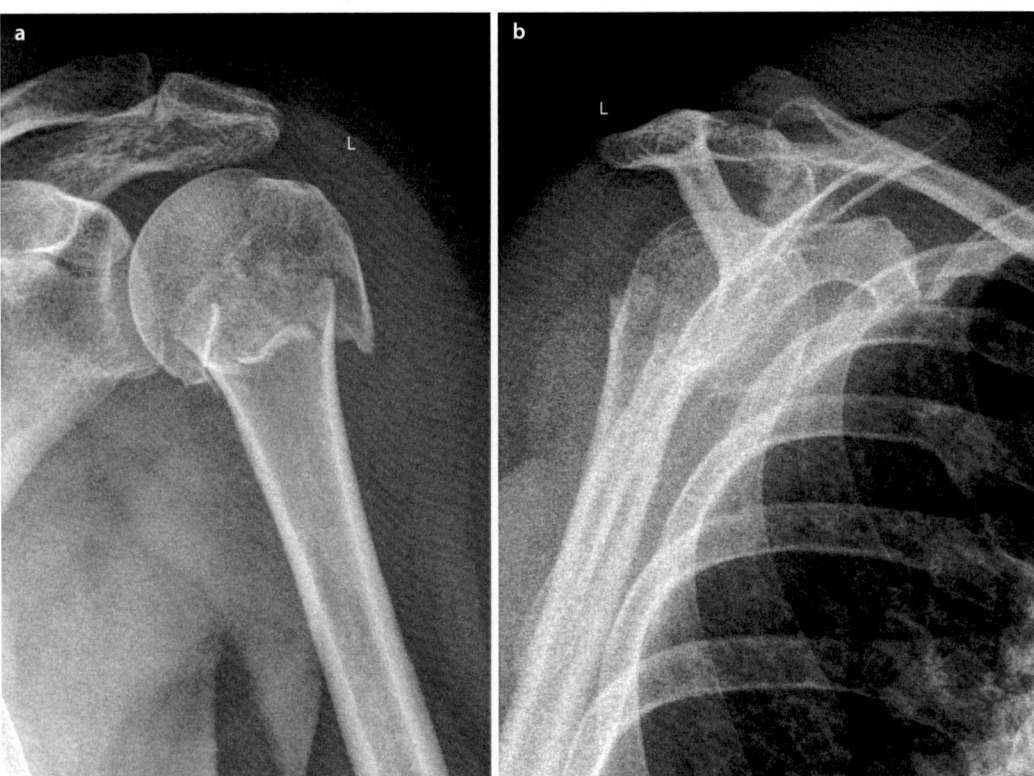

◘ **Abb. 14.1   a, b** Bifokale proximale Humerusfraktur mit Varuskippung

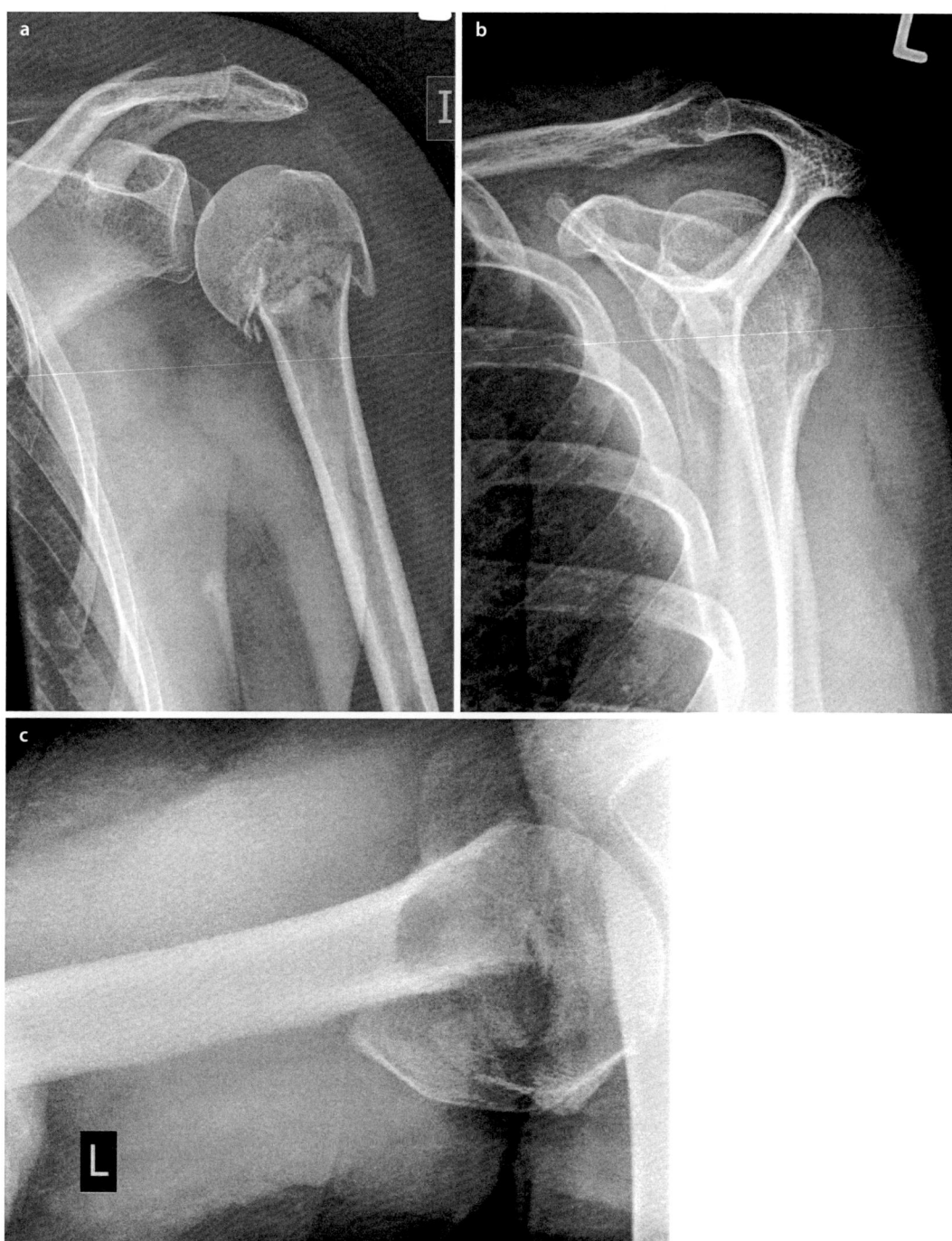

Abb. 14.2 a–c Status 10 Tage nach dem Sturzereignis

■ **Analyse**

Die bifokalen, das heisst isolierten subkapitalen Humerusfrakturen sind in der Regel eine Domäne der konservativen Therapie. Liegt eine metaphysäre Trümmerzone vor, bedeutet dies ein Instabilitätsfaktor. Verlaufskontrollen sind somit gefordert und, wie man bereits nach 6 Tagen sieht, verkippt das Kalottenfragment zusehends in Varus. Deshalb wurde zu Recht die Indikation zur operativen Stabilisierung gestellt. Es ist zu

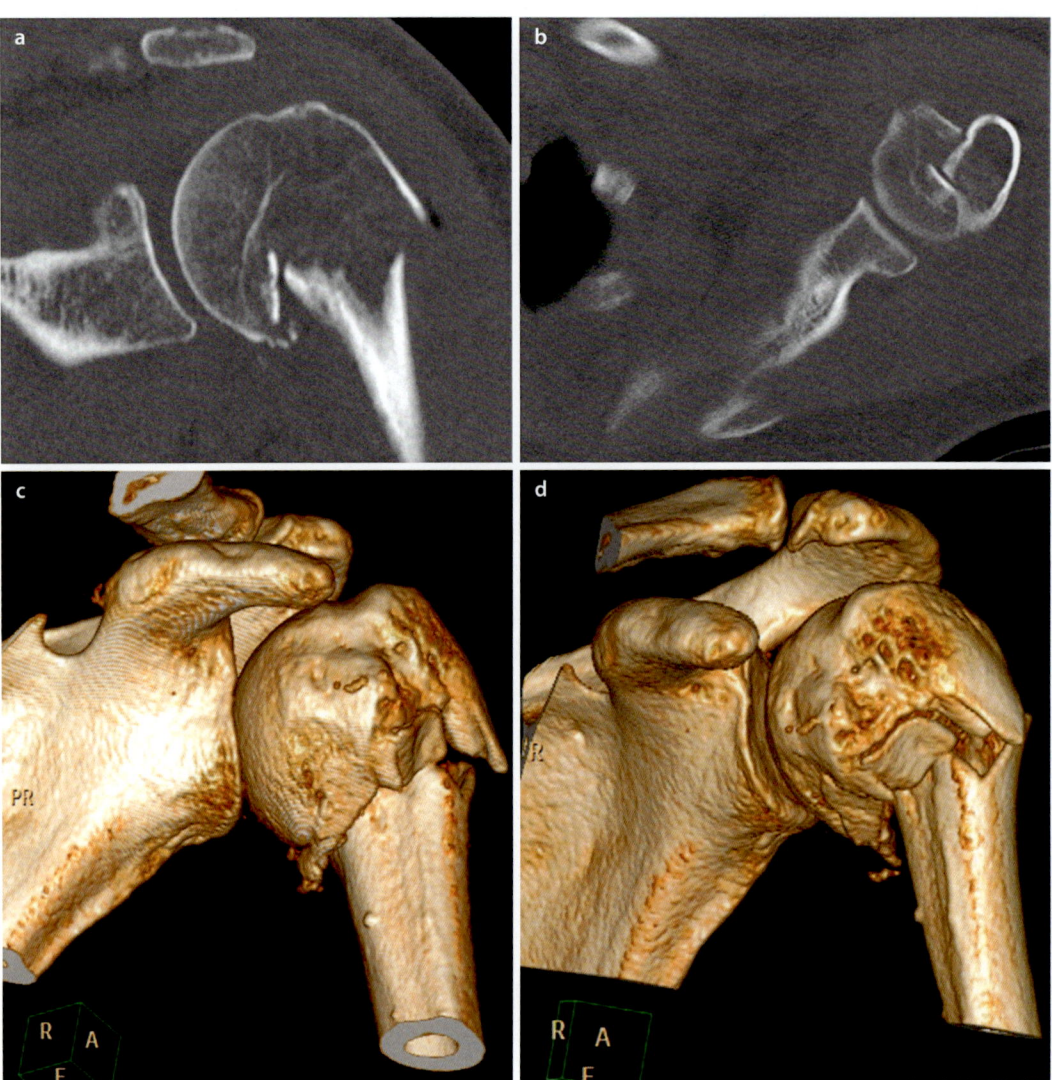

14

◻ **Abb. 14.3   a–d** Instabiles Fraktursystem im CT

bedenken, dass subkapitale Humerusfrakturen nicht selten auch pseudarthrotisch abheilen. Die Plattenosteosynthese erfolgte über einen delto-pectoralen Zugang. Die Varuskippung wurde weitgehend ausgeglichen, das Kalottenfragment impaktiert und mit einer Philosplatte fixiert. Eine indirekte Zuggurtung mit PDS-Kordeln zur Neutralisation der Rotatorenmanschettenkräfte war ebenfalls notwendig. Das funktionell erreichte Endresultat war gut. Die Kenntnisse der Instabilitätsfaktoren bei subkapitalen Humerusfrakturen sind entscheidend – ad latus-Verschiebung des Kalottenfragmentes um ¼ der Schaftbreite, metaphysäre Trümmerzonen und nicht zuletzt unter Umständen Interposition der langen Bizepssehne.

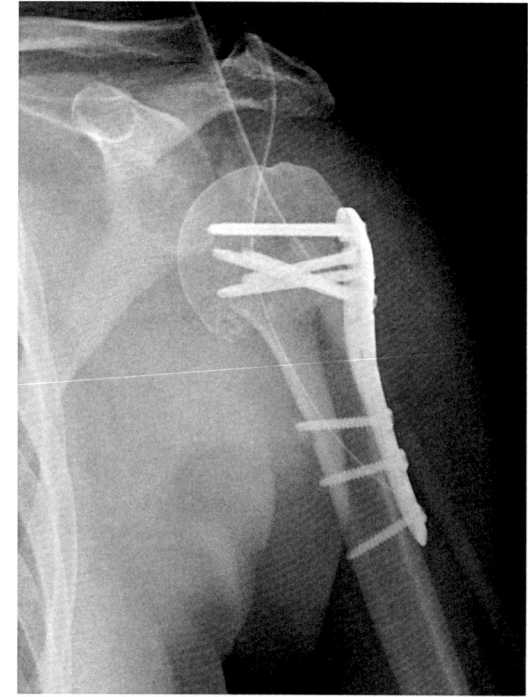

◘ **Abb. 14.4**   Status nach Osteosynthese

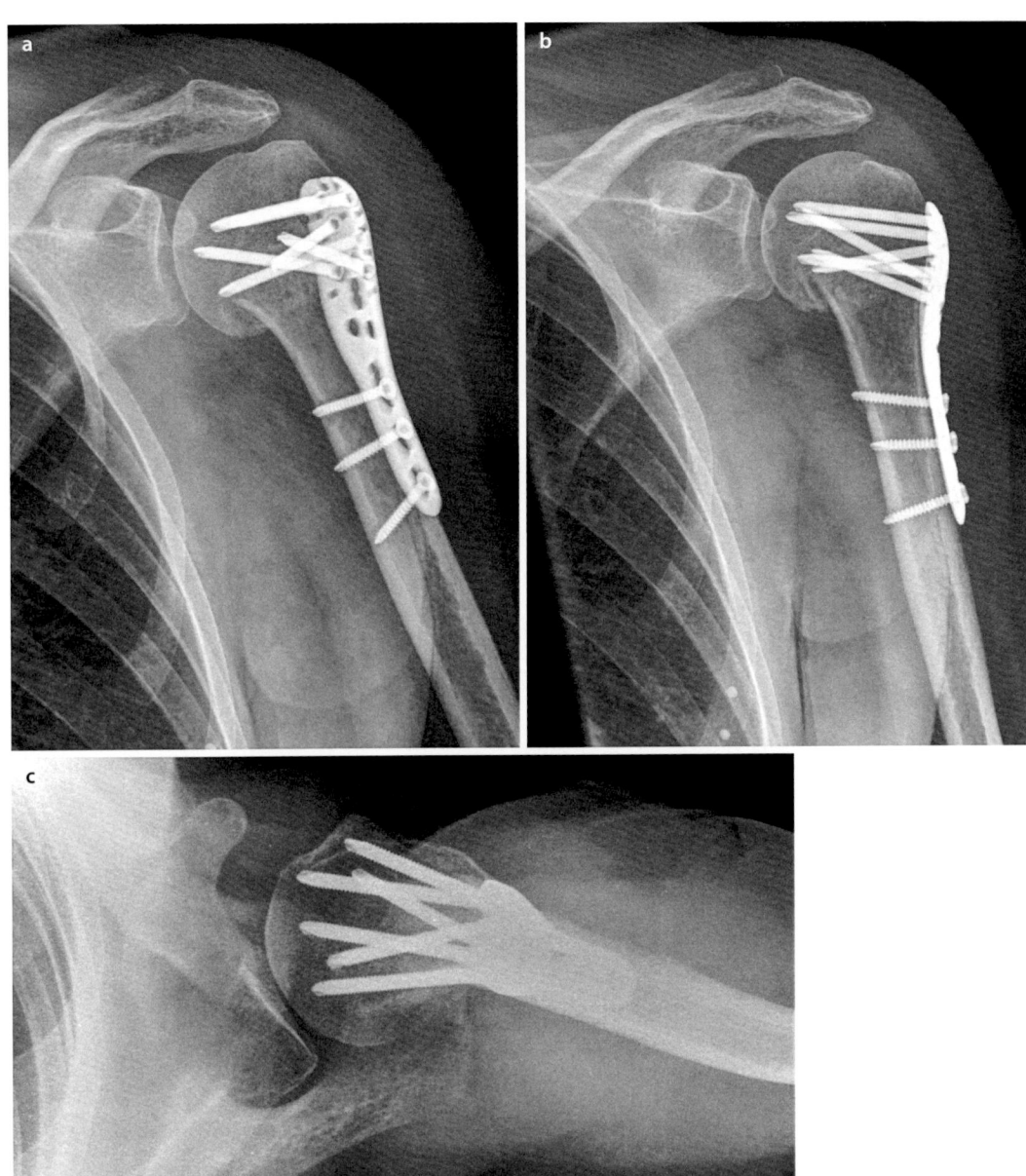

14

◘ **Abb. 14.5**   **a–c** 6 Wochen postoperativ: korrekte glenohumerale Zentrierung

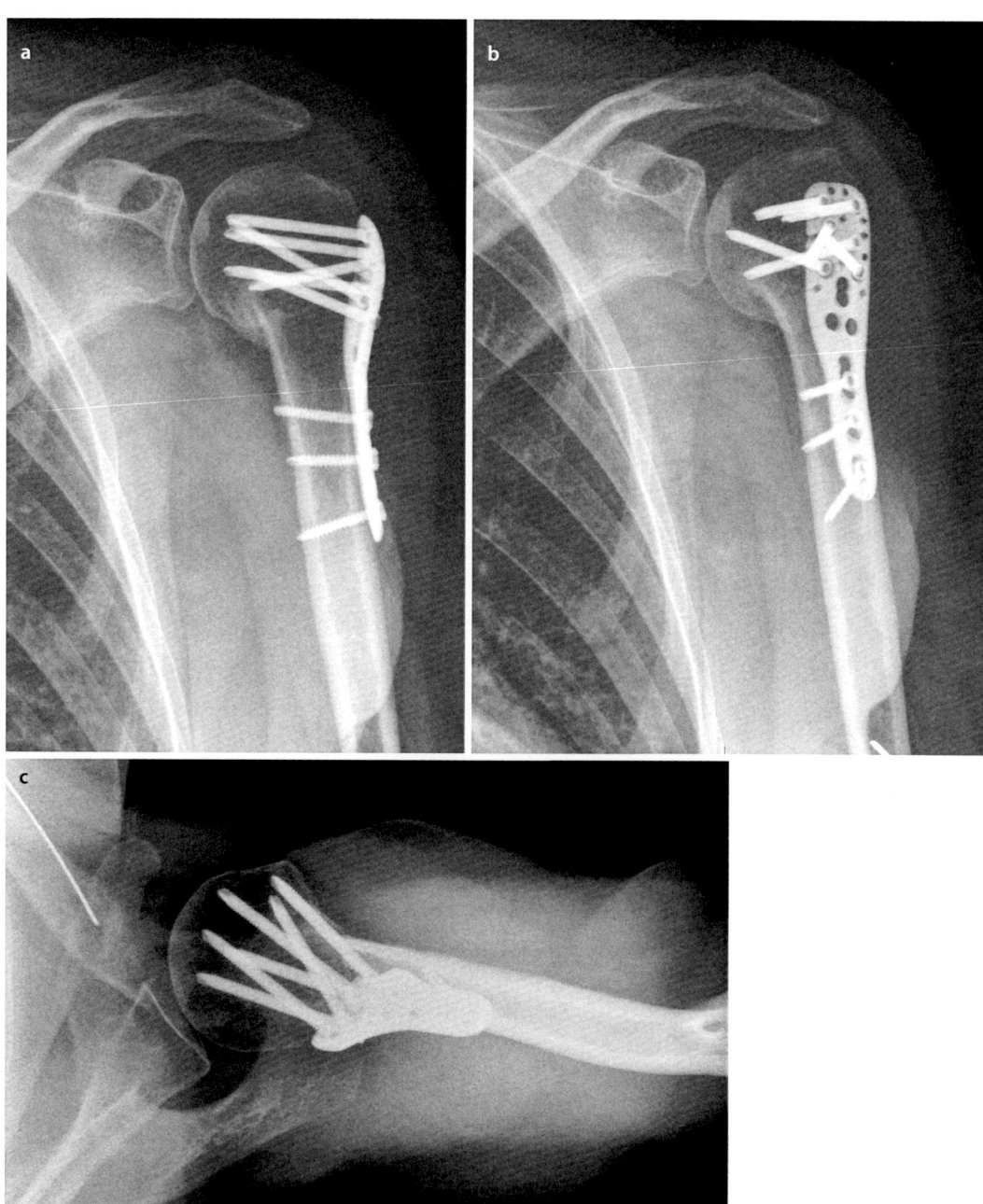

☐ **Abb. 14.6**   a–c 6 Monate nach Osteosynthese: Fraktur konsolidiert

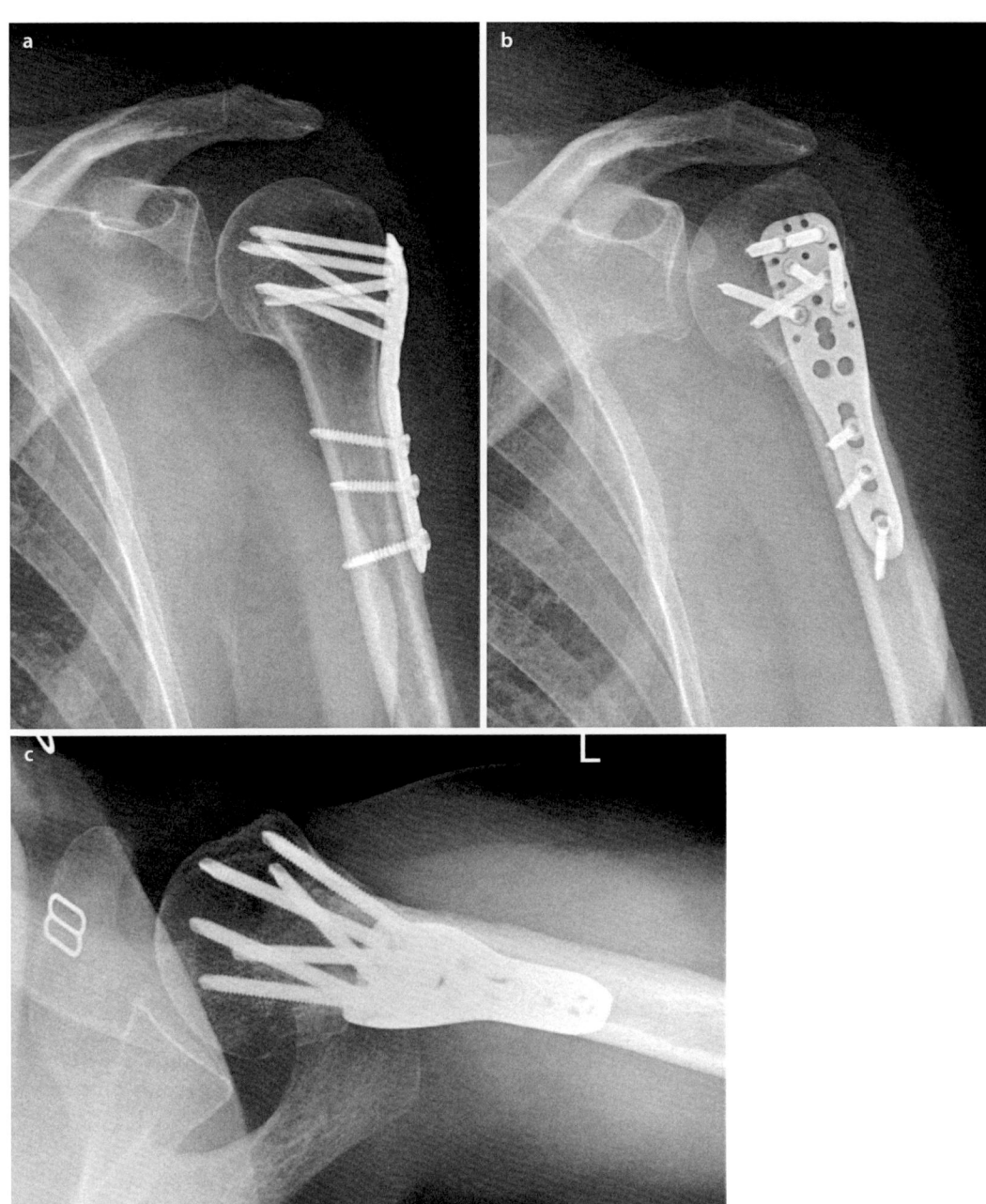

14

□ **Abb. 14.7**   **a–c** 1 Jahr postoperativ: achsengerechte Stellung

Unifokale dislozierte proximale Humerusfraktur links

© Springer-Verlag GmbH Deutschland, ein Teil von Springer Nature 2020
F. Moro et al. (Hrsg.), *Die proximalen Humerusfrakturen*,
https://doi.org/10.1007/978-3-662-60853-1_15

■ **Der Fall**
━ Die 68-jährige Patientin zieht sich bei einem Stolpersturz am 14.10.2018 eine subkapitale

Humerusfraktur links zu (◨ Abb. 15.1a–c). An einem peripheren Krankenhaus wird ein Ortho-Gilet verordnet, eine Vorstellung an

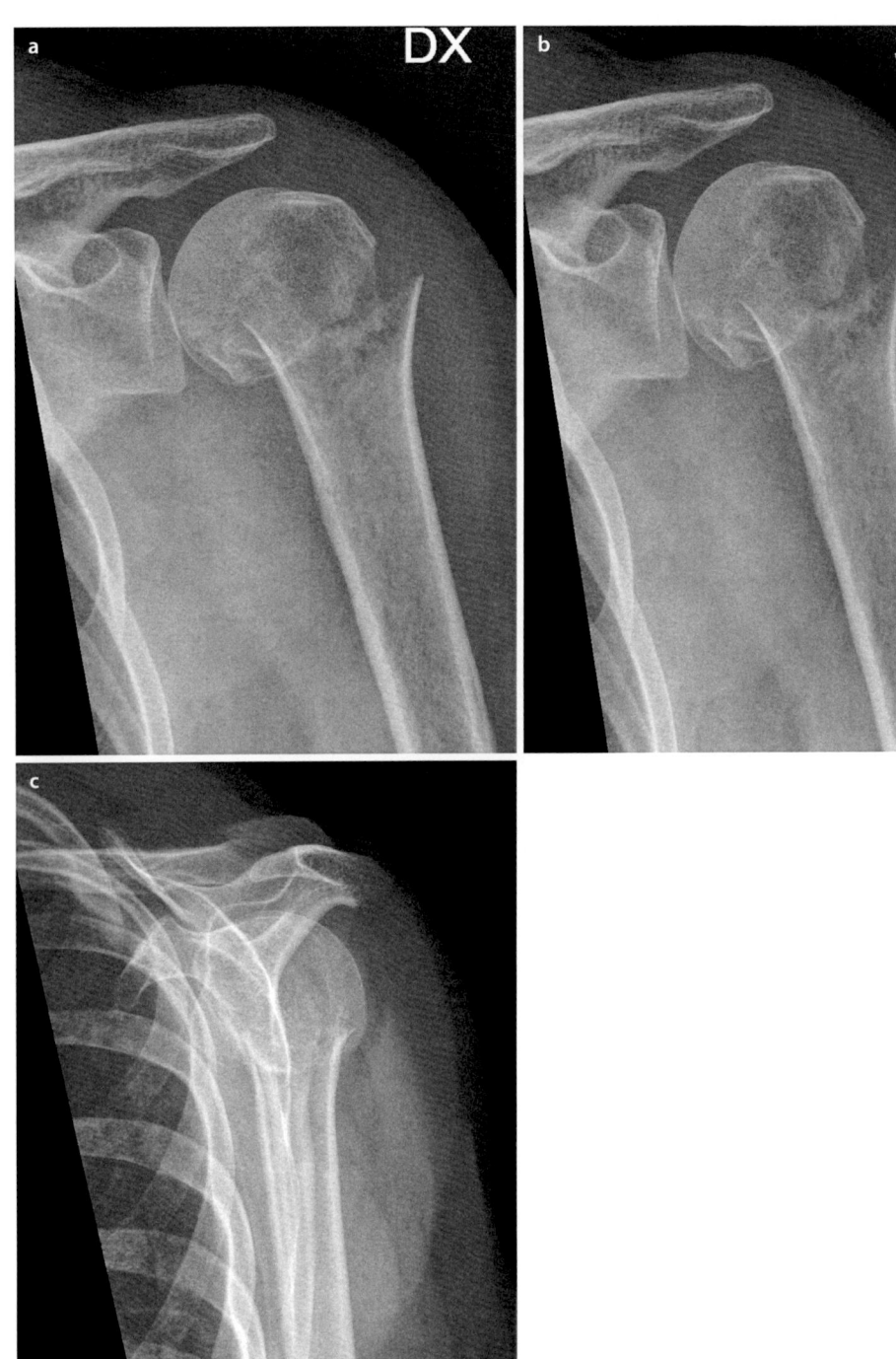

15

◨ **Abb. 15.1   a–c** Dislozierte proximale Humerusfraktur

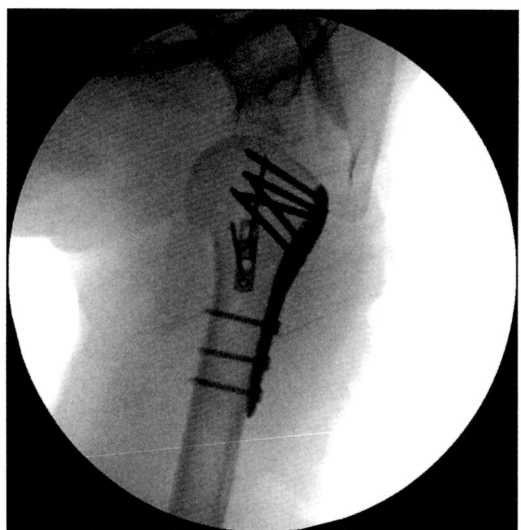

Abb. 15.2   Status nach Osteosynthese

unserer Klinik im Hinblick auf eine allfällige osteosynthetische Versorgung vorgeschlagen.

– Wir sehen die Patientin am 16.10.2018. Es findet sich ein ausgedehntes Hämatom im linken Schultergürtel-/Oberarmbereich. Die linke Schulter ist schmerzbedingt blockiert. Radiologisch zeigt sich eine unifokale dislozierte instabile subkapitale Humerusfraktur links. Bei der ausgesprochen sportlichen Patientin stellen wir die Indikation zur osteosynthetischen Stabilisierung der Fraktur.

– Die Intervention erfolgt am 18.10.2018: Offene Reposition, Plattenosteosynthese mit 3-Loch-Philosplatte sowie antero-mediale Abstützung mit 4-Loch-Viertelrohrplatte und indirekte Zuggurtung mit PDS-Kordeln (■ Abb. 15.2). Postoperativ Physiotherapie vorerst mit Pendelübungen.

– 2 Wochen postoperativ ist die Schulterfunktion bis zum erlaubten Bewegungsumfang frei. Radiologisch bestehen anatomische Stellungsverhältnisse (■ Abb. 15.3a–c).

– 6 Wochen nach Osteosynthese verbessert sich die Schulterfunktion zunehmend: Flexion bis

knapp zur Horizontalen, Nacken- und Scheitelgriff sind noch inkomplett, die Innenrotation gelingt bis über die Gluteal-falte. Radiologisch liegen anatomische Verhältnisse vor bei stabilem Osteosynthese-material (■ Abb. 15.4a–c). Ab sofort erfolgt Freigabe des Bewegungsumfanges bei langsam dosiertem Kraftaufbau.

– 3 Monate nach Osteosynthese ist die Patientin weitgehend beschwerdefrei bei einer Schulterfunktion links von Flexion 130°, Abduktion 120° bei problemlos durchführbarem Nacken-/Scheitel-/Schürzengriff. Radiologisch ist das Osteosynthesematerial stabil, die Fraktur weitgehend durchgebaut (■ Abb. 15.5a–c). Die Physiotherapie mit Kraftaufbau wird weitergeführt. Eine Kontrolle klinisch und radiologisch ist 6 Monate nach der Intervention geplant.

■ **Analyse**

Die unifokalen subkapitalen Humerusfrakturen sind – sofern sie valgisch impaktiert sind – stabil und somit eine klare Domäne der konservativen Therapie. Beim Varus-Morphotyp, wie hier radiologisch schön ersichtlich, ist konservativ keine primäre Stabilität zu erreichen, weshalb die Indikation zu einer operativen Stabilisierung klar zu favorisieren ist.

Wenn eine solche instabile varische Fraktur aufgrund vorliegender medizinischer Hypotheken nicht operiert werden kann, so muss man im Verlauf eine Pseudarthrose erwarten. Denn bedingt durch ein Schaukelphänomen höhlt das Schaftfragment die Kopfkalotte aus. Dies ist ein nicht selten anzutreffendes Röntgenbild, das wir in unserer Praxis im Alltag sehen. Bei Vorliegen einer symptomatischen Pseudarthrose erfolgen dann die Zuweisungen an unsere Klinik mit der Frage eines prothetischen Ersatzes. Wir haben diesen Fall gewählt als Paradebeispiel einer instabilen varischen Fraktur, welche sich in der Folge gut osteosynthetisch versorgen liess.

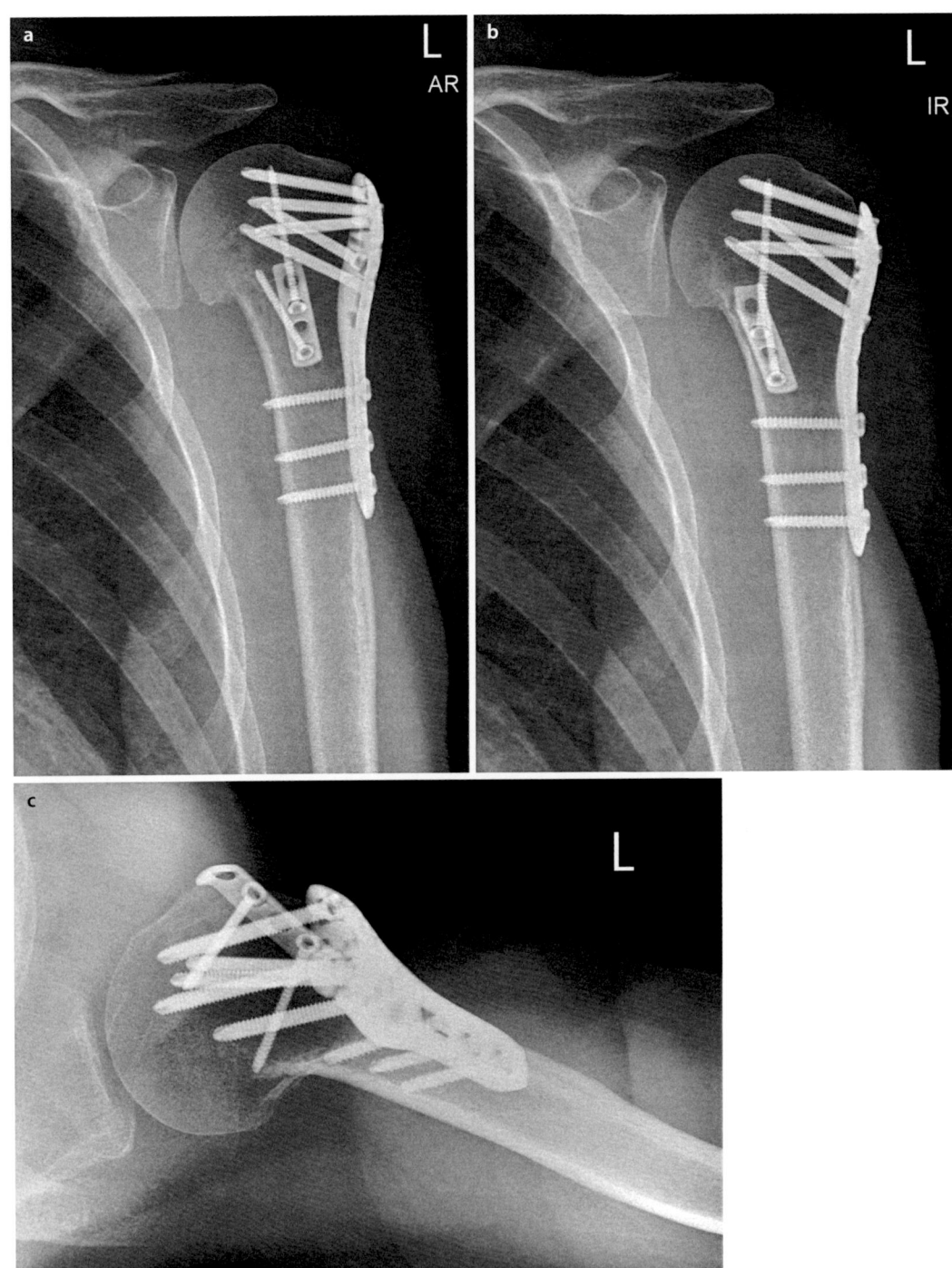

■ **Abb. 15.3   a–c** 2 Wochen postoperativ: korrekte Stellungsverhältnisse

15

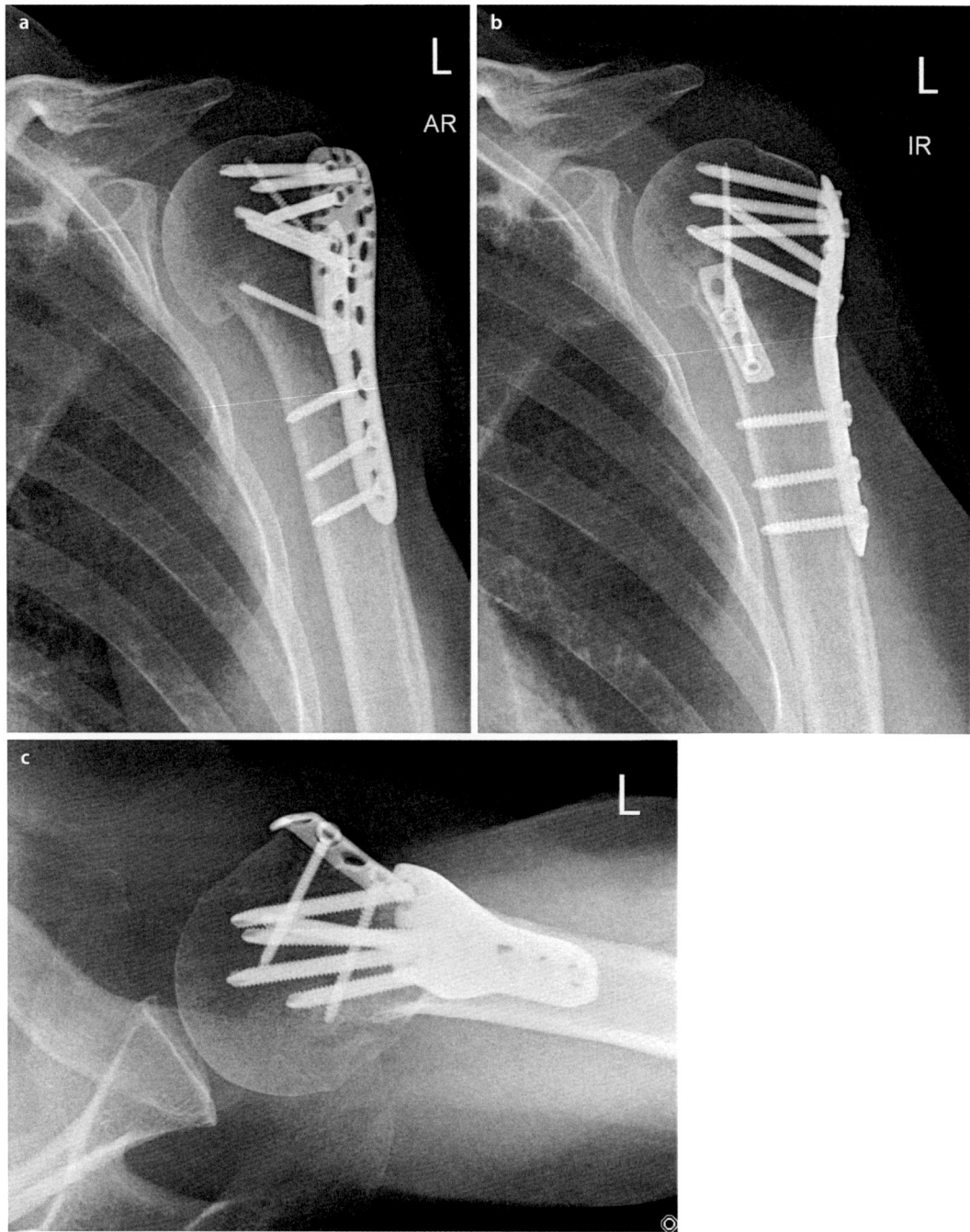

Abb. 15.4   **a–c** 6 Wochen postoperativ: stabiles Osteosynthesematerial

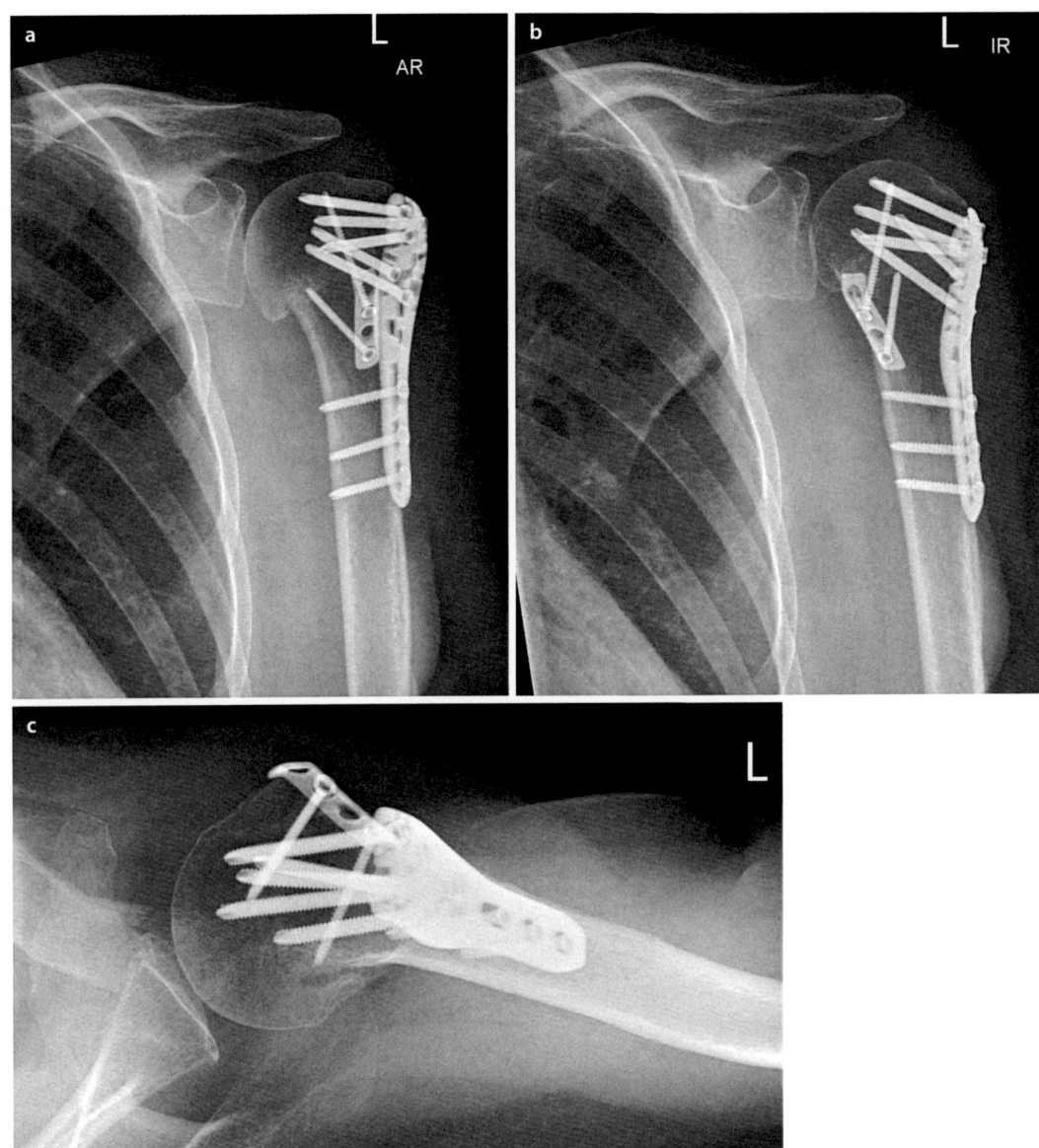

Abb. 15.5 a–c 3 Monate postoperativ: Fraktur konsolidiert

Proximale, dislozierte Humerusfraktur bei Status nach Marknagelosteosynthese einer Humerusschaft-Querfraktur rechts vor 12 Jahren

© Springer-Verlag GmbH Deutschland, ein Teil von Springer Nature 2020
F. Moro et al. (Hrsg.), *Die proximalen Humerusfrakturen*,
https://doi.org/10.1007/978-3-662-60853-1_16

■ Der Fall

— Der 40-jährige Mann zieht sich bei einem Fahrradsturz am 23.09.2018 eine proximale, wenig dislozierte subkapitale Humerusfraktur rechts zu (❏ Abb. 16.1a, b). In der Computertomographie zeigt sich eine Varuskippung (❏ Abb. 16.2). Es wird ein konservativer Therapieversuch bei regelmässigen Röntgenkontrollen vorgeschlagen.

— 12 Jahre vor dem neuen Unfallereignis wurde eine Humerusschaft-Querfraktur rechts mit retrograd eingebrachtem Marknagel saniert. Der Marknagel liegt noch in situ.

— Die konventionellen Röntgenbilder der rechten Schulter vom 05.10.2018 zeigen nun eine zunehmende, nicht mehr tolerierbare Varuskippung des Humeruskopfes (❏ Abb. 16.3). Die Indikation zur Osteosynthese der subkapitalen Humerusfraktur bei gleichzeitiger Marknagelentfernung rechts wird gestellt.

— Die Intervention erfolgt am 15.10.2018: Entfernung des retrograd eingebrachten Marknagels, Reposition der Humerusfraktur und Osteosynthese mit 3-Loch-Philosplatte, 4- und 6-Loch-Viertelrohrplatte, Augmentation mit Allograft in Inlay-Technik sowie indirekte Zuggurtung mit PDS-Kordeln über separat eingebrachte 2,7 mm-Kortikalisschraube (❏ Abb. 16.4). Postoperativ erfolgt die physiotherapeutisch geführte Rehabilitation.

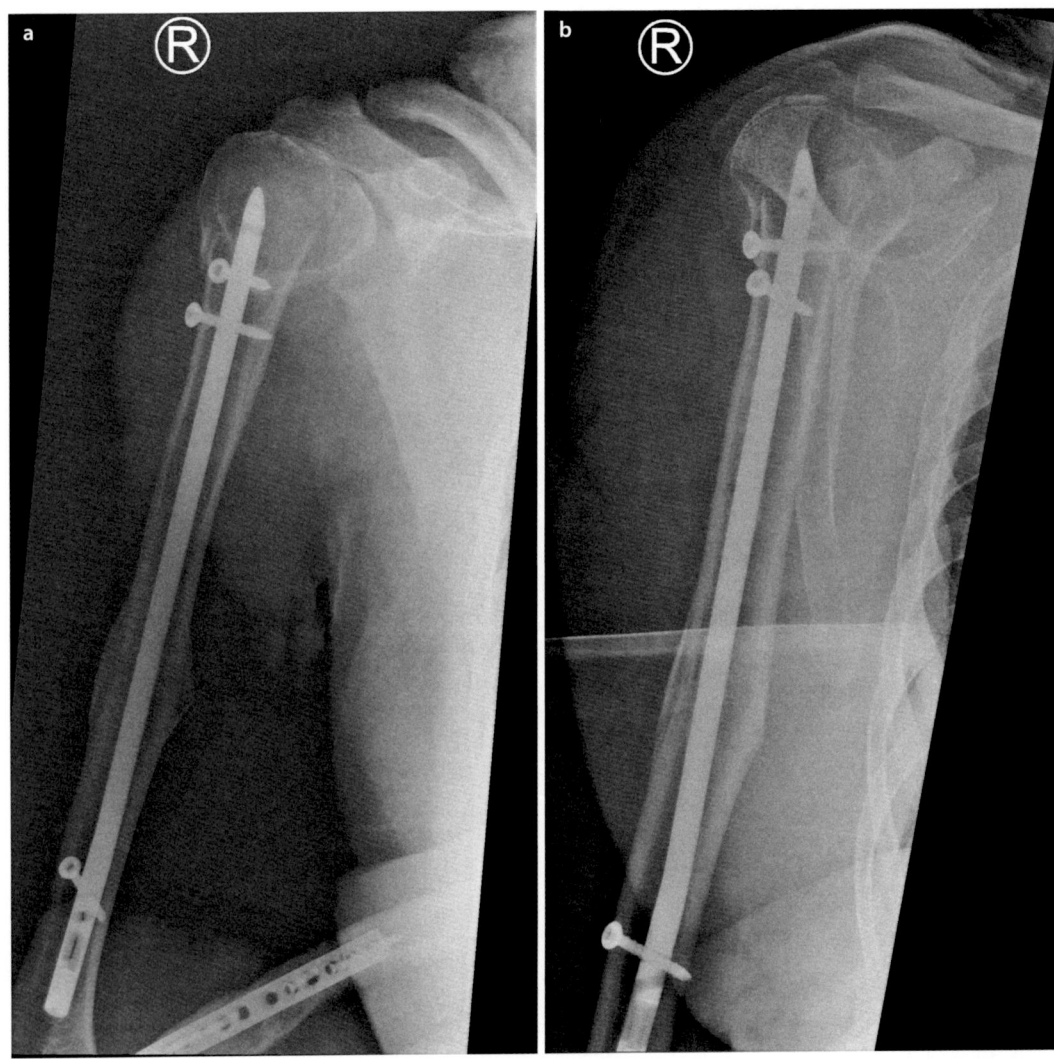

❏ **Abb. 16.1   a, b** Dislozierte subkapitale Humerusfraktur, Status bei Marknagelung vor 12 Jahren

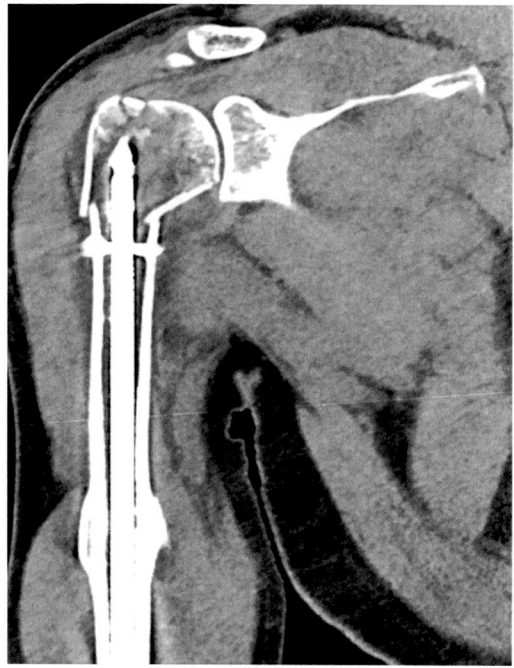

Abb. 16.2   CT dokumentiert die Varuskippung

— 3 Wochen postoperativ ist der Patient
beschwerdearm. Die Schulterfunktion rechts
weist das bis zum erlaubten Umfang erzielte
Bewegungsausmass auf. Radiologisch zeigt
sich stabiles Osteosynthesematerial bei
achsengerechten Stellungsverhältnissen
(**Abb. 16.5a–c**). Die Physiotherapie wird bei
gesteigerter Bewegungsamplitude weitergeführt.

— 6 Wochen nach Intervention ist der Verlauf
zeitgerecht. Die aktive Flexion/Abduktion
gelingt bis 80°, die Aussenrotation in Neutralstellung beträgt 20°. Radiologisch sind die
Verhältnisse unverändert im Vergleich zu den
Voraufnahmen. Es liegen keine Hinweise für
Frühlockerungszeichen des Osteosynthesematerials vor. Die Stellungsverhältnisse sind
achsengerecht (**Abb. 16.6a–c**). Die Physiotherapie wird bei Freigabe des Bewegungsumfanges weitergeführt.

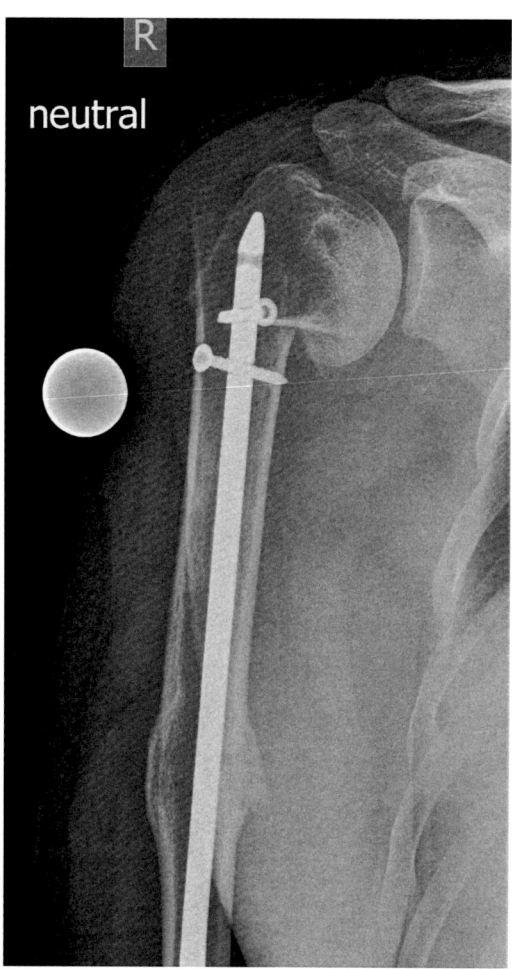

Abb. 16.3   2 Wochen nach dem Sturz: Zunahme der
Varuskippung

— 3 Monate nach dem Eingriff ist der Patient
beschwerdefrei. Die Schulterfunktion rechts
hat sich unter gezielter Physiotherapie
weitgehend normalisiert: Flexion 120°,
Abduktion 100°, freie Rotationsamplitude in
Neutralstellung. Die Innenrotation ist
endphasig noch leicht eingeschränkt.
Radiologisch ist der Frakturdurchbau weit
fortgeschritten bei korrekten Stellungsverhältnissen (**Abb. 16.7a–c**). Der Patient ist
wieder voll arbeitsfähig.

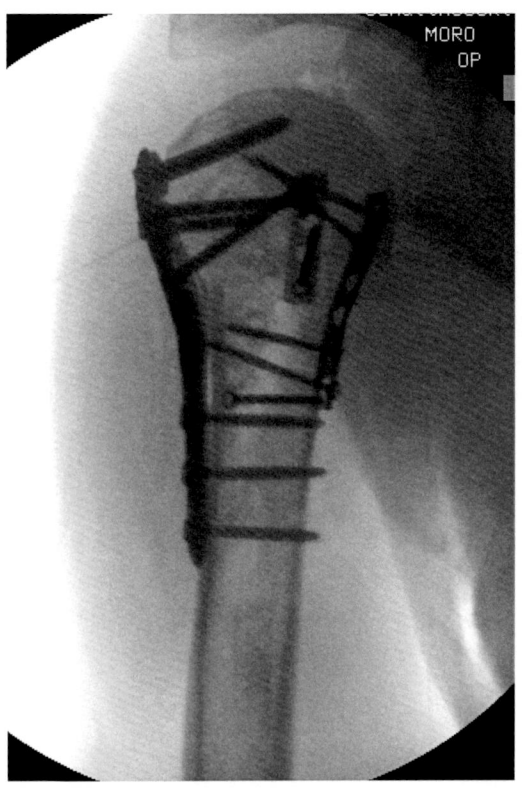

◘ Abb. 16.4   Status nach Osteosynthese

■ **Analyse**

Diese periimplantäre Humeruskopffraktur ist eine selten anzutreffende Situation. Die Erstbeurteilenden wurden dazu verleitet, die Fraktur konservativ zu behandeln, nicht zuletzt durch den in situ liegenden vor 12 Jahren retrograd eingeführten Marknagel. Eine Osteosynthese bedingt die Entfernung des Marknagels und stellt hier die grosse Herausforderung dar.

Die Operationsindikation hätte schon von Anfang an gestellt werden können, und somit erstaunt die sekundäre Dislokation überhaupt nicht. Intraoperativ – wie bereits erwähnt – lag die Herausforderung in der Entfernung des Marknagels, was zeitaufwendig war, da dieser komplett eingebettet im Knochen verankert lag. Bei liegenden Implantaten ist eine Fraktur bei entsprechendem Trauma entweder distal oder proximal des gewählten Implantates zu erwarten.

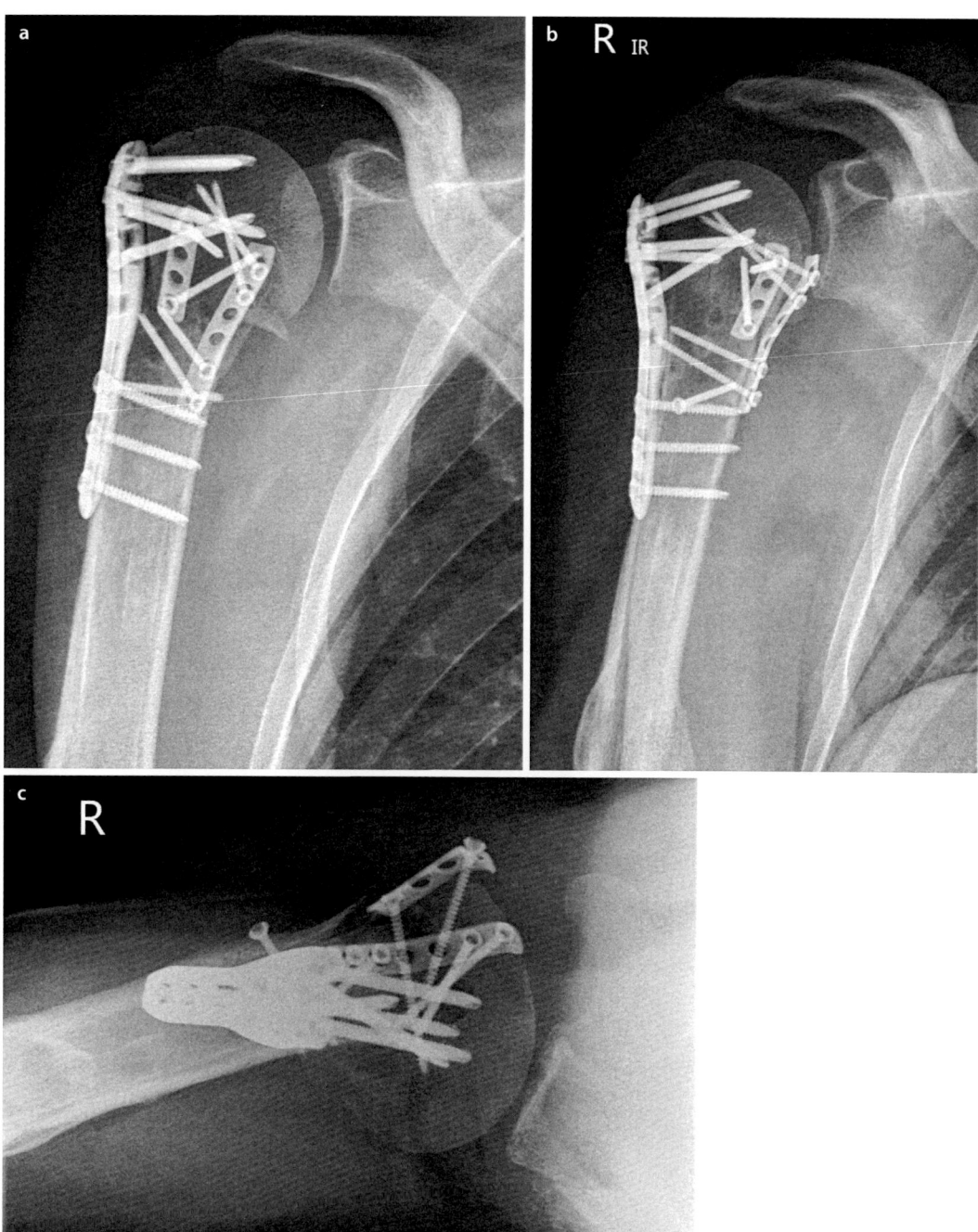

◘ Abb. 16.5   a–c 3 Wochen postoperativ: achsengerechte Stellung

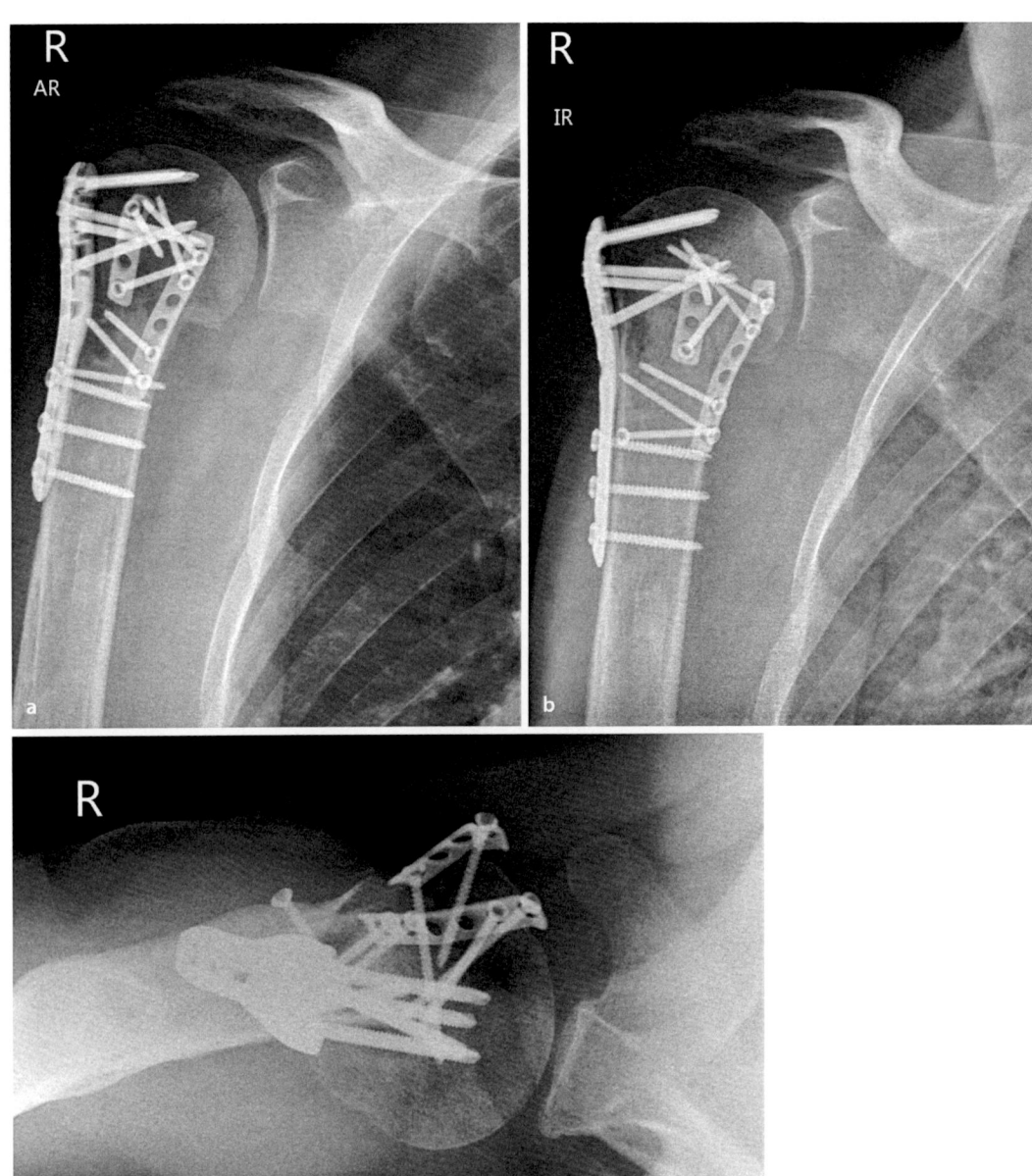

◻ **Abb. 16.6**   **a–c** 6 Wochen postoperativ: korrekte Stellung, stabiles Osteosynthesematerial

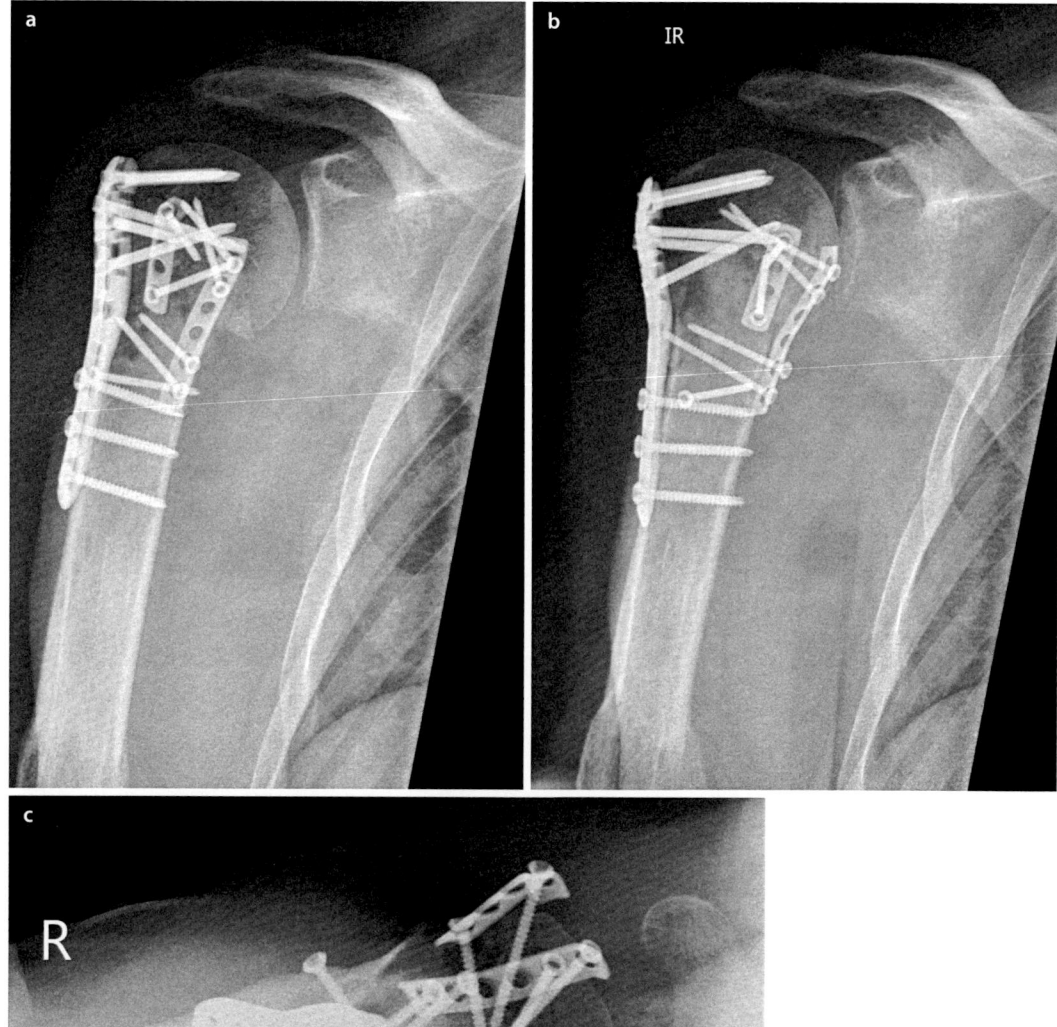

◩ **Abb. 16.7**   **a–c** 3 Monate postoperativ: Fraktur weitgehend konsolidiert

3- und 4-Fragment-Frakturen des proximalen Humerus

Inhaltsverzeichnis

Proximale dislozierte 3-Fragment-Humerusfraktur rechts

© Springer-Verlag GmbH Deutschland, ein Teil von Springer Nature 2020
F. Moro et al. (Hrsg.), *Die proximalen Humerusfrakturen*,
https://doi.org/10.1007/978-3-662-60853-1_17

Der Fall

- Der 48-jährige Mann stürzt am 27.01.2013 beim Skilaufen und erleidet eine proximale Humerusfraktur rechts (■ Abb. 17.1a, b). Die computertomographische Untersuchung verfeinert die Diagnose präoperativ bezüglich der Tuberculum majus-Fraktur (■ Abb. 17.2a–c).
- Am 30.01.2013 erfolgt die offene Reposition und Plattenosteosynthese mit 3-Loch-Philosplatte sowie 4-Loch-Viertelrohrplatte am proximalen Humerus rechts (■ Abb. 17.3a–c). Postoperativ wird ein Ortho-Gilet mit begleitender Physiotherapie verordnet.
- 6 Wochen postoperativ zeigt sich ein noch nicht befriedigendes Bewegungsausmass bei Verdacht auf Nervus axillaris-Neuropraxie. Diese wird durch den Neurologen bestätigt, eine gute Prognose von ihm abgegeben. Radiologisch liegt das Osteosynthesematerial korrekt mit weitgehend anatomischen Stellungsverhältnissen und deutlichen reparativen Vorgängen (■ Abb. 17.4a–c).
- 7 Monate nach dem Eingriff ist der Patient beschwerdefrei, die Schulterfunktion ist symmetrisch, die Nervus axillaris-Neuropraxie weist eine komplette Remission auf. Radiologisch ist das Osteosynthesematerial unverändert stabil, die Fraktur in anatomischer Stellung konsolidiert (■ Abb. 17.5a–c). Der Patient arbeitet im angestammten Beruf wiederum voll.
- 1 Jahr nach Osteosynthese ist der Patient beschwerdefrei und sportlich voll aktiv. Die Schulterfunktion ist rechts frei und symmetrisch. Radiologisch ist die Fraktur in korrekter Stellung konsolidiert. Das Osteosynthesematerial ist stabil (■ Abb. 17.6a–c).
- 5 Jahre postoperativ erfolgt eine Beurteilung im Rahmen unserer internen Qualitätskontrollen. Es liegt eine Restitutio vor. Die Schulterfunktion rechts ist frei und seitengleich. Radiologisch besteht eine unveränderte Situation ohne Hinweise für eine Humeruskopfnekrose (■ Abb. 17.7a–c). Eine Metallentfernung drängt sich nicht auf. Weitere Kontrollen sind nicht mehr vorgesehen.

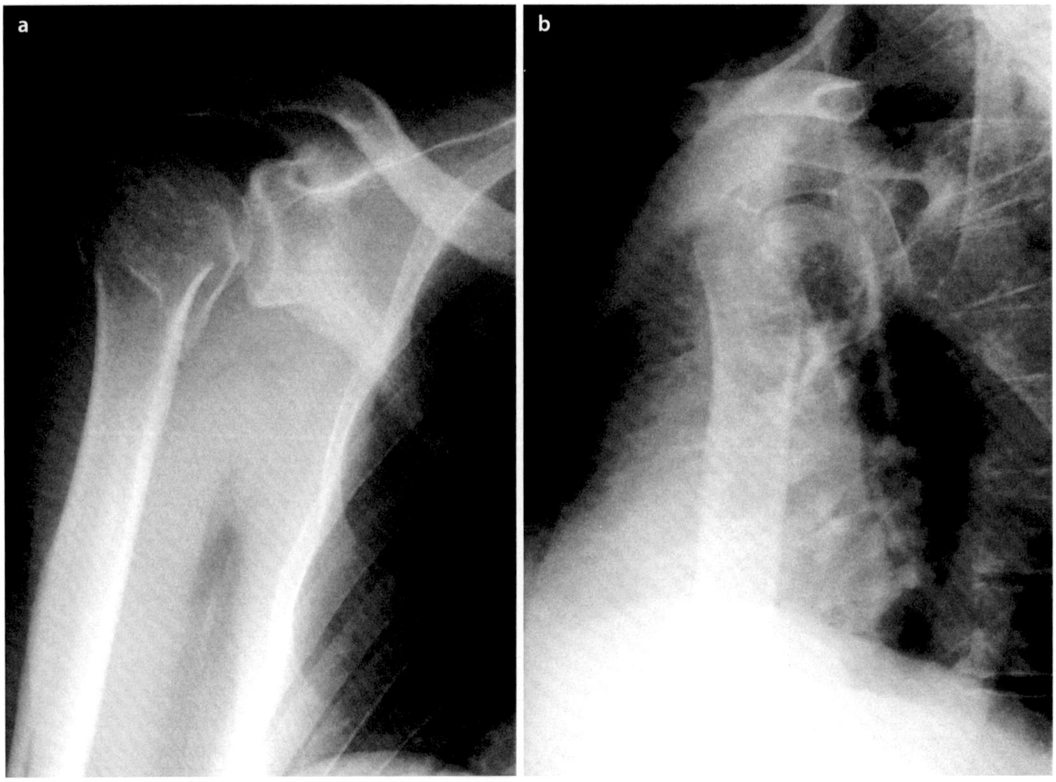

■ **Abb. 17.1** **a, b** Proximale dislozierte 3-Fragment-Humerusfraktur

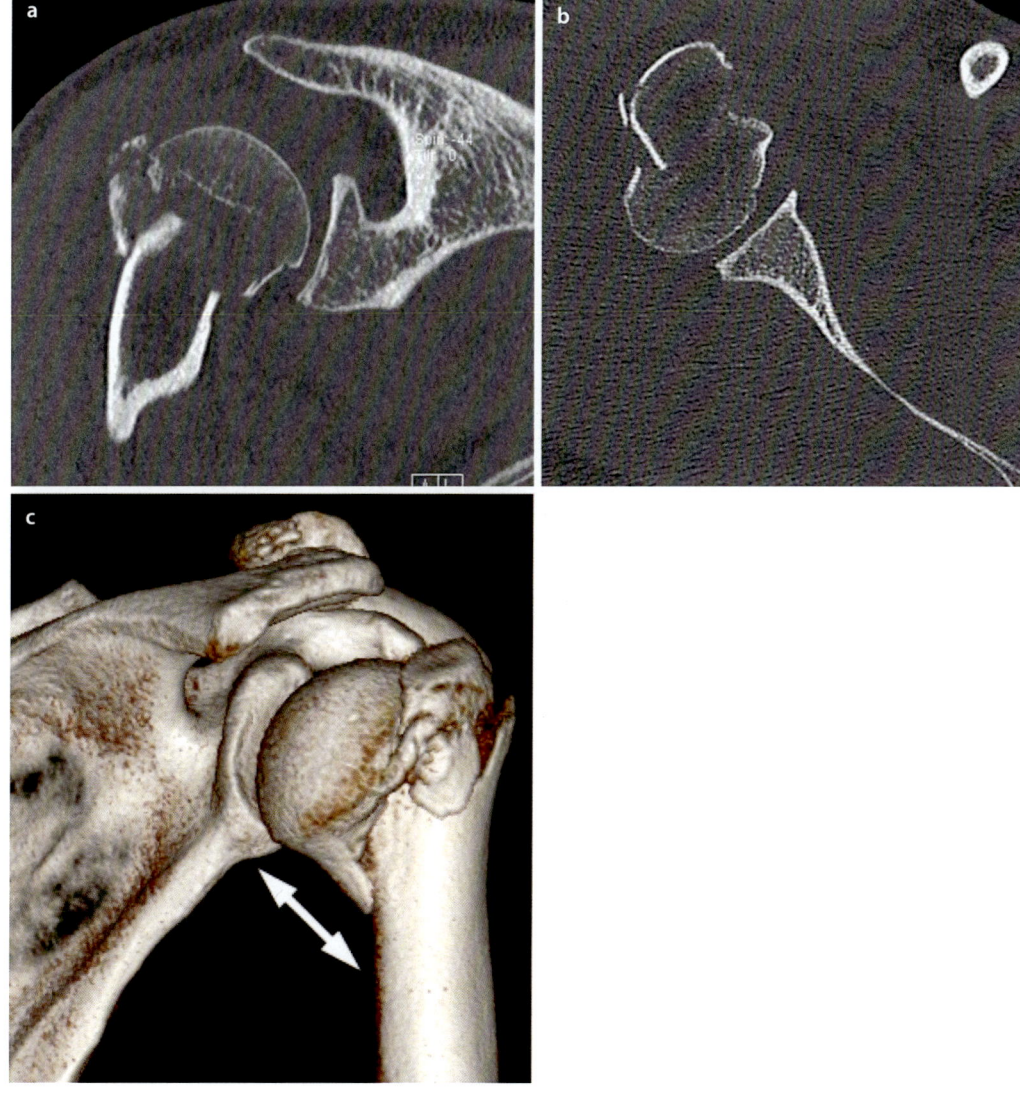

◻ Abb. 17.2   a–c CT bezüglich der Tuberculum majus-Fraktur

▪ Analyse

Die Indikation zur Osteosynthese bei diesem jungen Patienten war durch die Fehlstellung gegeben. In der computertomographischen Bildgebung beträgt die „metaphyseal extension" über 8 mm, und somit ist entsprechend den Hertel-Kriterien (Hertel et al JSES 13: Seite 427–433, 2004) das Risiko einer Humeruskopfnekrose als klein zu betrachten. Wir sind der Meinung, dass durch die Doppelplatten-Osteosynthese mit orthogonaler Platzierung der Platten im Sinne einer

90°-90°-Konstellation eine deutlich erhöhte Rotationsstabilität besteht.

Das funktionell erreichte Resultat auch nach 5 Jahren ist gut. Die Länge der metaphysealen Extension, die hier weit über 8 mm beträgt, stellt einen guten prädiktiven Wert zur Abschätzung des Humeruskopfnekroserisikos dar. Wir möchten die Bedeutung der „metaphyseal extension" an diesem Fall mit einem Follow-Up von 5 Jahren hervorheben.

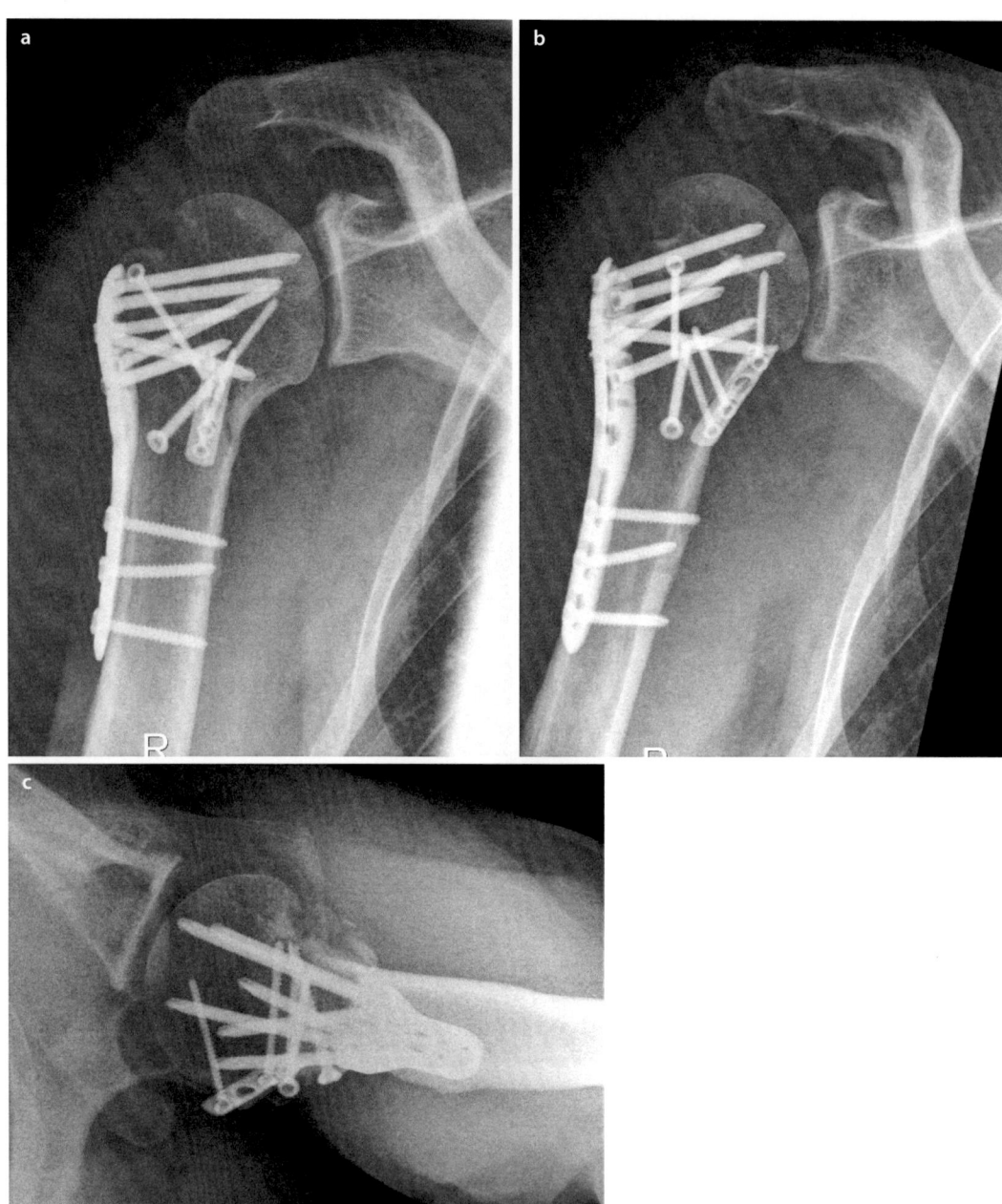

17

◻ **Abb. 17.3   a–c** Status nach Doppelplatten-Osteosynthese

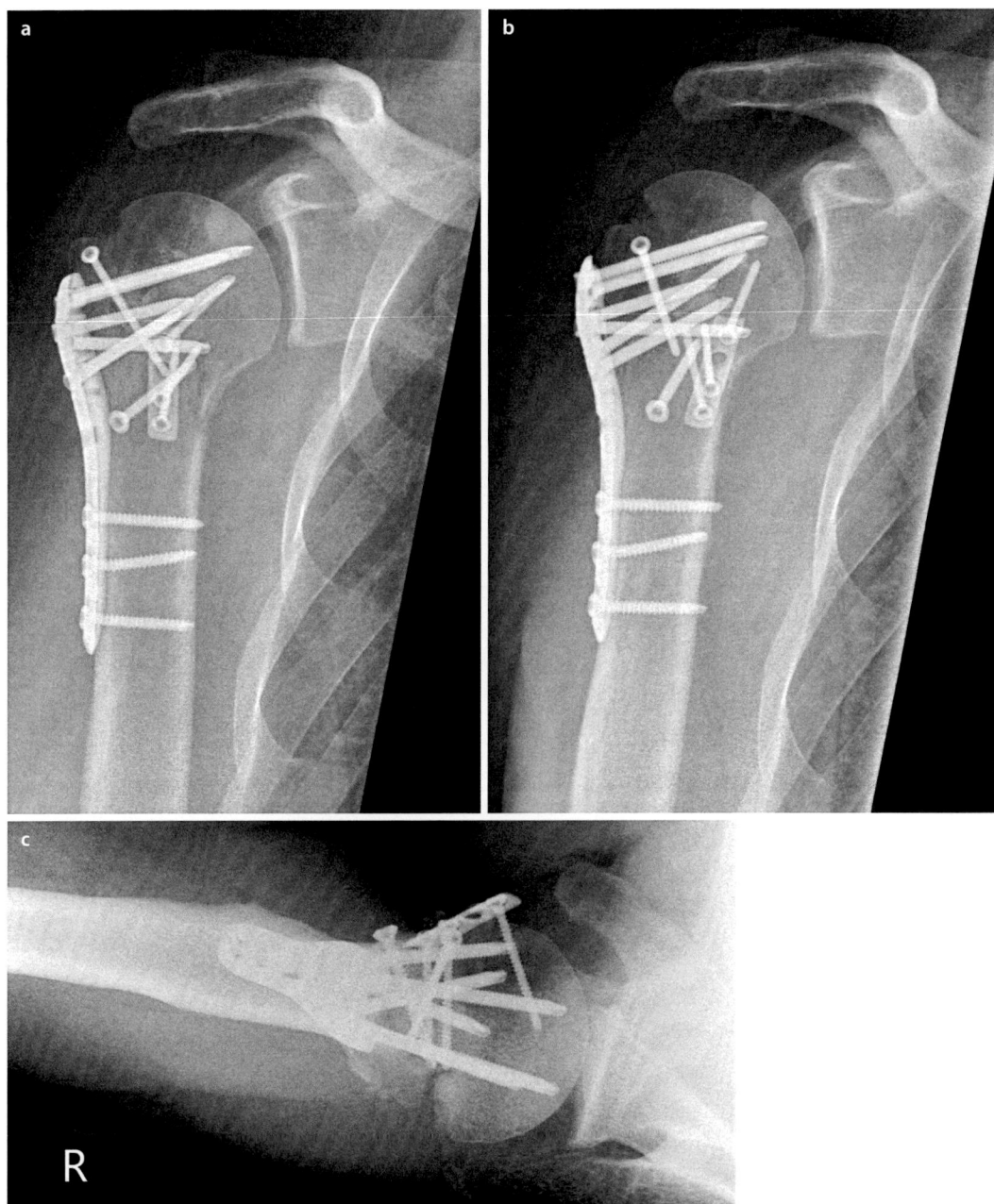

Abb. 17.4 **a–c** 6 Wochen postoperativ: anatomische Stellungsverhältnisse

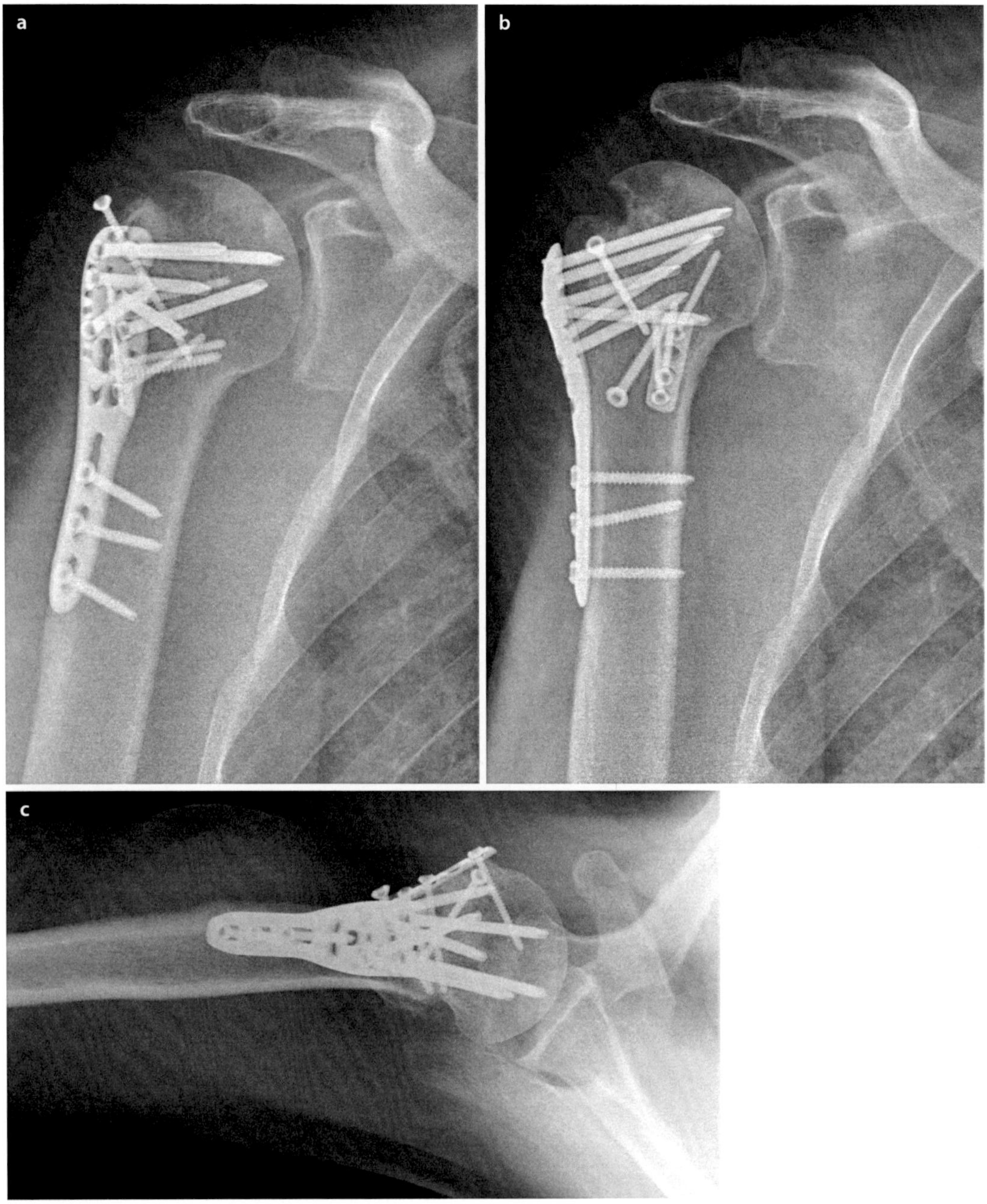

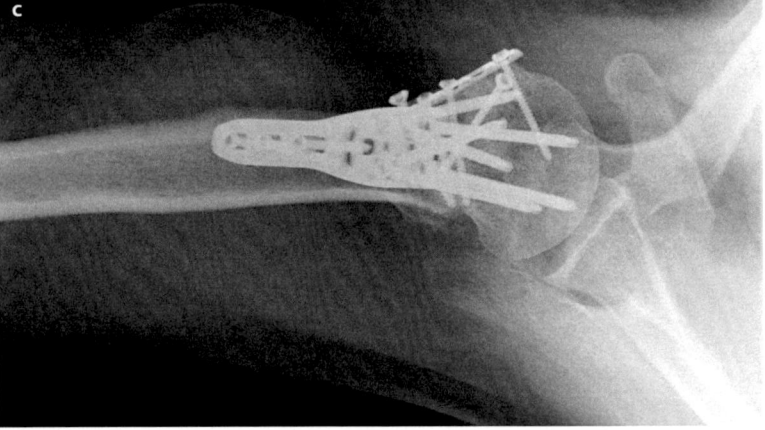

◻ Abb. 17.5　a–c 7 Monate postoperativ: Fraktur konsolidiert

17

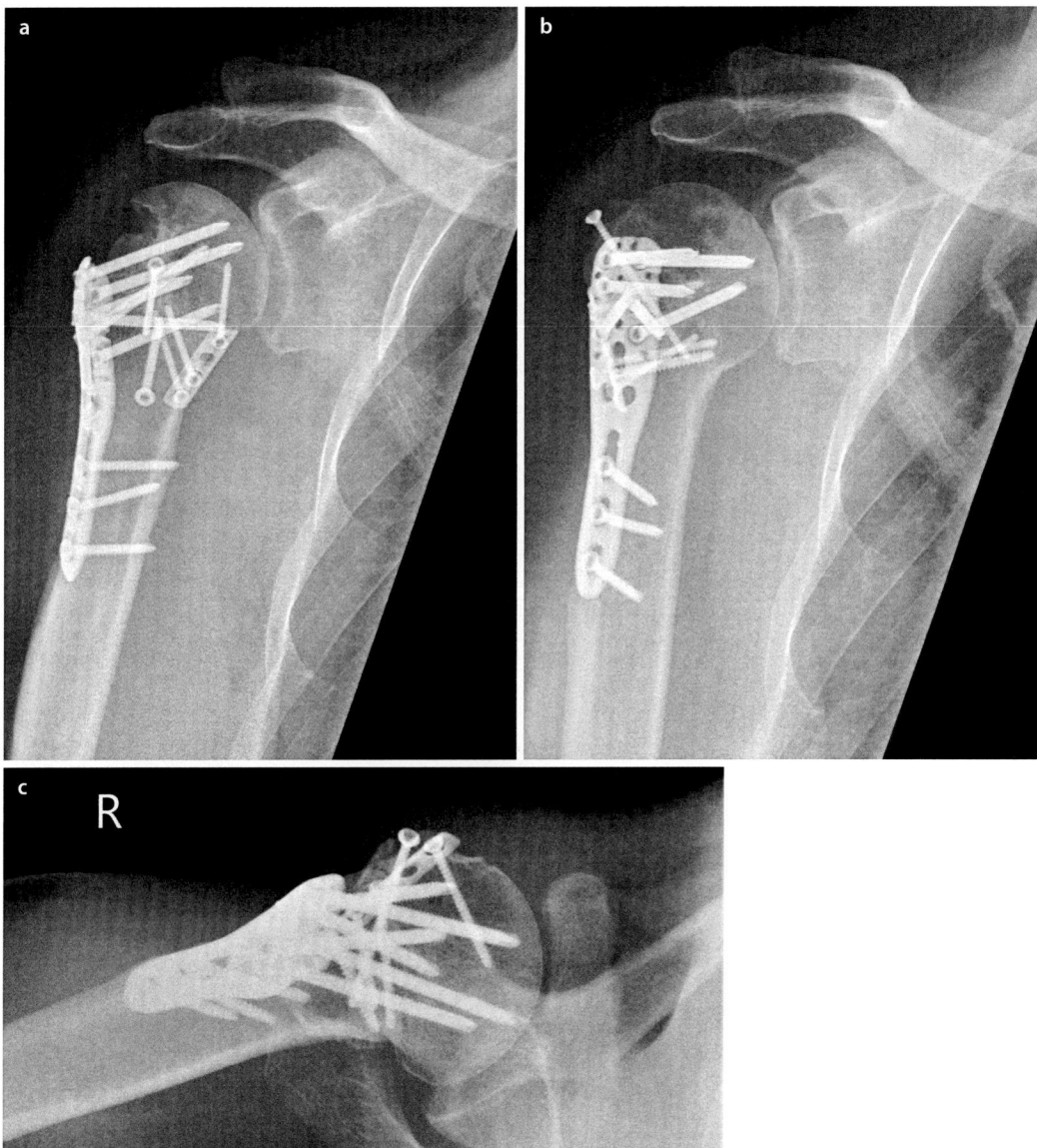

Abb. 17.6   a–c 1 Jahr nach Osteosynthese: stabile Osteosynthese bei korrekter Frakturstellung

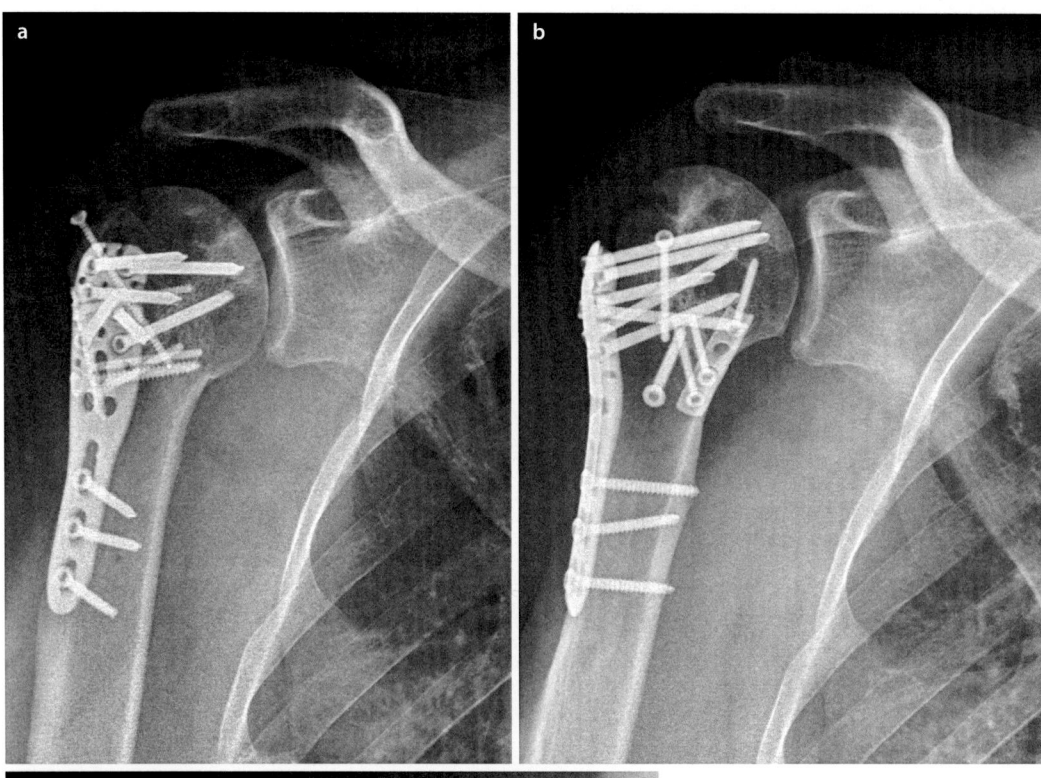

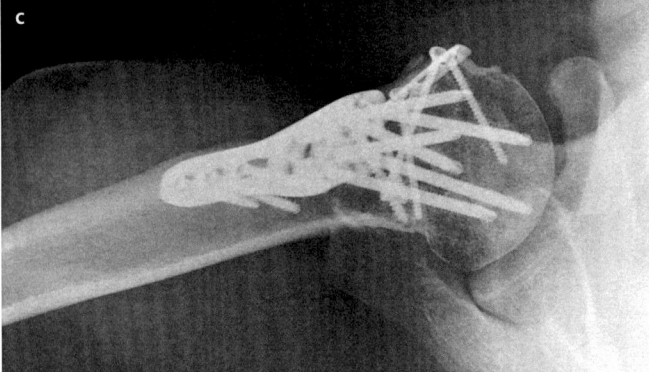

Abb. 17.7   a–c 5 Jahre postoperativ: keine Zeichen einer Humeruskopfnekrose

Valgus impaktierte 3-Fragment-Fraktur Humeruskopf links

© Springer-Verlag GmbH Deutschland, ein Teil von Springer Nature 2020
F. Moro et al. (Hrsg.), *Die proximalen Humerusfrakturen*,
https://doi.org/10.1007/978-3-662-60853-1_18

■ **Der Fall**

— Der 54-jährige Mann stürzt beim Skilaufen am 13.04.2003 auf seine linke Schulter und erleidet dabei eine proximale Humerusfraktur links (◘ Abb. 18.1a–c). Nach Erstversorgung in einem peripheren Krankenhaus wünscht der Patient eine allfällig nötige chirurgische Therapie durch uns.

— Wir beurteilen den Patienten klinisch und radiologisch an unserer Klinik am 14.04.2003. Die zusätzlich veranlasste MRI-Untersuchung zeigt eine valgus impaktierte 3-Fragment-Fraktur des Humeruskopfes mit Hochstand des frakturierten Tuberculum majus. Die Rotatorenmanschette ist intakt (◘ Abb. 18.2a, b). Die Indikation zur Osteosynthese ist für uns gegeben.

— Am 16.04.2003 erfolgt die Intervention an der linken Schulter: Offene Reposition und Osteosynthese mit 5-Loch-Drittelrohrabstützplatte am linken Humerus (◘ Abb. 18.3a, b). Postoperativ Pendelübungen aus dem Ortho-Gilet unter physiotherapeutischer Aufsicht.

— 6 Wochen postoperativ beträgt die aktive Flexion/Elevation je 120°, Nacken- und Schürzengriff sind durchführbar. Radiologisch sitzt das Osteosynthesematerial unverändert korrekt. Die Fraktur ist weitgehend konsolidiert mit guter glenohumeraler Korrespondenz (◘ Abb. 18.4a–c). Die Physiotherapie wird weitergeführt.

— 16 Monate nach Osteosynthese meldet sich der im Ausland lebende Patient zu einer Kontrolle. Die Schulterfunktion links hat sich normalisiert und ist seitengleich. Radiologisch ist die Fraktur in anatomischer Stellung konsolidiert. Der Schraubenkopf der proximalen Schraube ist leicht vorstehend (◘ Abb. 18.5a–c). Die Metallentfernung wird empfohlen.

■ **Analyse**

Die valgisch impaktierte 3-Fragment-Fraktur mit erhaltenem medialem Hinge kann relativ einfach mit einer einzelnen Drittelrohrplatte versorgt werden. Diese wird im Sinne einer Abstützplatte angebracht, wodurch einerseits die Fraktur reponiert und andererseits auch retiniert wrid.

Nicht immer braucht es winkelstabile Implantate. Gestützt auf die Frakturmorphologie können mit einfachen, reproduzierbaren Operationstechniken gute Resultate erzielt werden. Die Frakturanalyse ist hierfür entscheidend und die MRI-Untersuchung hätte man sich letztendlich auch ersparen können. Das MRI hat in der Bilanzierung bei der proximalen Humerusfraktur keinen Stellenwert.

18

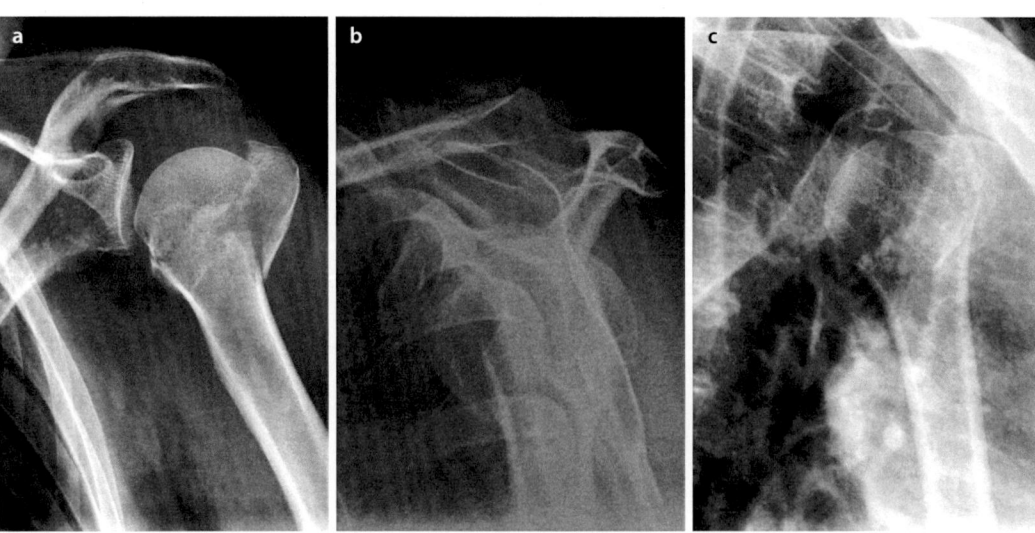

◘ **Abb. 18.1**   **a–c** Valgus impaktierte 3-Fragment Humeruskopf-Fraktur

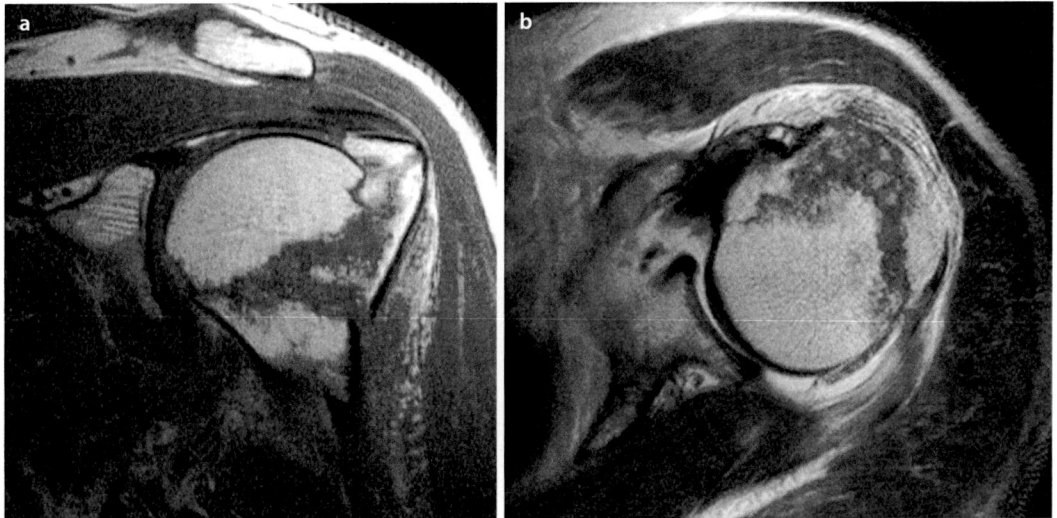

◘ **Abb. 18.2**   **a, b** MRI-Untersuchung dokumentiert intakte Rotatorenmanschette

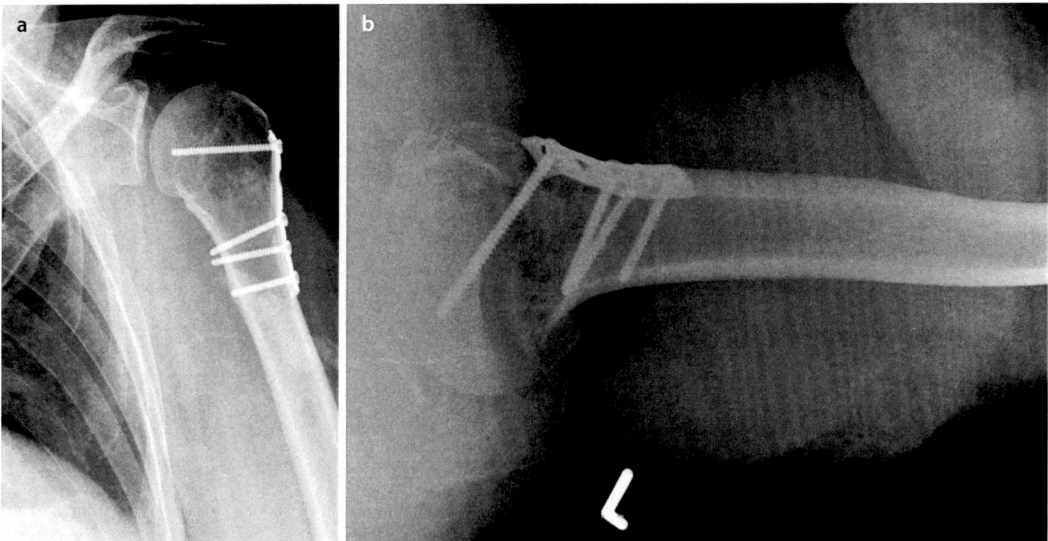

◘ **Abb. 18.3**   **a, b** Status nach Osteosynthese

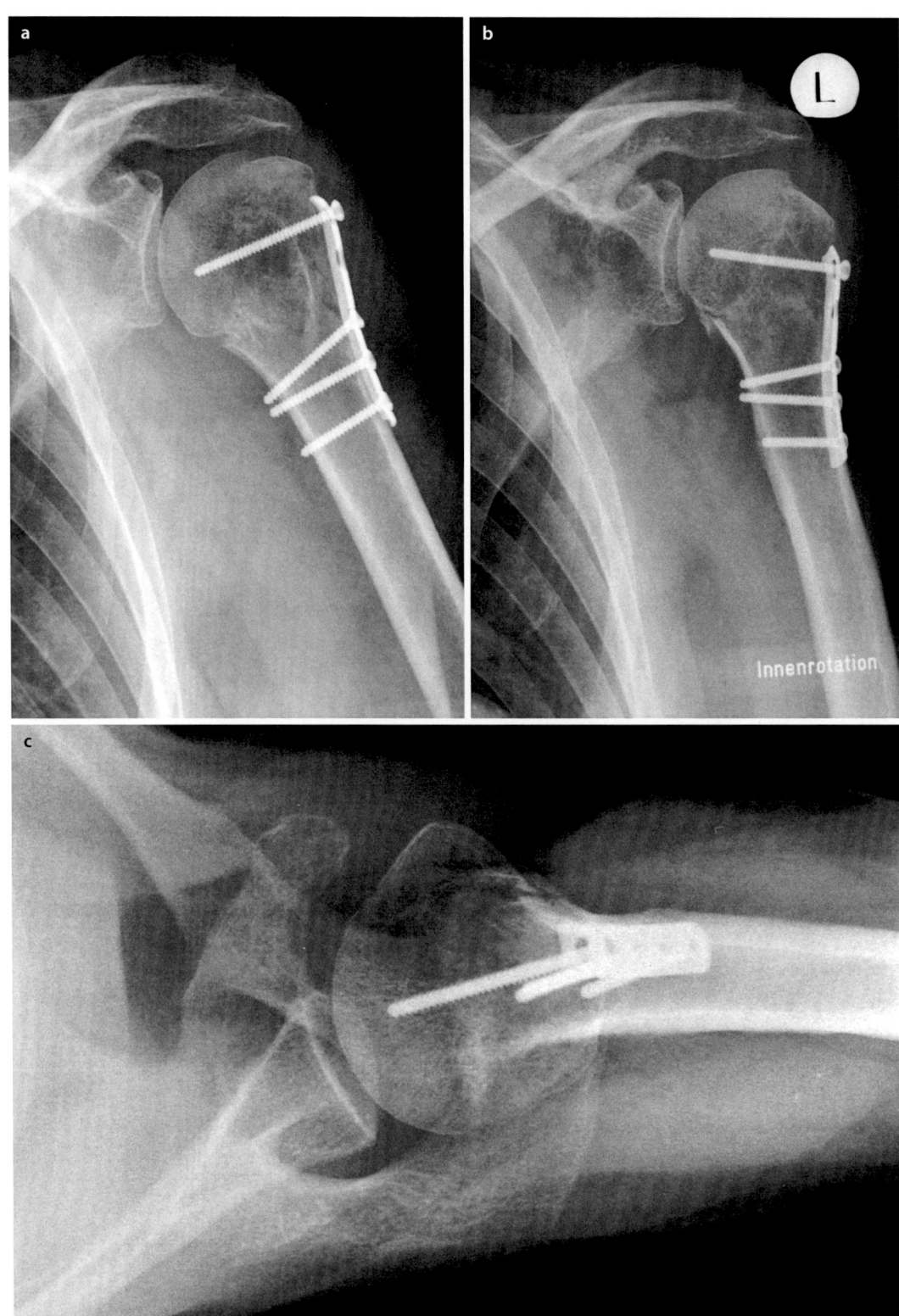

☐ Abb. 18.4   a–c 6 Wochen postoperativ: weitgehend konsolidierte Fraktur

18

Valgus impaktierte 3-Fragment-Fraktur Humeruskopf links

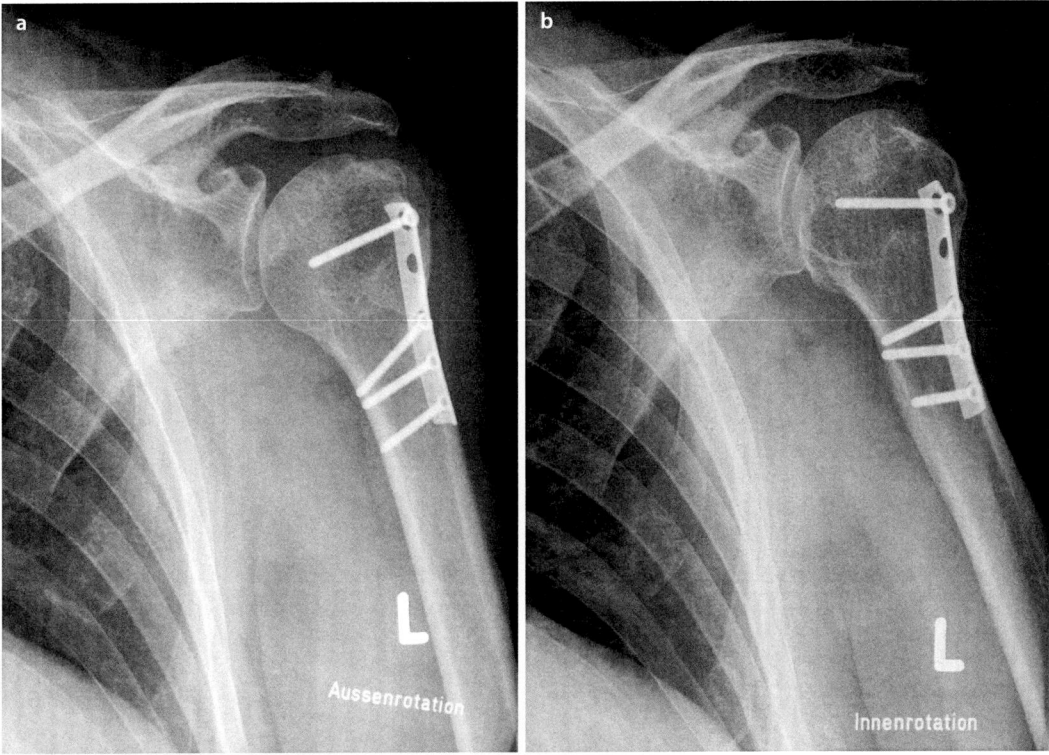

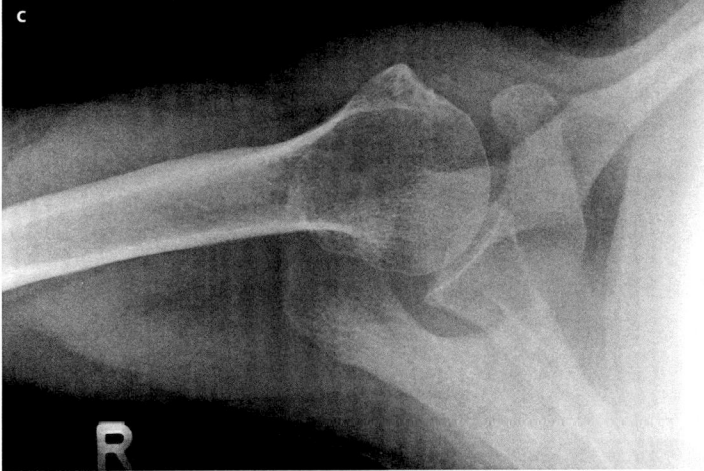

▢ Abb. 18.5   a–c 16 Monate nach Intervention: Fraktur in anatomischer Stellung konsolidiert

4-Fragment-Fraktur proximaler Humerus links

© Springer-Verlag GmbH Deutschland, ein Teil von Springer Nature 2020
F. Moro et al. (Hrsg.), *Die proximalen Humerusfrakturen*,
https://doi.org/10.1007/978-3-662-60853-1_19

■ **Der Fall**

- Der 39-jährige Mann stürzt am 07.02.2004 beim Skilaufen und erleidet dabei eine proximale Humerusfraktur links. Die Röntgenbilder der frischen Fraktur sowie der osteosynthetischen Primärversorgung an einem auswärtigen Krankenhaus sind nicht mehr greifbar. Es erfolgt wegen persistierender postoperativer Schmerzen am 06.05.2004 die vorzeitige Metallentfernung. Auch nach diesem Eingriff verbleiben deutliche Schmerzen im linken Schultergürtel. Wegen Verdachtes auf beginnende Humeruskopfnekrose und auf Wunsch des Patienten nach einer Zweitmeinung erfolgt die Überweisung an uns.

- Wir sehen den Patienten am 19.08.2004. Die Schulterfunktion links ist schmerzbedingt deutlich eingeschränkt. Die konventionellen Röntgenbilder zeigen eine noch erhaltene Humeruskopfstruktur bei ordentlich erhaltenem glenohumeralem Gelenk (◧ Abb. 19.1a–c). Die am erstbehandelnden Krankenhaus veranlasste MRI-Untersuchung ergibt den Verdacht auf eine partielle apikale Humeruskopfnekrose. Die MRI-Bilder sind nicht mehr vorhanden. Eine Arthroskopie zur genauen Befunderhebung wird von uns vorgeschlagen.

- Am 02.09.2004 erfolgt die Schulterarthroskopie links. Es zeigt sich eine erhebliche Chondrolyse am Humeruskopf entsprechend einer avaskulären Nekrose. Der Knorpel ist bereits über dem Nekroseherd zentral am Humeruskopf eingedellt. Arthroskopischer Befund: Entfernung eines instabilen Knorpelanteiles mit dem Shaver (◧ Abb. 19.2). Die Indikation zur Implantation einer Schulter-Totalprothese ist bei den vorliegenden Befunden und persistierenden Schmerzen gegeben.

- Am 11.11.2004 erfolgt nach ausgedehnter Arthrolyse und Tenodese der langen Bizepssehne die Implantation einer Schulter-Totalprothese vom Typ Promos, Schaft unzementiert, Glenoid zementiert (◧ Abb. 19.3a–c). In der Folge zeigt sich ein unauffälliger Verlauf.

- Wegen Restbeschwerden im ventralen Schultergelenk links wird am 07.06.2006 eine Narbenrevision mit erneuter Tenodese der langen Bizepssehne sowie transossärer Reinsertion der kranialen Pectoralis major-

Sehne am Humerus durchgeführt. In der Folge geht es dem Patienten zufriedenstellend.

- Zu Beginn des Jahres 2012 treten erneut Schmerzen im linken Schulterbereich auf. Eine ausführliche Abklärung mit konventionellen Röntgenbildern (◧ Abb. 19.4a–c), Computertomographie (◧ Abb. 19.5a, b) und 3-Phasen-Skelettszintigraphie ergeben eine Lockerung der Glenoidkomponente.

- Am 10.07.2012 erfolgt die Revision mit Glenoidkomponentenwechsel und Humeruskopfwechsel an der linken Schulter (◧ Abb. 19.6a, b). Die intraoperativen Abstriche ergeben nach Kultur einen Propioni acnes-Infekt, in der Biopsie aus dem Subscapularisgewebe findet sich zusätzlich Staphylococcus capitis. Die antibiotische Behandlung erfolgt Keim-gerecht. In der Folge heilt der Infekt aus.

- Anfang 2017 treten erneut Schmerzen im linken Schultergelenk auf. Auf den konventionellen Röntgenbildern findet sich eine progrediente radiolucent-line um den Zementmantel am Glenoid (◧ Abb. 19.7a–c). Die 3-Phasen-Skelettszintigraphie und SPECT-CT-Untersuchung zeigen allerdings nur eine marginale Aktivität.

- Am 27.09.2017 erfolgt die Revision der linken Schulter mit Teilprothesenentfernung – Glenoid, Prothesenkopf und Inklinationsset – trikortikalem Beckenspanaufbau des Glenoids mit Spanfixation durch drei 2,7 mm Kleinfragmentschrauben (◧ Abb. 19.8). Geplant ist ein Wiedereinbau ca. 2 Monate später unter Schraubenentfernung und Implantation einer inversen Prothese, wobei der Body des Schaftes noch entfernt werden muss. Die bakteriologische Untersuchung respektive die Sonikation der explantierten Glenoidkomponente ergeben nach Bebrütungszeit von 10 Tagen Propioni acnes. In Anbetracht der Infektsituation wird auch die Entfernung der humeralen Komponente im Hinblick auf den Wiedereinbau einer inversen Schulter-Totalprothese geplant (◧ Abb. 19.9a–c).

- Am 29.11.2017 erfolgt die Revision mit Schraubenentfernung und Entfernung des Prothesenschaftes (◧ Abb. 19.10a–c). Die antibiotische Therapie wird in Koordination mit den infektiologischen Konsiliarien weitergeführt.

19

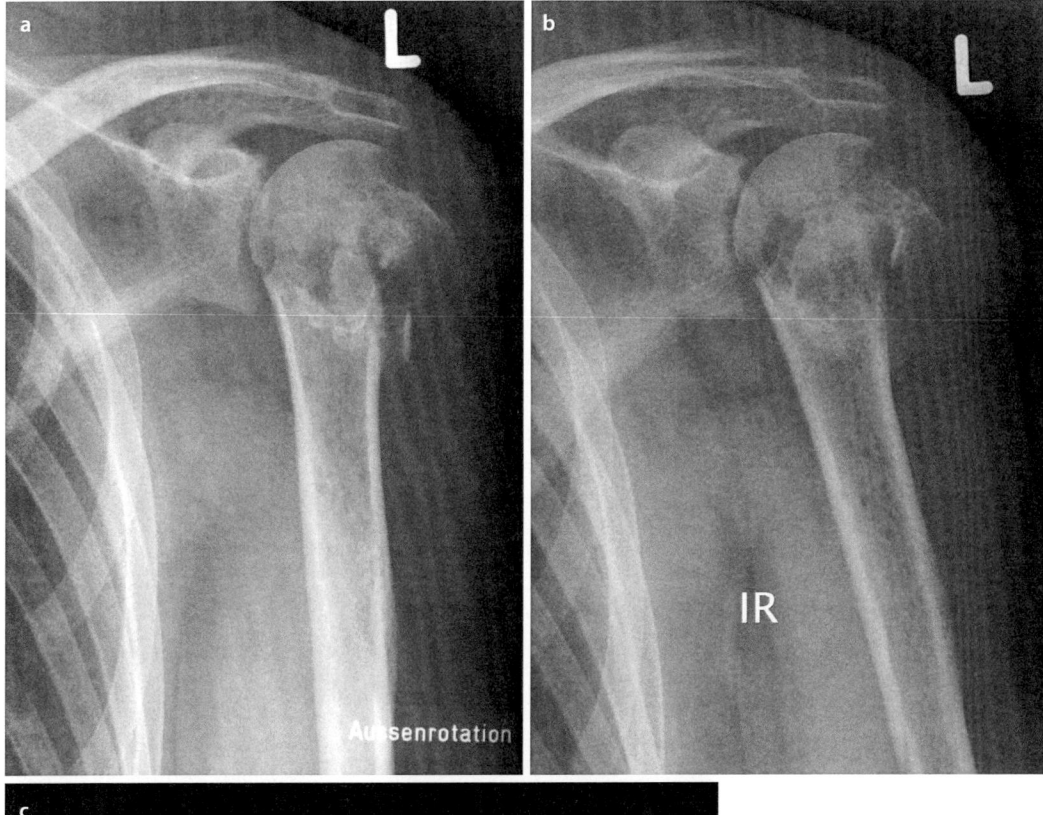

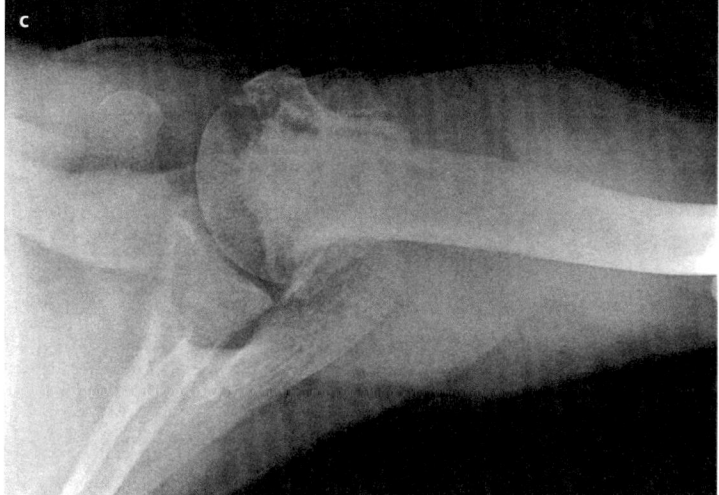

◘ Abb. 19.1 a–c 4-Fragment-Fraktur proximaler Humerus

— Am 24.01.2018 erfolgt der Einbau einer inversen Schulter-Totalprothese links vom Typ Lima. Die ausführliche radiologische Standortbestimmung präoperativ mit konventionellen Röntgenbildern (◘ Abb. 19.11a–c) und Computertomographie (◘ Abb. 19.12a–c). zeigt den ausgeprägten Knochendefekt im Bereich der Glenoid-

komponente. Der trikortikale Beckenspan ist nicht vollständig, jedoch partiell im Glenoidknochen eingewachsen. Der proximale Humerus ist nach der Schaftentfernung vom 29.11.2017 frakturiert.

— Am 24.01.2018 erfolgt der Einbau einer inversen Schulter-Totalprothese links vom Typ Lima mit Revisions-Baseplate mit einer

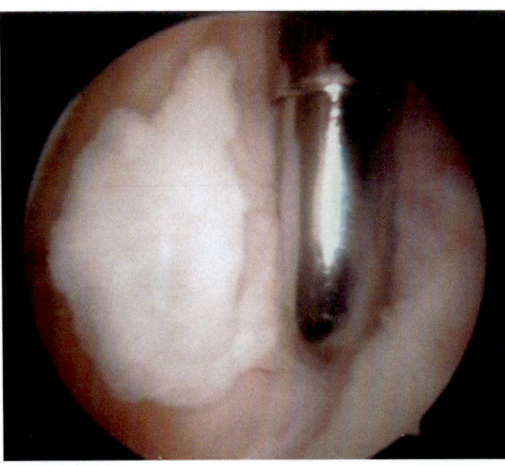

◘ Abb. 19.2   Schulterarthroskopie: Chondrolyse am Humeruskopf

Grosskopf-Polyethylen-Glenosphere, unzementiertem Schaft mit metaphysärem Aufbau sowie proximalen Humerusçerclagen. Die postoperative Röntgenkontrolle zeigt eine mediale Fissurierung am proximalen Humerus entsprechend derjenigen wie bereits postoperativ am 29.11.2017 festgehalten (◘ Abb. 19.13a, b).

— Postoperativ verbleibt eine klinisch und radiologische unbefriedigende Situation. Die periprothetische Fraktur zeigte in der CT-Bilanzierung, dass der proximale Humerusschaft gesprengt ist mit zwei ausgebrochenen grossen diametaphysären Keilen (◘ Abb. 19.14a, b). Eine erneute Revision ist unumgänglich.

— Am 02.02.2018 erfolgt die Intervention: Ausbau der Humerusschaftkomponente, Wechsel auf eine Langschaftprothese Typ Lima, Plattenosteosynthese mit einer Drittelrohrplatte dorsal diametaphysär, zwei 3,5 mm LCP-Platten 12-Loch respektive 10-Loch sowie Drahtçerclagen, Augmentation des defizitären Knochens mit Allograft (◘ Abb. 19.15a, b). Postoperativ Ruhigstellung im DonJoy-Keil für 4 Wochen.

— 4 Wochen nach dem Eingriff mit Ruhigstellung ist der Patient beschwerdearm. Die Schulterfunktion links ist nach Ruhigstellung entsprechend eingeschränkt. Radiologisch findet sich eine unverändert stabile Situation bei 3-Plattenosteosynthese und Langschaftprothese (◘ Abb. 19.16). Klinisch und in den Laborbefunden sind keine Infektzeichen mehr auszumachen. Die Physiotherapie setzt ein mit zunehmend auch aktiv-assistiver Mobilisation.

— 6 Monate postoperativ ist der Patient weitgehend beschwerdefrei. Die Schulterfunktion links ist deutlich reduziert und beträgt in Abduktion passiv 75°, Flexion/Elevation passiv 80°. Radiologisch fester korrekter Sitz der humeralen Prothesenkomponente. Die Allografts scheinen humeral integriert zu sein (◘ Abb. 19.17a–c). Neurologisch liegt EMG-dokumentiert eine partielle Läsion des Nervus axillaris links vor. Die Physiotherapie wird mit Akzent auf Kräftigung der Schultergürtel- und Oberarmmuskulatur weitergeführt. Der Patient bleibt in unseren regelmässigen Kontrollen.

■ **Analyse**

Hier liegt ein schicksalhafter, schwerwiegender Verlauf einer proximalen Humerusfraktur links vor, welcher zu mehrfachen chirurgischen Revisionen geführt hat. Aktuell ist die Situation so, dass die Angelegenheit noch nicht ausgestanden ist. Das funktionelle Resultat ist unbefriedigend. Zumindest ist der Patient beschwerdearm. – Dieses Beispiel soll veranschaulichen, wie schwerwiegend ein prothetischer Gelenksinfekt sein kann und wohin dies schlussendlich auch führt. Beim jungen Patienten sollte nach Möglichkeit der prothetische Gelenkersatz vermieden werden. Auch die sekundäre Versorgung mit einer Prothese muss hinterfragt werden, wenn auch die Indikation hier letztendlich gegeben war. Solche schwerwiegenden Verläufe sind keine Seltenheit. Dieser Fall ist hierfür illustrativ.

19

◻ Abb. 19.3   a–c Status
bei Schulter-Totalprothese

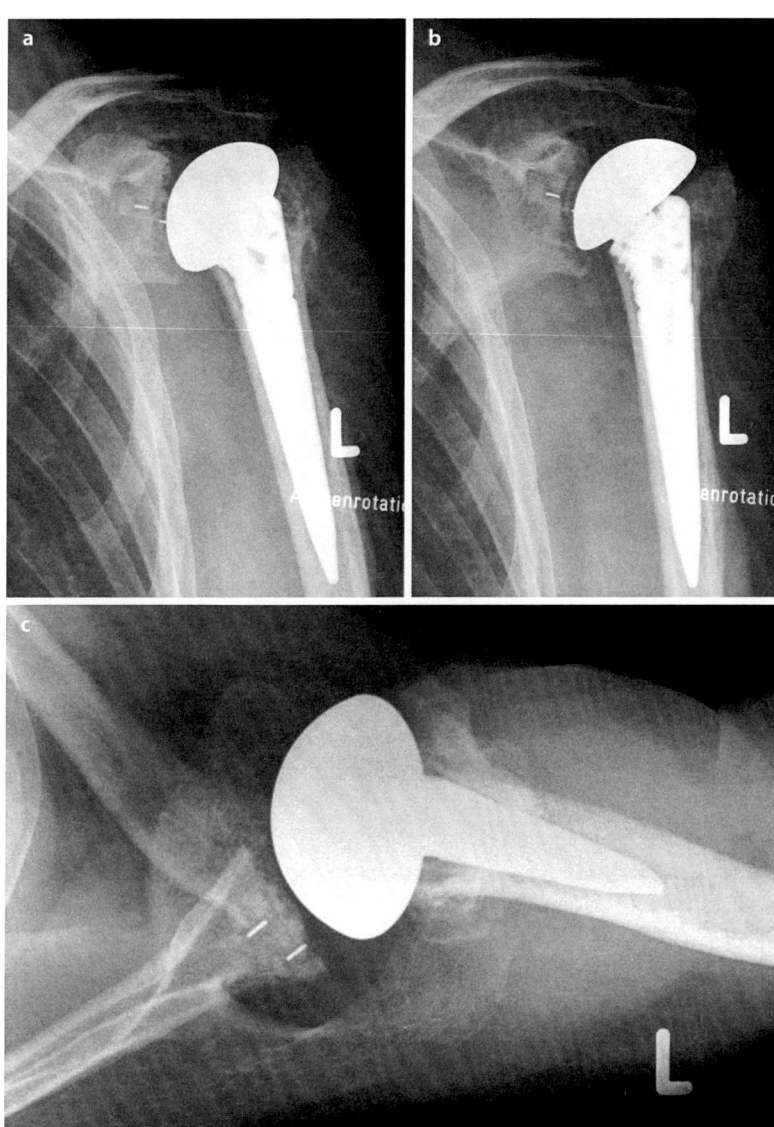

◼ **Abb. 19.4**   **a–c** 8 Jahre
nach Schulterprothesen-
Implantation: Lockerung
der Glenoidkomponente

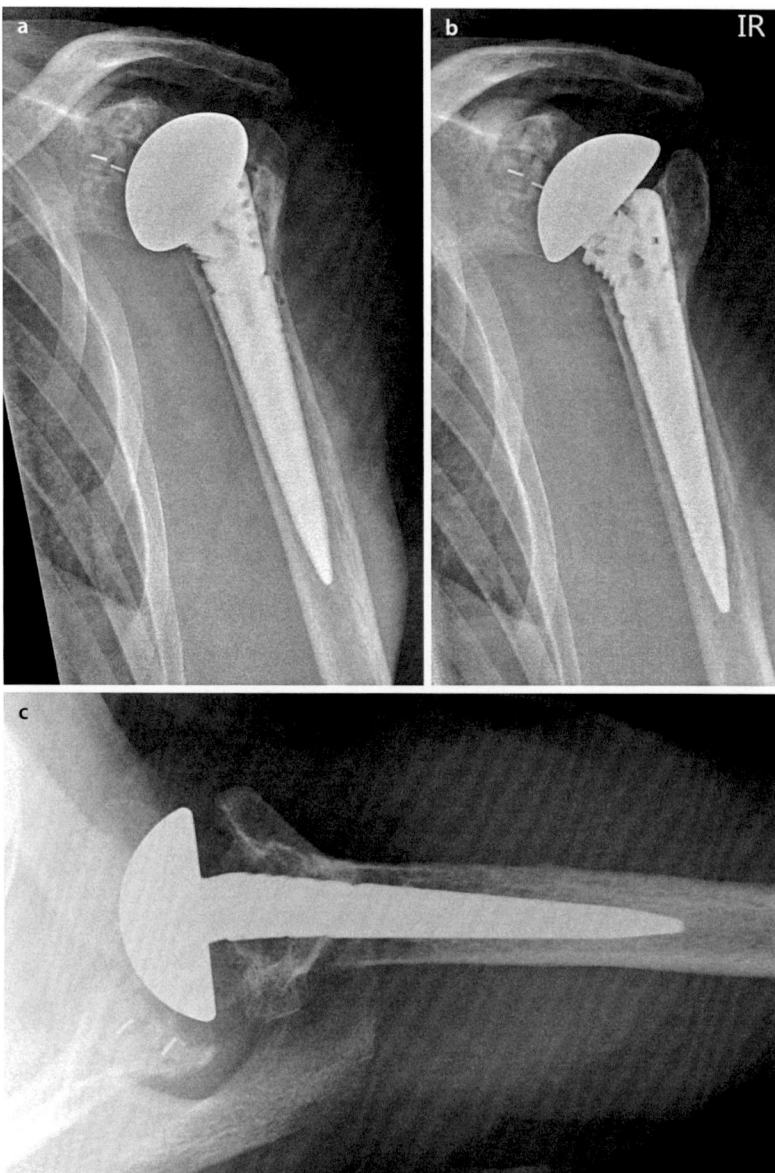

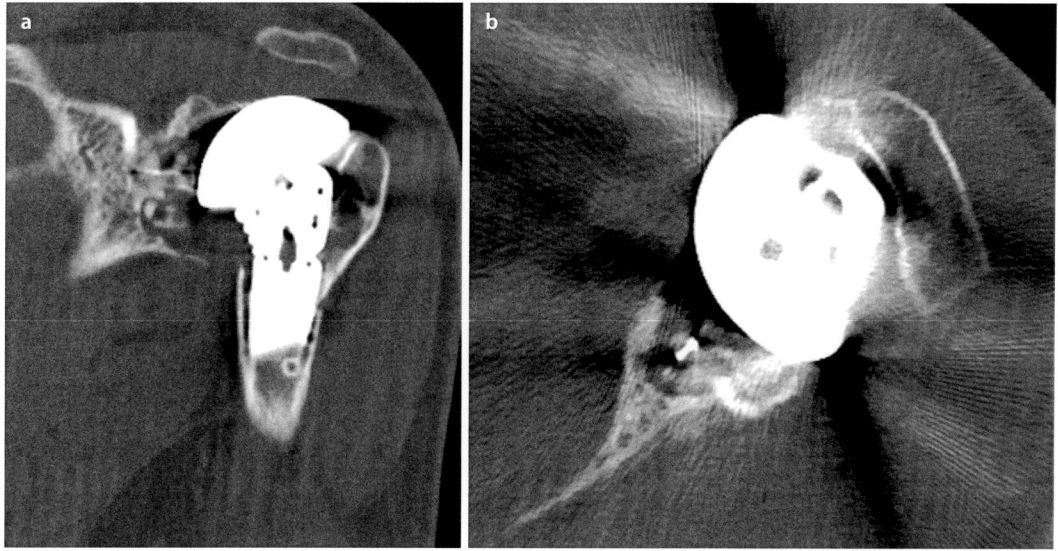

Abb. 19.5   a, b Glenoidkomponenten-Lockerung im CT

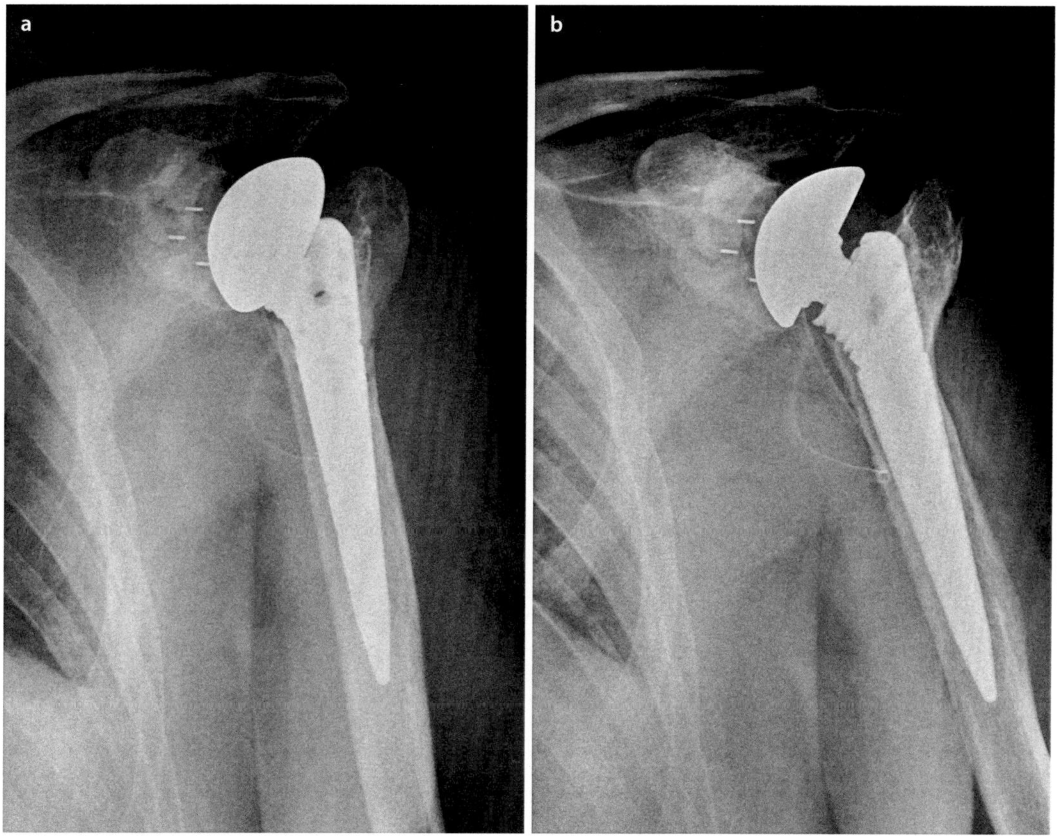

Abb. 19.6   a, b Status nach Wechsel der Glenoidkomponente, Propioni-Infekt

◘ Abb. 19.7   a–c 5 Jahre nach Glenoidwechsel erneut Lockerung der Glenoidkomponente

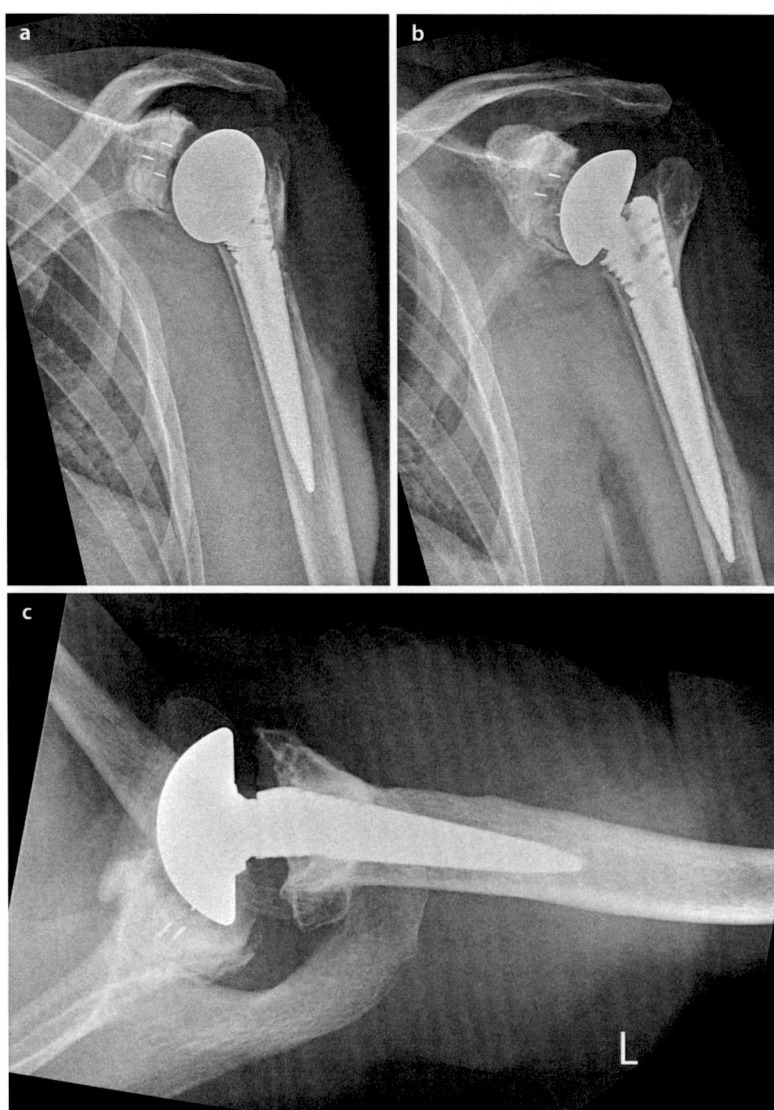

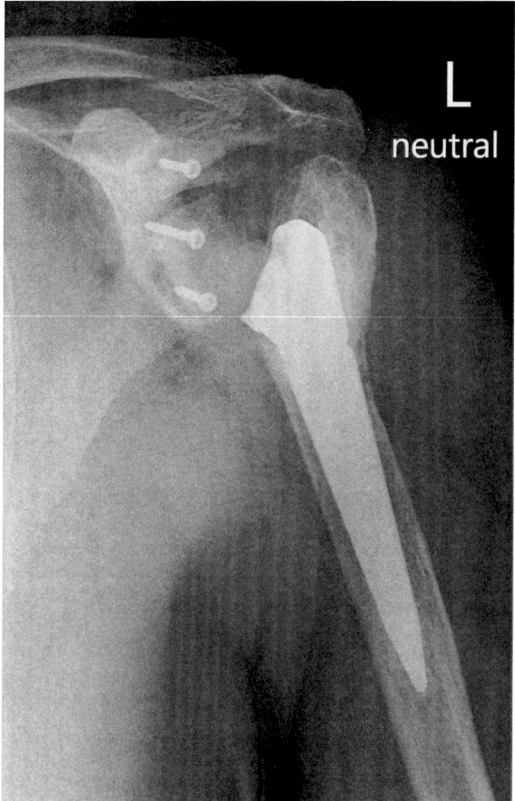

◘ **Abb. 19.8**   Status bei Teilprothesen-Entfernung,
Glenoidaufbau

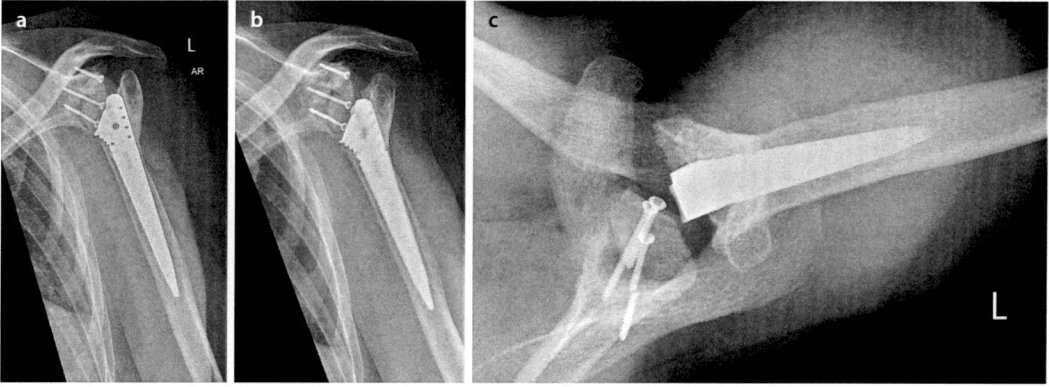

◘ **Abb. 19.9**   **a–c** Bei persistierendem Propioni-Infekt Schaftentfernung geplant

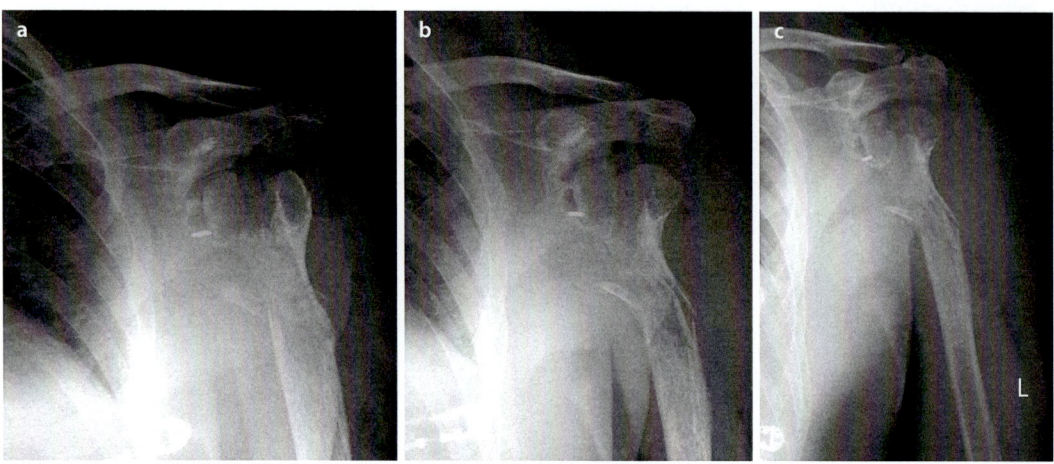

◘ Abb. 19.10   a–c Revision mit Schrauben- und Prothesenschaft-Entfernung

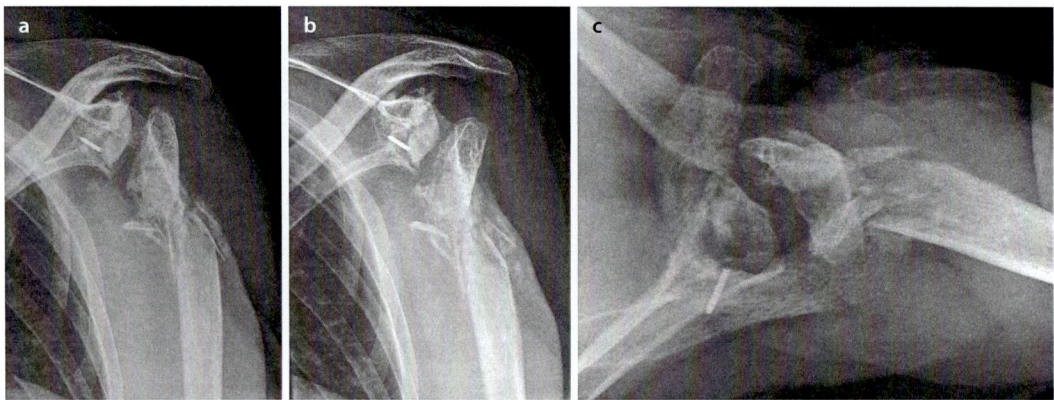

◘ Abb. 19.11   a–c Präoperative Bilanz vor Reimplantation einer Schulterprothese (konventionelle Aufnahmen)

19

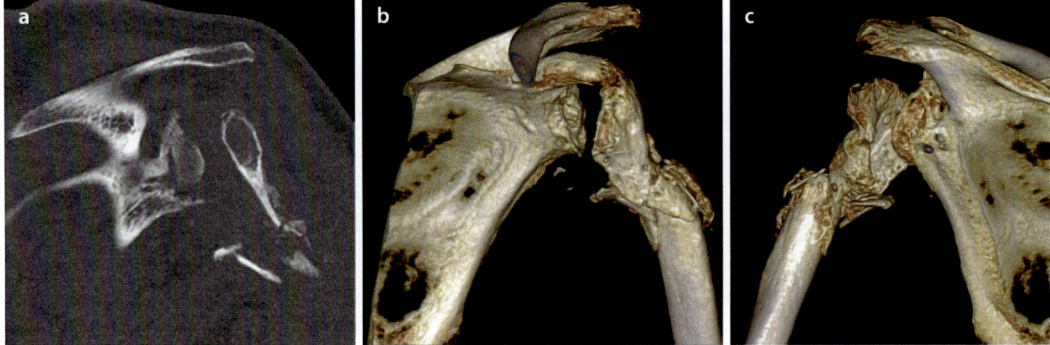

◘ Abb. 19.12   a–c Präoperative Bilanz mit CT

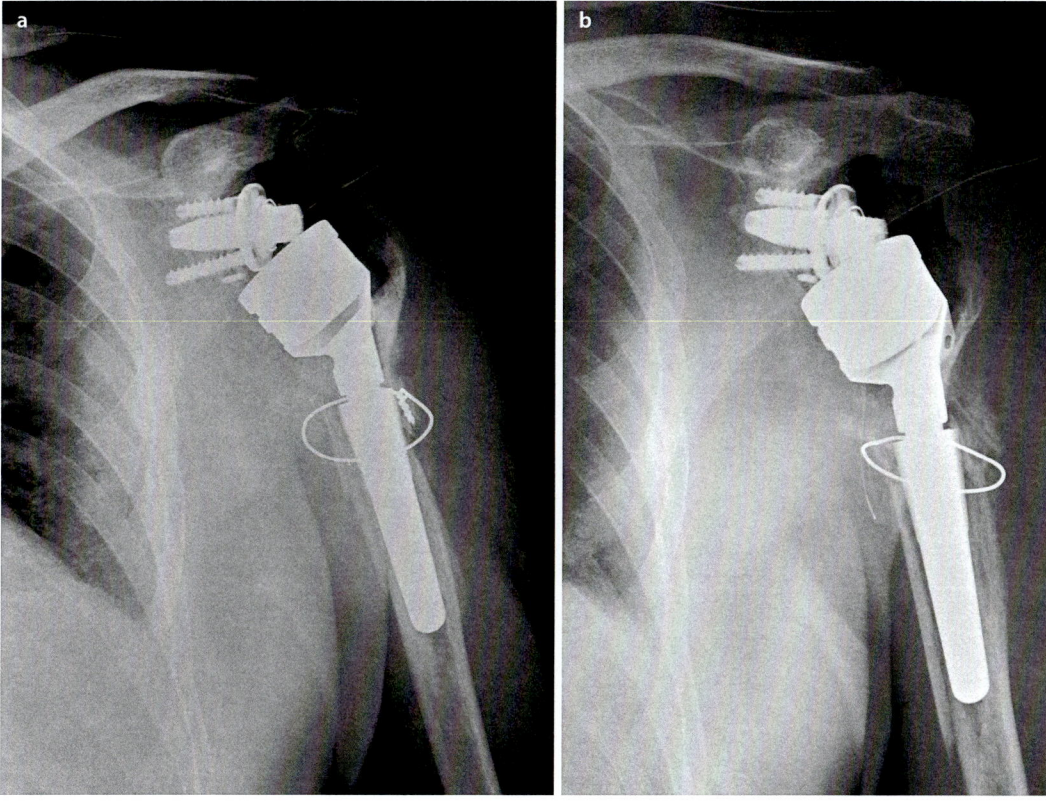

◻ **Abb. 19.13** **a, b** Status nach Implantation einer inversen Schulterprothese vom Typ Lima

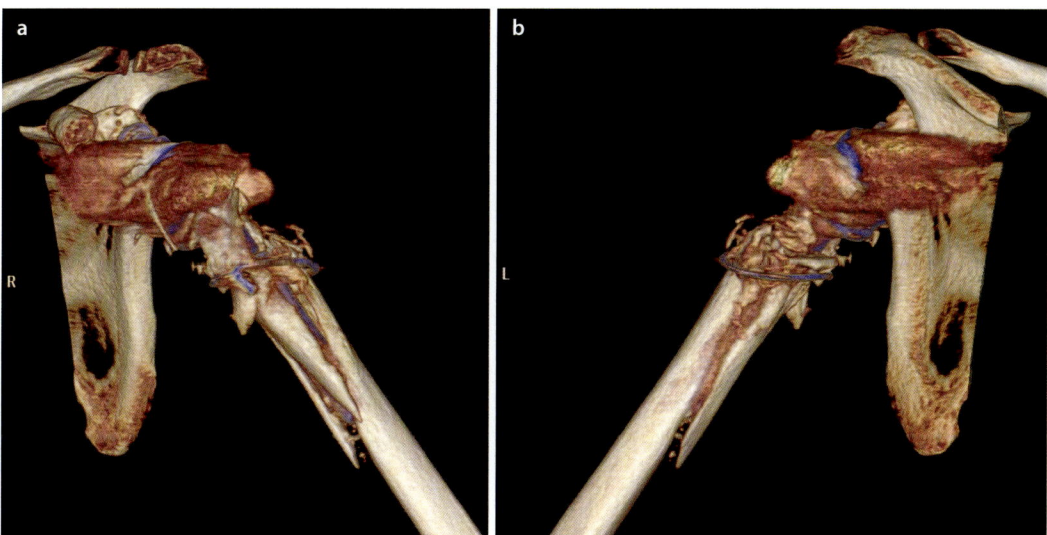

◻ **Abb. 19.14** **a, b** Postoperativ: periprothetische Fraktur proximaler Humerusschaft

◼ **Abb. 19.15   a, b** Status
nach Prothesenwechsel auf
Lima-Langschaft und
Plattenosteosynthese

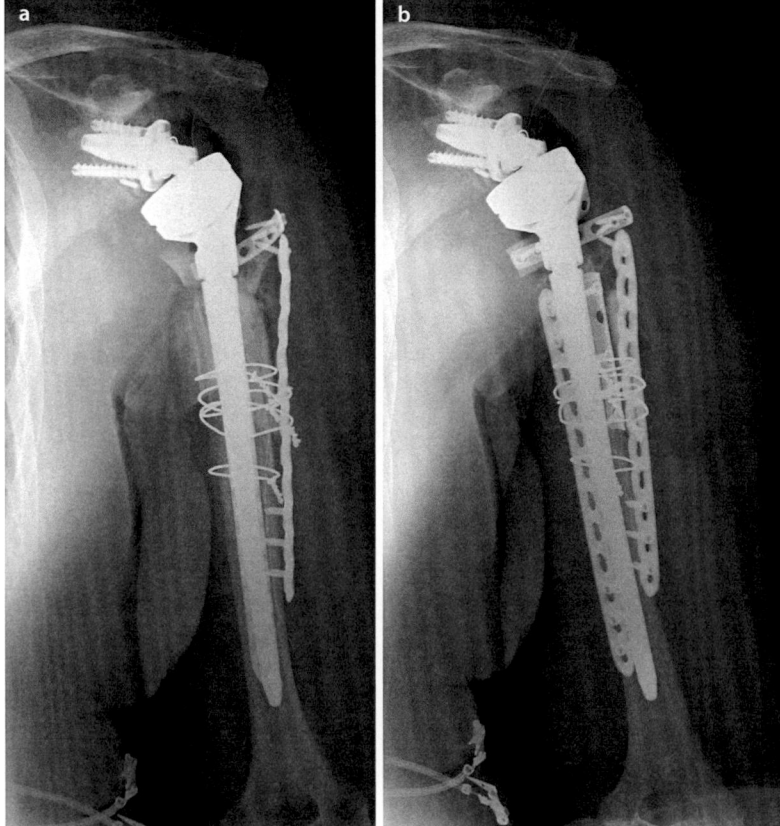

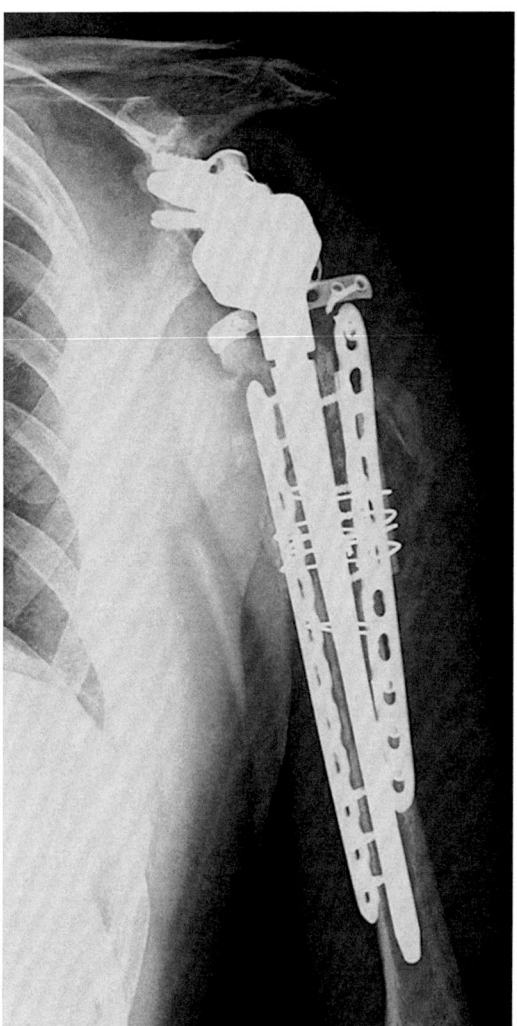

◘ Abb. 19.16   Status 4 Wochen nach Prothesenwechsel

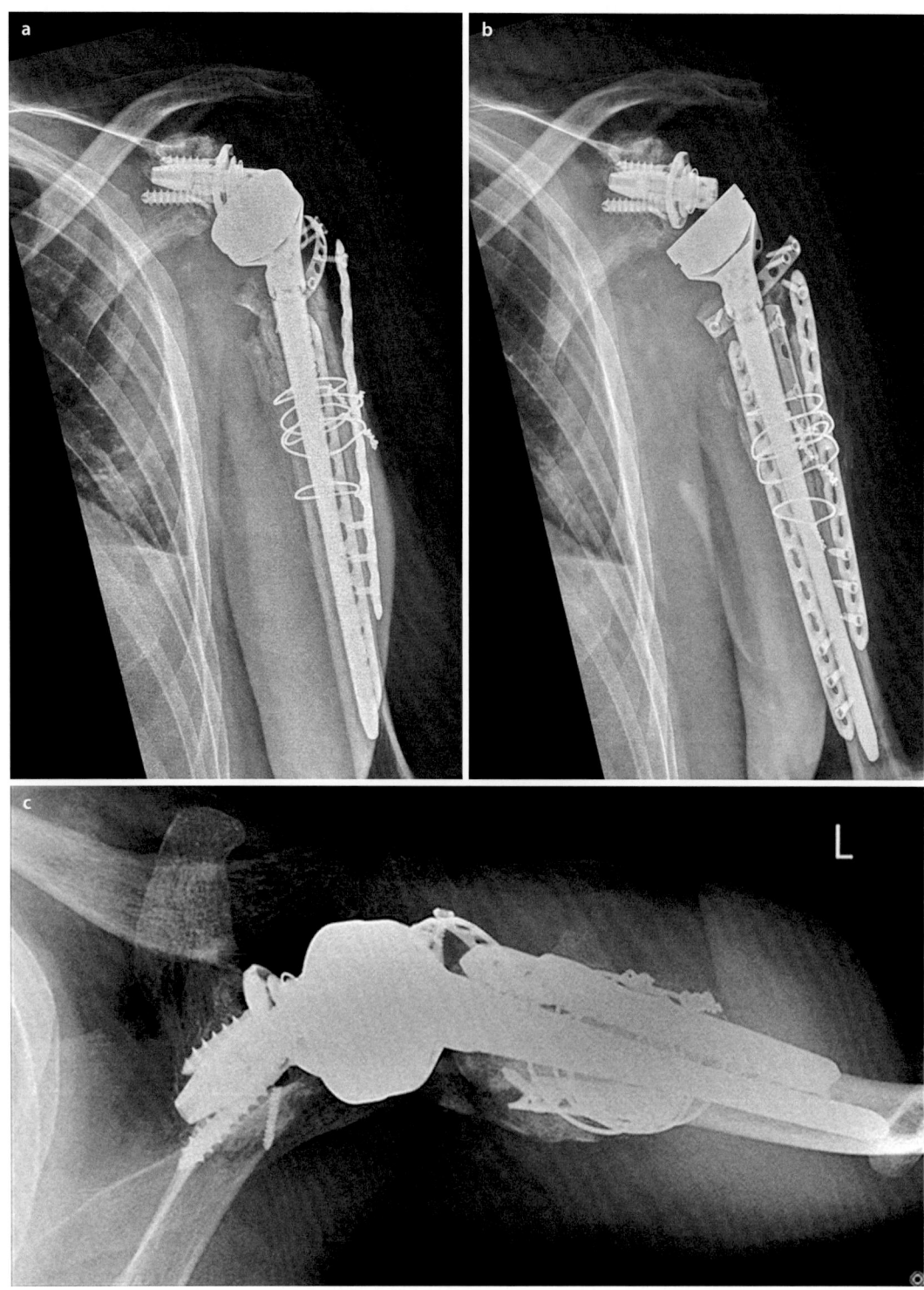

19

□ **Abb. 19.17   a–c** Status 6 Monate nach der letzten Revision

In Valgus impaktierte 4-Fragment-Humeruskopffraktur rechts

© Springer-Verlag GmbH Deutschland, ein Teil von Springer Nature 2020
F. Moro et al. (Hrsg.), *Die proximalen Humerusfrakturen*,
https://doi.org/10.1007/978-3-662-60853-1_20

■ **Der Fall**

– Die 77-jährige Frau erleidet am 04.09.2009 einen Stolpersturz und zieht sich dabei eine 4-Fragmentfraktur mit zentraler Trümmerzone und Tuberculum minus-Ausriss am rechten proximalen Humerus zu (■ Abb. 20.1a–c).

– Transfer an unsere Klinik und osteosynthetische Versorgung der Fraktur am 09.10.2009: Osteosynthese des Humeruskopfes mit 3-Loch-Philosplatte, Auffüllen der zentralen Kavität mit einem Tutoplast-Knochenblock und Fixation des Tuberculum minus mit Kortikaliszugschraube. Postoperativ wird ein Ortho-Gilet für 6 Wochen mit begleitender Physiotherapie verordnet.

– 5 Wochen nach dem Eingriff ist die Patientin praktisch beschwerdefrei bei einer aktiv assistiven Beweglichkeit bereits bis zur Horizontalen. Radiologisch stabiler Sitz des Osteosynthesematerials bei guter glenohumeraler Korrespondenz (■ Abb. 20.2a–c). Die rechte Schulter wird freigegeben bei Weiterführen der Physiotherapie am Wohnort der Patientin in Südafrika.

– Eine klinische und radiologische Kontrolle ist für April 2010 geplant, wird jedoch von der in Südafrika lebenden Patientin nicht wahrgenommen.

■ **Analyse**

Die Impaktion der Kopfkalotte in den Humerusschaft führt zur Aussprengung des Tuberculum-Fragmentes und dessen daraus resultierenden Fehlstellung. Auf eine weiterreichende computertomographische Abklärung wurde verzichtet. Für die Indikationsstellung hätten wir nicht mehr zusätzliche Informationen erhalten. Die Indikation zur Osteosynthese kann allein schon anhand der konventionellen Röntgenbildgebung gestellt werden. Dennoch hätte die computertomographische Untersuchung bezüglich Planung der Osteosynthese vielleicht geholfen. Auch hier sei erwähnt, dass durch die Desimpaktion des Humeruskopfes ein intrakavitärer Substanzverlust resultiert. Wir glauben, dass solche Defekte mit Knochenmaterial gefüllt werden müssen, um die Reposition halten zu können. Die winkelstabile Plattenosteosynthese per se ist ungenügend. Die Problematik der sekundären Fehlstellung durch Einsintern des Humeruskopfes, was dann zum Cut-out der Schrauben führt, ist ein wohl bekanntes Problem.

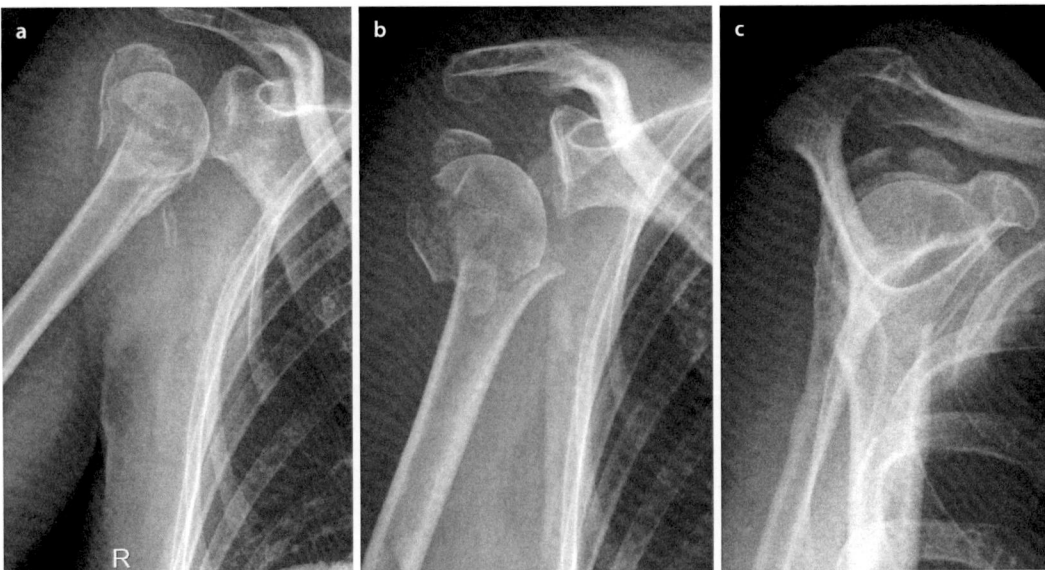

■ Abb. 20.1   a–c In Valgus impaktierte 4-Fragment-Humeruskopffraktur

20

◨ **Abb. 20.2   a–c** Status
5 Wochen nach Osteosyn-
these

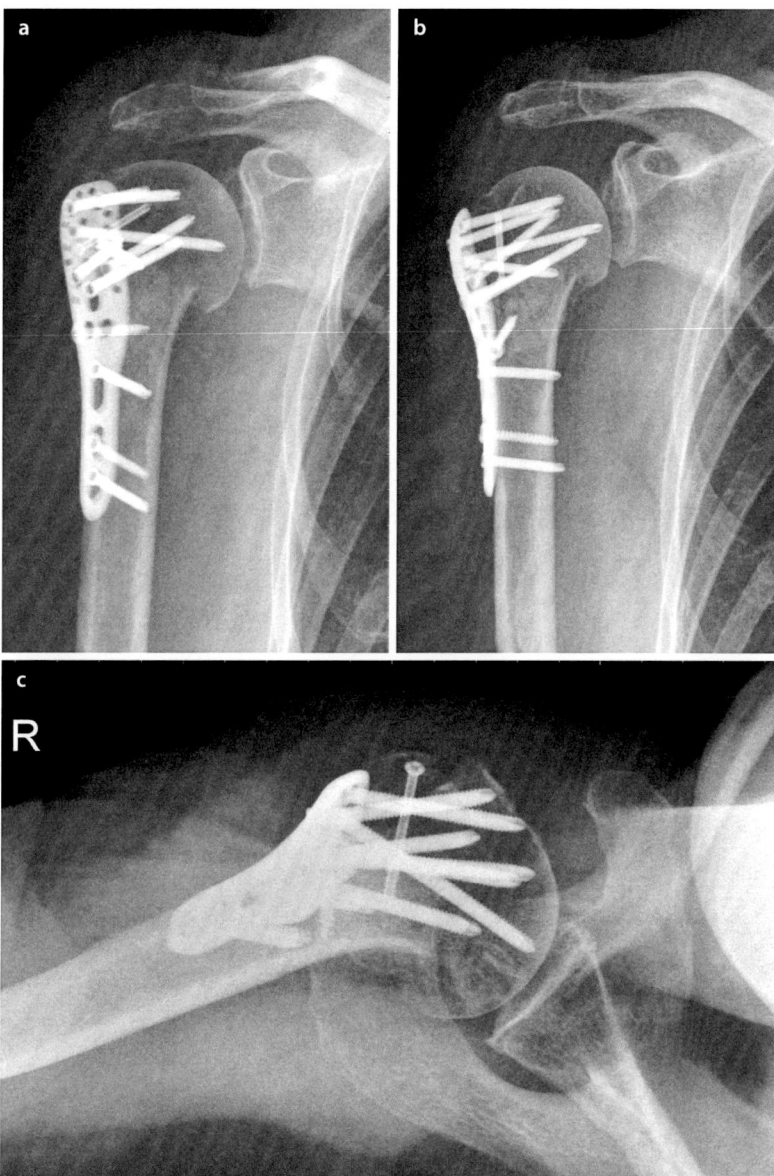

Proximale 4-Fragment-Humeruskopffraktur rechts mit ad latus- und Retroversions-Fehlstellung

© Springer-Verlag GmbH Deutschland, ein Teil von Springer Nature 2020
F. Moro et al. (Hrsg.), *Die proximalen Humerusfrakturen*,
https://doi.org/10.1007/978-3-662-60853-1_21

■ **Der Fall**

— Die 69-jährige Frau erleidet am 29.03.2018 bei einem Stolpersturz mit Kontusionierung der rechten Schulter eine proximale Humerusfraktur rechts (**◘** Abb. 21.1a, b). Die Patientin wird uns vom Hausarzt zur weiteren Behandlung zugewiesen.

— Wir beurteilen sie am 30.03.2018 an unserer Klinik. Die rechte Schulter wird schmerzbedingt immobil gehalten. Neurologisch bestehen keine Besonderheiten. Radiologisch zeigt sich eine proximale 4-Fragment-Fraktur des Humeruskopfes mit ad latus- und Retroversions-Fehlstellung. Zur genaueren operativen Planung veranlassen wir zusätzlich eine Computertomographie, die das Frakturausmass bestätigt (**◘** Abb. 21.2a–c). Die Indikation zur chirurgischen Therapie wird gestellt.

— Am 30.03.2018 wird der Eingriff durchgeführt: Offene Reposition, Plattenosteosynthese mit 3-Loch-Philosplatte sowie Abstützung des Tuberculum minus mit je einer 3-Loch- und 5-Loch-Viertelrohrplatte,

indirekte Zuggurtung mit PDS-Kordeln, Tenotomie der langen Bizepssehne mit Weichteiltenodese (**◘** Abb. 21.3a, b). Postoperativ physiotherapeutisch geführte Rehabilitation.

— 6 Wochen postoperativ beträgt die Schulterfunktion rechts Flexion/Abduktion gut 80°, Aussenrotation/Innenrotation in Neutralstellung 10/0/50°. Radiologisch ist das Osteosynthesematerial stabil, die Stellungsverhältnisse sind in sämtlichen Projektionen achsengerecht. Ein Repositionsverlust liegt nicht vor (**◘** Abb. 21.4a–c). Die rechte Schulter wird bezüglich Physiotherapie freigegeben inklusive dosiertem Kraftaufbau.

— 6 Monate nach Osteosynthese ist die Patientin beschwerdefrei. Die Schulterfunktion rechts normalisiert sich zunehmend mit Flexion 140°, Abduktion 120°. Sämtliche Komplexbewegungen sind problemlos durchführbar. Radiologisch ist das Osteosynthesematerial stabil. Die Stellungsverhältnisse sind achsengerecht. Die Frakturheilung ist abgeschlossen (**◘** Abb. 21.5a–c). Die Physiotherapie wird

◘ Abb. 21.1   a, b
Proximale 4-Fragment-Humeruskopffraktur mit Fehlstellung

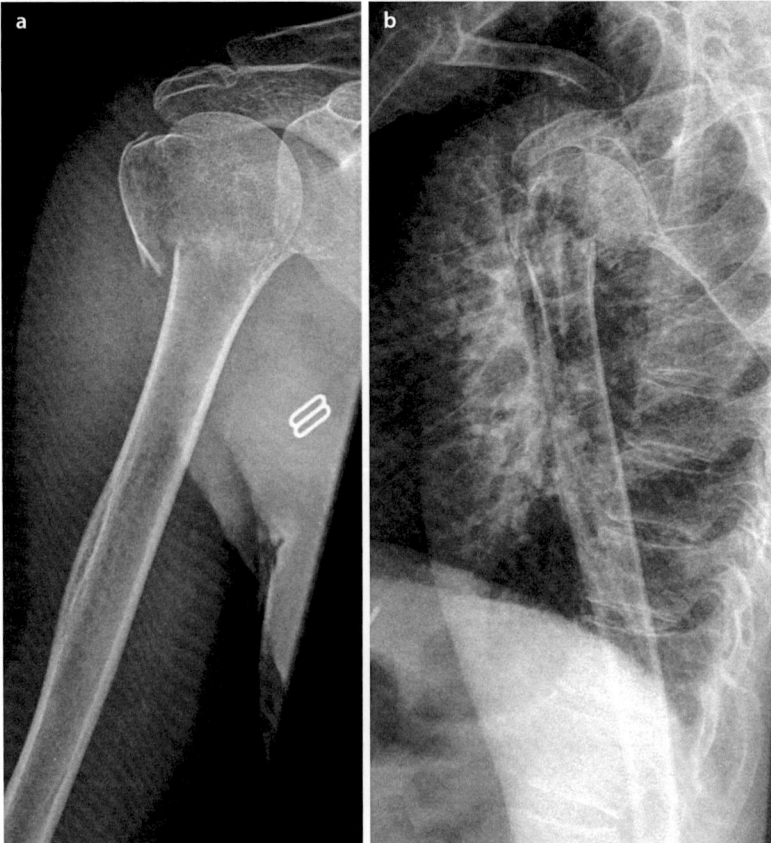

21

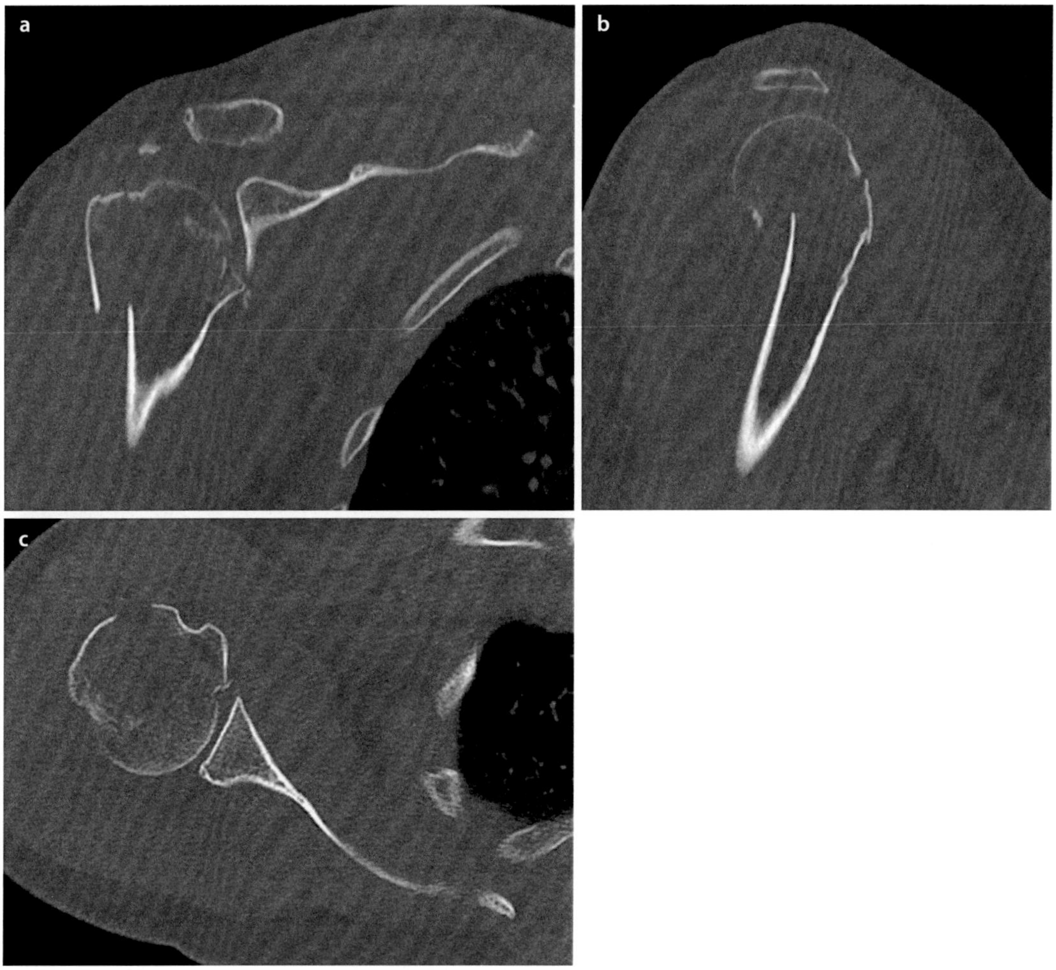

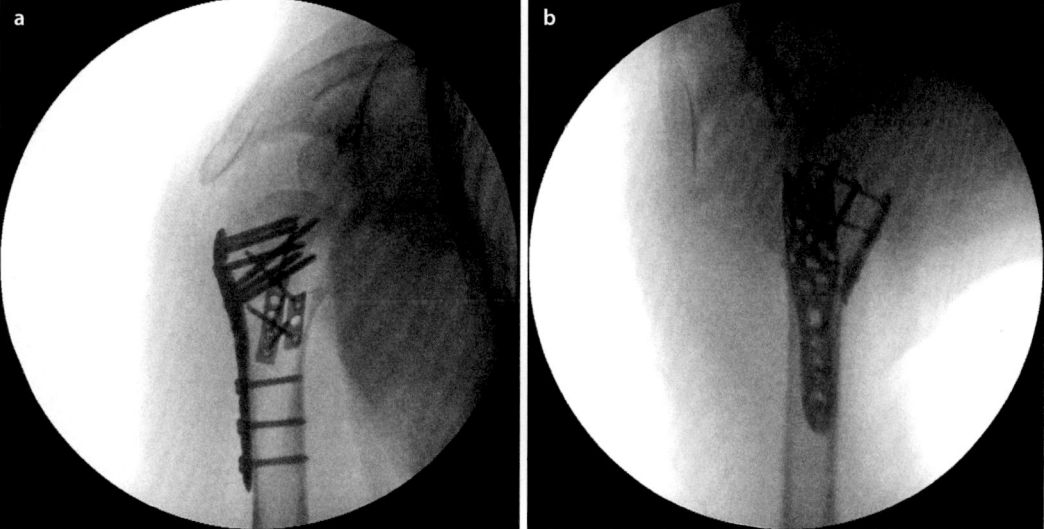

◘ **Abb. 21.2**   **a–c** Bilanzierung der Fraktur im CT

◘ **Abb. 21.3**   **a, b** Status nach Osteosynthese

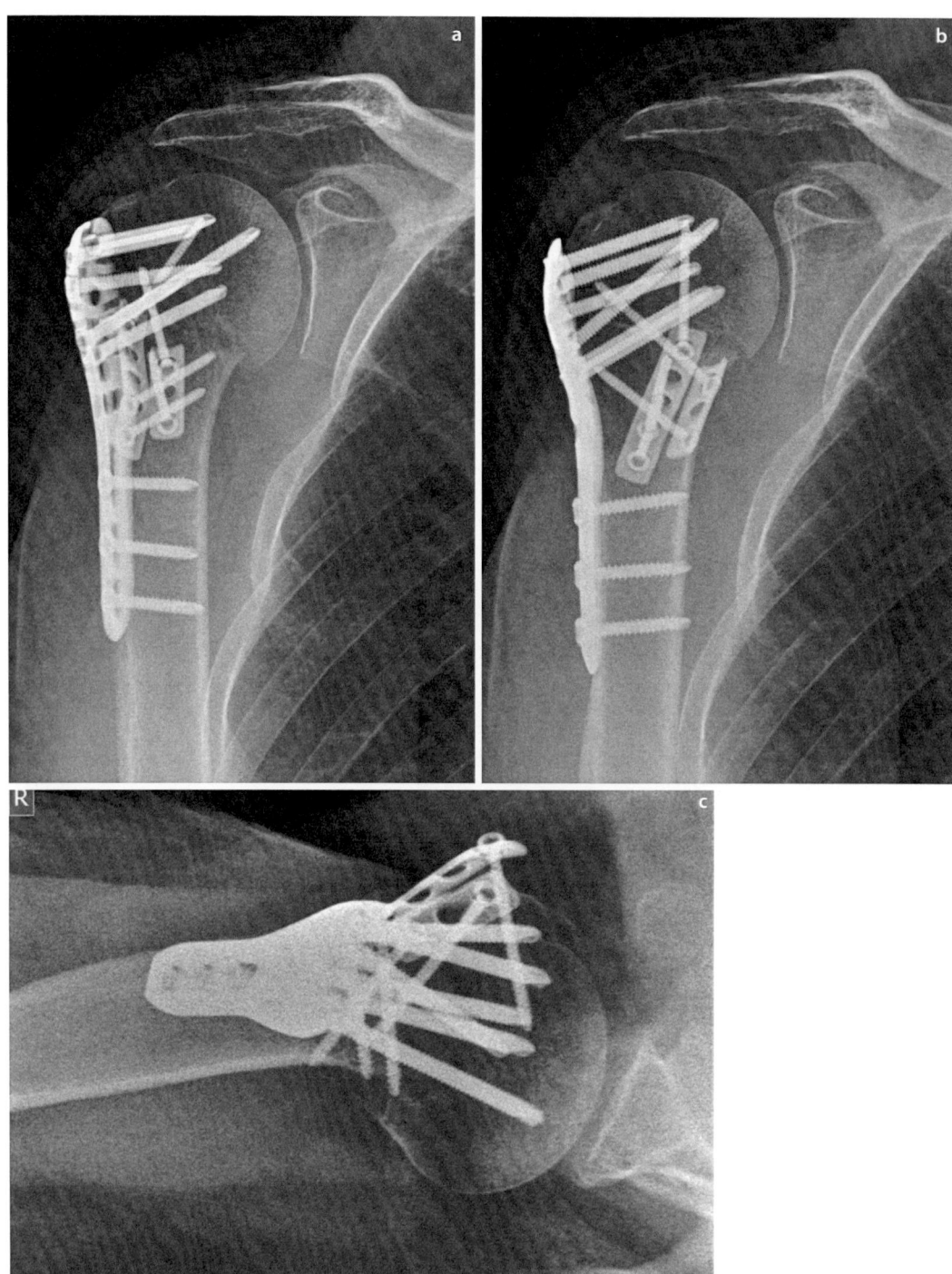

◻ **Abb. 21.4**   **a–c** 6 Wochen postoperativ: korrekte Stellung, kein Repositionsverlust

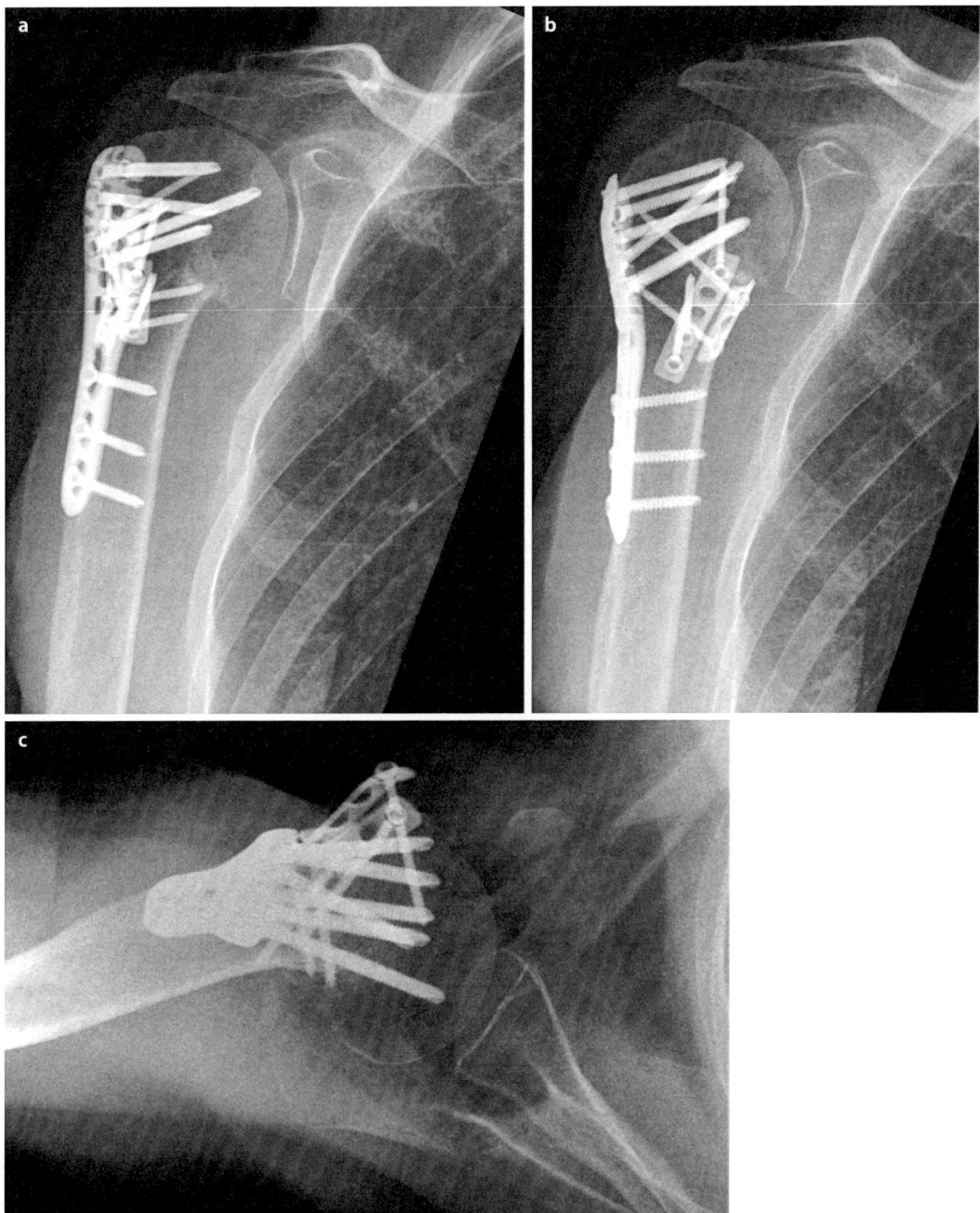

◘ Abb. 21.5   a–c 6 Monate postoperativ: Fraktur in korrekter Stellung konsolidiert

noch für 9 Sitzungen fortgeführt. Eine klinische und radiologische Kontrolle ist 1 Jahr nach dem Eingriff festgelegt.

■ **Analyse**

Viele Klassifikationssysteme werden in der Literatur aufgeführt und keines hat sich bis heute durchgesetzt, insbesondere wenn es darum geht zu entscheiden, ob eine operative oder konservative Therapie notwendig ist. Man hat sich bis heute immer wieder auf rein deskriptive Beschreibungen beschränkt. Bezüglich der Prognose, das heisst des zu erwartenden Outcomes, des Risikos einer Humeruskopfnekrose und der Toleranz der Deformität herrscht bis heute noch Uneinigkeit. Dieser Fall soll exemplarisch dafür stehen. Strenge Kriterien für eine Osteosynthese hätten bei weitem nicht alle Kollegen gesehen. Allein der Tatbestand, dass der Humeruskopf metaphysär im Schaft impaktiert ist, hätte für eine stabile Situation gesprochen. Wir aber haben die ad latus-Verschiebung um einen Viertel der Schaftbreite und die vermehrte Retroversion so nicht toleriert und uns deshalb für die Osteosynthese entschieden. Durch die Intervention wurde beides korrigiert, wie aus den Abbildungen ersichtlich ist. Ob dies allein entscheidend war für das gute funktionelle Resultat, können wir letztendlich nicht beweisen. Die Frage, wieviel Fehlstellung tolerierbar ist, bleibt offen. Einer möglichen Kritik bei dieser operativen Indikation müssen wir uns stellen.

3-Fragment-Fraktur proximaler Humerus rechts

© Springer-Verlag GmbH Deutschland, ein Teil von Springer Nature 2020
F. Moro et al. (Hrsg.), *Die proximalen Humerusfrakturen*,
https://doi.org/10.1007/978-3-662-60853-1_22

- **Der Fall**
- Die 58-jährige Frau stürzt am 25.10.2009 in Gran Canaria beim Fahrradfahren, zieht sich dabei eine proximale Humerusfraktur rechts zu und wird am 26.10.2009 in einer Privatklinik auf Gran Canaria mit einer perkutanen Spickdraht-Osteosynthese an ihrem rechten Humerus versorgt.
- Notfallmässige Zuweisung der Patientin an uns am 06.11.2009 nach Rückkehr in die Schweiz durch ihren Hausarzt. Es findet sich ein deutliches Hämatom im Schulter-/Ellbogenbereich rechts mit leichter Hautrötung um die perkutan eingebrachten Kirschnerdrähte. Die Schulterfunktion rechts ist schmerzbedingt nicht prüfbar. Radiologisch zeigt sich eine erhebliche Dislokation des proximalen Fragmentes bei ungenügender Reposition (■ Abb. 22.1a–c). Wir schlagen das folgende Procedere vor: 1. Abstrich an den Kirschnerdrahtendigungen wegen der Gefahr eines MRSA-Infektes (multiresistenter Staphylococcus aureus). Dies erfolgt am 06.11.2009. 2. Ambulante Kirschnerdraht-Entfernung in Kurznarkose mit Sonikation der Spitzen der Kirschnerdrähte am 09.11.2009. 3. Re-Osteosynthese mit Philosplatte.
- Am 12.11.2009 erfolgt die Revision am rechten Humerus: 5-Loch-Philosplatten-Osteosynthese sowie Schraubenosteosynthese zur Fixation des Tuberculum minus mit zwei durchbohrten 3,0 mm Schrauben. Postoperativ Ortho-Gilet mit begleitender Physiotherapie für 6 Wochen.
- 6 Wochen nach dem Eingriff besteht eine bereits ordentliche Schulterbeweglichkeit rechts mit Abduktion von 70° und guter Rotation im mittleren Bereich. Radiologisch liegt eine praktisch anatomische Rekonstruktion mit festem Plattensitz vor (■ Abb. 22.2a, b). Die Physiotherapie darf zunehmend auch über die Horizontale geführt werden.
- 6 Monate nach Plattenosteosynthese normalisiert sich die Schulterfunktion rechts zunehmend: Flexion/Elevation 145°, Nackengriff gut möglich, Schürzengriff bis LWK1. Radiologisch ist die Fraktur konsolidiert mit guter glenohumeraler Korrespondenz und erhaltenem Gelenkspalt (■ Abb. 22.3a–c). Bei endgradiger Bewegungseinschränkung und subjektiv störendem Osteosynthesematerial wird die Indikation zur Metallentfernung bei gleichzeitiger Schulterarthroskopie rechts gestellt.
- Am 08.06.2010 erfolgt das arthroskopische Débridement glenohumeral rechts bei intakter Rotatorenmanschette und zirkulär erhaltenem Limbus. Das Osteosynthesematerial wird entfernt (■ Abb. 22.4a–c). Die rechte Schulter wird freigegeben. Eine klinische Kontrolle 6 Monate nach Metallentfernung zeigt eine weitgehende Restitutio. Auf die mögliche Entwicklung einer posttraumatischen Humeruskopfnekrose wurde die Patientin hingewiesen.

- **Analyse**

Es ist befremdend, feststellen zu müssen, dass mit all den Kenntnissen bei der Entwicklung der letzten Jahre in der osteosynthetischen Versorgung eine relativ einfache proximale Humerusfraktur in dieser Art und Weise angegangen wird. Wir glauben zu wissen, dass Sie unsere Einschätzung teilen und die Indikation für die Revision und Re-Osteosynthese auch gestellt hätten. Wir favorisieren klar die Plattenosteosynthese, wenn auch eine anterograde Marknagelung hier hätte diskutiert werden können. Bedingt durch den Frakturausläufer in die Diaphyse wurde die winkelstabile Platte länger gewählt.

22

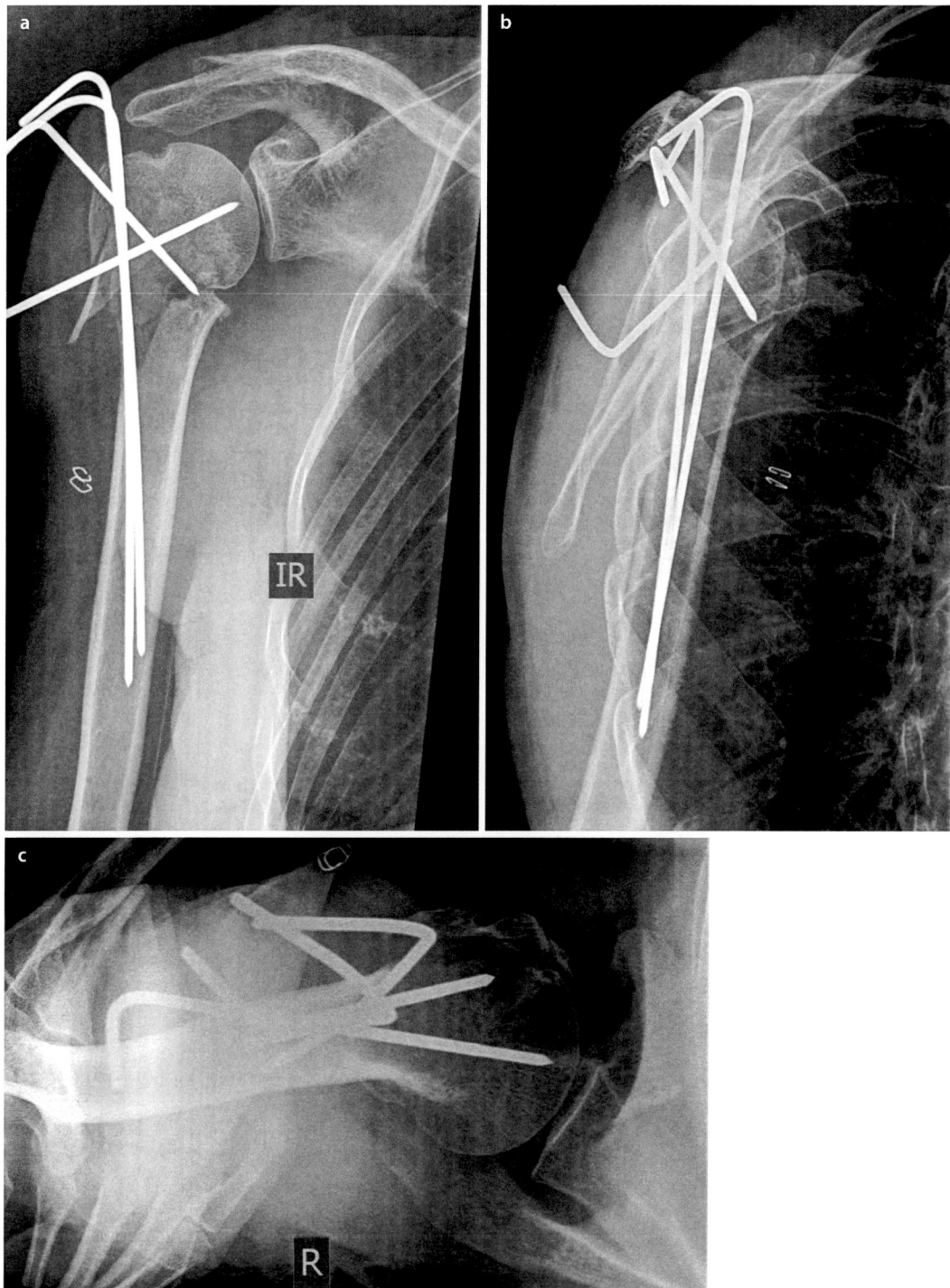

◘ **Abb. 22.1   a–c** Status nach Kirschnerdraht-Spickung einer 3-Fragment-Fraktur proximaler Humerus

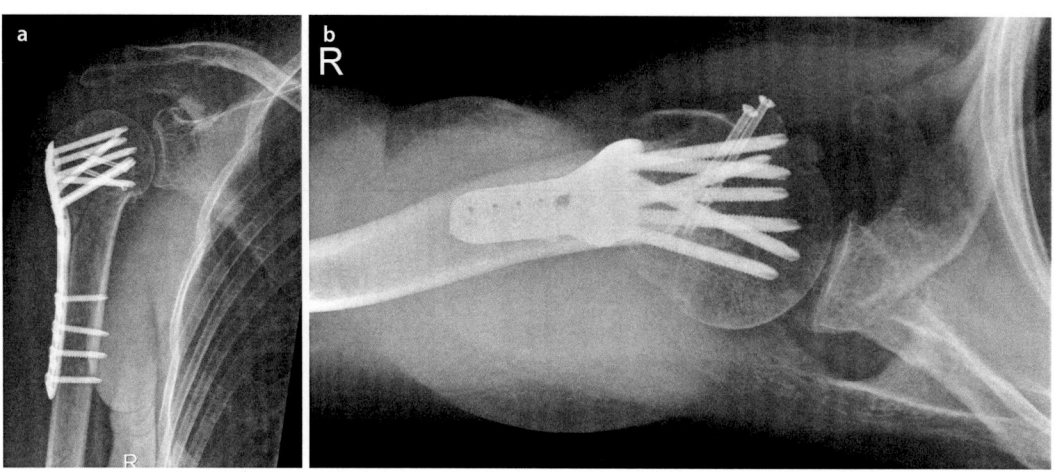

◻ **Abb. 22.2   a, b** Status nach Osteosynthese

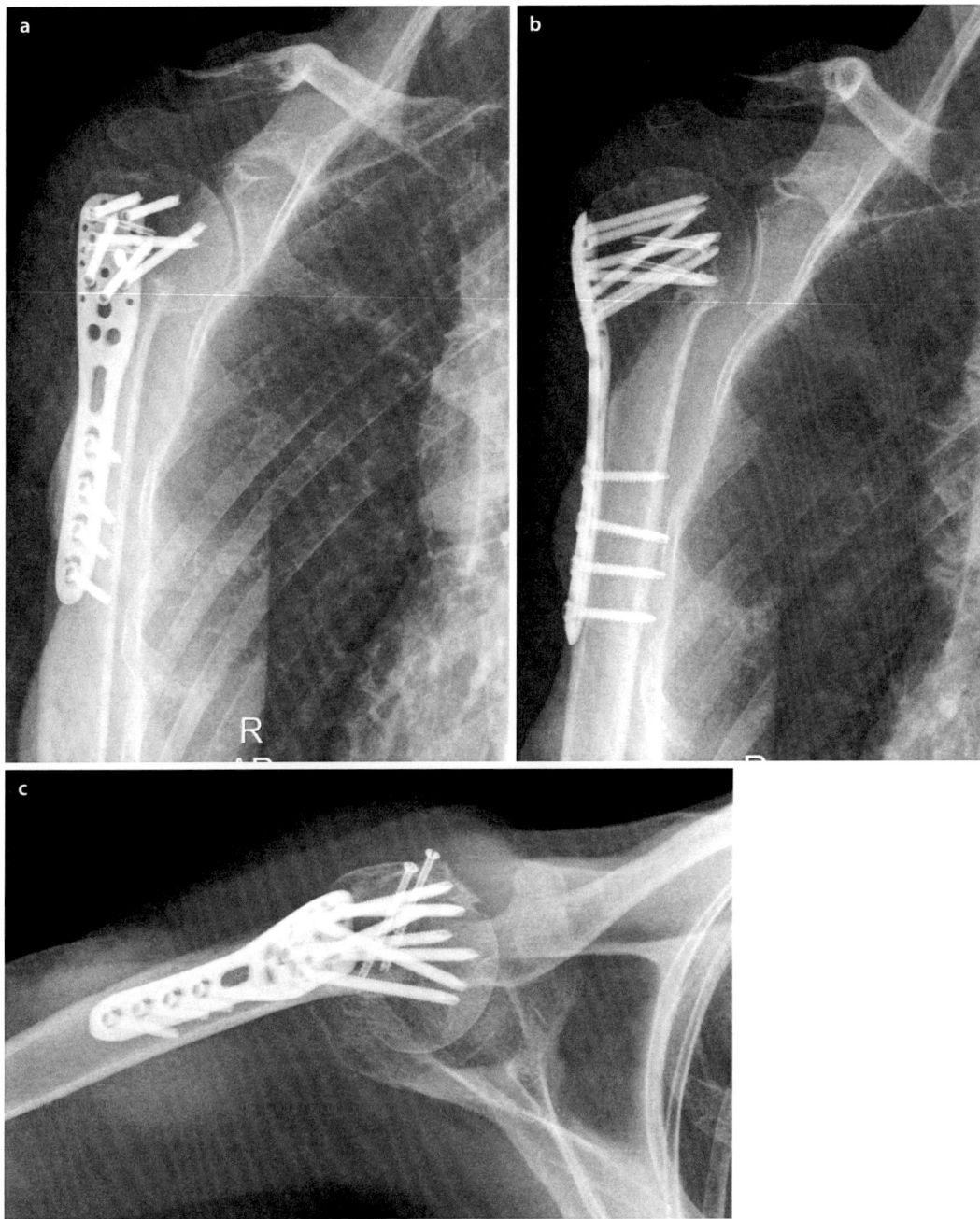

□ Abb. 22.3 a–c 6 Monate nach Plattenosteosynthese: Fraktur konsolidiert

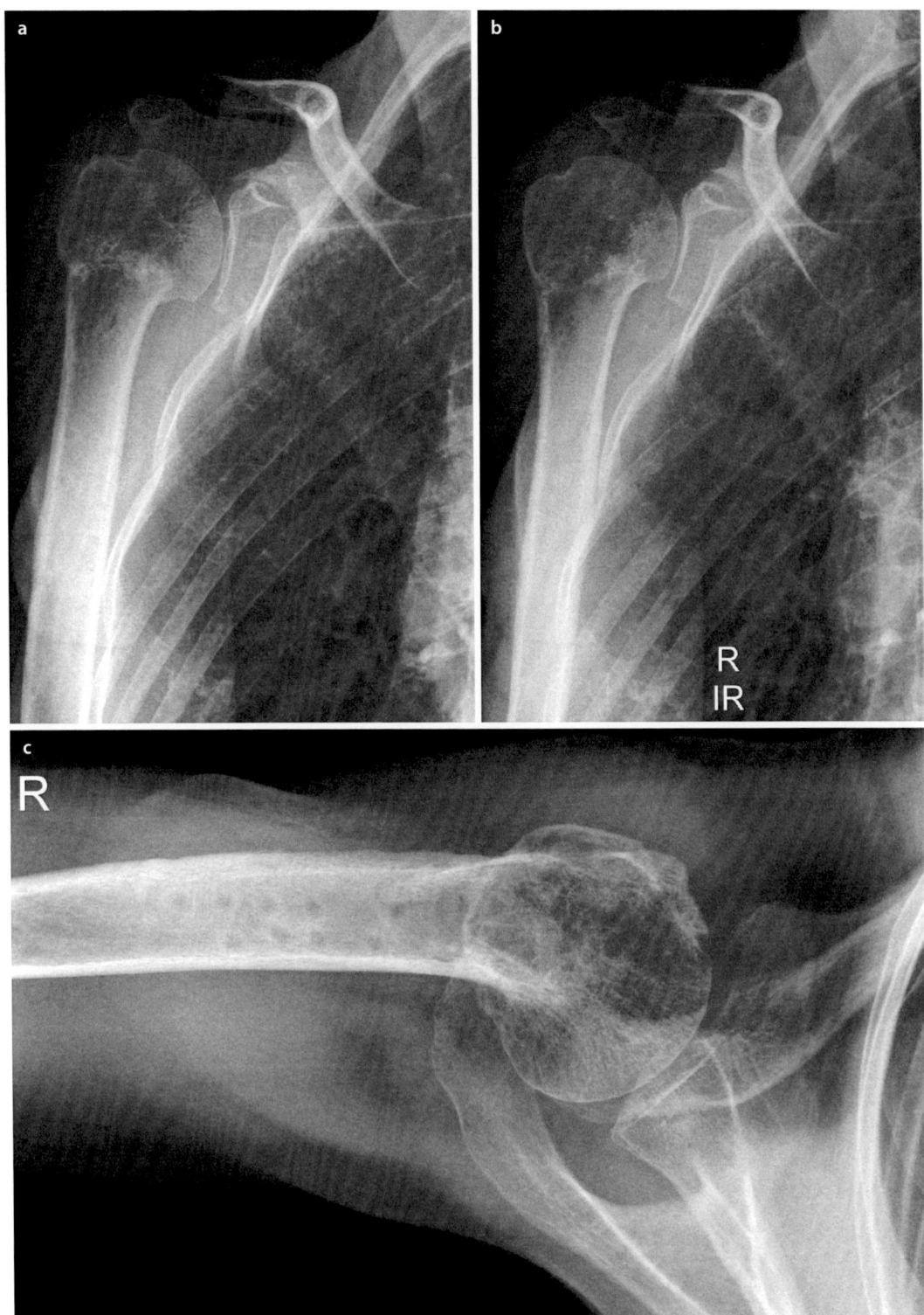

◘ **Abb. 22.4   a–c** Status nach Metallentfernung 8 Monate nach Osteosynthese

Proximale mehrfragmentäre Humerusfraktur rechts mit Dislokation des Humeruskopfes nach posterior

© Springer-Verlag GmbH Deutschland, ein Teil von Springer Nature 2020
F. Moro et al. (Hrsg.), *Die proximalen Humerusfrakturen*,
https://doi.org/10.1007/978-3-662-60853-1_23

23

■ **Der Fall**

— Der 62-jährige Mann erleidet bei einem Fahrradsturz in Spanien am 16.01.2013 eine proximale Humerusfraktur rechts. Bei der Konsultation an unserer Klinik am 17.01.2013 bestätigt sich das komplexe Frakturbild in den konventionellen Röntgenbildern (◘ Abb. 23.1a, b) sowie in der Computertomographie (◘ Abb. 23.2a–c).

— Die osteosynthetische Versorgung findet am 23.01.2013 statt: Offene Reposition, Platten- und Schraubenosteosynthese mit periartikulärer 3,5 mm Humerusplatte sowie 4-Loch 2,7 mm-Viertelrohrplatte und allogener Spongiosaplastik in Inlay-Technik (◘ Abb. 23.3a, b). Postoperativ Ortho-Gilet für 6 Wochen mit begleitender Physiotherapie.

— Bei Frühinfekt – vermutlich durch ein Erysipel am rechten Vorderarm induziert – werden am 11.02. und 20.02.2013 Wundrevisionen mit Jet-Lavage durchgeführt. Der Infekt heilt problemlos ab.

— 5 Monate nach Osteosynthese besteht eine alltagstaugliche Schulterbeweglichkeit rechts von Flexion 120°, Abduktion 110° bei gut durchführbarem Nacken- und Schürzengriff. Radiologisch liegt das Osteosynthesematerial korrekt in situ. Die Frakturheilung ist in anatomischen Stellungsverhältnissen abgeschlossen (◘ Abb. 23.4a–c).

— Wegen Restbeschwerden im rechten Schultergürtel meldet sich der Patient am 09.12.2013. Die Schulterbeweglichkeit rechts ist praktisch seitengleich. Radiologisch ist das Osteosynthesematerial stabil. Die Fraktur ist konsolidiert (◘ Abb. 23.5a–c), was sich auch in der Computertomographie bestätigt (◘ Abb. 23.6a, b). Dem Patienten wird die Metallentfernung bei gleichzeitiger Arthroskopie der rechten Schulter zur intraartikulären Bestandsaufnahme vorgeschlagen.

— Am 30.12.2013 wird die Zweitintervention durchgeführt: Die Schulterarthroskopie rechts zeigt eine beginnende glenohumerale Arthrose mässigen Ausmasses. Die Metallentfernung am proximalen Humerus rechts erfolgt in gleicher Sitzung.

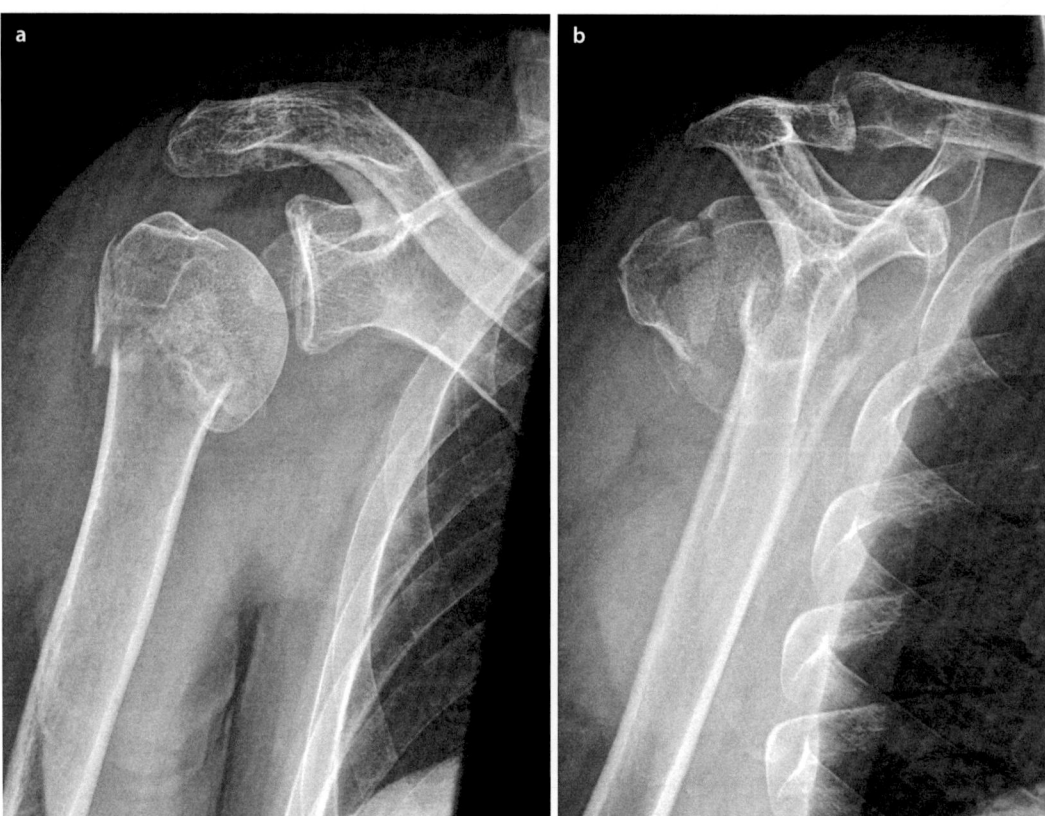

◘ **Abb. 23.1** **a, b** Proximale mehrfragmentäre Humerusfraktur mit Kopfdislokation nach posterior

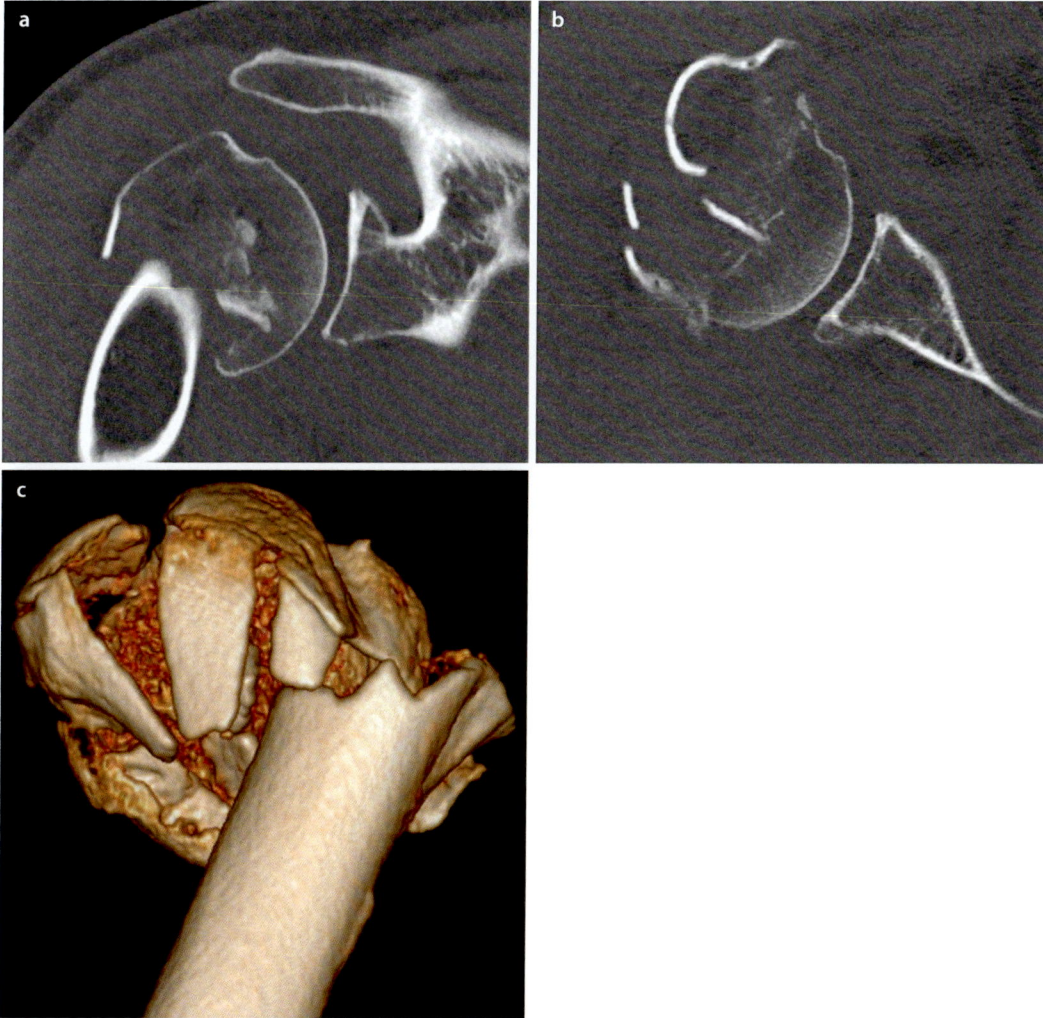

◻ **Abb. 23.2** **a–c** Bilanzierung der Fraktur im CT

— Am 06.01.2016, 3 Jahre nach Osteosynthese, findet zum Ausschluss einer allfälligen sich entwickelnden Humeruskopfnekrose eine Kontrolle statt. Der Patient ist weitgehend beschwerdefrei, die Schulterfunktion ist nahezu seitengleich. Radiologisch zeigen sich keine Zeichen einer Humeruskopfnekrose. Korrekte Zentrierung in sämtlichen Projektionen, keine relevante posttraumatische Arthrose, inkorporierter Allograft (◻ Abb. 23.7a–c).

■ **Analyse**

Über die Wertigkeit der computertomographischen Untersuchung präoperativ besteht keine Einigkeit bei diesen Verletzungen. Dieses Beispiel soll jedoch verdeutlichen, wie die Computertomographie inklusive 3-D-Rekonstruktion das wirkliche Frakturausmass illustriert. In der nativ-radiologischen Bildgebung kommt das Ausmass der Komplexität nicht zur Darstellung. Um vorbereitet zu sein für eine solch schwierige Osteosynthese, glauben wir, dass die Computertomographie ein Muss sein sollte. Der Aufbau mit dem intramedullären Allograft zur Stützung der Osteosynthese im Sinne eines Void Fillers soll hier nochmals verdeutlicht werden. Die Röntgenbilder 3 Jahre nach Osteosynthese zeigen die komplette Inkorporation des Allografts. Der Infekt wurde früh erfasst, konsequent angegangen und bei stabiler Osteosynthese mehrfach lavagiert und debridiert unter Belassung des Osteosynthesematerials und begleitender resistenzgerechter Antibiotikatherapie. Solange die Osteosynthese stabil ist, kann so der Infekt wie auch die Fraktur zur Ausheilung gebracht werden.

23

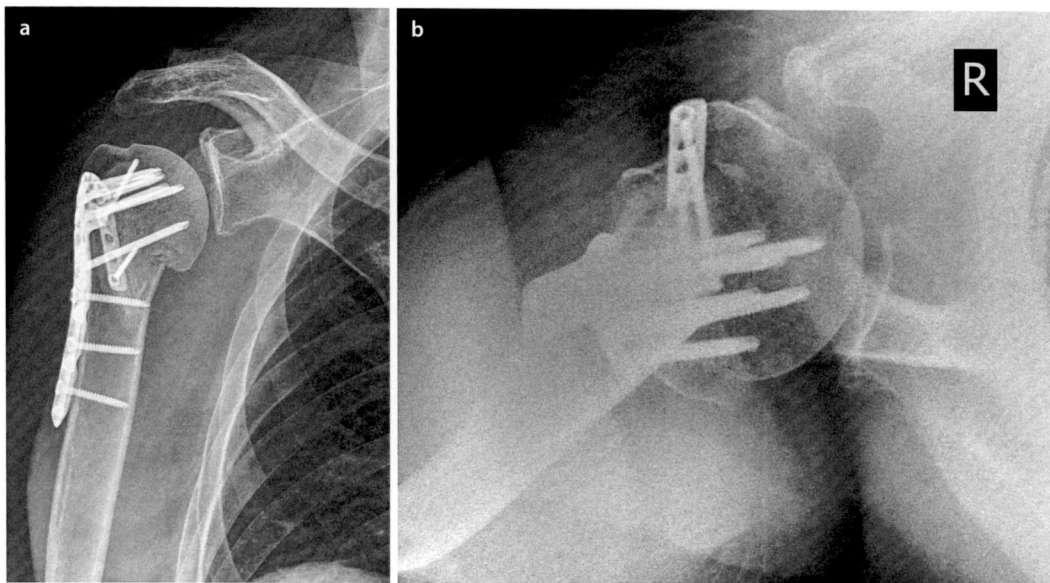

◘ **Abb. 23.3   a, b** Status nach Osteosynthese

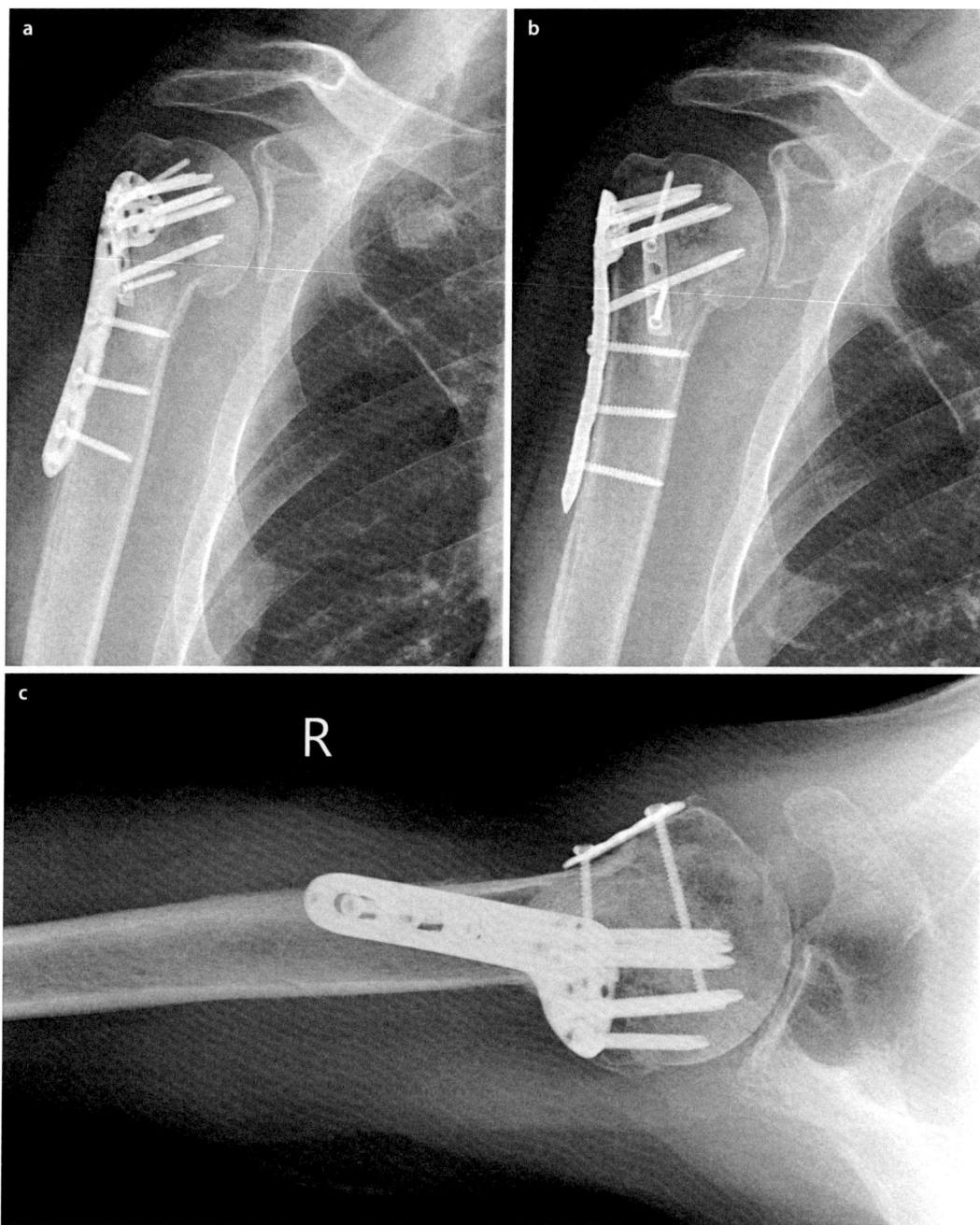

☐ **Abb. 23.4** **a–c** Status 5 Monate nach Osteosynthese: Fraktur konsolidiert

23

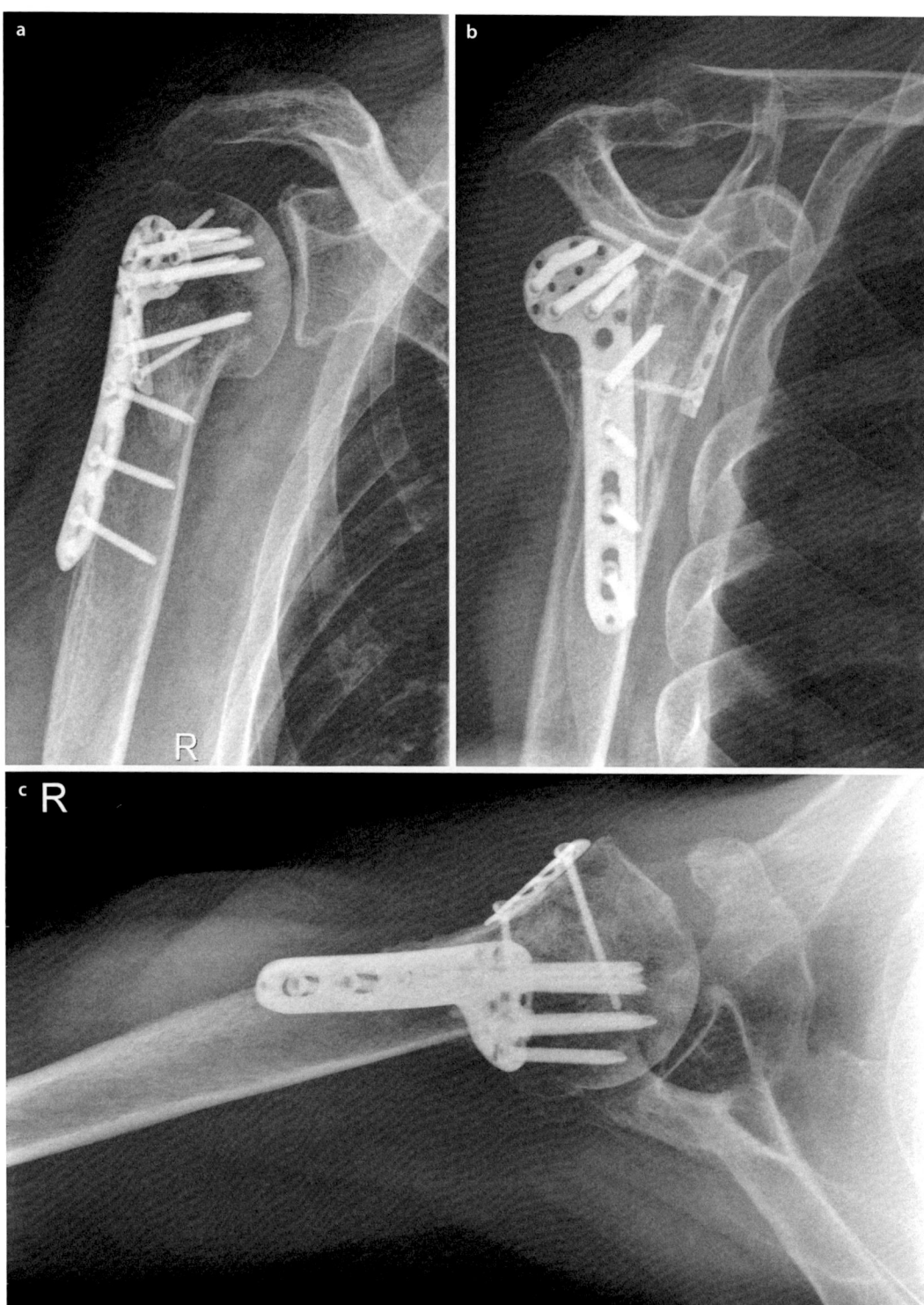

☐ **Abb. 23.5   a–c** 1 Jahr nach Osteosynthese: Fraktur konsolidiert, Restschmerzen

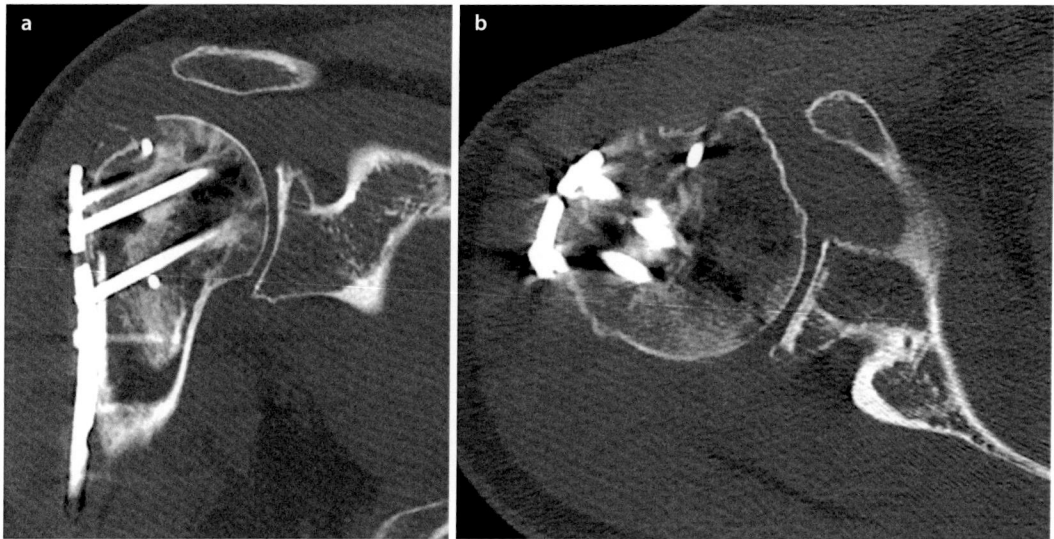

◘ **Abb. 23.6**   **a, b** CT bestätigt korrekte Frakturheilung

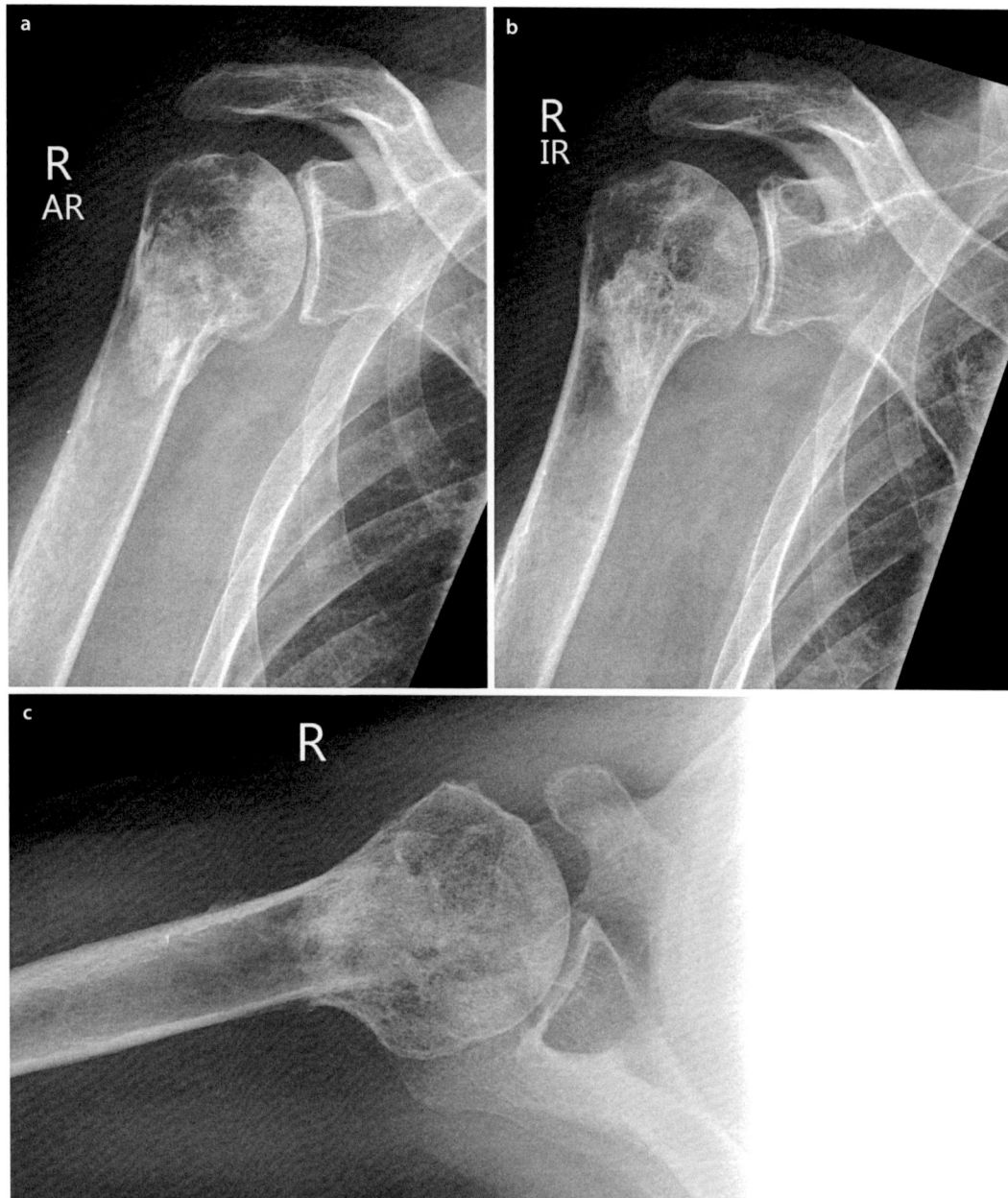

◻ **Abb. 23.7** **a–c** Status nach Metallentfernung 1 Jahr nach Osteosynthese

Proximale 3-Fragment-Humerusfraktur rechts vom varischen Morphotyp

© Springer-Verlag GmbH Deutschland, ein Teil von Springer Nature 2020
F. Moro et al. (Hrsg.), *Die proximalen Humerusfrakturen*,
https://doi.org/10.1007/978-3-662-60853-1_24

■ **Der Fall**

— Der 58-jährige Mann stürzt mit seinem Motorrad am 23.06.2012 und zieht sich eine proximale Humerusfraktur rechts zu (■ Abb. 24.1a, b). Im peripheren Krankenhaus wird nach zusätzlicher Computertomographie die operative Sanierung empfohlen. Die computertomographische Untersuchung zeigt ein komplexes Fraktursystem einer 3-Fragment-Humerusfraktur entsprechend mit dorsaler Varuskippung und kleinem, imprimiertem Kopfkalottenfragment (■ Abb. 24.2a–c). Die Indikation zur Osteosynthese ist für uns gegeben. Zusätzlich leidet der Patient an einem Diabetes mellitus Typ II.

— Am 26.06.2012 wird der Eingriff vorgenommen: Offene Reposition, Plattenosteosynthese mit 3-Loch-Philosplatte und zusätzlicher medialer Abstützung mit 2,7 mm 4-Loch-Viertelrohrplatte sowie allogene Spongiosaplas-

tik in Inlay-Technik (■ Abb. 24.3a–c). Postoperativ wird eine milde Physiotherapie verordnet.

— Am 10.07.2012 muss ein organisiertes Hämatom mit ausgedehnter Jet-Lavage evakuiert werden. Es zeigt sich ein intraoperativer Keimnachweis von Staphylococcus epidermidis. Eine Keim-gerechte Doppelantibiotikatherapie wird veranlasst, der Patient durch unsere Infektiologen begleitet. Radiologisch zeigt sich keine Lockerung des Osteosynthesematerials. Ein sekundärer Repositionsverlust liegt nicht vor (■ Abb. 24.4a–c). Der Infekt ist in der Folge beherrscht. Eine vorzeitige Metallentfernung frühestens 4 Monate nach der Osteosynthese wird diskutiert.

— 9 Wochen nach Osteosynthese normalisieren sich die Infektparameter. Radiologisch besteht ein sekundärer Repositionsverlust, ein Schraubenbruch proximal liegt vor. Auch der Humeruskopf ist leicht in varus kollabiert

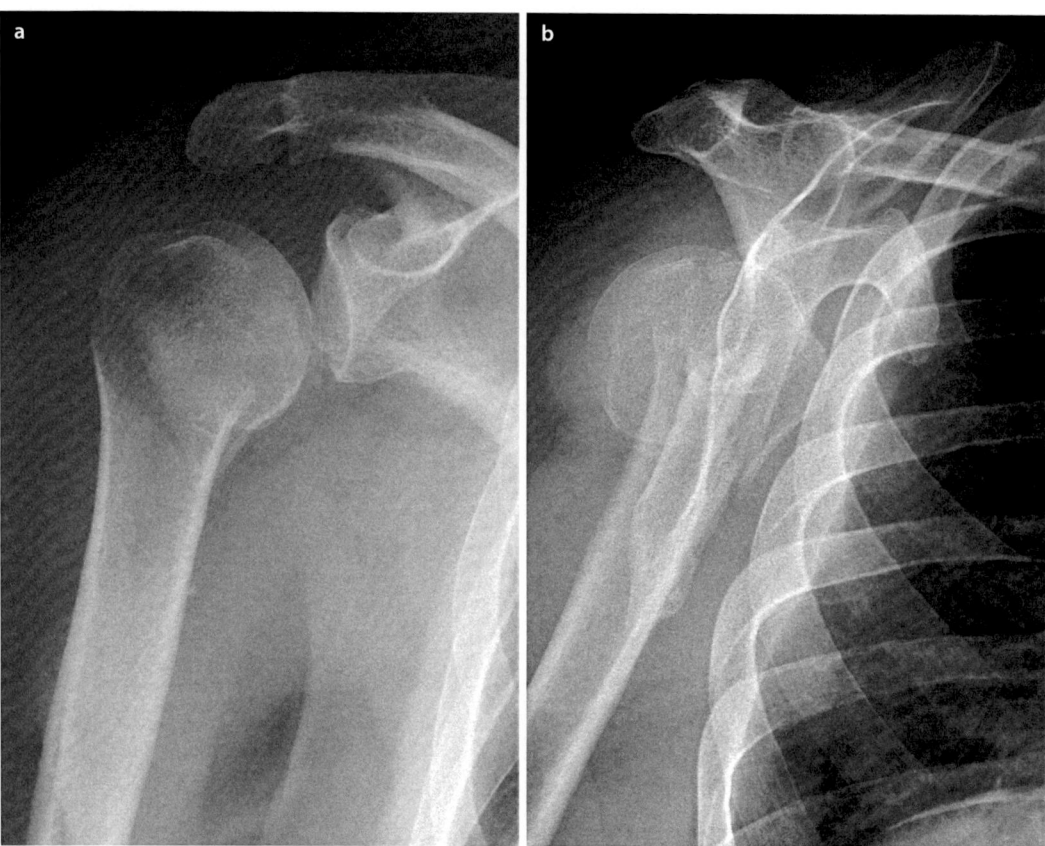

■ **Abb. 24.1   a, b** Proximale 3-Fragment-Humerusfraktur vom varischen Morphotyp

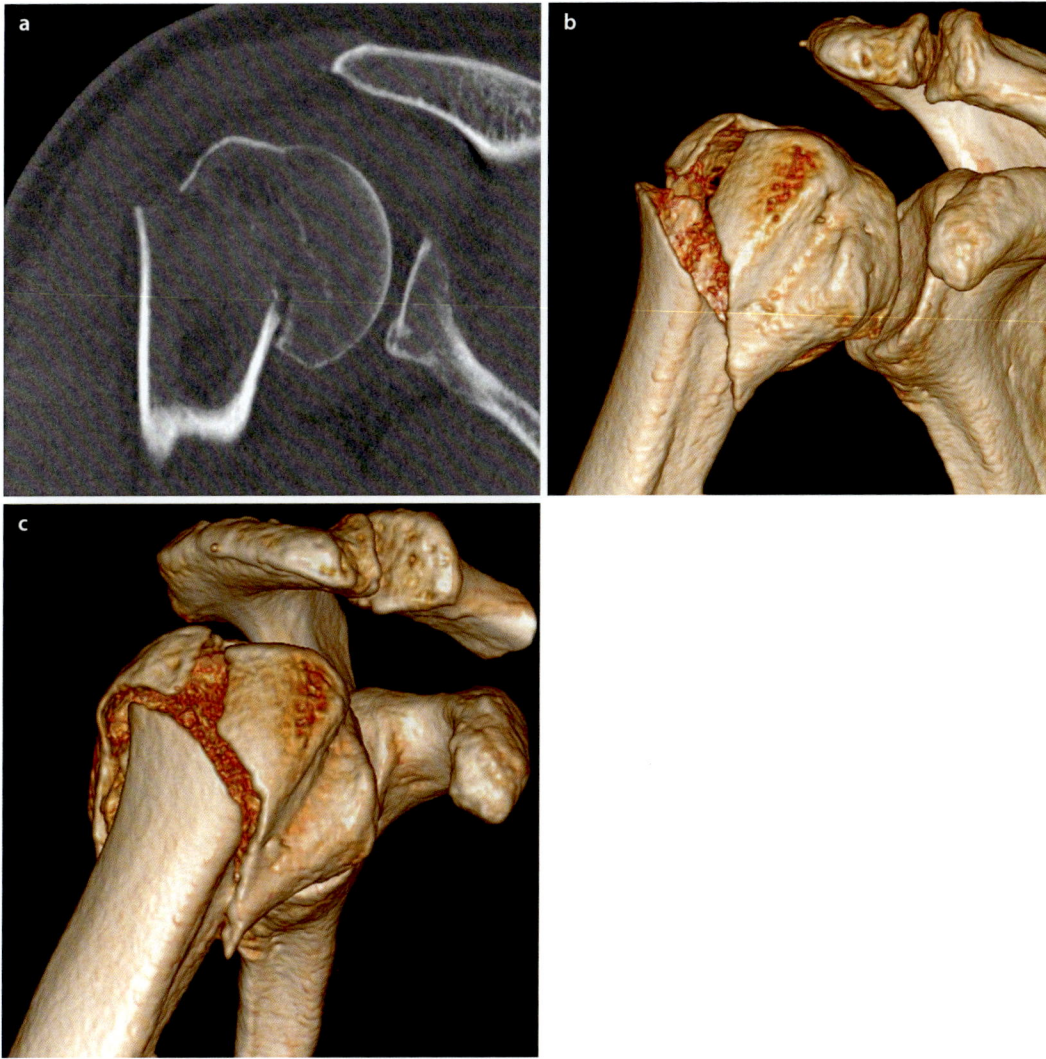

◨ **Abb. 24.2   a–c** Präoperatives CT

(◨ Abb. 24.5a–c). Die Antibiotikatherapie wird bis zur Metallentfernung frühestens 6 Monate nach Osteosynthese weitergeführt.

— 3 Monate nach Osteosynthese imponiert immer noch eine fokale Rötung im distalen Narbenbereich. Die Schulterfunktion rechts ist eingeschränkt. Radiologisch besteht ein sekundärer Repositionsverlust mit vermehrter Varuskippung des Humeruskopfes. Eine verzögerte Frakturheilung liegt vor (◨ Abb. 24.6a–c).

— Am 15.10.2012, 3½ Monate nach Osteosynthese, wird wegen des Verdachtes auf einen persistierenden chronischen Infekt sowie Pseudarthrosenbildung die vorzeitige Metallentfernung mit Jet-Lavage und multiplen Biopsieentnahmen/Histologieproben vorgenommen.

— 6 Wochen nach dem Revisionseingriff besteht eine passable Schulterfunktion mit Flexion und Abduktion aktiv von 90°. Die Rotationsamplituden in Neutralstellung sind frei. In sämtlichen Biopsien konnte kein Erreger nachgewiesen werden. Auch die Sonikation blieb negativ. Radiologisch zeigt sich die Pseudarthrose des proximalen Humerus mit Verkippung des Kopffragmentes in Varusstellung. Es bestehen keine Anhaltspunkte für

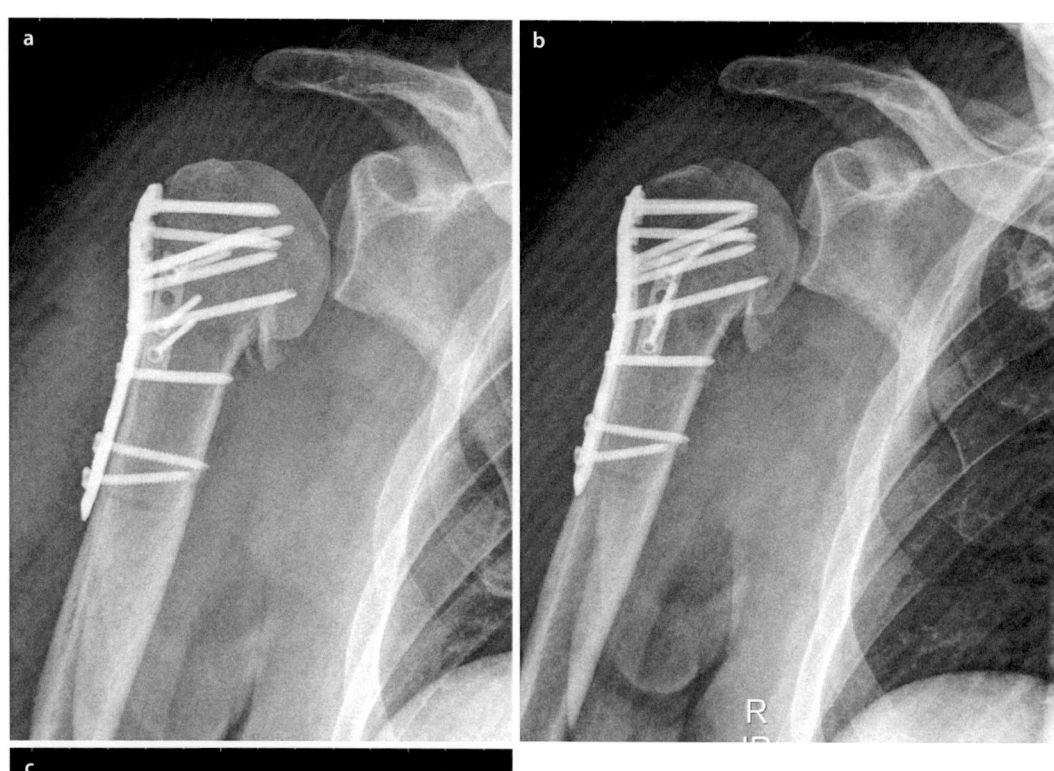

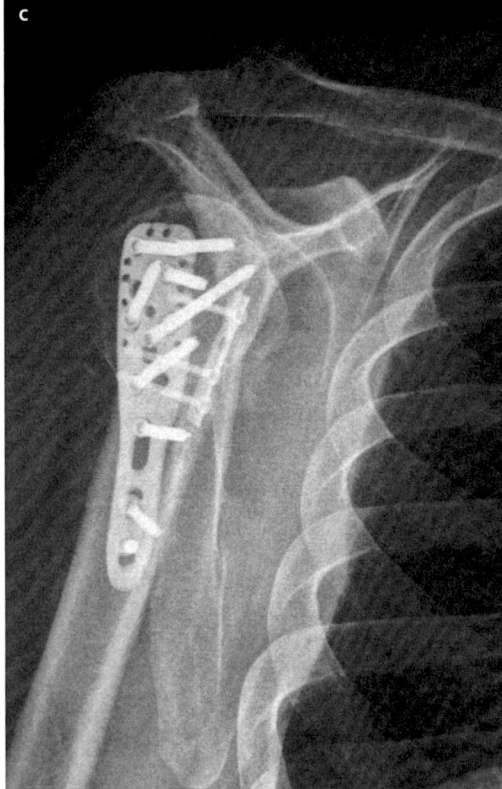

■ **Abb. 24.3   a–c** Status nach Osteosynthese

■ **Abb. 24.4**   **a–c** Status
2 Wochen postoperative
bei Hämatom-Ausräumung
Nachweis von Staphylococ-
cus epidermidis

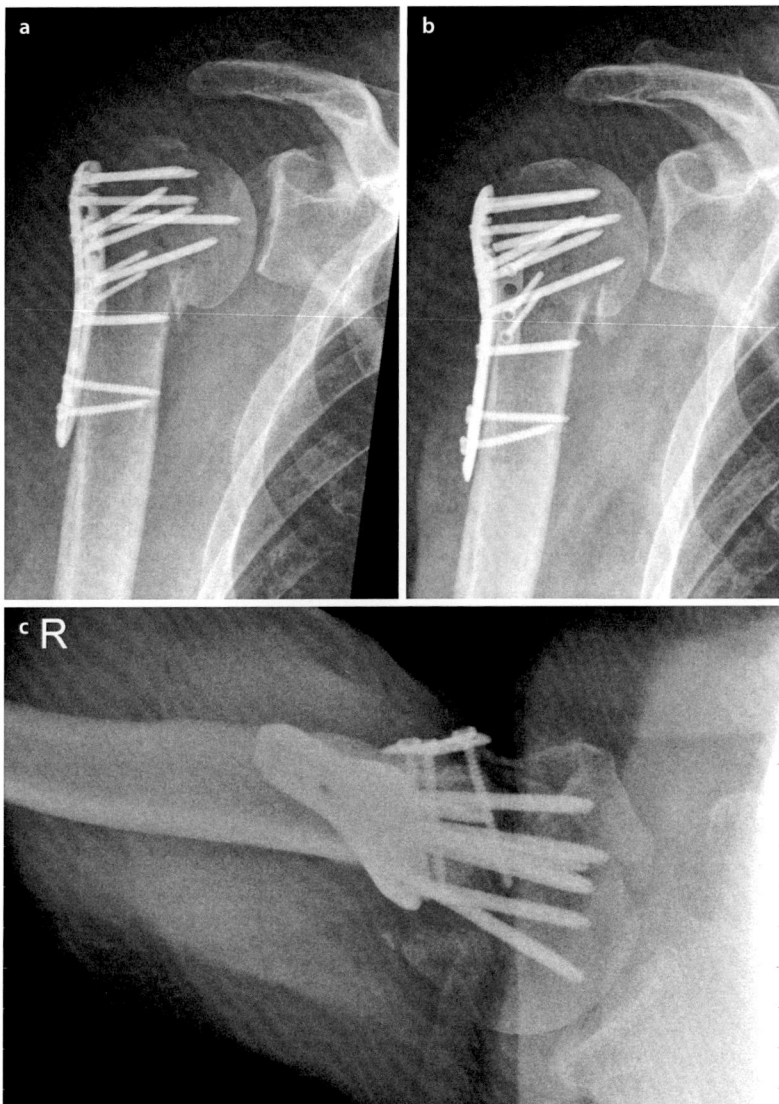

eine Humeruskopfnekrose (■ Abb. 24.7a–c).
Die Antibiotikatherapie wird sistiert, die
Physiotherapie weitergeführt.

— 6 Monate nach dem zuletzt durchgeführten
Eingriff liegt funktionell ein akzeptables
Resultat vor. Elevation über die Horizontale
löst im rechten Schultergürtel Schmerzen aus.
Radiologisch liegt die bekannte Pseudarthrose
des proximalen Humerus vor mit Verkippung
des Kopffragmentes in varus. Die glenohumerale Zentrierung ist in sämtlichen Aufnahmen
gegeben (■ Abb. 24.8a–c). Der Patient arbeitet
im angestammten Beruf wieder zu 50 %.
Weitmaschige Kontrollen sind vereinbart.

— 1 Jahr nach dem letzten Eingriff liegt bei
Schmerzfreiheit ein gutes funktionelles
Resultat an der rechten Schulter vor: Flexion
und Abduktion 130°. Sämtliche Komplexbewegungen sind problemlos durchführbar.
Radiologisch liegt eine straffe Pseudarthrose
vor. Der in Varusstellung verkippte Humeruskopf ist unverändert fixiert ohne Hinweis auf
eine Humeruskopfnekrose (■ Abb. 24.9a–c).
Zurzeit drängen sich keine weiteren chirurgischen Massnahmen auf. Der Patient arbeitet
zu 100 % im angestammten Beruf.

— Gute 2 Jahre nach Revision wünscht der
Patient eine Standortsbestimmung. Er ist

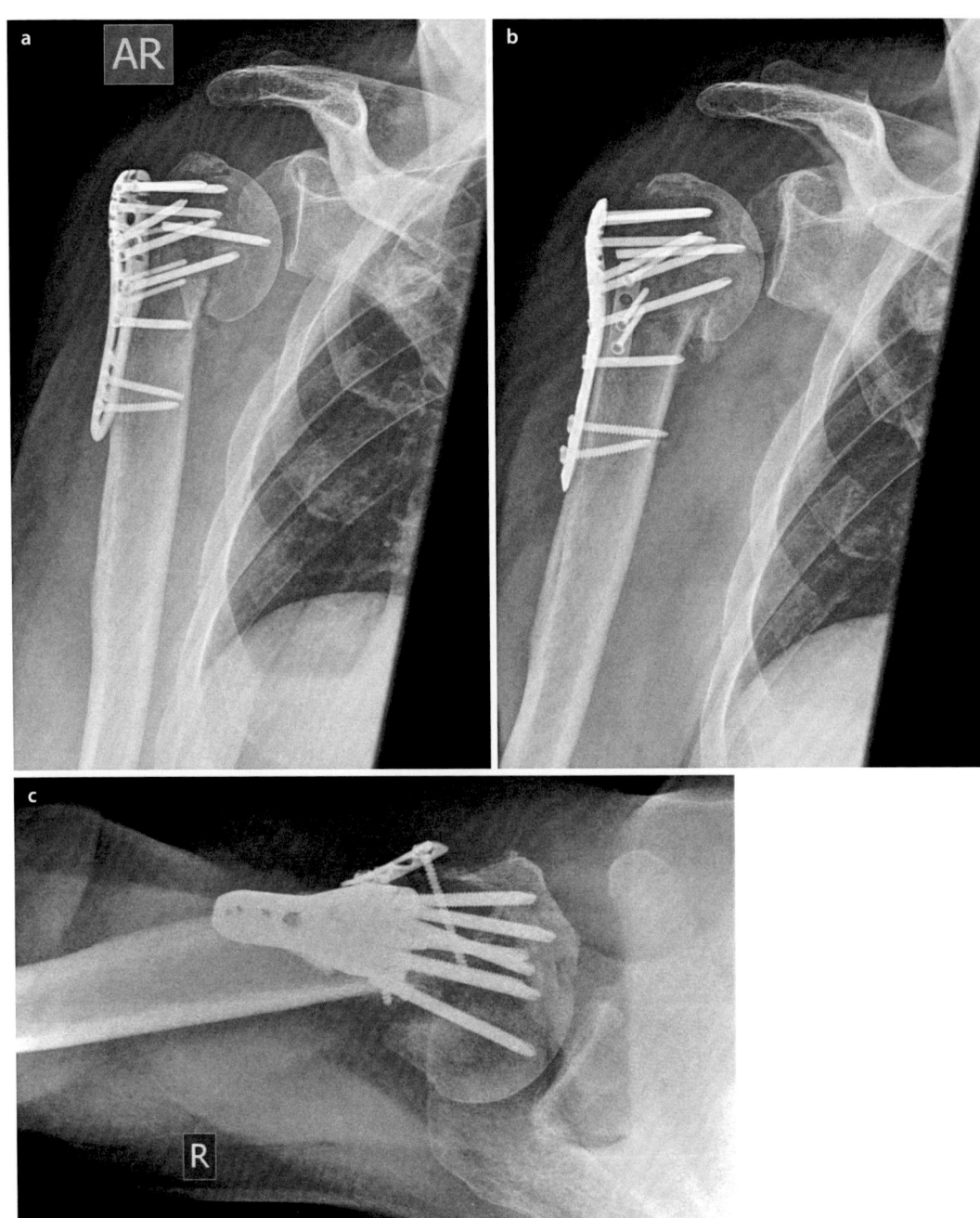

☐ **Abb. 24.5** **a–c** 9 Wochen nach Osteosynthese: sekundärer Repositionsverlust

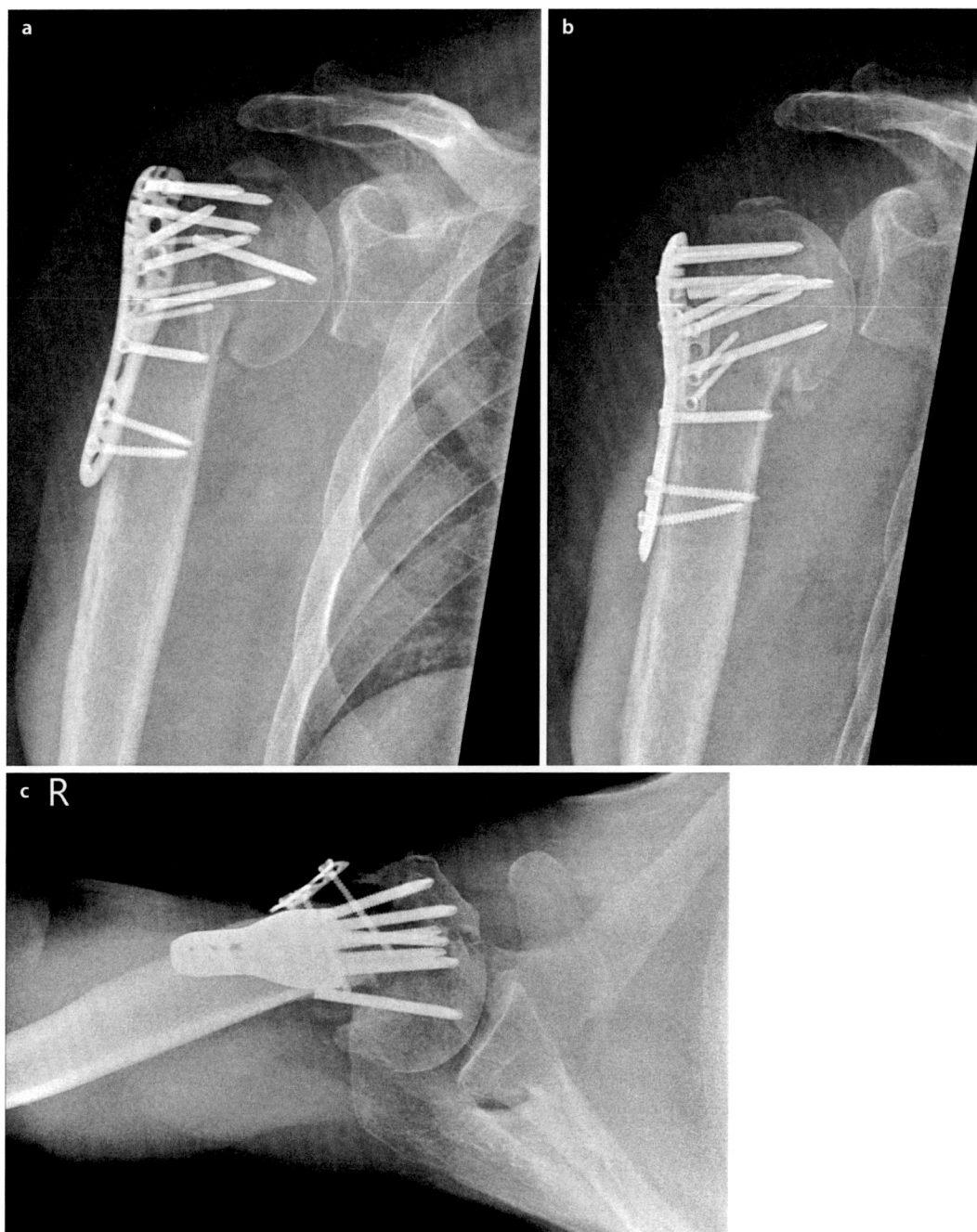

◘ **Abb. 24.6**   **a–c** 3 Monate nach Osteosynthese: Repositionsverlust, vermehrte Varuskippung, verzögerte Frakturheilung

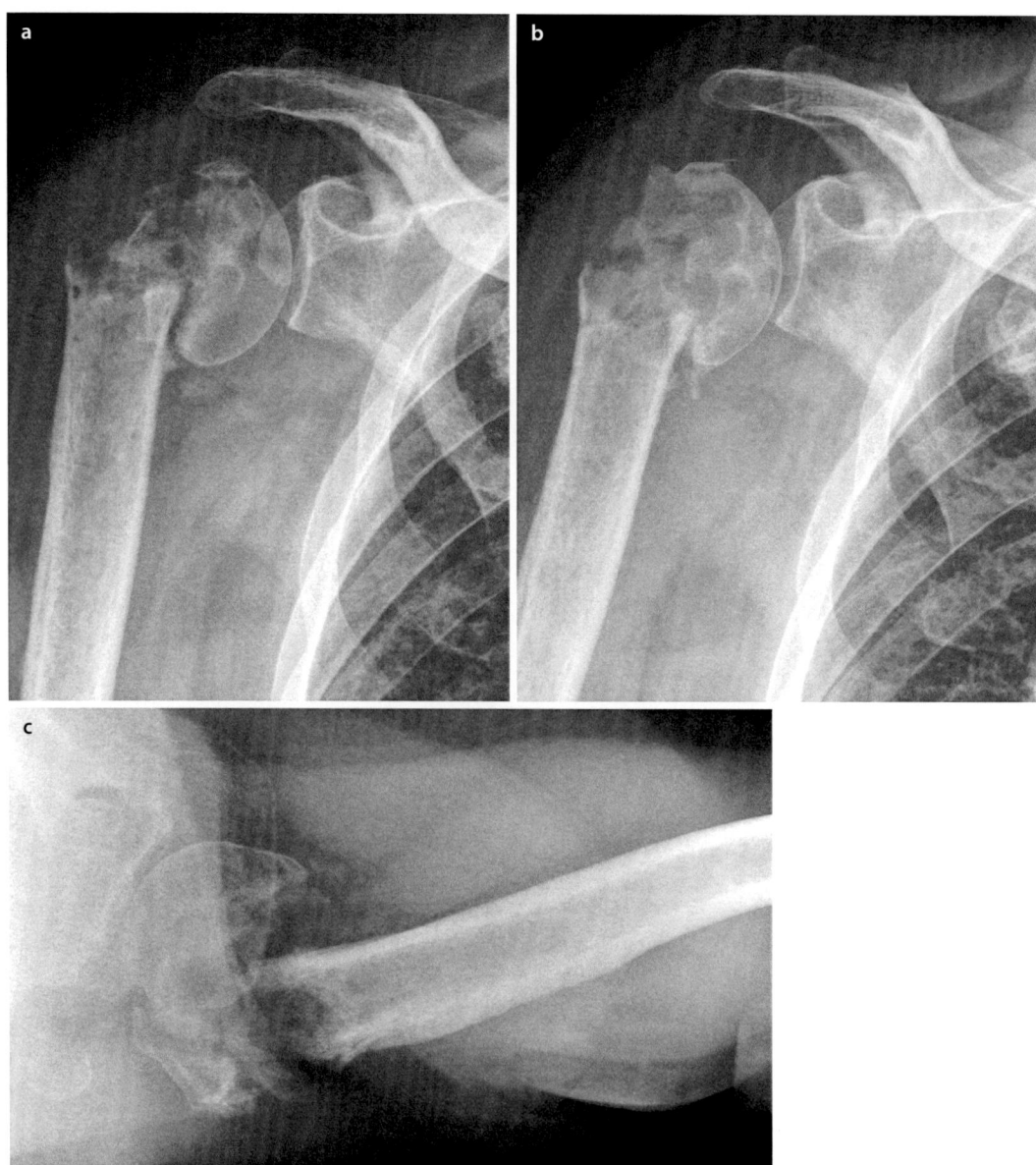

◘ **Abb. 24.7   a–c** 3½ Monate nach Osteosynthese vorzeitige Metallentfernung: Verkippung des Kopffragmentes in varus bei Pseudarthrose, keine Kopfnekrose

beschwerdefrei, mit der vorliegenden Schulterfunktion im Alltag zufrieden. Radiologisch liegen keine Veränderungen vor. Es imponiert weiterhin eine straffe Pseudarthrose bei in Varusstellung verkipptem Humeruskopf (◘ Abb. 24.10a–c). Die Frage eines möglichen chirurgischen Vorgehens wird mit dem Patienten diskutiert: Anfrischen der Pseudarthrose mit Plattenos-

teosynthese und Spongiosaplastik einerseits, andererseits der schulterprothetische Ersatz. Beide Optionen sind für den Patienten unbefriedigend und werden von ihm abgelehnt. Auch wir können uns bezüglich des Outcomes nach diesen Eingriffen nicht sicher äussern. Wir empfehlen in regelmässigen Abständen Physiotherapie, um den Ist-Zustand beizubehalten.

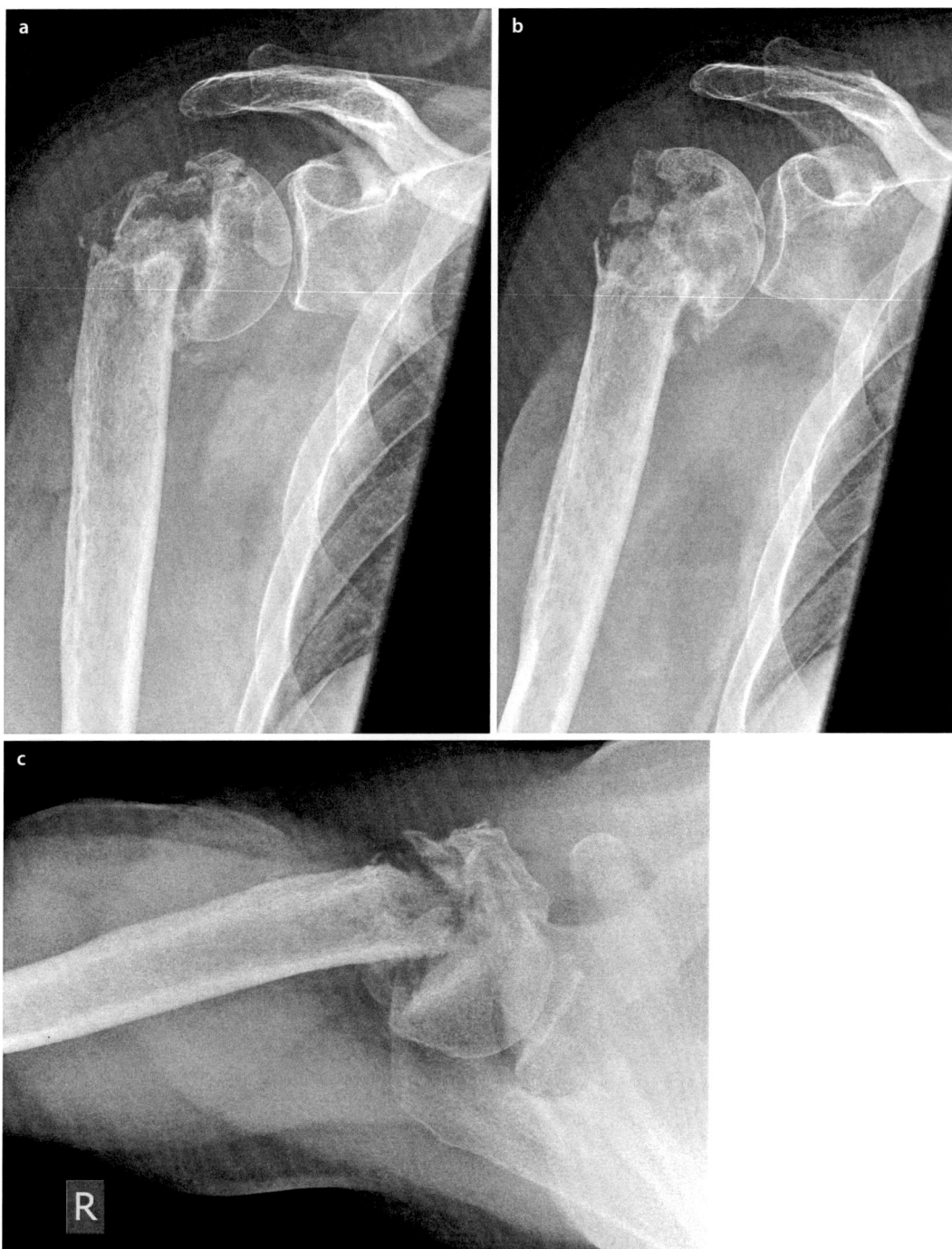

■ **Abb. 24.8   a–c** 6 Monate nach Metallentfernung: Pseudarthrose mit Verkippung in varus bei korrekter glenohumeraler Zentrierung

24

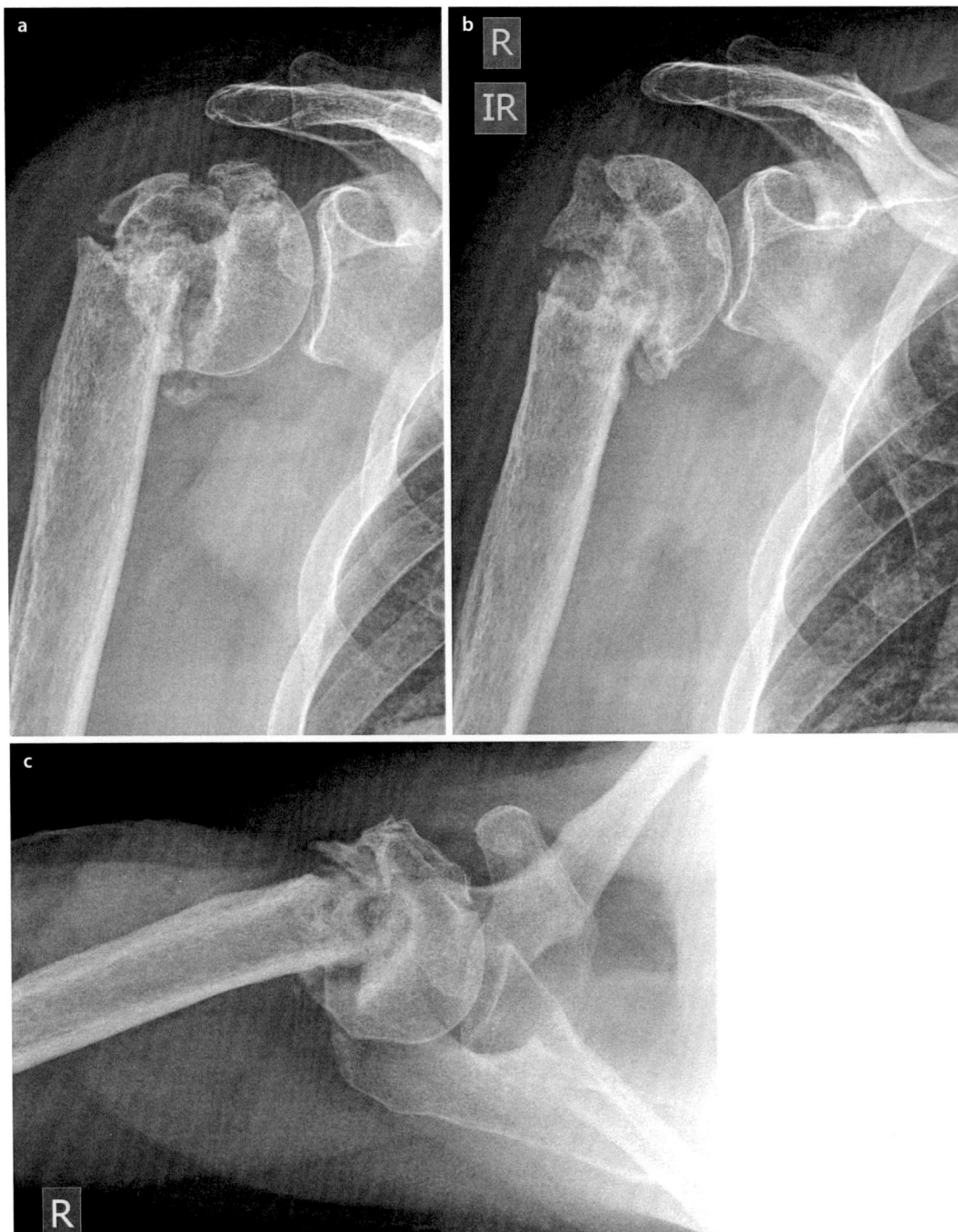

◘ **Abb. 24.9**   **a–c** 1 Jahr nach Metallentfernung: Varusstellung des Humeruskopfes unverändert, keine Hinweise auf Kopfnekrose

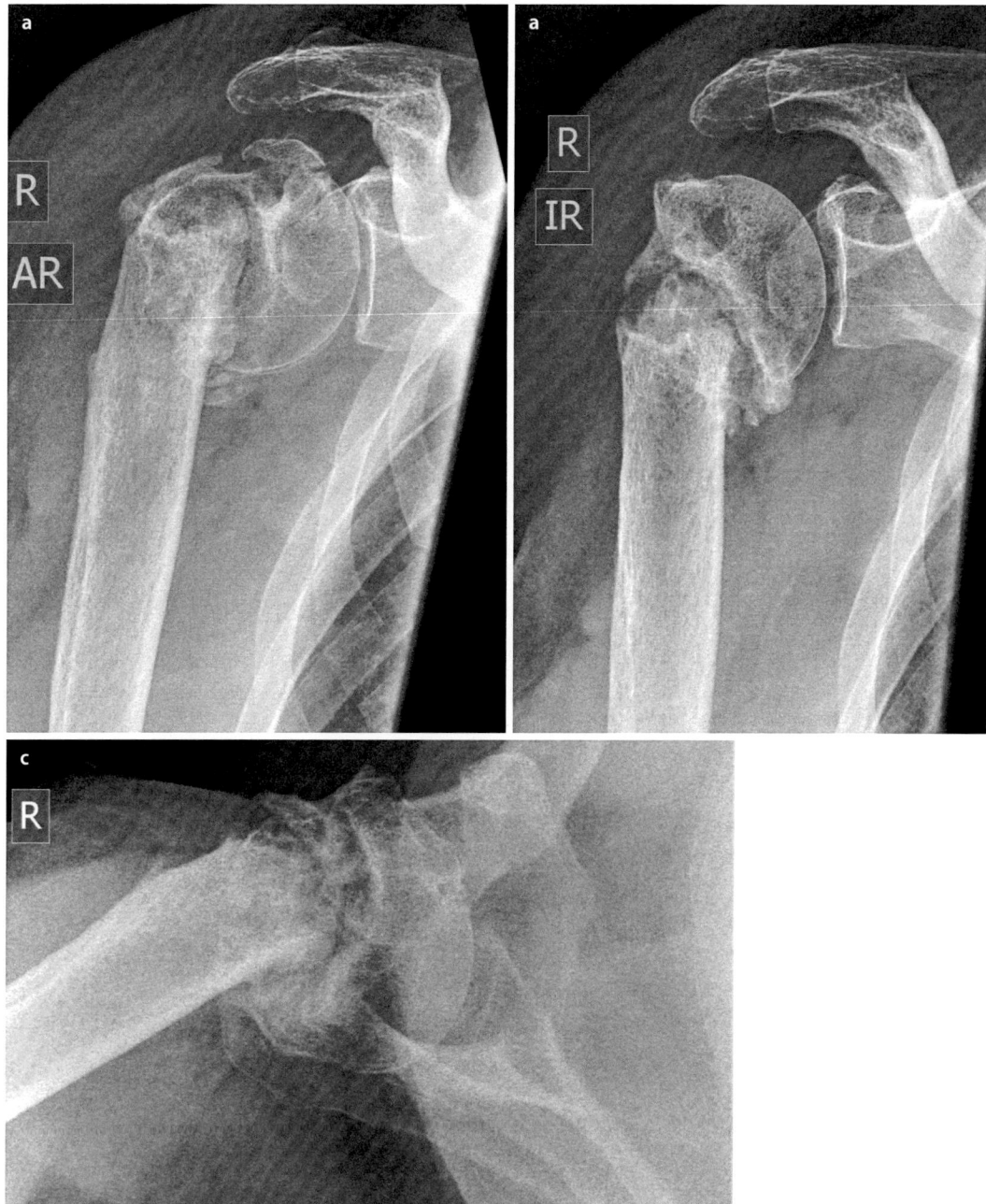

■ **Abb. 24.10   a–c** 2 Jahre nach Revision: straffe Pseudarthrose bei in varus verkipptem Humeruskopf

■ **Analyse**

Eine der gefürchteten Komplikationen mit entsprechend gravierenden Konsequenzen ist die Infektion. Jeder Chirurg – unabhängig der chirurgischen Disziplin – fürchtet zurecht eine solche Komplikation. Der diagnostizierte Frühinfekt bedingte bei diesem Patient aufgrund des Erregernachweises den Ausbau des gewählten Osteosynthesematerials und führt in der Folge zu einer straffen Pseudarthrose. Diese Pseudarthrose ist – zumindest bis heute – wenig symptomatisch. Eine sogenannte „watchful-waiting-strategy" ist ein möglicher gangbarer Weg.

Valgus impaktierte dislozierte proximale 4-Fragment-Humeruskopffraktur links

© Springer-Verlag GmbH Deutschland, ein Teil von Springer Nature 2020
F. Moro et al. (Hrsg.), *Die proximalen Humerusfrakturen*,
https://doi.org/10.1007/978-3-662-60853-1_25

Der Fall

- Die 70-jährige Frau erleidet bei einem Stolpersturz in England am 10.02.2014 eine proximale Humerusfraktur links. Die englischen Kollegen diagnostizieren eine wenig dislozierte 3-Fragment-Fraktur des proximalen Humerus und plädieren für ein konservatives Vorgehen. Die Weiterbehandlung wünscht die Patientin an unserer Klinik.
- Am 12.02.2014 wird die Patientin durch uns beurteilt. Entgegen der auswärtigen Beurteilung und gestützt auf unsere radiologische Bildgebung (■ Abb. 25.1a–c) stellen wir die Indikation für eine Computertomographie, welche dann definitiv die Operationsindikation bestätigt (■ Abb. 25.2a–d).
- Am 20.02.2014 erfolgt die osteosynthetische Versorgung der Fraktur in Prothesenbereitschaft: Offene Reposition, Plattenosteosynthese mit 3-Loch-Philosplatte und Schraubenosteosynthese sowie allogene Spongiosaplastik in Inlay-Technik mit Tutoplast, indirekte Zuggurtung mit FiberWire-Fäden und PDS-Kordeln (■ Abb. 25.3a–c). Postoperativ Ortho-Gilet mit physiotherapeutisch geführter Rehabilitation.
- 7 Wochen nach dem Eingriff beträgt die Schulterfunktion links: Flexion/Abduktion 80°. Radiologisch stabiles Osteosynthesematerial, sich abzeichnende reparative Vorgänge, korrekte Zentrierungsverhältnisse (■ Abb. 25.4a–c). Die Schulter wird bezüglich des Bewegungsausmasses ohne Belastung freigegeben.
- 3 Monate nach Osteosynthese stagniert das Bewegungsausmass an der linken Schulter. Zwischenzeitlich hat die Patientin einen zerebralen Insult erlitten mit entsprechender Vernachlässigung der Schulter-Physiotherapie: Aktive Flexion 110°, Abduktion schmerzfrei bis zur Horizontalen möglich, ebenso Nackengriff mit Trickbewegung. Die Innenrotation gelingt bis knapp LWK5. Radiologisch zeichnen sich reparative Vorgänge ab. Ein sekundärer Repositionsverlust liegt nicht vor. In der axialen Aufnahme bestehen regelrechte Zentrierungsverhältnisse (■ Abb. 25.5a–c). Ein langsam dosierter Kraftaufbau wird vorgesehen.
- 1 Jahr nach dem Eingriff zeigt sich eine gewisse Bewegungseinschränkung mit Flexion 130°, Abduktion 100° bei gut durchführbaren Komplexbewegungen. Radiologisch ist die Frakturheilung abgeschlossen bei korrekter Zentrierung. Zeichen einer Humeruskopfnekrose sind auf den konventionellen Röntgenbildern nicht auszumachen (■ Abb. 25.6a–c).
- 2 Jahre nach Osteosynthese hat sich die Schulterbeweglichkeit links weitgehend normalisiert: Flexion 150°, Abduktion 130°, Schürzen- und Nackengriff problemlos durchführbar. Radiologisch bestehen keine Hinweise für eine Humeruskopfnekrose (■ Abb. 25.7a–c). Weitere Kontrollen sind nicht vorgesehen.
- Am 06.06.2017, 3½ Jahre nach der Osteosynthese, wird uns die Patientin durch ihre Hausärztin zugewiesen. Es tritt eine deutliche Verschlechterung der Schulterfunktion links ein bei zunehmenden Schmerzen. Die Flexion beträgt knapp 90°, die Abduktion knapp 80°, Komplexbewegungen sind limitiert. Radiologisch zeigen sich bei stabilem Osteosynthesematerial deutliche Zeichen einer partiellen Humeruskopfnekrose mit Teilentrundung des Humeruskopfes (■ Abb. 25.8a–c). Die Indikation zur Implantation einer inversen Schulter-Totalprothese links wird gestellt.
- Am 31.07.2017 wird nach Metallentfernung eine inverse Schulter-Totalprothese vom Typ Aequalis implantiert (■ Abb. 25.9a, b).
- 6 Wochen postoperativ ist die Patientin beschwerdearm bei zunehmend sich verbessernder Schulterfunktion links. Radiologisch regelrechte Lage der Prothesenkomponenten mit korrekter Zentrierung (■ Abb. 25.10a–c). Die Physiotherapie wird weitergeführt.
- 1 Jahr nach Prothesenimplantation liegt subjektiv und objektiv ein gutes Resultat vor. Die Schulterfunktion beträgt in Flexion 140°, in Abduktion 120°. Komplexbewegungen sind problemlos durchführbar. Abduktionskraft links 2 kg, rechts 3,5 kg. Radiologisch unverändert korrekte Situation (■ Abb. 25.11a–c). Weitere Kontrollen finden im Rahmen der Klinik-internen Arthroplastik-Sprechstunde statt.

Analyse

In Anbetracht des Alters der Patientin und zudem im Computertomogramm fehlender genügender

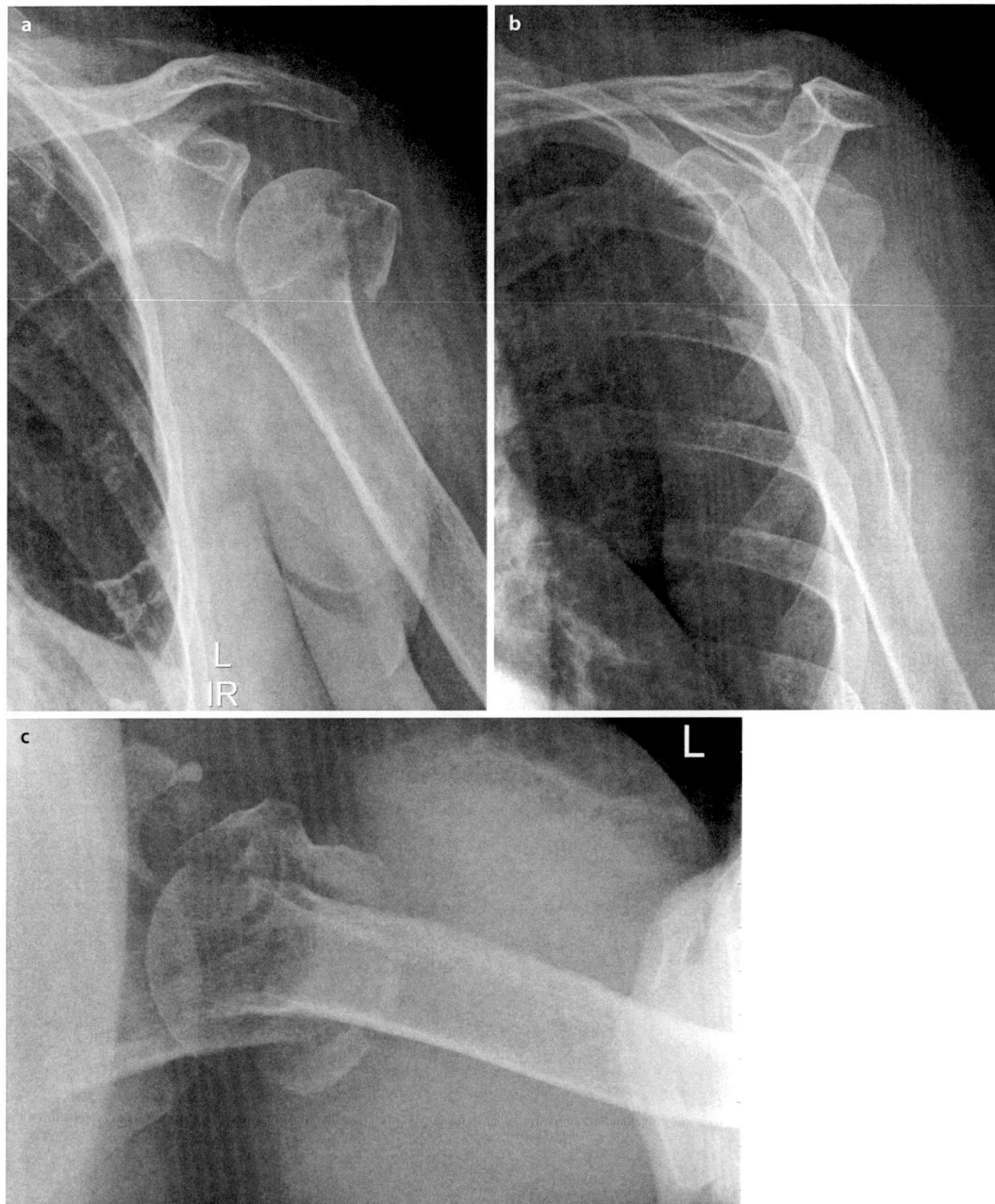

◘ **Abb. 25.1**   a–c Valgus impaktierte dislozierte proximale 4-Fragment-Humeruskopffraktur

Länge der „metaphyseal head extension" mit zusätzlich noch kompromittierter Integrität des medialen Hinge hätte man eine primäre inverse Schulter-Totalprothese diskutieren können. Operativ wurde von uns in Prothesenbereitschaft eingestiegen. Dennoch haben wir uns für die osteosynthetische Rekonstruktion entschieden mit Allograft-Aufbau in Inlay-Technik und Doppel-

plattenosteosynthese. Der Verlauf hat uns initial Recht gegeben. Erst 3½ Jahre nach der Primärversorgung wird die Patientin wegen einer sekundären Humeruskopfnekrose symptomatisch, welche wir unter anderem auch im MARS-MRI nachgewiesen haben. In Kenntnis des erhöhten Risikos einer Humeruskopfnekrose, welche durch die Hertel-Kriterien (Hertel et al JSES 13: Seite 427–433, 2004) in

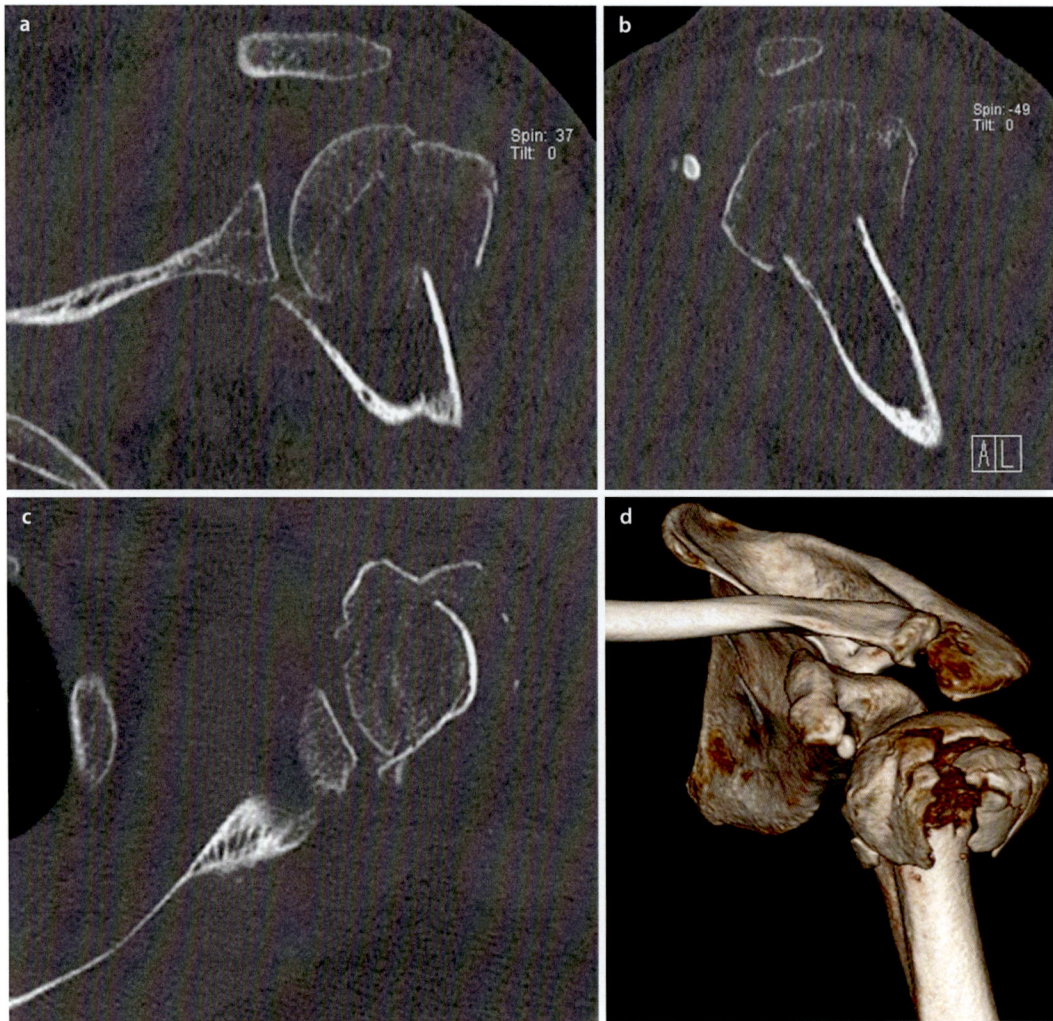

☐ **Abb. 25.2   a–d** Bilanzierung der Fraktur im CT

der Computertomographie erfasst wurden, hätten viele von einer osteosynthetischen Versorgung abgesehen. Wir glauben, dass diese Kriterien keine Kontraindikation für eine primäre Osteosynthese darstellen – einerseits bestimmt durch den Tatbestand, dass die Humeruskopfnekrosen häufig asymptomatisch verlaufen und andererseits – wenn eine weitgehende anatomische Reposition gelingt – diese entscheidend ist für das Outcome und nicht die Humeruskopfnekrose. Schon früher hat Ch. Gerber darauf hingewiesen, dass vor allem die posttraumatische Deformität des Humeruskopfes für die Beschwerden der Patienten verantwortlich ist (JSES, Seite 586–590, 1998).

Trotz der Vorgabe dieser negativen Aspekte, welche absolut im Entscheid für oder gegen eine Osteosynthese einbezogen werden können, beeinflusst dieser Tatbestand aber nicht den definitiven Entscheid. Die Hertel-Kriterien stellen per se keine Kontraindikation für die osteosynthetische Versorgung dar. Für die spätere nicht auszuschliessende prothetische Versorgung, wie hier in diesem Fall schön dargestellt, ist das Alignement der Tubercula-Fragmente viel entscheidender. Wir haben die Patientin 2 Jahre nach der Osteosynthese gesehen ohne Hinweise für eine Humeruskopfnekrose und einem guten funktionellen Resultat und somit keine weiteren Verlaufskontrollen mehr vereinbart oder nur bei Bedarf. Auch nach 2 Jahren darf man sich bezüglich der Humeruskopfnekrosen nicht in Sicherheit wiegen.

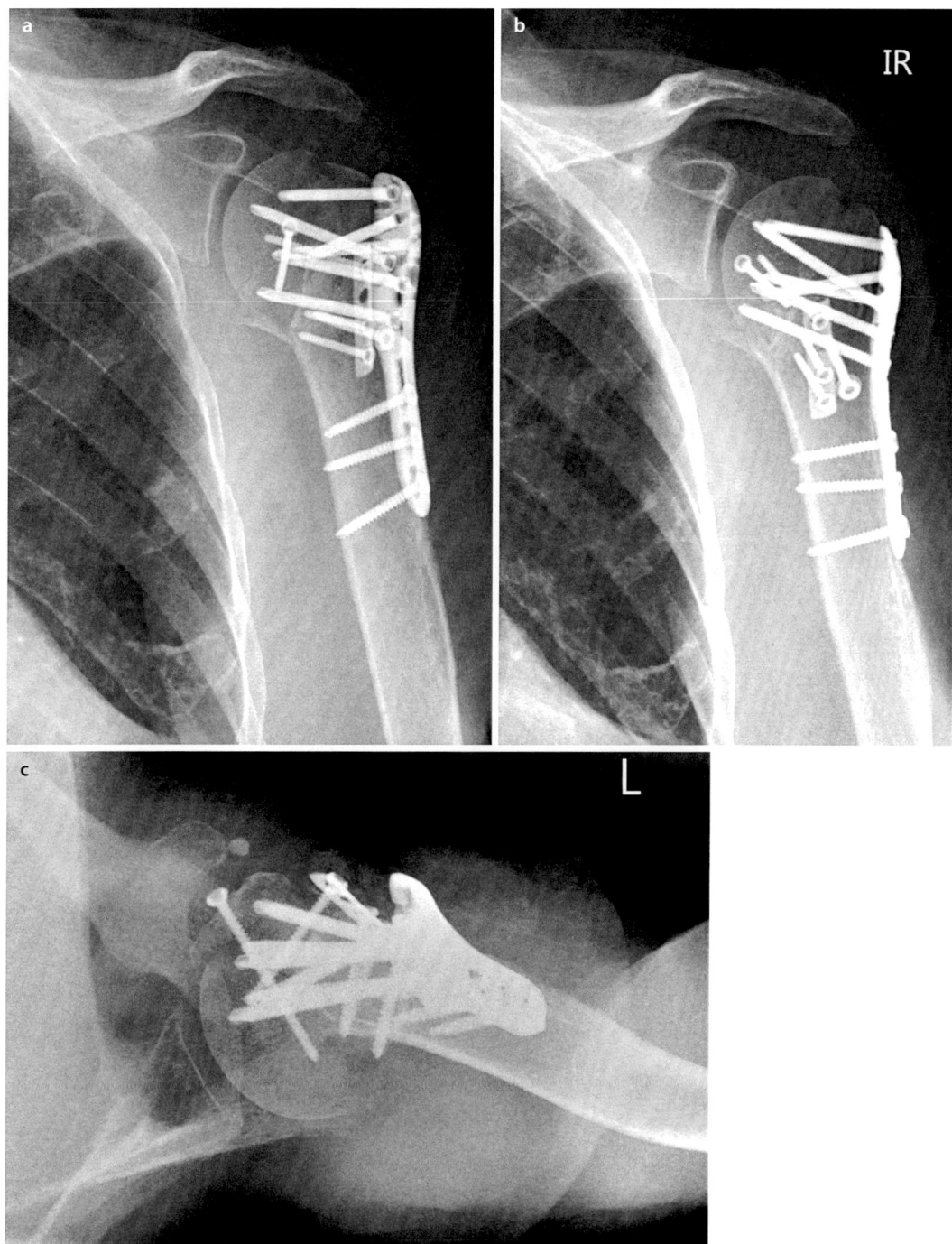

■ **Abb. 25.3   a–c** Status nach Osteosynthese

25

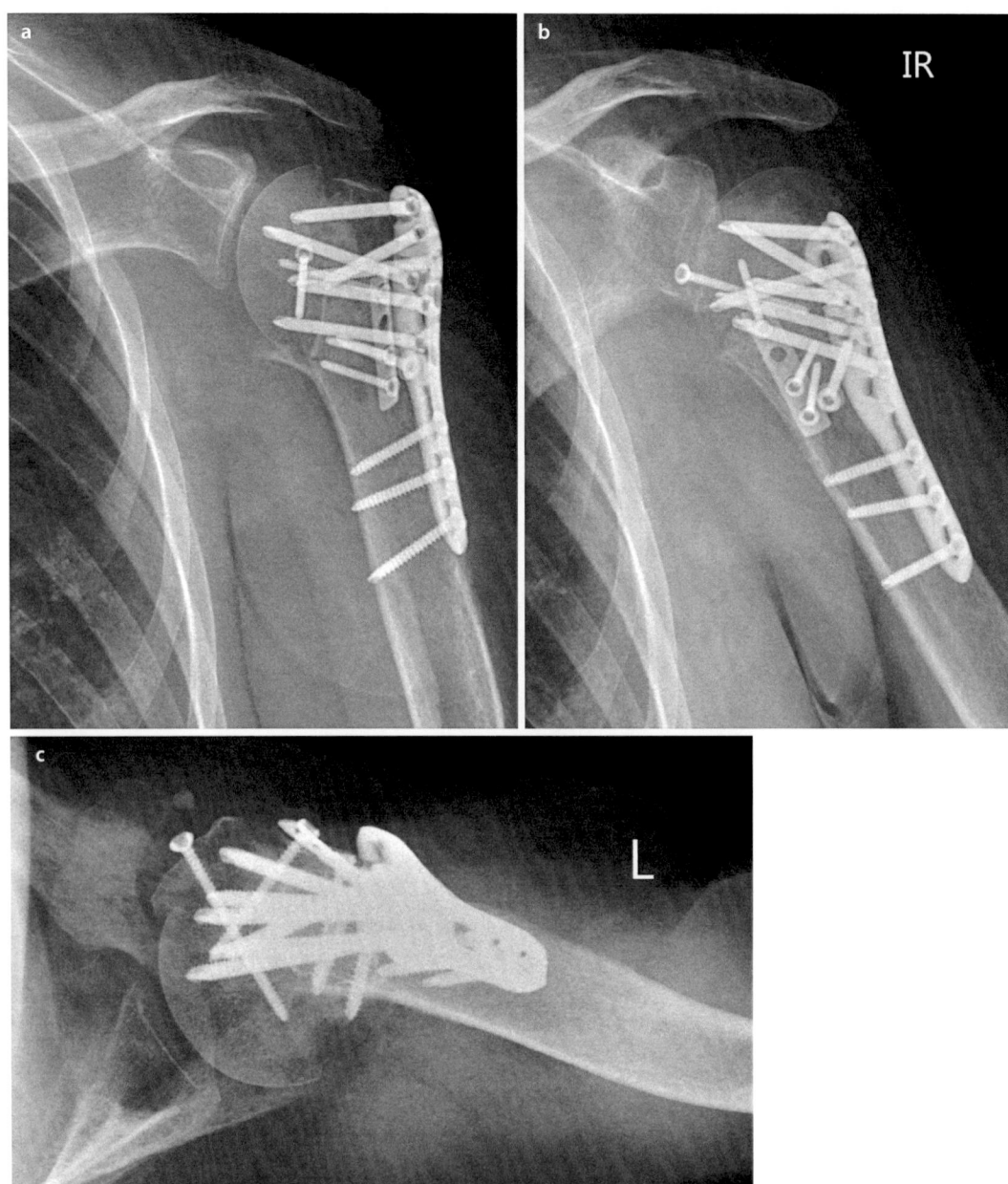

◨ **Abb. 25.4   a–c** 7 Wochen postoperativ: stabile Osteosynthese, beginnende Konsolidation

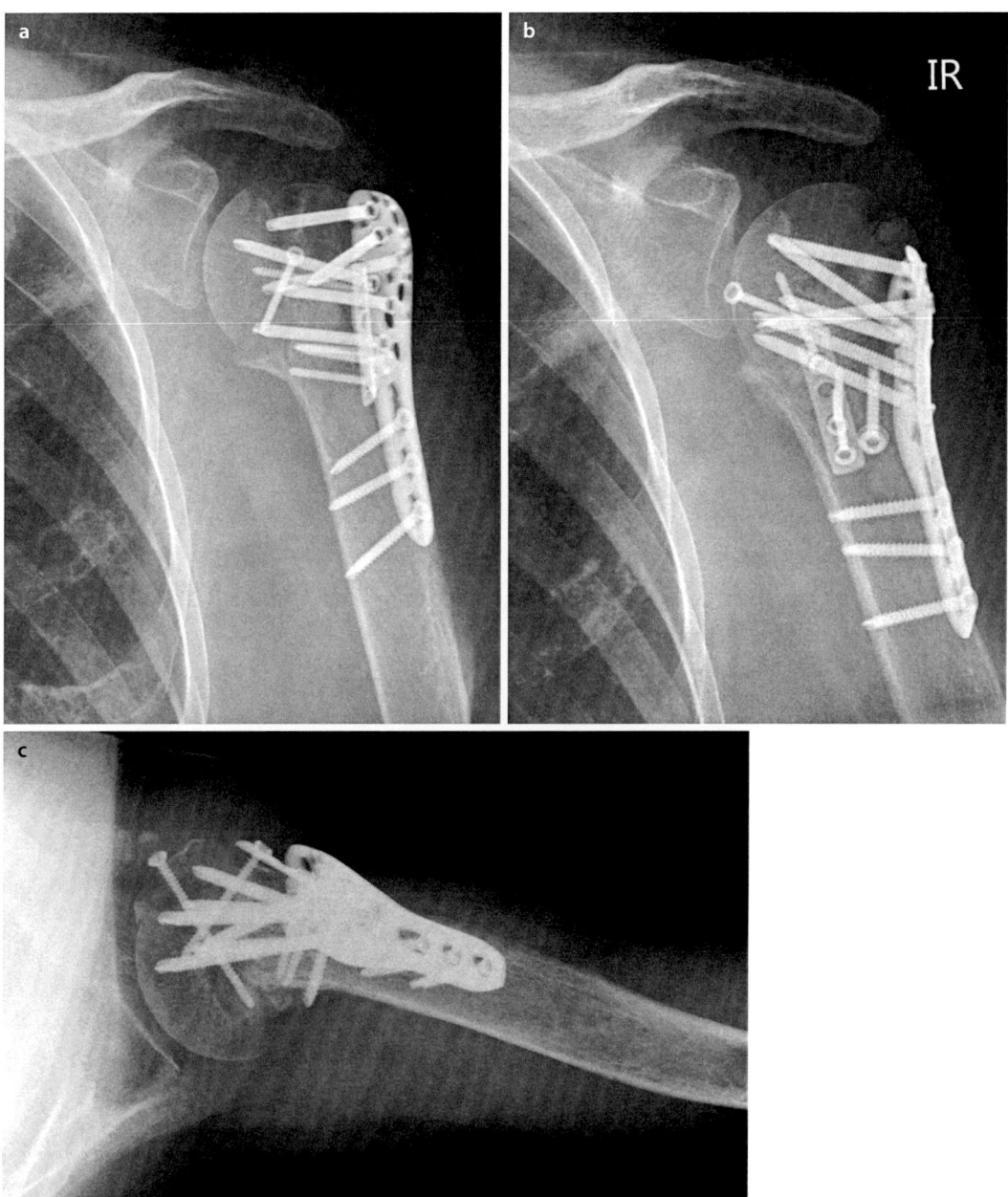

◘ Abb. 25.5   a–c 3 Monate nach Osteosynthese: regelrechte Zentrierungsverhältnisse

25

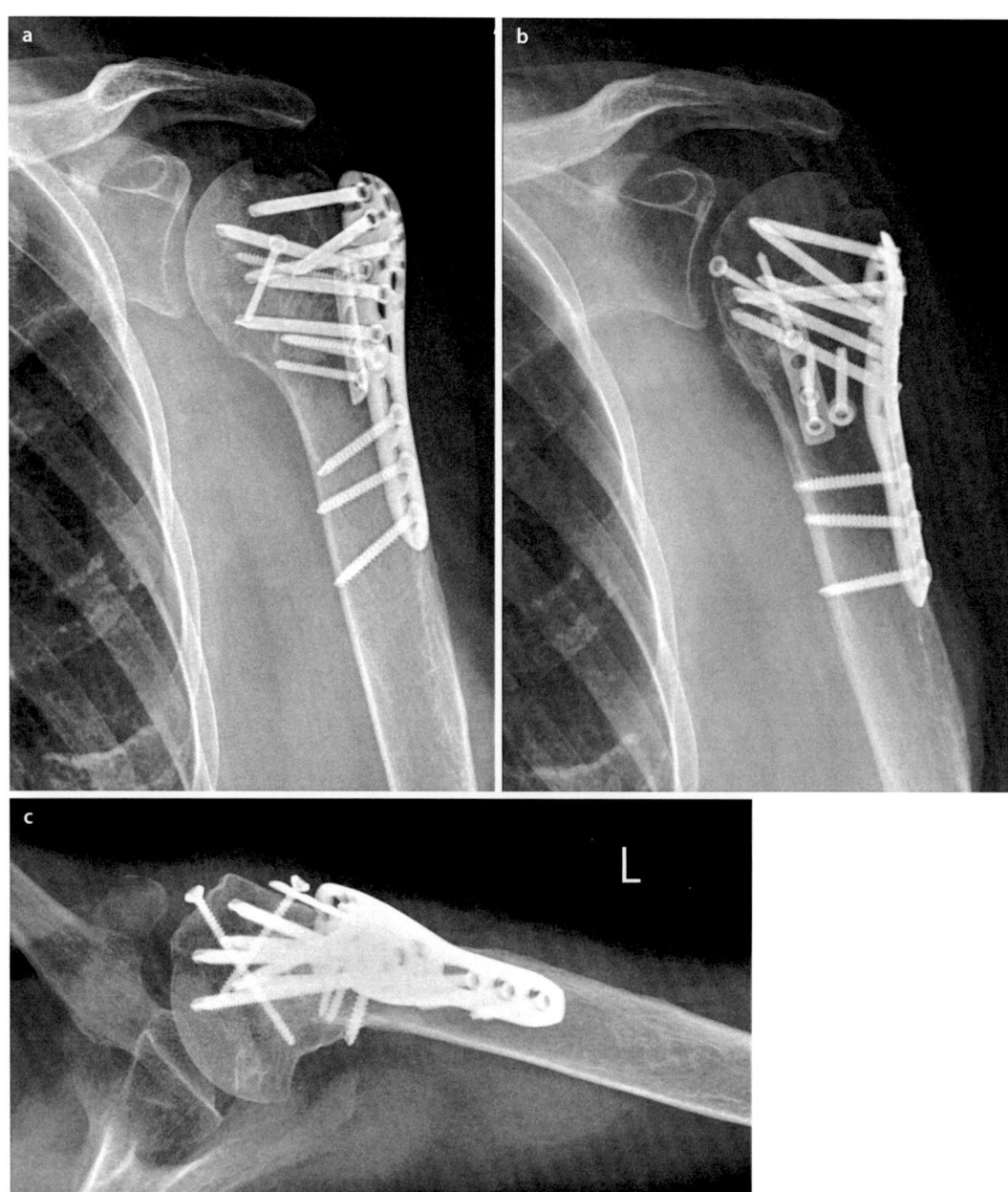

◘ **Abb. 25.6   a–c** 1 Jahr postoperativ: Fraktur konsolidiert, keine Nekrosezeichen

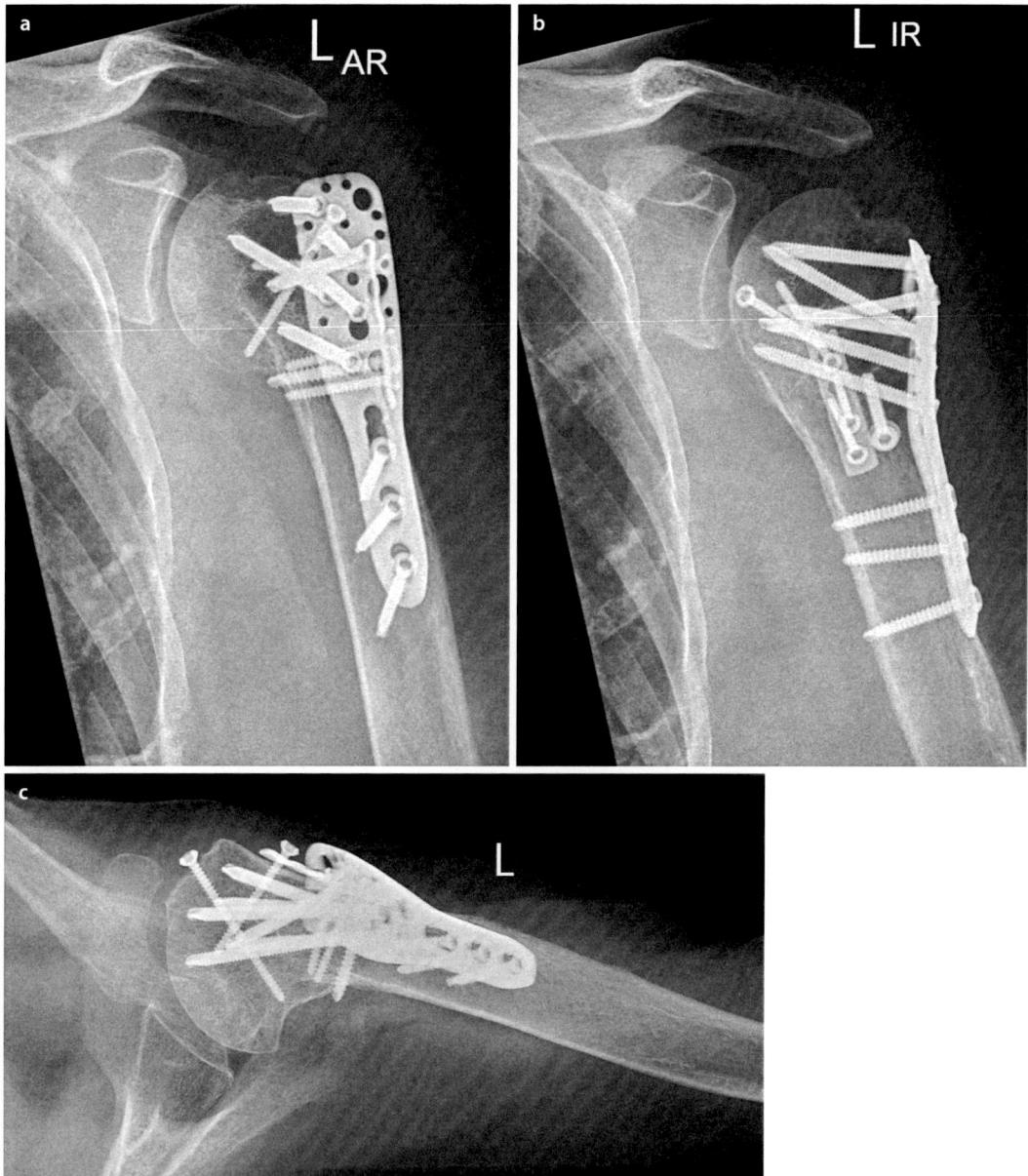

◘ Abb. 25.7   a–c 2 Jahre nach Osteosynthese: keine Hinweise auf Humeruskopfnekrose

25

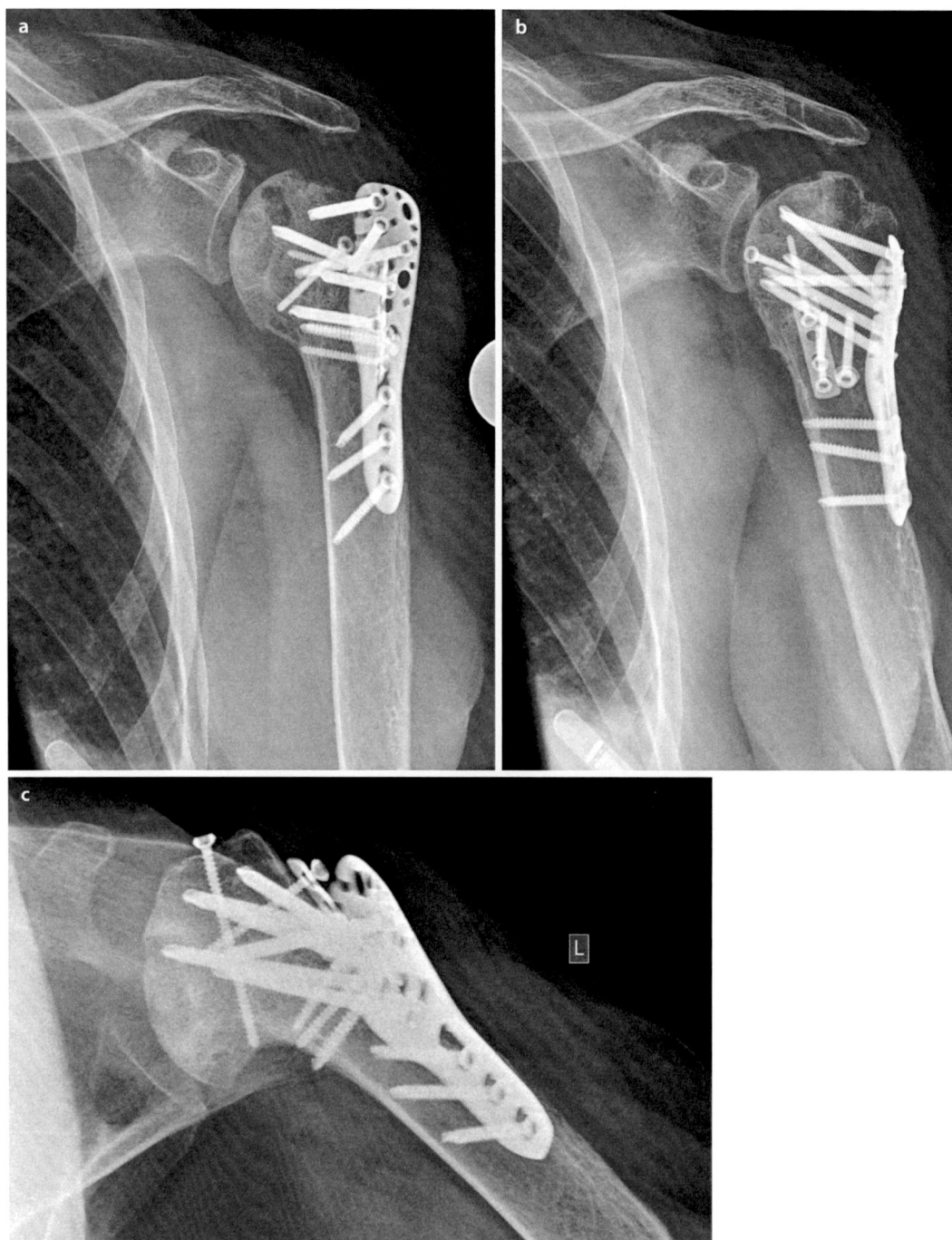

◘ **Abb. 25.8   a–c** 3½ Jahre nach Osteosynthese: partielle Humeruskopfnekrose

Valgus impaktierte dislozierte proximale 4-Fragment-Humeruskopffraktur links

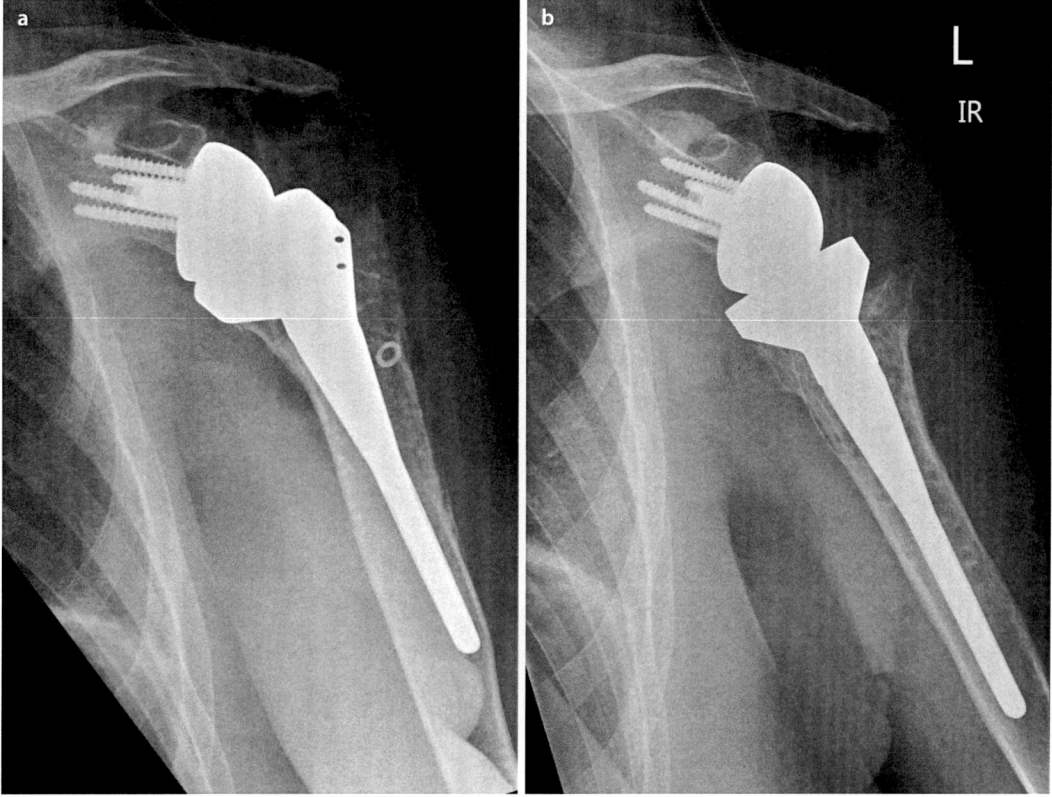

◘ Abb. 25.9   a, b Status bei Implantation einer inversen Schultertotalprothese

25

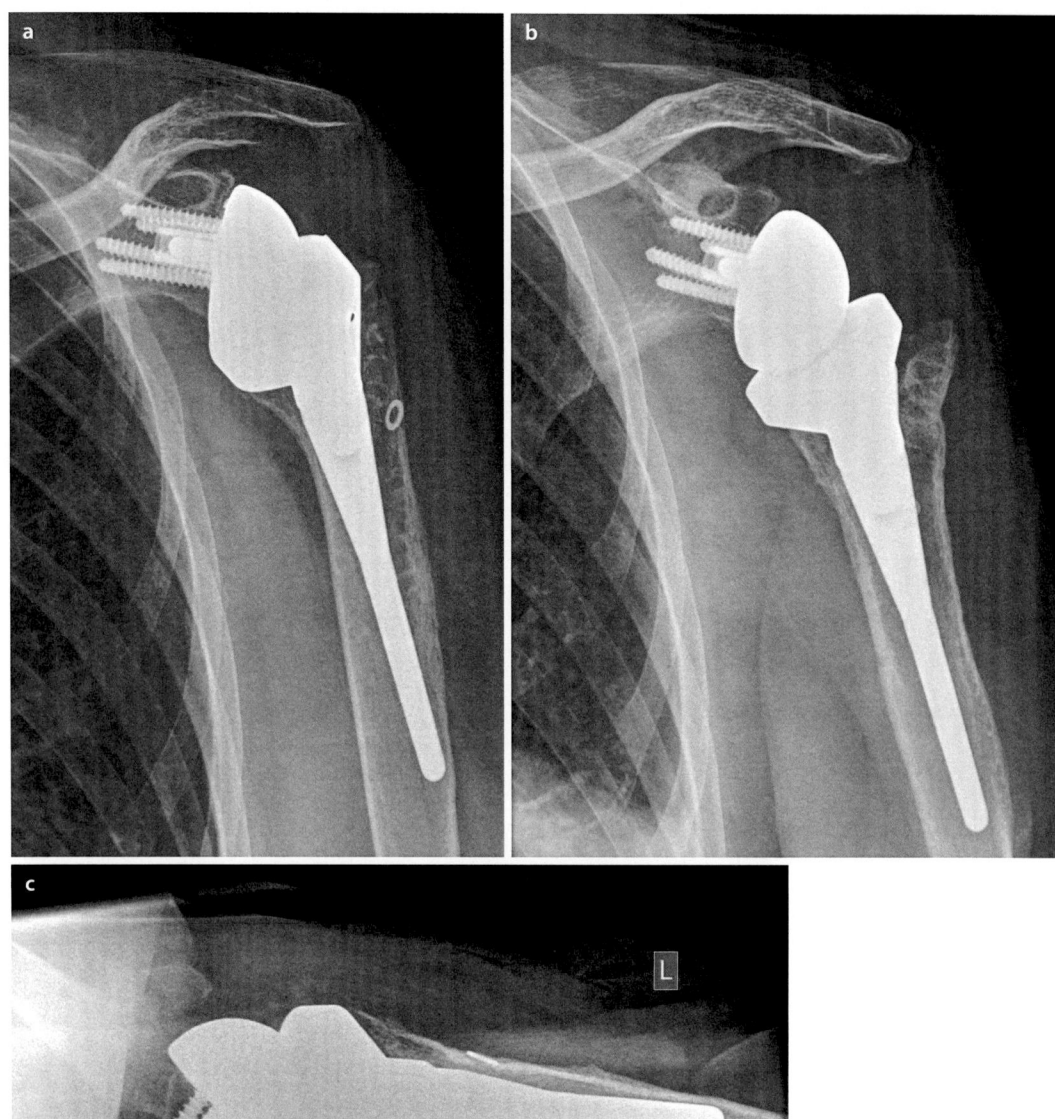

◘ **Abb. 25.10   a–c** Status 6 Wochen nach Prothesenimplantation

Valgus impaktierte dislozierte proximale 4-Fragment-Humeruskopffraktur links

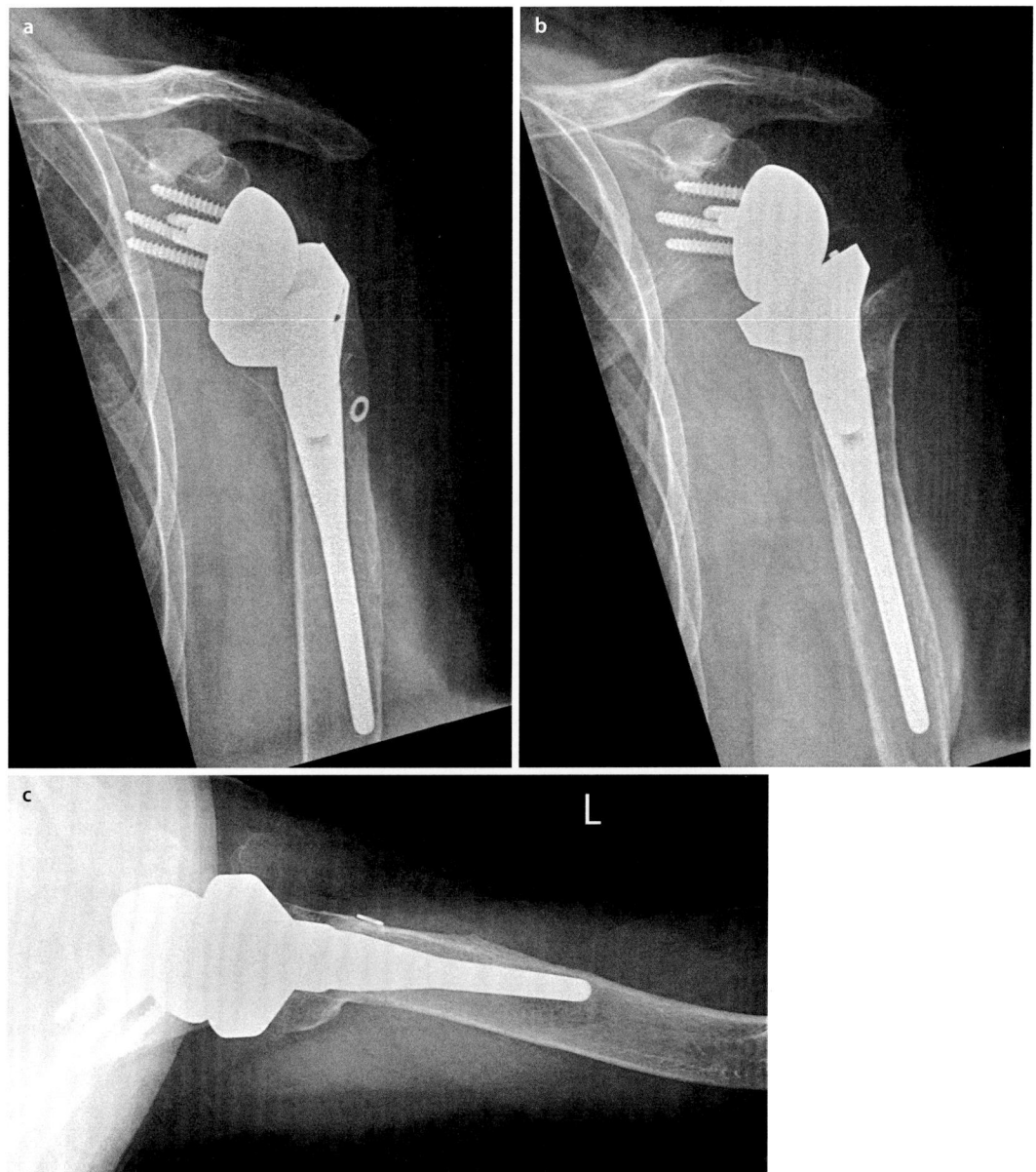

⬭ Abb. 25.11   a–c Status 1 Jahr nach Prothesen-Einbau mit korrekter Komponenten-Lage

Sekundär in Varus dislozierte mehrfragmentäre 4-Fragmentfraktur Humeruskopf links

© Springer-Verlag GmbH Deutschland, ein Teil von Springer Nature 2020
F. Moro et al. (Hrsg.), *Die proximalen Humerusfrakturen*,
https://doi.org/10.1007/978-3-662-60853-1_26

26

■ **Der Fall**

— Der 67-jährige Mann stürzt am 13.03.2014 bei einer Busfahrt und zieht sich dabei eine mehrfragmentäre Humerusfraktur links zu (◘ Abb. 26.1a, b). Eine konservative Therapie wird an der erstbehandelnden auswärtigen Klinik empfohlen. Bei zunehmender Dislokation der Fraktur mit Varuskippung wird die osteosynthetische Versorgung vorgeschlagen (◘ Abb. 26.2a, b, konventionelle Röntgenaufnahmen – Computertomographie-Bilder ◘ Abb. 26.3a–c).

— Am 25.03.2014 erfolgt an unserer Klinik die osteosynthetische Frakturversorgung: Doppelplatten-Osteosynthese mit einer 3-Loch-Philosplatte sowie einer 6-Loch-Viertelrohrplatte, Kortikalisschraube zur Refixation der Tubercula und homologe Spongiosaplastik in Inlay-Technik (◘ Abb. 26.4). Postoperativ Ortho-Gilet mit Pendelübungen unter physiotherapeutischer Aufsicht.

— 3 Wochen nach dem Eingriff zeigt sich radiologisch ein frühzeitiger Repositionsverlust mit daraus resultierender partieller Osteosynthesematerallockerung und Schraubenpro-

trusion am Humeruskopf (◘ Abb. 26.5a–c). Der Entschluss zur partiellen Osteosynthesematerialentfernung bei zu erwartendem störendem Osteosynthesematerial wird gestellt (siehe ◘ Abb. 26.5b). Der Eingriff erfolgt in Lokalanästhesie (◘ Abb. 26.6a–c).

— 6 Wochen postoperativ zeigt sich radiologisch eine Zunahme der Sekundärdislokation mit Varusverkippung des Humeruskopfes und Progression der Schraubenprotrusion (◘ Abb. 26.7a–c). Bei fehlender Klinik wird vorerst eine abwartende Haltung eingenommen.

— 9 Monate nach dem Primäreingriff und 8 Monate nach partieller Osteosynthesematerialentfernung können Komplexbewegungen problemlos durchgeführt werden. Radiologisch findet sich die Schraubenperforation anterior durch den frühzeitig dokumentierten Repositionsverlust. Ein Kollaps im Sinne einer Humeruskopfnekrose ist nicht aufgetreten. Die Fraktur ist konsolidiert (◘ Abb. 26.8a–c). Die Metallentfernung wird geplant.

— Diese erfolgt am 19.05.2015 bei gleichzeitiger diagnostisch-therapeutischer Schulterarthro-

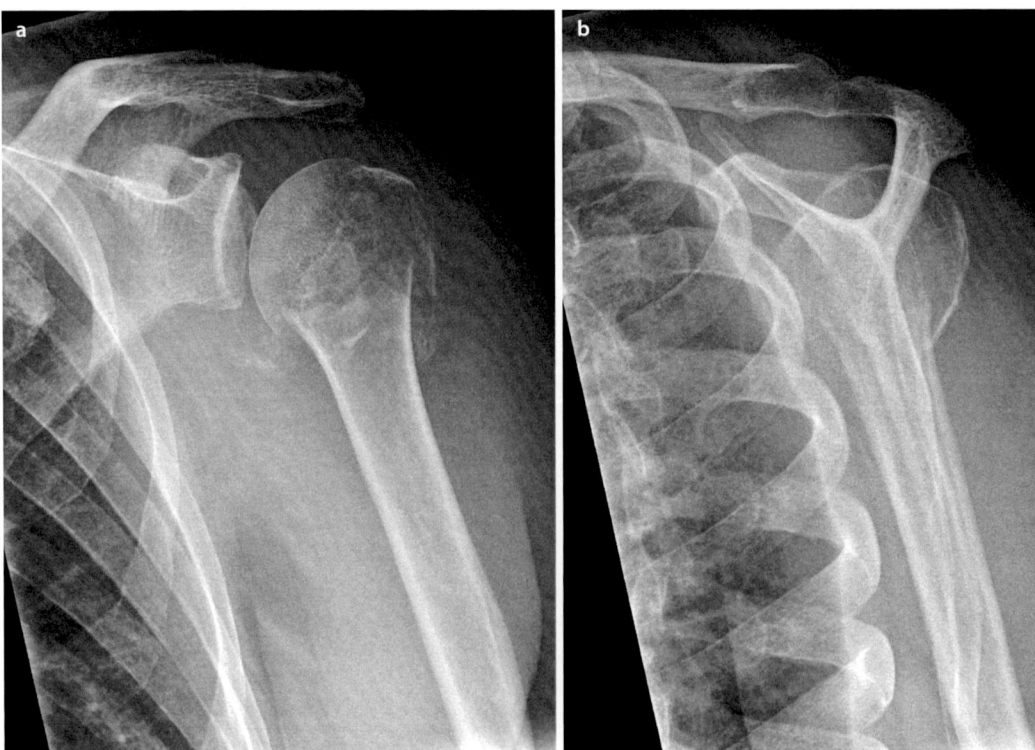

◘ **Abb. 26.1**   **a, b** 4-Fragmentfraktur Humeruskopf

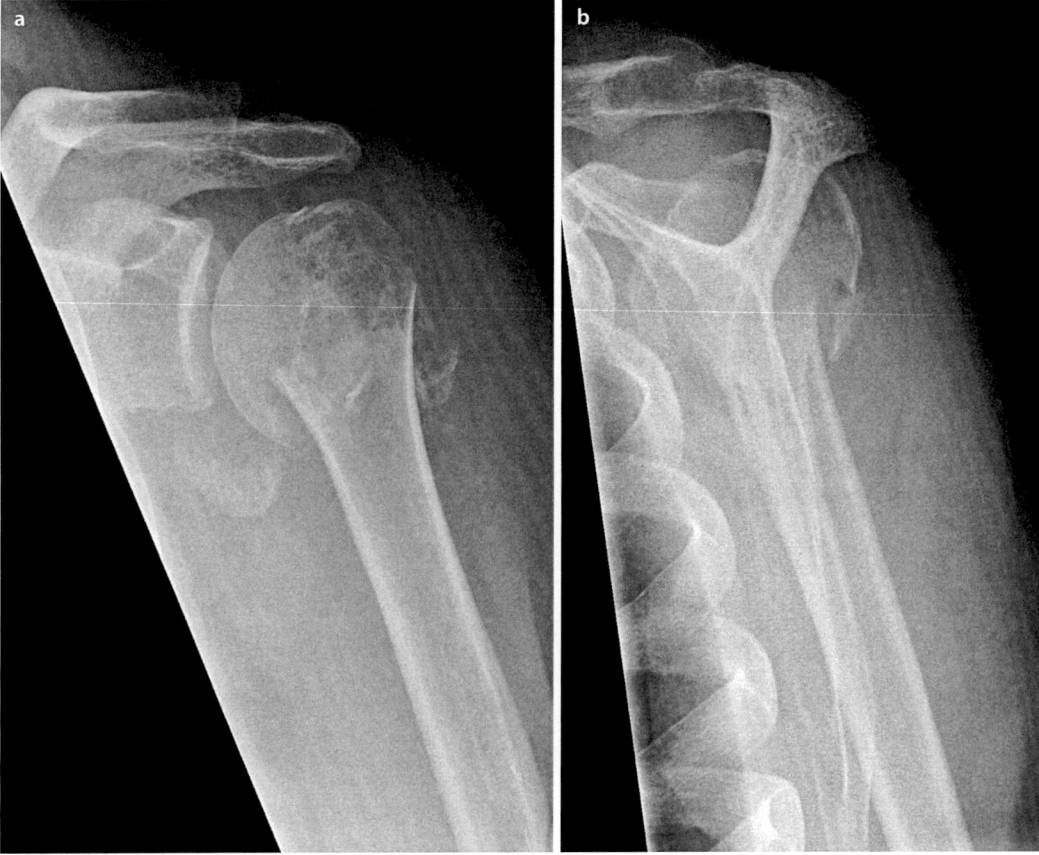

◘ Abb. 26.2   a, b Sekundäre Varuskippung der 4-Fragmentfraktur

skopie links mit Acromioplastik und Bursektomie.

— 6 Wochen nach Arthroskopie und Metallentfernung ist eine deutliche Beschwerdelinderung eingetreten. Die aktive Flexion/Abduktion ist bis zur Horizontalen möglich. Radiologisch bestehen korrekte Zentrierungsverhältnisse in beiden Ebenen. Die Fraktur ist konsolidiert bei Flexionsstellung des Humeruskopfes. Es besteht kein Hinweis für eine Humeruskopfnekrose (◘ Abb. 26.9a–c).

— 1 Jahr nach Metallentfernung und Arthroskopie werden noch Restbeschwerden erwähnt. Die Bewegungsamplitude bleibt in etwa stationär bei gut durchführbaren Komplexbewegungen. Radiologisch besteht keine Stellungsveränderung, wobei eine partielle Humeruskopfnekrose bei Teilentrundung des Humeruskopfes wahrscheinlich ist (◘ Abb. 26.10a–c). Ob es zu einem späteren Zeitpunkt zu einem Kunstgelenkersatz kommt, wird der Verlauf zeigen.

■ Analyse

Für das Verständnis der Osteosynthese muss der medizinische Hintergrund des Patienten aufgearbeitet werden. Der Mann leidet an einer Aethyl-bedingten Leberzirrhose. Der initial konservative Therapieversuch ist unter diesen Umständen absolut nachvollziehbar. Auch wir hätten den gleichen Weg eingeschlagen. Die dia-metaphysäre Trümmerzone, welche radiologisch zu erahnen ist, stellt aber ein Instabilitätskriterium dar. Insofern ist der sekundäre Repositionsverlust – das heisst die Varuskippung des Kopffragmentes – nicht ganz unerwartet. Die durchgeführte computertomographische Bilanzierung zeigt eindrücklich die Aushöhlung des Humeruskopfes (siehe ◘ Abb. 26.3a). Eine primäre prothetische Frakturversorgung hätte durchaus ihre Berechtigung gehabt. Wir haben uns aber dagegen entschieden aufgrund der vorbestehenden medizinischen Hypotheken. Wir führten die aufwendige Osteosynthese durch unter Verwendung eines Allografts wiederum

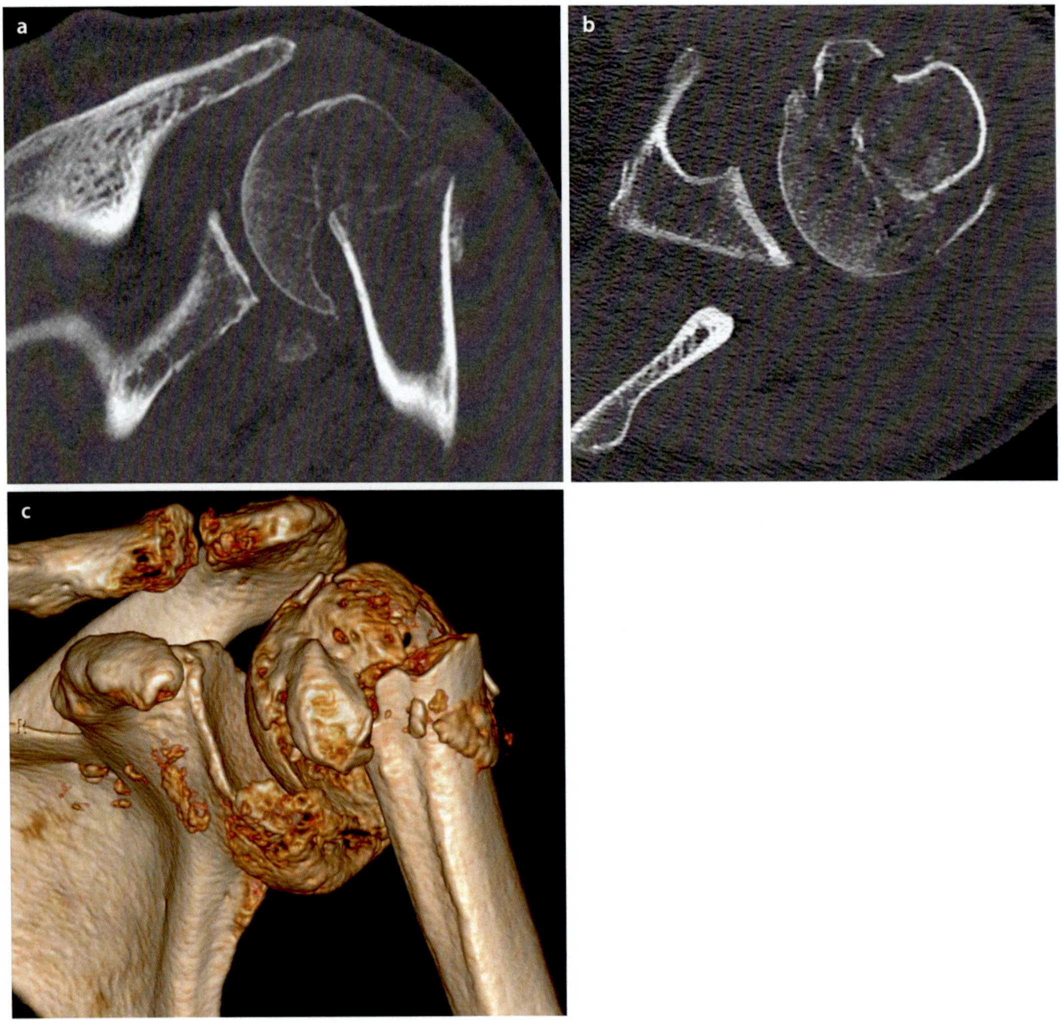

26

a

b

c

◻ **Abb. 26.3   a–c** Feindiagnostik im CT

als Void-Filler. Die Rekonstruktion gelang weitgehend anatomisch (siehe ◻ Abb. 26.4a). Retrospektiv wäre bei der Osteosynthese eine valgus-impaktierende Korrektur opportuner gewesen. Vielleicht hätte dadurch der frühzeitige Repositionsverlust verhindert werden können. Wir haben bei der Osteosynthese die anatomische Rekonstruktion wohl zu stark angestrebt. Trotz Doppelplatten-Osteosynthese, trotz Allograft mit Rekonstruktion in Inlay-Technik konnte die Verkippung des Humeruskopfes nicht verhindert werden. Auch die indirekte Zuggurtung mit PDS-Kordeln konnte das Slipping des Humeruskopfes nicht aufhalten. Dies hat dazu geführt, dass zwei weitere Eingriffe vorgenommen werden mussten. Dies ist sicherlich eine zusätzliche Belastung für den

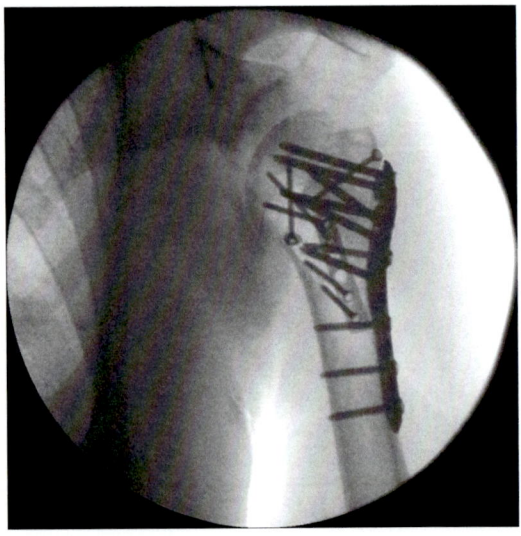

◻ **Abb. 26.4**   Status nach Osteosynthese

Patienten. Trotz Heilung der Fraktur kommt komplizierend eine partielle Humeruskopfnekrose hinzu, welche aber weitgehend asymptomatisch ist.

Man kann nun diskutieren, dass man dem Patienten zwei Folgeeingriffe hätte ersparen können, wenn primär die Implantation einer Schulter-Totalprothese erfolgt wäre – eine berechtigte Kritik.

◘ **Abb. 26.5** a–c
3 Wochen postoperativ: Repositionsverlust mit partieller Osteosynthesematerial-Lockerung

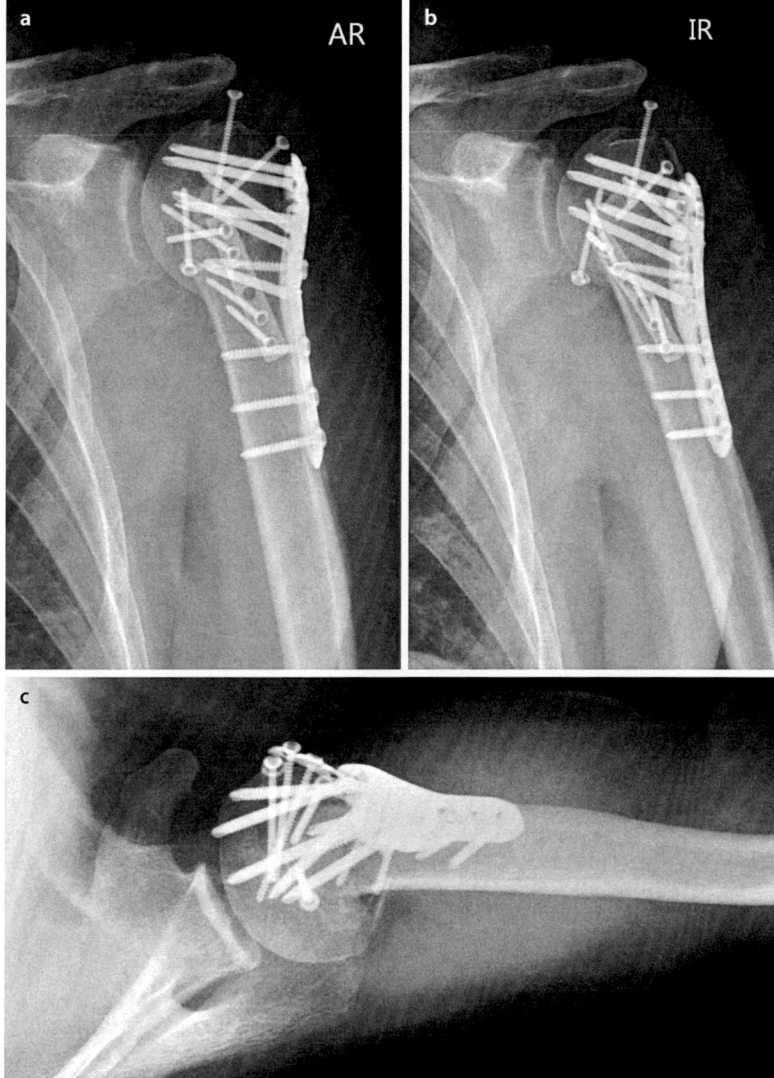

26

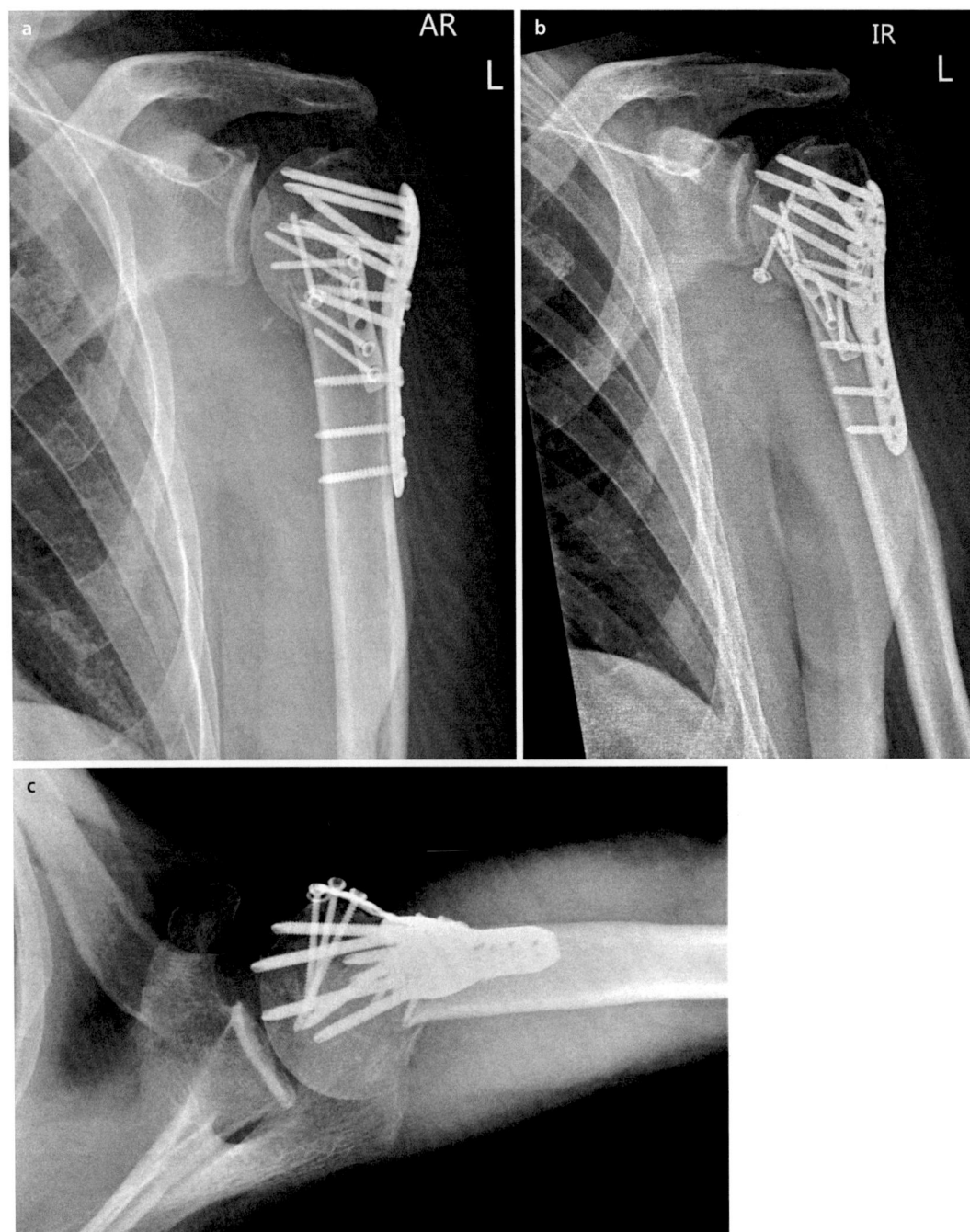

◘ **Abb. 26.6   a–c** Status nach partieller Osteosynthesematerial-Entfernung

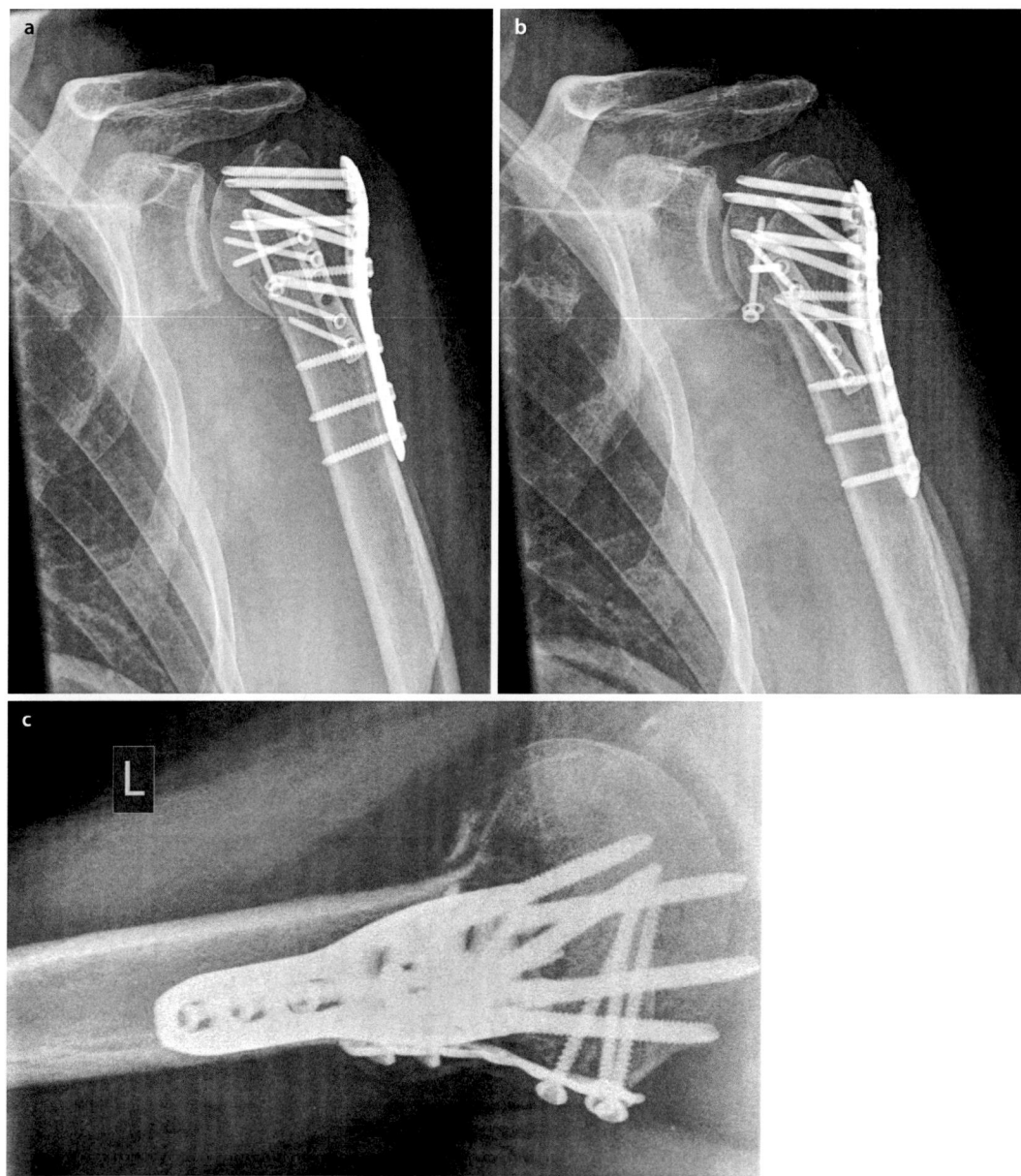

◘ **Abb. 26.7**   **a–c** 6 Wochen postoperativ: Zunahme der Sekundärdislokation mit Schraubenprotrusion

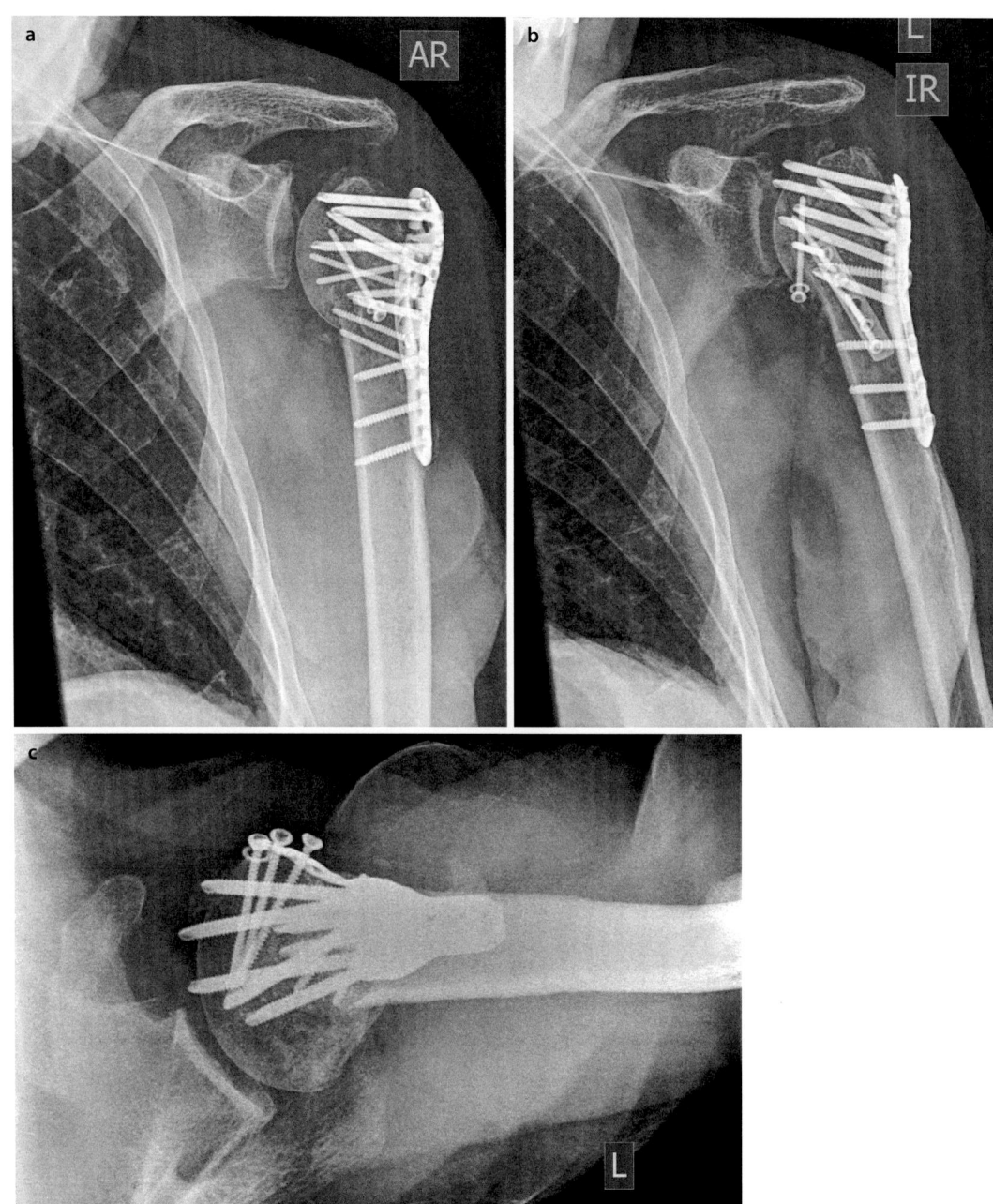

◨ **Abb. 26.8   a–c** 9 Monate postoperativ: Fraktur konsolidiert, Schraubenperforation anterior

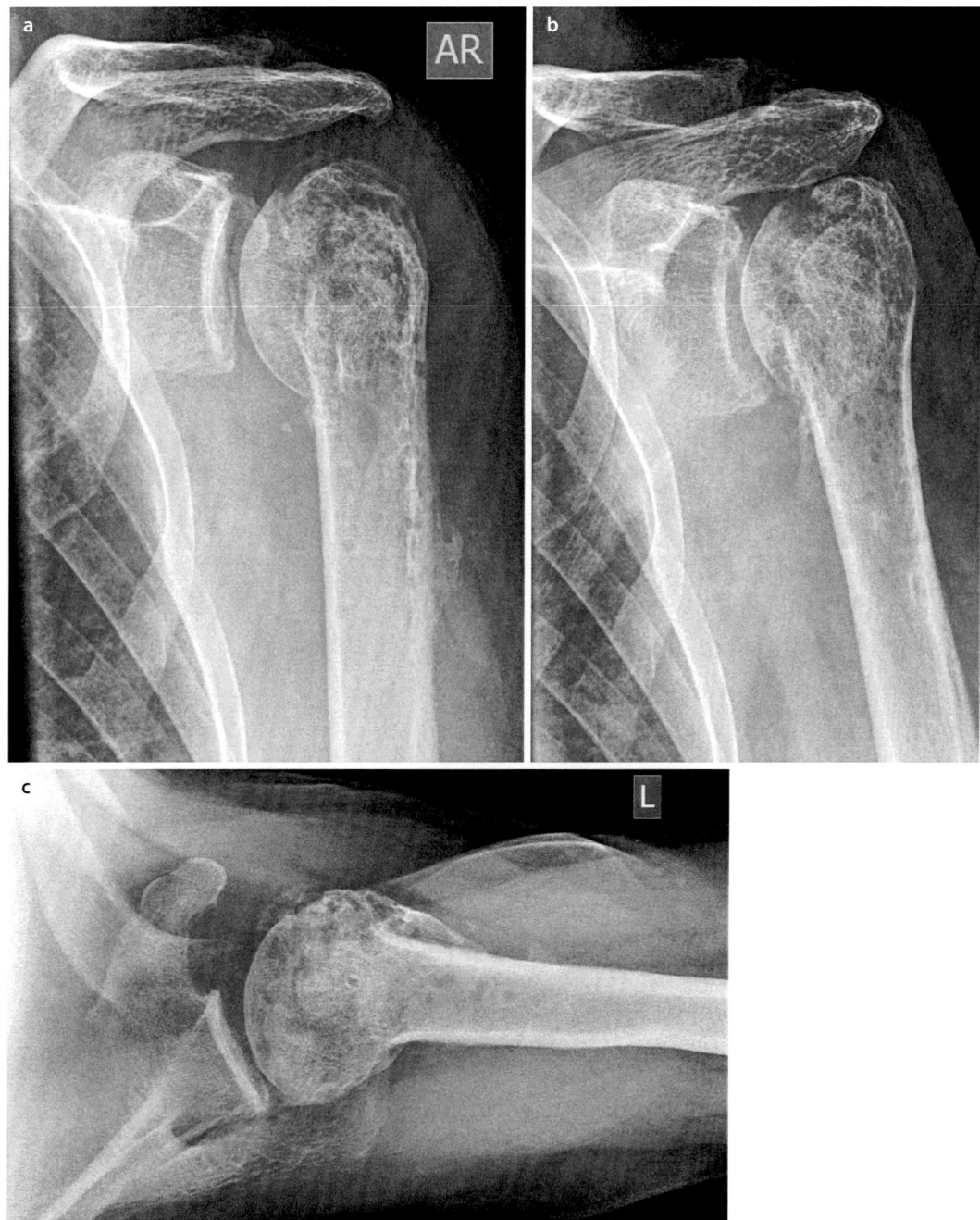

◻ **Abb. 26.9   a–c** Status 6 Wochen nach Metallentfernung, Flexionsstellung des Humeruskopfes

26

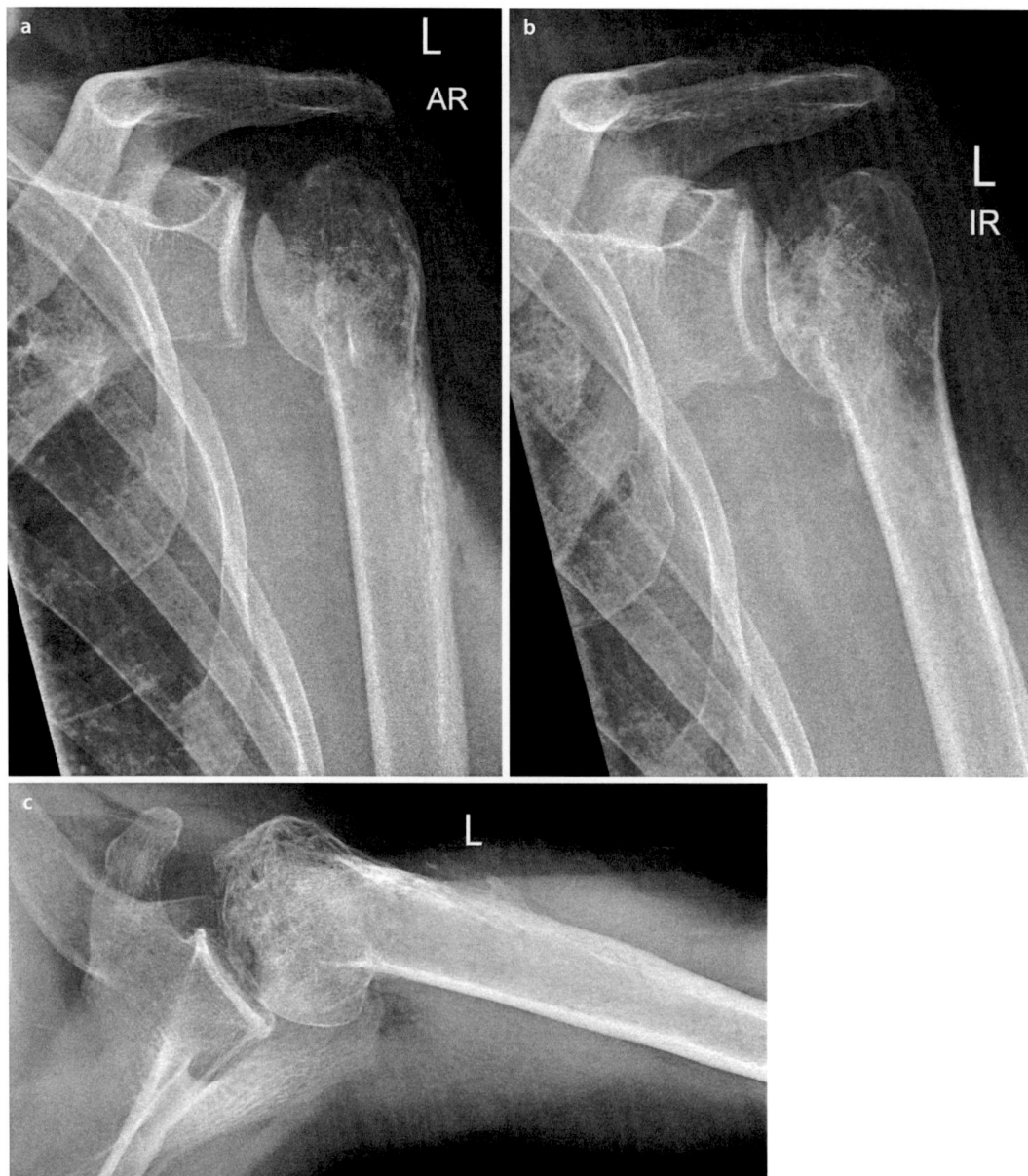

◨ **Abb. 26.10   a–c** Status 1 Jahr nach Metallentfernung: partielle Humeruskopfnekrose

Proximale mehrfragmentäre dislozierte 4-Fragment-Humeruskopffraktur links

© Springer-Verlag GmbH Deutschland, ein Teil von Springer Nature 2020
F. Moro et al. (Hrsg.), *Die proximalen Humerusfrakturen*,
https://doi.org/10.1007/978-3-662-60853-1_27

27

■ **Der Fall**

— Die 75-jährige Frau stürzt am 21.05.2014 in ihrer Wohnung in Spanien und erleidet dabei eine proximale Humerusfraktur links (■ Abb. 27.1a, b). Transfer in die Schweiz zur Sanierung der Fraktur an unserer Klinik.

— Am 26.05.2014 beurteilen wir die Patientin bei uns. Wir veranlassen zusätzlich eine computertomographische Untersuchung der linken Schulter, die die Komplexität der Fraktur bestätigt (siehe dazu die 3D-Rekonstruktion in ■ Abb. 27.2).

— Am 30.05.2014 erfolgte die osteosynthetische Versorgung, wobei die Möglichkeit des intraoperativen Umsteigens auf eine inverse Schulter-Totalprothese mit der Patientin besprochen wurde. – Offene Reposition, Plattenosteosynthese mit 3-Loch-Philosplatte sowie zusätzlicher 5-Loch-Viertelrohrplatte, Applikation eines Allograftes in Inlay-Technik und Fixation eines zusätzlichen mehrfragmentären Tuberculum majus-Fragmentes mit PDS-Kordeln durch am Schaft separat eingebrachte 3,5 mm Schraube. Ein Ortho-Gilet und begleitende Physiotherapie werden verordnet.

— 6 Wochen postoperativ ist die Schulterbewegung mit Flexion/Abduktion bis zur Horizontalen möglich. Die Aussenrotation beträgt in Neutralstellung 15° bei freier Innenrotation. Radiologisch liegt das Osteosynthesematerial korrekt ohne Lockerungszeichen. Es zeigen sich reparative Vorgänge

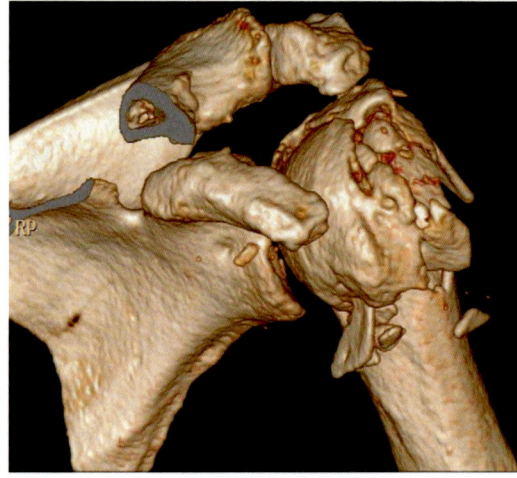

■ **Abb. 27.2**   Präoperatives CT der Fraktur

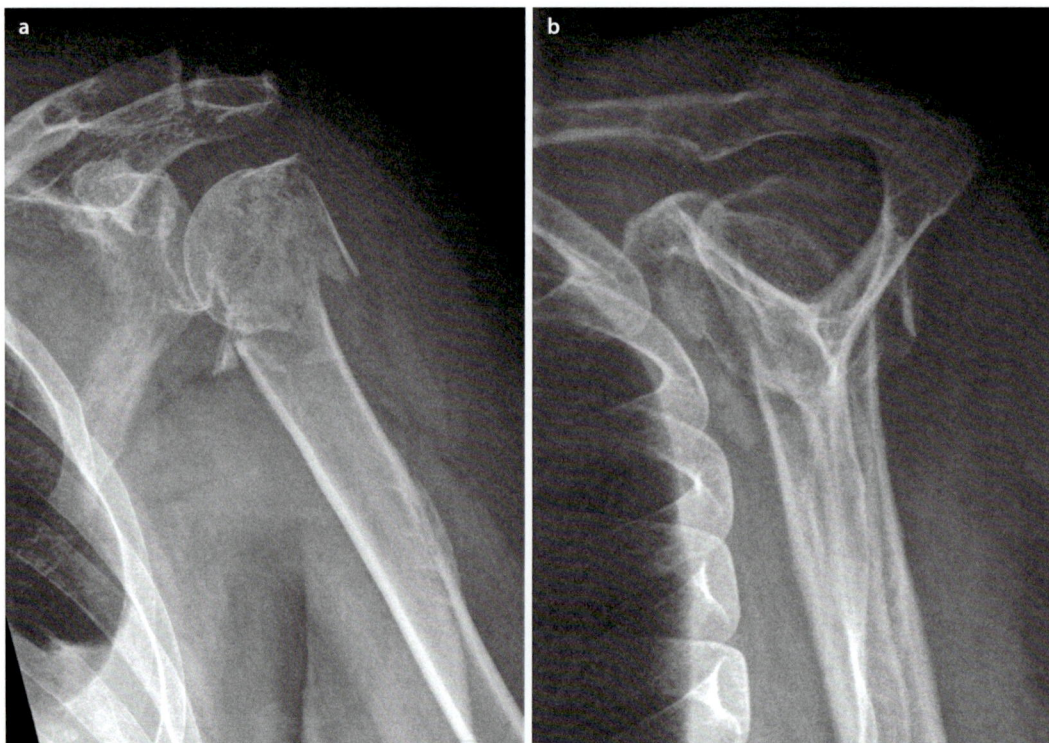

■ **Abb. 27.1**   **a, b** Dislozierte 4-Fragment-Humeruskopffraktur

(◘ Abb. 27.3a–c). Die Physiotherapie wird bei Freigabe des Bewegungsumfanges ohne Belastung fortgeführt.

— 6 Monate nach Osteosynthese beträgt die Schulterbeweglichkeit links Flexion 120°, Abduktion 110° bei freier Rotation in Neutralstellung. Radiologisch ist das Osteosynthesematerial stabil, regelrechte Zentrierungsverhältnisse bei konsolidierter Fraktur. Keine Hinweise für eine Humeruskopfnekrose (◘ Abb. 27.4a–c). Unter physiotherapeutischer Anleitung wird ein gezielter Kraftaufbau vorgesehen.

— 1 Jahr postoperativ besteht noch eine gewisse Wetterfühligkeit. Die Schulterfunktion links ist mit Flexion 140°, Abduktion 130° sowie freier Rotation in Neutralstellung zufriedenstellend. Radiologisch bestehen identische Stellungsverhältnisse im Vergleich zu den früheren Röntgenbildern. Keine sekundären Lockerungszeichen des Osteosynthesematerials, keine Hinweise für eine Humeruskopfnekrose (◘ Abb. 27.5a–c). Wegen des Restsikos einer sich entwickelnden Humeruskopfnekrose sehen wir eine Kontrolle in einem Jahr vor.

— 2 Jahre nach Osteosynthese bestehen diskrete residuelle anteriore Schulterschmerzen bei Belastung. Die Schulterfunktion links hat sich weitgehend normalisiert. Radiologisch zeigen sich keine Anhaltspunkte für eine Humeruskopfnekrose (◘ Abb. 27.6a–c).

■ **Analyse**

Der Entschluss Kopf-erhaltend vorzugehen wurde intraoperativ gefällt. Es erfolgte wiederum eine Doppelplattenosteosynthese und eine Augmentation mit Allograft. Bei dieser 75-jährigen Patientin hätte vielleicht der eine oder andere Chirurg die Indikation für einen prothetischen Ersatz gestellt, heute am ehesten für eine inverse Schulter-Totalprothese.

Wir haben uns trotzdem für die Osteosynthese entschieden, nicht zuletzt auch – wieder wie in diesem Fall illustriert – wegen einer suffizienten Länge der metaphysären Extension. Siehe dazu auch ◘ Abb. 27.2.

Wir möchten nochmals darauf hinweisen, dass die metaphysäre Extension als Risikofaktor für eine Ischämie des Humerus nicht genügend hoch gewertet werden kann, wie bereits R. Hertel 2004 darauf hingewiesen hat (Hertel et al JSES 2004). Das Alter stellt aus unserer Sicht keine Kontraindikation für eine Osteosynthese dar. Das funktionelle Resultat spricht für sich (◘ Abb. 27.7).

27

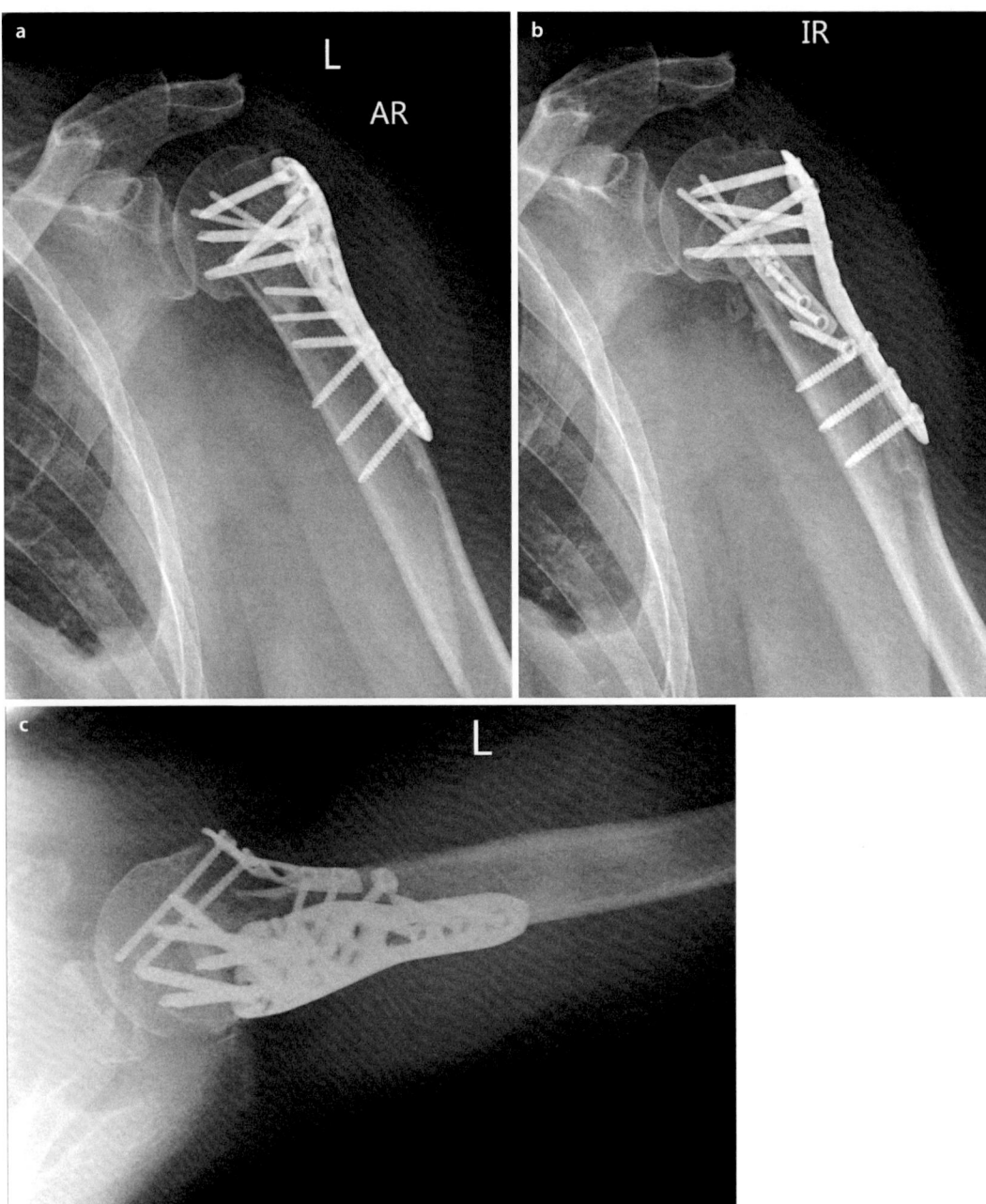

Abb. 27.3   a–c 6 Wochen postoperativ: beginnende Konsolidation, Osteosynthesematerial stabil

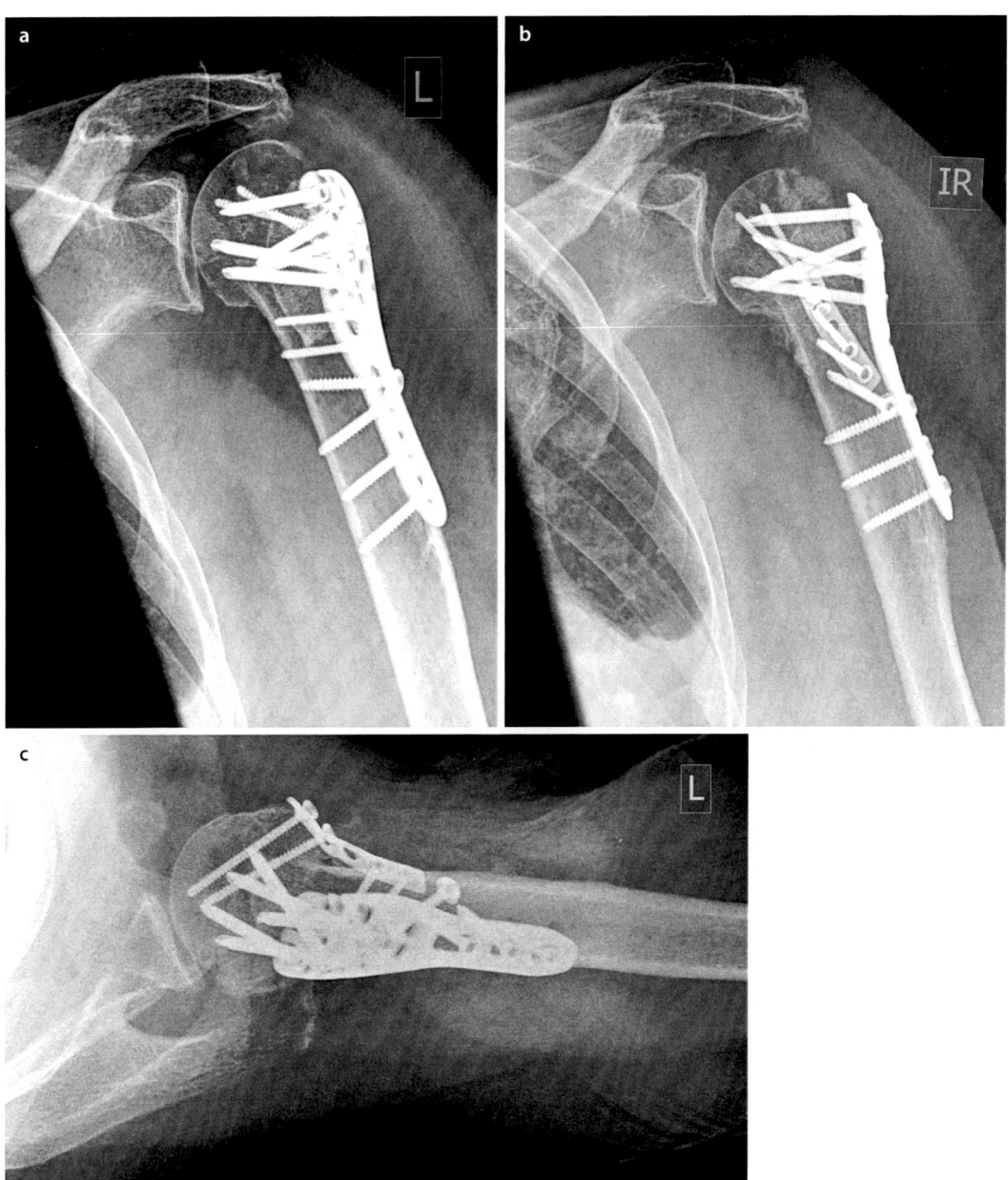

◘ Abb. 27.4   **a–c** 6 Monate postoperativ: Fraktur konsolidiert, keine Zeichen einer Kopfnekrose

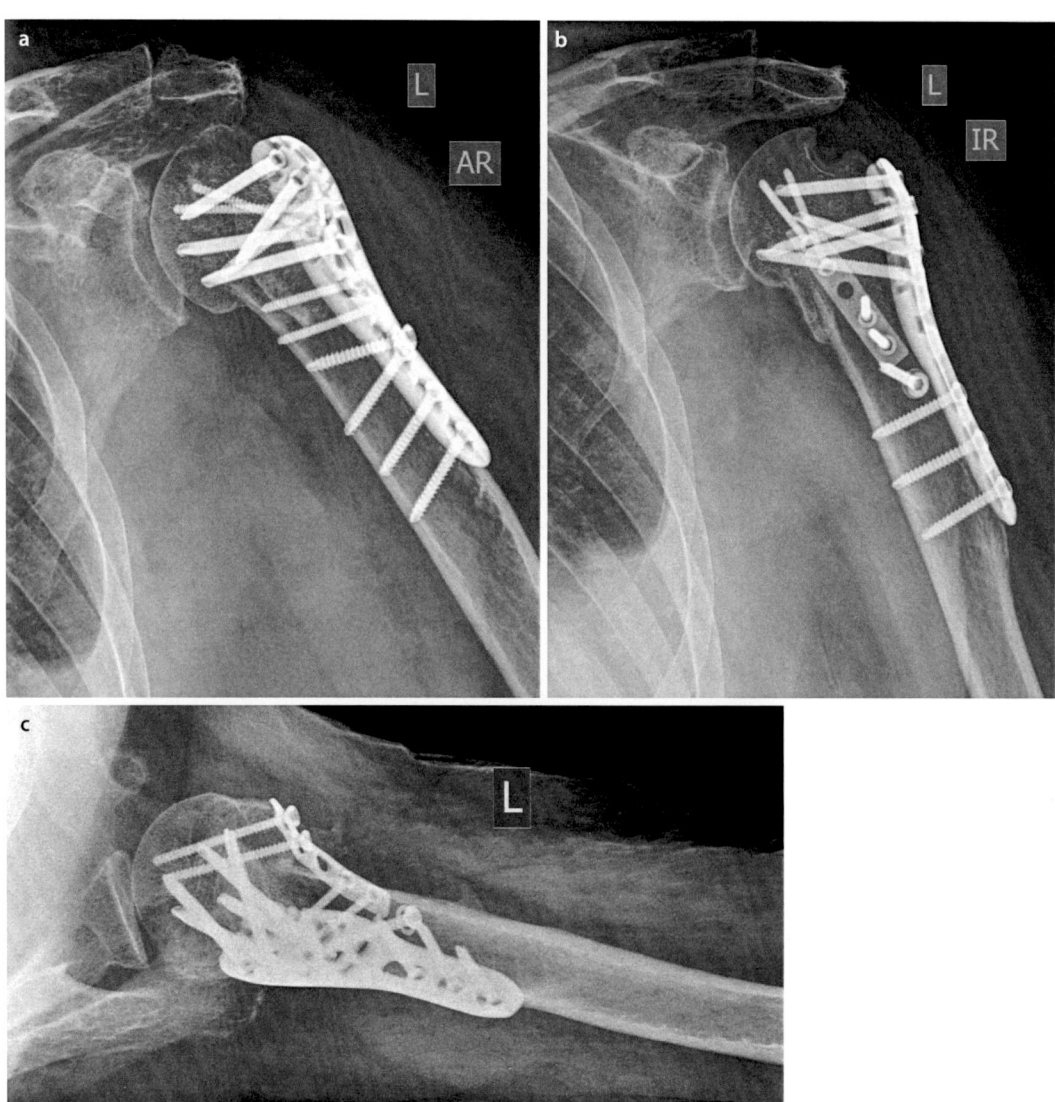

▪ Abb. 27.5   a–c 1 Jahr postoperativ: korrekte Stellungsverhältnisse, keine Nekrosezeichen

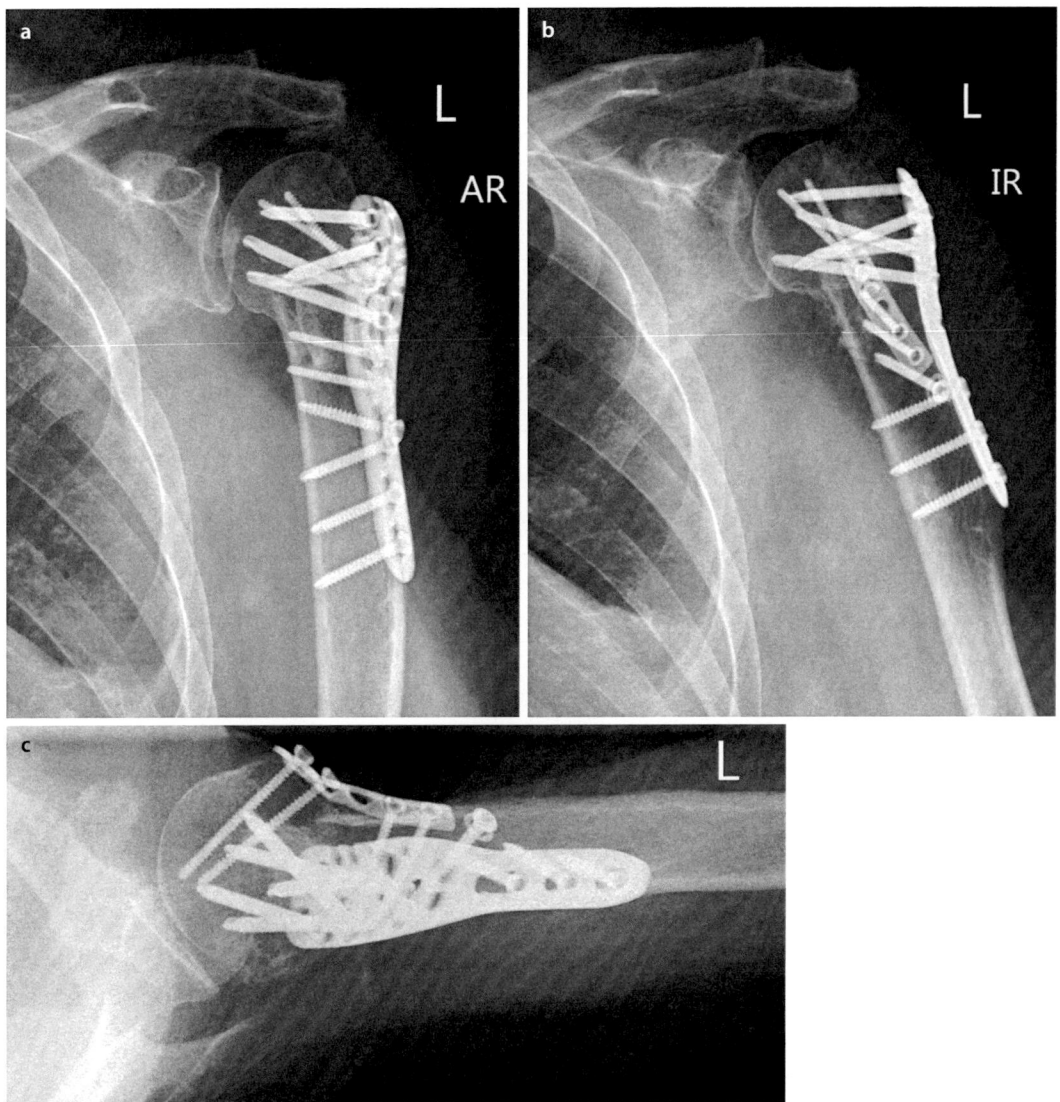

◘ Abb. 27.6   a–c 2 Jahre postoperativ: keine Hinweise auf Humeruskopfnekrose

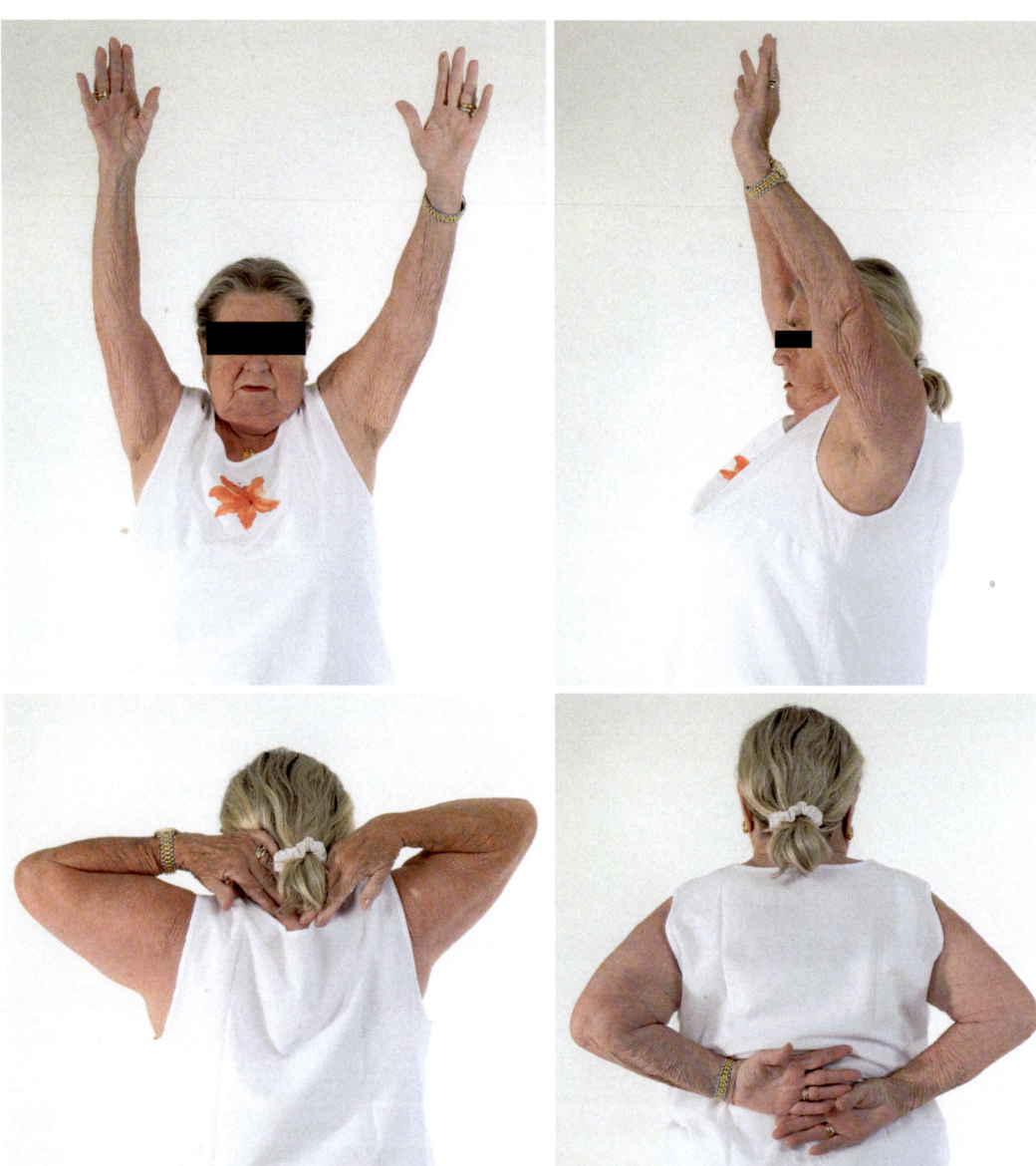

◨ **Abb. 27.7**   Funktionelles Resultat der Osteosynthese

Proximale in Valgus impaktierte 3-Fragment-Humeruskopffraktur mit mehrfragmentärer Tuberculum majus-Fraktur links

© Springer-Verlag GmbH Deutschland, ein Teil von Springer Nature 2020
F. Moro et al. (Hrsg.), *Die proximalen Humerusfrakturen*,
https://doi.org/10.1007/978-3-662-60853-1_28

28

- **Der Fall**
- Der 57-jährige Mann, inkompletter Tetraplegiker, stürzt am 08.10.2015 aus dem Rollstuhl und verletzt sich dabei an seiner linken Schulter. Im peripheren Krankenhaus wird eine mehrfragmentäre proximale Humerusfraktur links diagnostiziert (◘ Abb. 28.1a, b). Der Patient wünscht die Weiterbehandlung an unserer Klinik. Anhand der zusätzlich veranlassten Computertomographie (◘ Abb. 28.2a–d) stellen wir trotz oder auch wegen der vorbestehenden Teil-Tetraplegie die Indikation zur osteosynthetischen Versorgung, dies insbesondere auch, um längerfristig auftretende Probleme zu verhindern.
- Am 09.10.2015 erfolgt die Osteosynthese: Platten- und Schraubenosteosynthese mit 3-Loch-Philosplatte, indirekter Zuggurtung über eine separat eingebrachte 3,5 mm-Kortikalisschraube sowie einzelne 2,0 mm Schrauben zur Refixation des Tuberculum

majus, Allograft in Inlay-Technik (◘ Abb. 28.3). Postoperativ Ortho-Gilet, Pendelübungen unter physiotherapeutischer Aufsicht. Bereits vor dem Unfall konnte der Patient wegen seiner Teil-Tetraplegie den linken Arm bloss bis zur Horizontalen anheben.
- 2½ Monate postoperativ gelingen Flexion/Abduktion bis zur Horizontalen. Der Nervus axillaris ist klinisch intakt. Radiologisch zeigt sich in der computertomographischen Untersuchung ein sekundär teil-disloziertes Tuberculum majus-Fragment, welches subakromial zu liegen kommt. In der Axialaufnahme zusätzliche ektope Verkalkung posterior (◘ Abb. 28.4a, b). Da die vor dem Unfall bestehende Schulterfunktion bereits wieder erreicht ist, verzichten wir auf eine in Betracht zu ziehende operative Revision – Tuberculum majus-Re-Refixation. Die Physiotherapie wird weitergeführt.

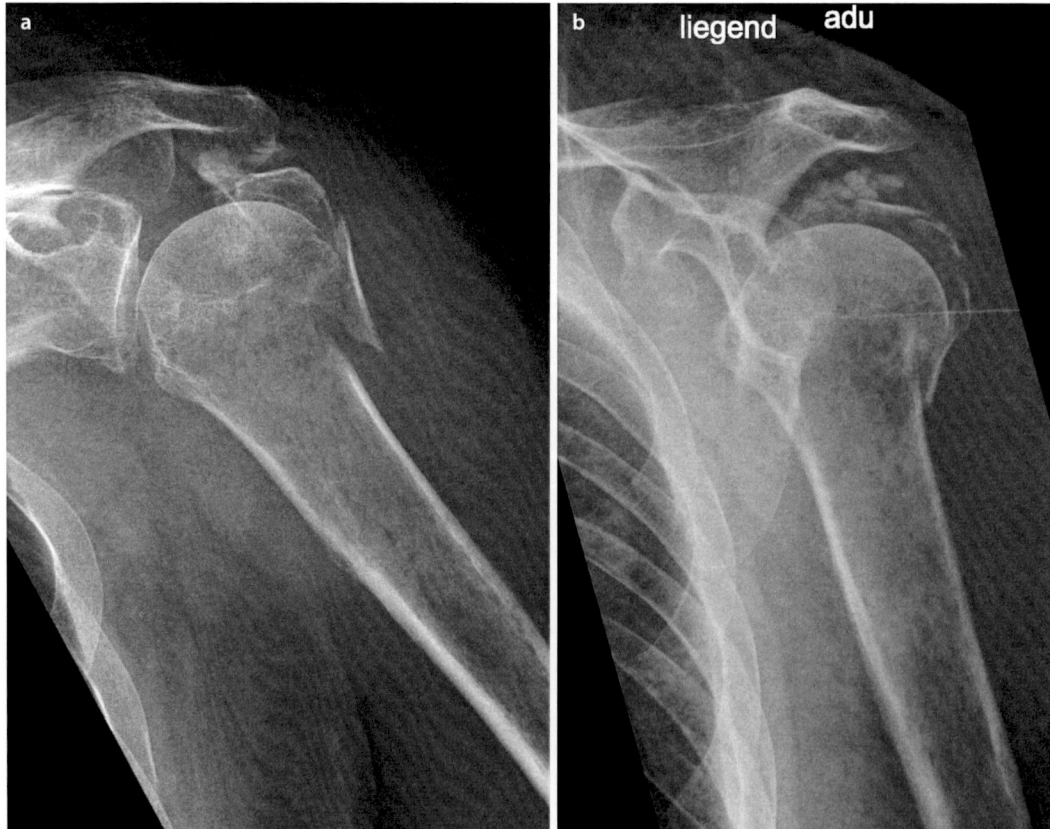

◘ **Abb. 28.1   a, b** In Valgus impaktierte 3-Fragment-Humeruskopffraktur

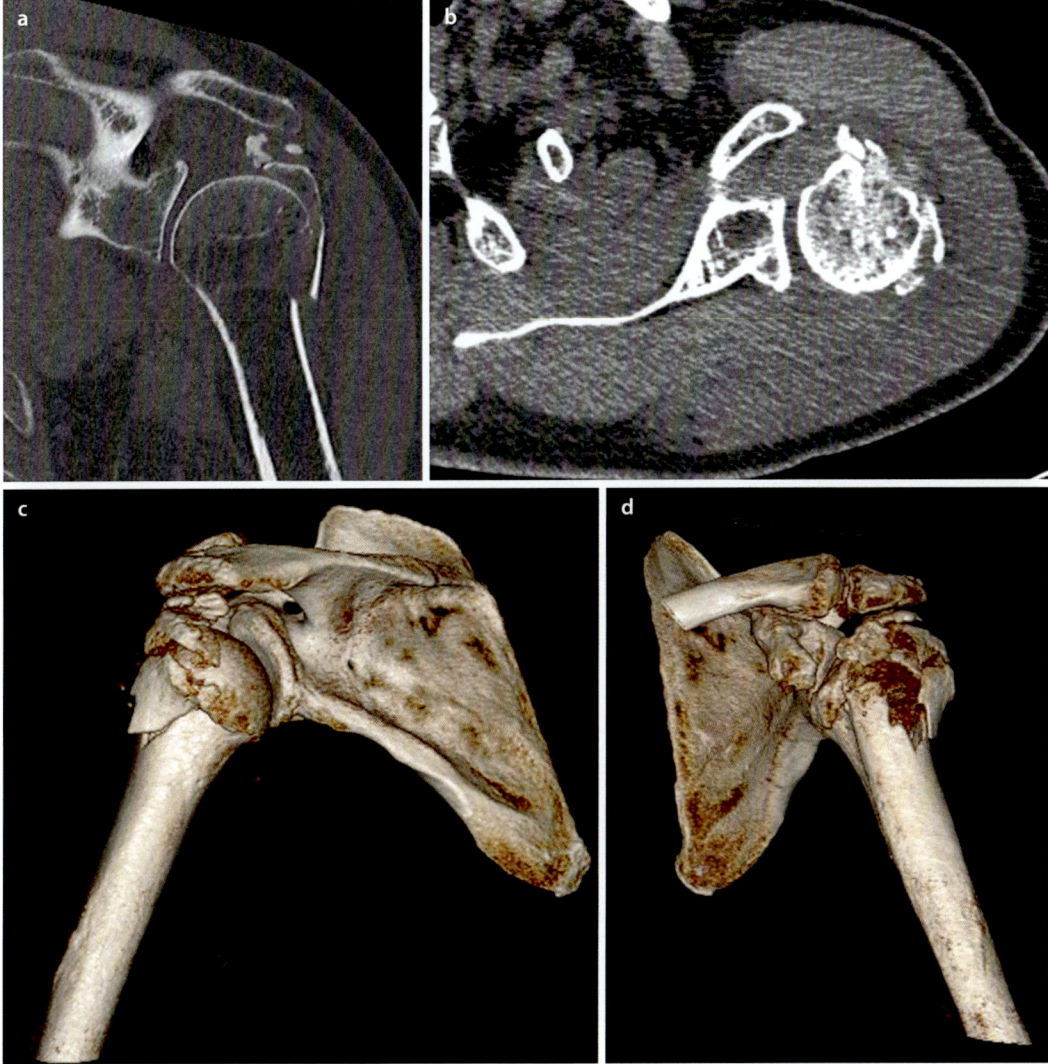

☐ **Abb. 28.2**   **a–d** CT präoperativ

— 5 Monate nach dem Eingriff besteht eine schmerzfreie Schulterfunktion links wie sie bereits vor dem Unfallereignis im Rahmen der inkompletten Tetraplegie vorlag. Radiologisch ist die Frakturkonsolidierung weit fortgeschritten bei stabilem Osteosynthesematerial. Status nach partiellem Ausriss eines Tuberculum majus-Fragmentes, welches subakromial liegt. In der axialen Aufnahme finden sich ektope Verkalkungen posterior (☐ Abb. 28.5a–c). Besondere Massnahmen sind nicht mehr notwendig.

— 7½ Monate postoperativ ist der Patient mit dem erreichten Resultat sehr zufrieden. Es besteht eine Situation wie vor dem Unfaller-

eignis. Die Bewegungsamplitude an der linken Schulter hat sich nochmals leicht verbessert. Radiologisch sind die Frakturen konsolidiert. Das Osteosynthesematerial liegt unverändert in situ (☐ Abb. 28.6a–c). Eine Kontrolle 1 Jahr nach Osteosynthese wird vereinbart, vom Patienten jedoch nicht mehr wahrgenommen.

▪ **Analyse**

Wir haben die vorbestehende Teil-Tetraplegie nicht als Kontraindikation für eine Osteosynthese gewertet. Rein wegen dieser Tatsache, dass es sich hier um eine in Valgus impaktierte 3-Fragment-Fraktur handelt, hätte man eine konservative Therapie diskutieren können. Dies in Kenntnis der gängigen Literatur, wo gerade bei solchen valgisch impaktierten Frakturen funktionell durchaus gute Resultate erzielt werden können.

Die Frage, ob Sie wie wir entschieden hätten, möchten wir Ihnen überlassen. Wie aus den Abbildungen ersichtlich, haben wir ja einerseits einen sekundären Repositionsverlust zu verzeichnen – sekundäre Dislokation des Tuberculum majus-Fragmentes – und andererseits die Bildung der ektopen Verkalkungen, welche das Resultat durchaus hätten kompromittieren können. Ein Risiko, das wir dennoch eingegangen sind, weil wir trotzdem der Meinung sind, dass gerade bei diesen Patienten eine frühfunktionelle Nachbehandlung anzustreben ist.

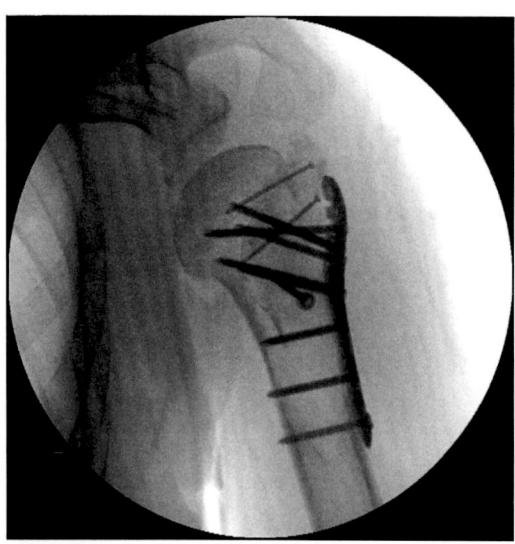

◻ **Abb. 28.3**   Status nach Osteosynthese

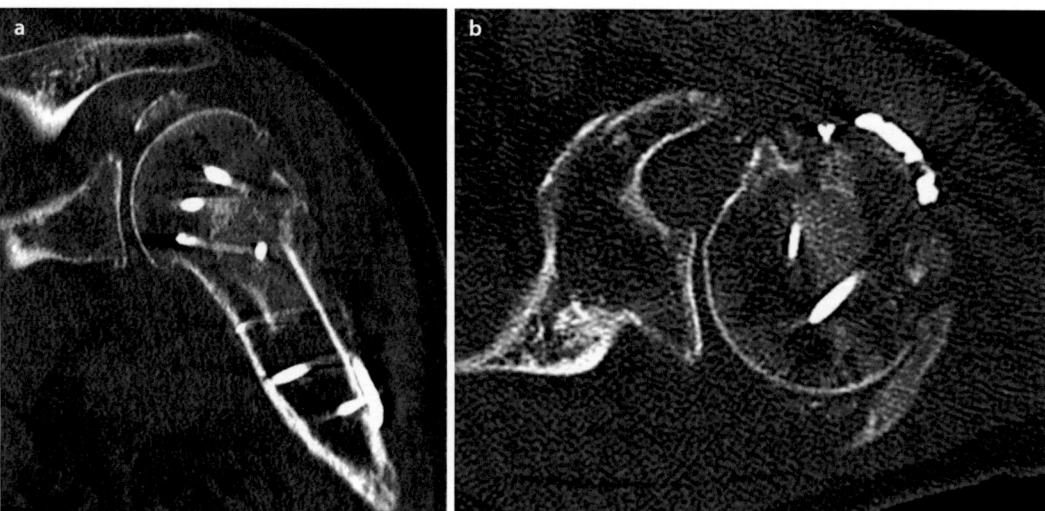

◻ **Abb. 28.4   a, b** 2½ Monate postoperativ: teildisloziertes Tuberculum majus im CT

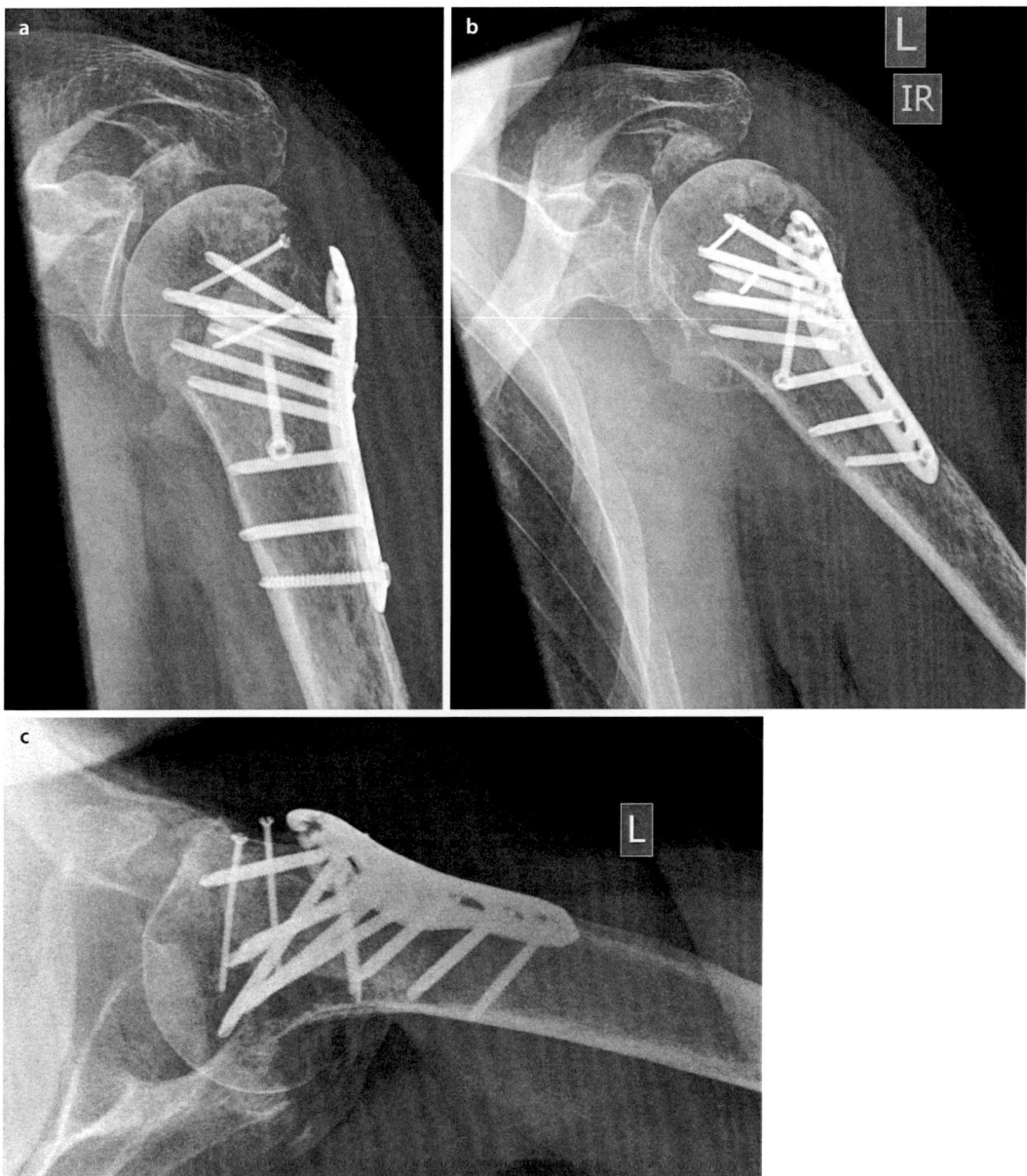

❏ **Abb. 28.5   a–c** 5 Monate postoperativ: Fraktur teilkonsolidiert, ektope Verkalkungen posterior

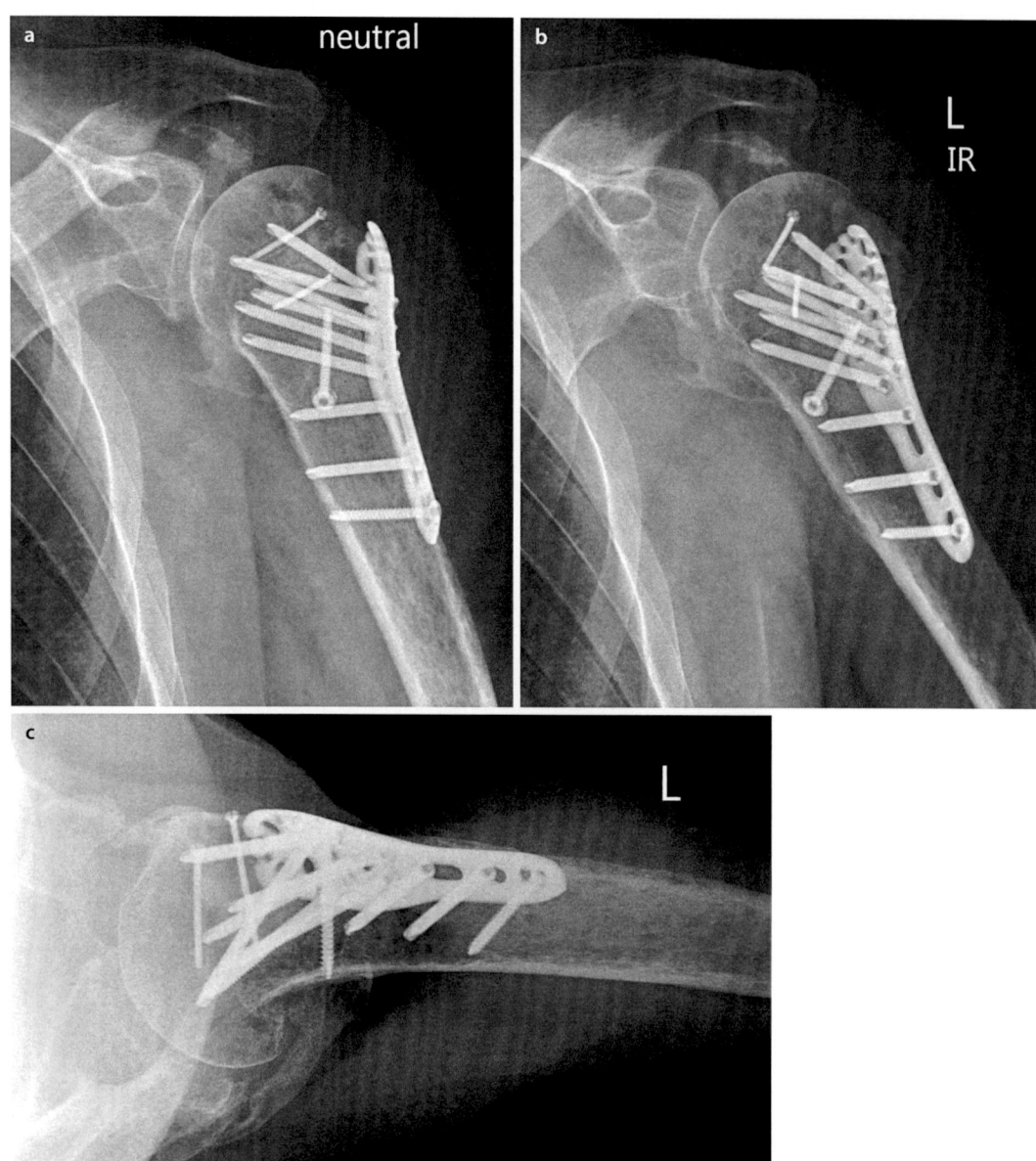

■ **Abb. 28.6**   a–c 7½ Monate postoperativ: Fraktur konsolidiert, Osteosynthesematerial stabil

Proximale 4-Fragment-Humerusfraktur links mit dorsaler Abkippung und Valgusimpaktion sowie Fraktur von Tuberculum majus und minus

F. Moro et al. (Hrsg.), *Die proximalen Humerusfrakturen*,
https://doi.org/10.1007/978-3-662-60853-1_29

29

■ **Der Fall**

— Die 55-jährige Frau stürzt am 23.03.2015 beim Skilaufen und erleidet dabei eine proximale Humerusfraktur links (◗ Abb. 29.1a, b). Die Patientin wünscht eine allfällig notwendig werdende chirurgische Therapie an unserer Klinik.

— Wir beurteilen die Patientin am 24.03.2015 und veranlassen zusätzlich eine dynamische Ultraschalluntersuchung sowie eine Computertomographie mit 3D-Rekonstruktion. Im Ultraschall zeigt sich eine intakte Rotatorenmanschette bei unauffälliger langer Bizepssehne. Die Computertomographie bestätigt die Komplexität der Fraktur mit Frakturierung auch der beiden Tubercula (◗ Abb. 29.2a–c). Die Indikation zur Osteosynthese ist für uns gegeben.

— Am 30.03.2015 erfolgt die osteosynthetische Versorgung: Offene Reposition, Osteosynthese mit 3-Loch-Philosplatte, Abstütz-Osteosynthese mit 5-Loch-Viertelrohrplatte am Tuberculum minus sowie 3-Loch-Viertelrohrplatte am Schaft. Fixation der Tuberculafragmente isoliert am Tuberculum majus mit zwei 2,0 mm-Kortikalisschrauben, am Tuberculum minus mit einer separat eingebrachten 2,7 mm-Kortikalisschraube. Indirekte Zuggurtung mit PDS-Kordeln und Allograft in Inlay-Technik (◗ Abb. 29.3a–c). Postoperativ physiotherapeutisch geführte Rehabilitation aus dem Ortho-Gilet.

— 6 Wochen nach dem Eingriff entspricht die Schulterfunktion den Erwartungen: Flexion/Abduktion bis 80°, Aussen-/Innenrotation in Neutralstellung 0/0/90°. Radiologisch finden sich regelrechte Stellungverhältnisse bei korrekter Lage des Osteosynthesematerials ohne sekundären Repositionsverlust (◗ Abb. 29.4a–c). Die linke Schulter wird frei-

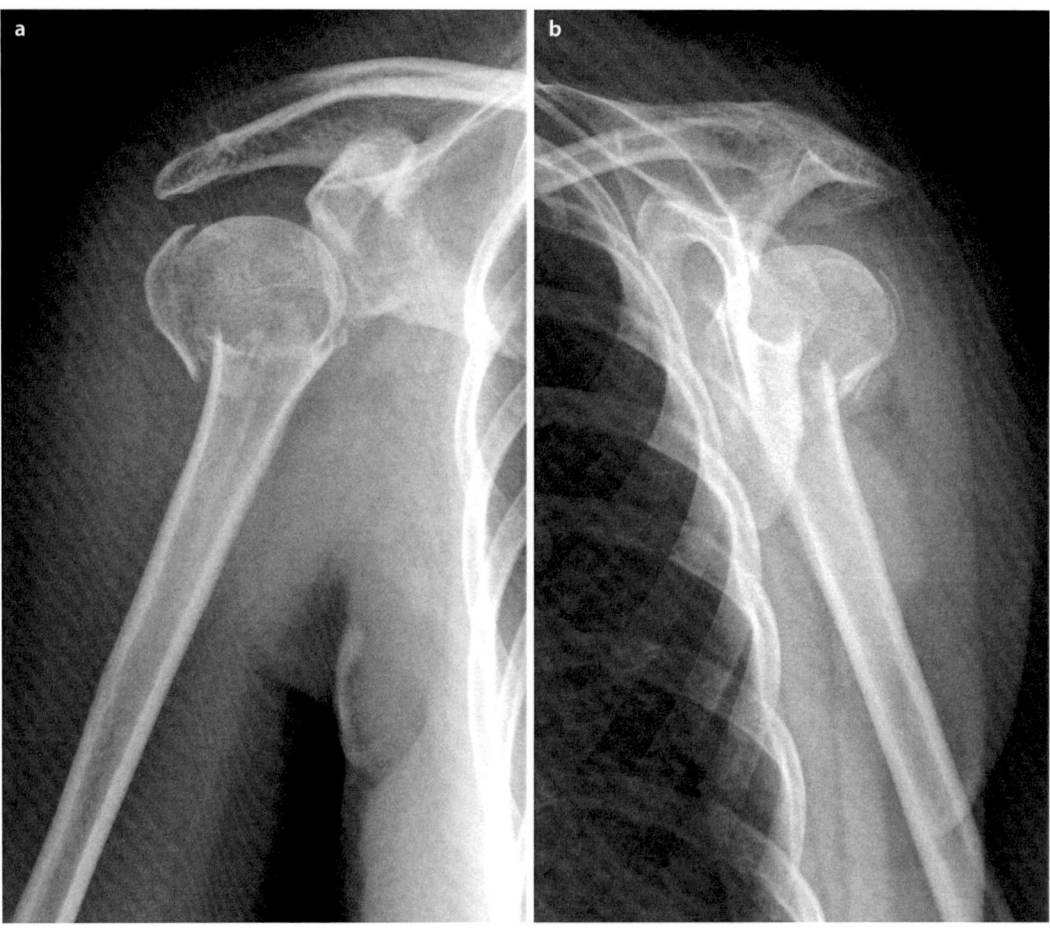

◗ **Abb. 29.1   a, b** 4-Fragment-Humerusfraktur mit Dorsalkippung und Valgusimpaktion

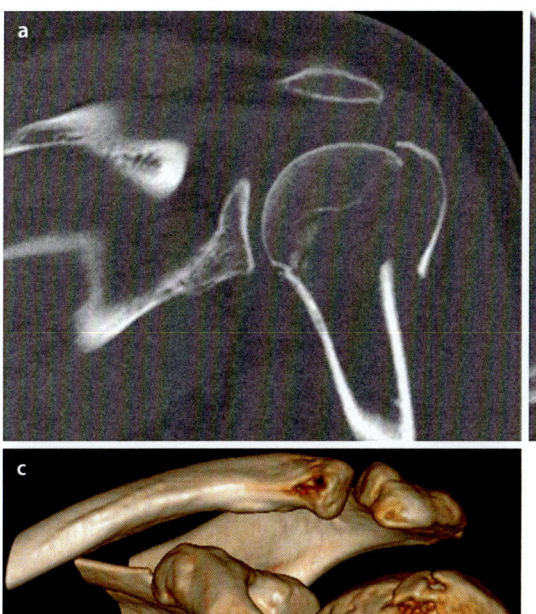
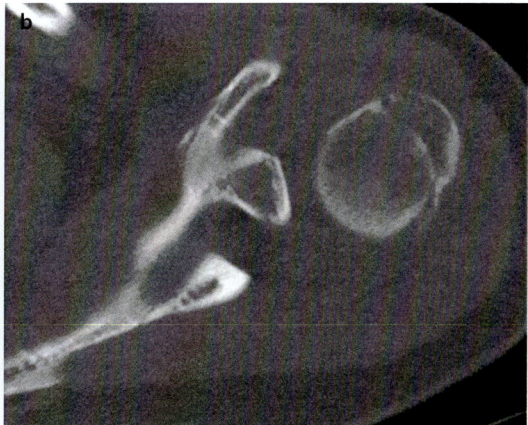
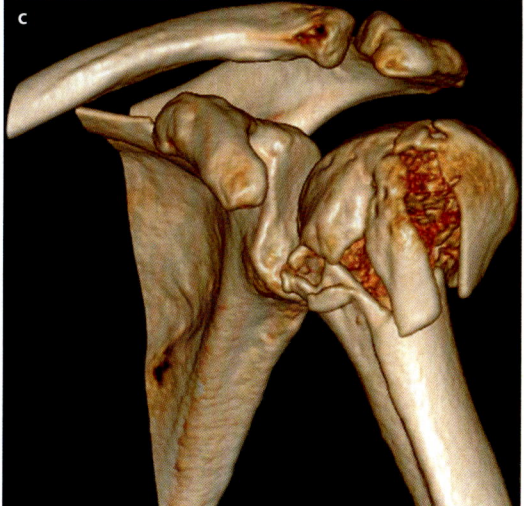

◘ **Abb. 29.2**   **a–c** Frakturanalyse präoperativ im CT

gegeben für sämtliche Bewegungen ohne Belastung. Die Physiotherapie wird weitergeführt.

— 6 Monate nach Osteosynthese normalisiert sich die Schulterfunktion links zusehends: Flexion 140°, Abduktion 100°, die Rotationsamplitude in Neutralstellung ist nahezu frei und symmetrisch. Radiologisch zeigt sich stabiles Osteosynthesematerial bei konsolidierten Frakturen (◘ Abb. 29.5a–c). Die Physiotherapie wird bis zur nächsten Kontrolle weitergeführt.

— 1 Jahr nach Intervention liegt eine freie, symmetrische Schulterfunktion links vor. Sämtliche Komplexbewegungen sind problemlos durchführbar. Radiologisch zeigen sich kongruente Gelenksverhältnisse ohne Hinweise auf frühposttraumatische, arthrotische Veränderungen oder Anzeichen einer Humerus-

kopfnekrose (◘ Abb. 29.6a–c). Besondere Massnahmen sind nicht mehr notwendig. Auf die Gefahr einer Humeruskopfnekrose auch nach Jahren wurde die Patientin hingewiesen.

— 2 Jahre nach Osteosynthese ist die linke Schulter voll funktionstüchtig mit symmetrischer Bewegungsamplitude. Die Patientin ist beschwerdefrei und voll sportfähig. Radiologisch besteht eine identische Situation zu den früheren Kontrollen: Kongruente Gelenksverhältnisse, keine Zeichen von posttraumatischen arthrotischen Veränderungen, keine Hinweise für eine Humeruskopfnekrose (◘ Abb. 29.7a–c). Weitere Verlaufskontrollen sind nicht vorgesehen. Sollten neue Aspekte auftreten, wird sich die Patientin melden. Das Osteosynthesematerial stört weder subjektiv noch objektiv und wird in situ belassen.

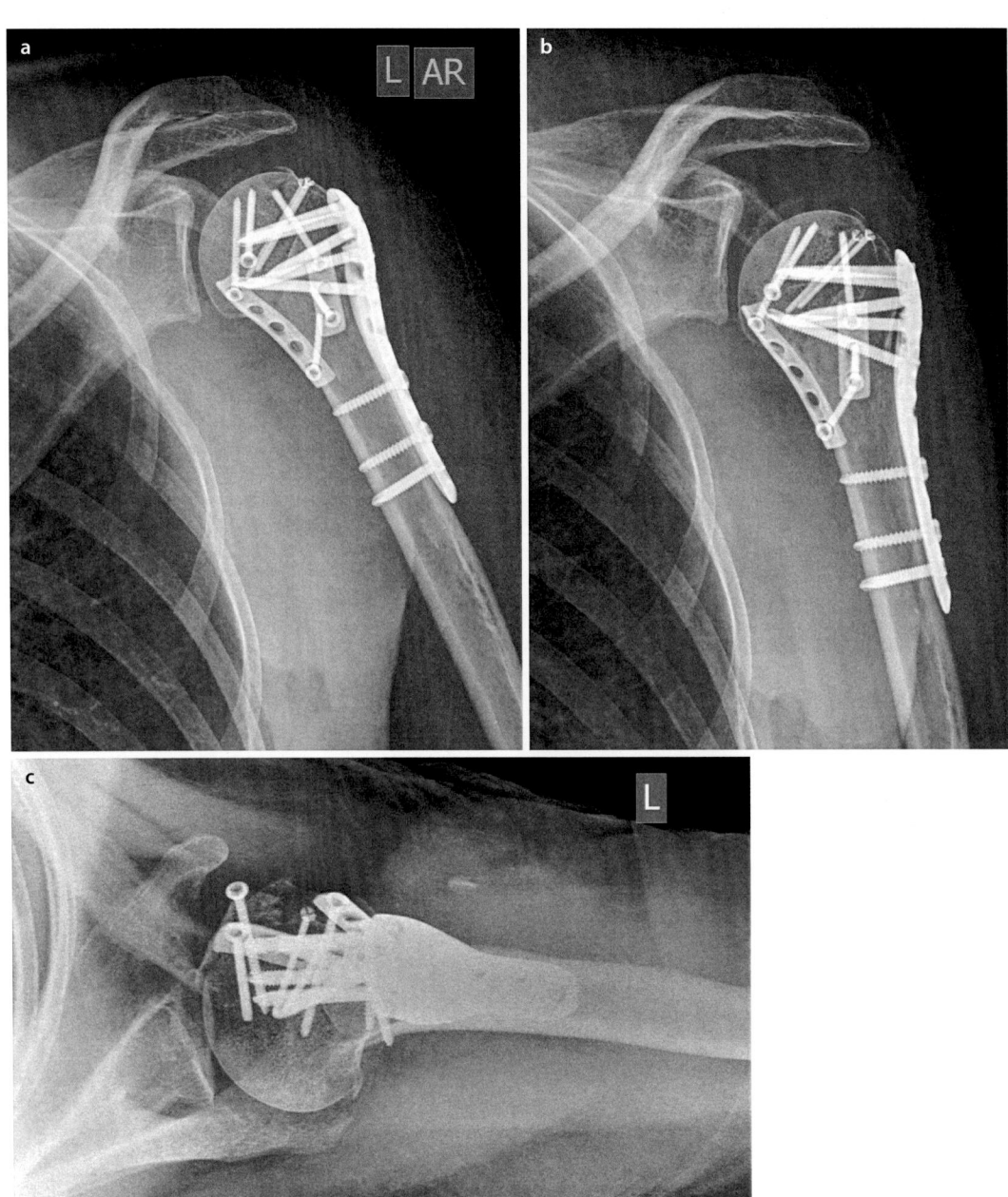

◙ **Abb. 29.3**   **a–c** Status nach Osteosynthese

■ **Analyse**

Die Komplexität der proximalen Humeruskopffrakturen lässt sich anhand der konventionellen
radiologischen Bildgebung häufig nicht konklusiv
einschätzen. Wir sind der Meinung, dass im Hinblick auf die zu empfehlende Therapie konservativ versus operativ eine weiter reichende computertomographische Abklärung sinnvoll ist, um
einerseits die Operationsindikation zu erhärten,

andererseits die Prognose abschätzen zu können
im Hinblick auf zu erwartende mögliche Komplikationen wie das stets omnipräsente Risiko einer
avaskulären Humeruskopfnekrose. Eine vernünf-
tige Frakturklassifikation, welche Dislokations-
ausmass, Beteiligung der Tubercula-Fragmente,
ad axim-Fehlstellungen wie Valgus/Varus berück-
sichtigt, um nur einige Aspekte zu nennen, liegt
bis dato nicht vor. Am ehesten – basierend auf der

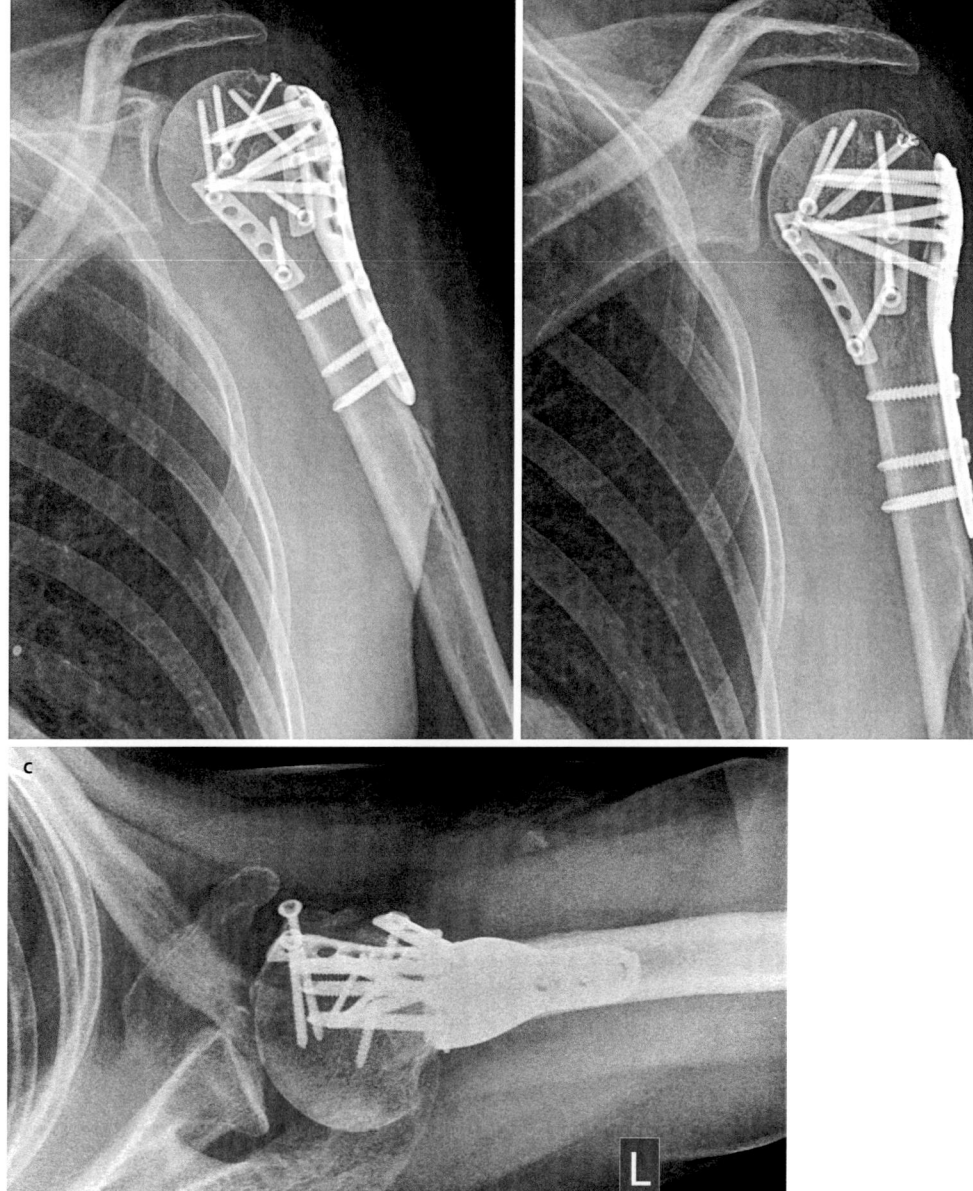

◘ **Abb. 29.4** **a–c** 6 Wochen postoperativ: kein sekundärer Repositionsverlust

computertomographischen Untersuchung – wäre eine solche Klassifikation anzustreben.

Der Aspekt der Versorgung wird auch sehr kontrovers diskutiert. Verschiedene Operationstechniken und Implantate werden erwähnt. Wir favorisieren die Plattenosteosynthese, wobei nebst den winkelstabilen Implantaten auch weitere Plattensysteme je nach Frakturmorphologie indiziert sein können. Anhand dieses Beispiels sei das Konzept der Doppelplattenosteosynthese dargestellt, wobei nach unserer Meinung die anteromediale, orthograd eingebrachte Platte eine zu-

29

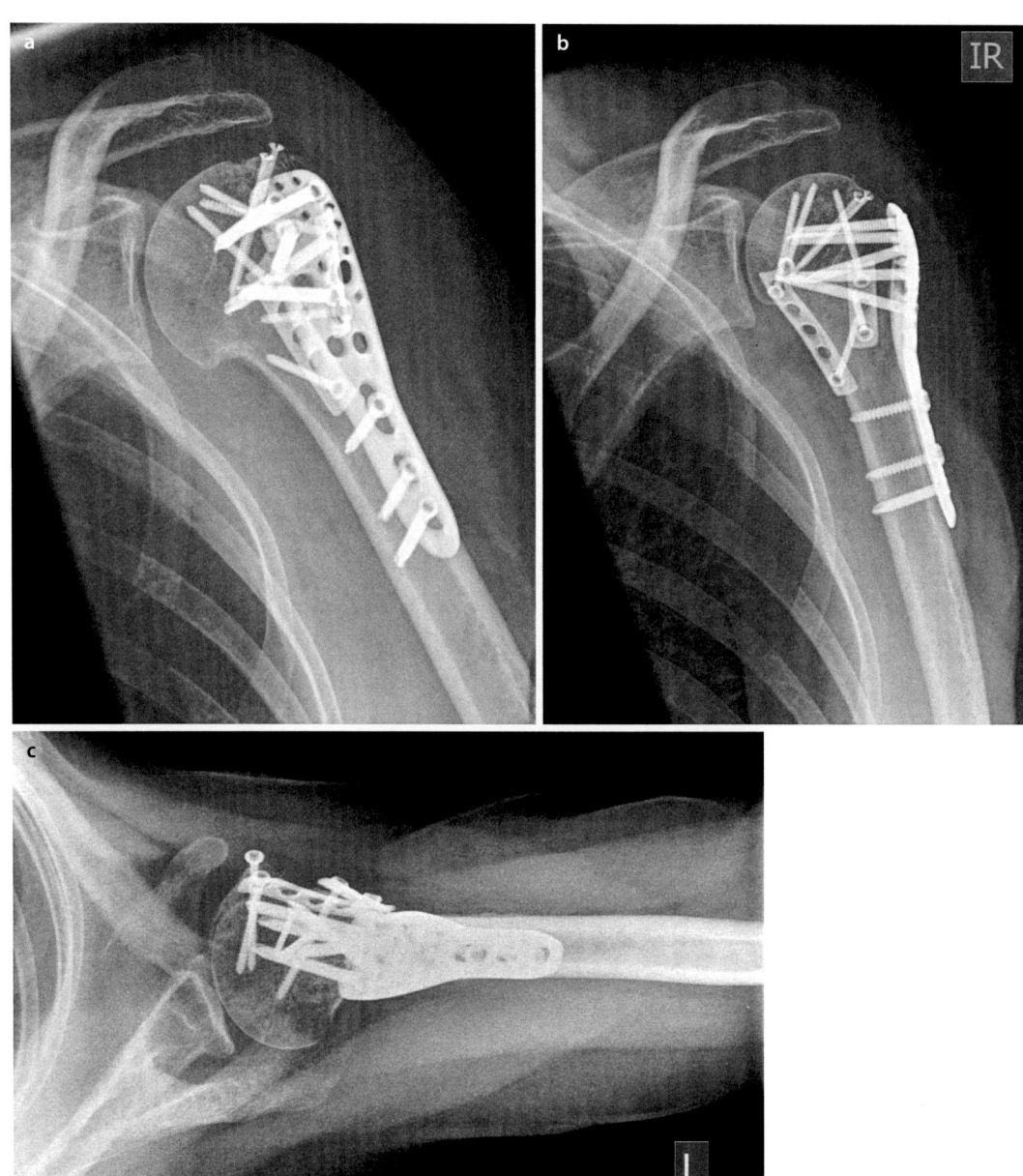

◻ **Abb. 29.5   a–c** 6 Monate postoperativ: Fraktur konsolidiert

sätzliche Rotationsstabilität ermöglicht. Ein Allograft-Aufbau als „Void-Filler" ist auch in Betracht zu ziehen, gerade bei den valgisch impaktierten oder varisch dislozierten Humerusköpfen. Bei dieser Frakturmorphologie hier – Valgus-Impaktion – kann der aus der Desimpaktion entstandene Defekt gut aufgefüllt werden. Man erreicht dadurch sekundär auch eine postero-me-diale Abstützung. Wenn die Fraktur es erzwingt, ist das zusätzliche Anbringen von Platten und Schrauben durchaus sinnvoll, um die Reposition der Fragmente zu halten, wie man aus dem Verlauf entnehmen kann. Trotz reichlichem Osteosynthesematerial ergeben sich funktionell keine Defizite, und es drängt sich auch keine Metallentfernung auf.

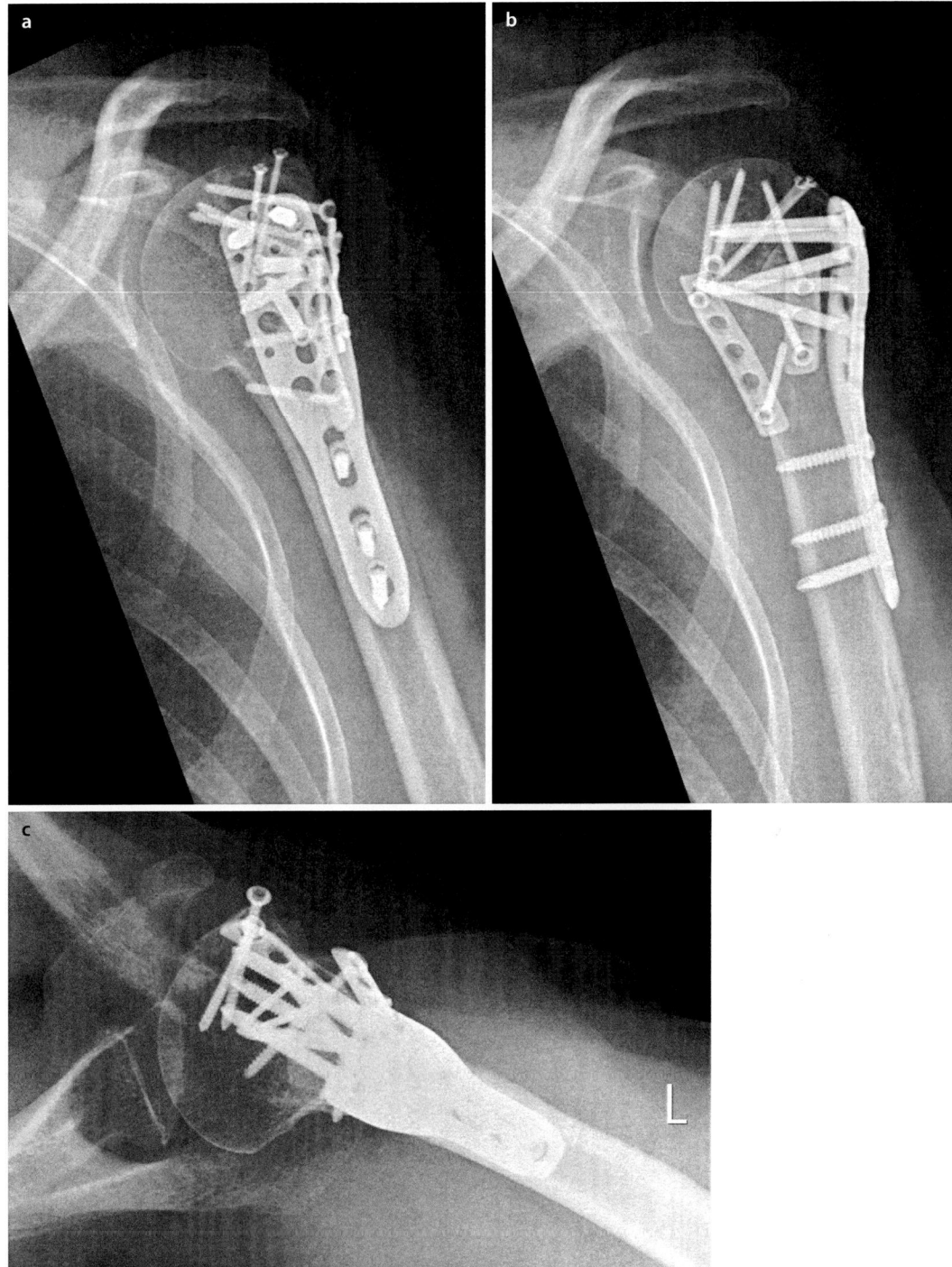

◻ **Abb. 29.6   a–c** 1 Jahr nach Intervention: kongruente Gelenksverhältnisse

29

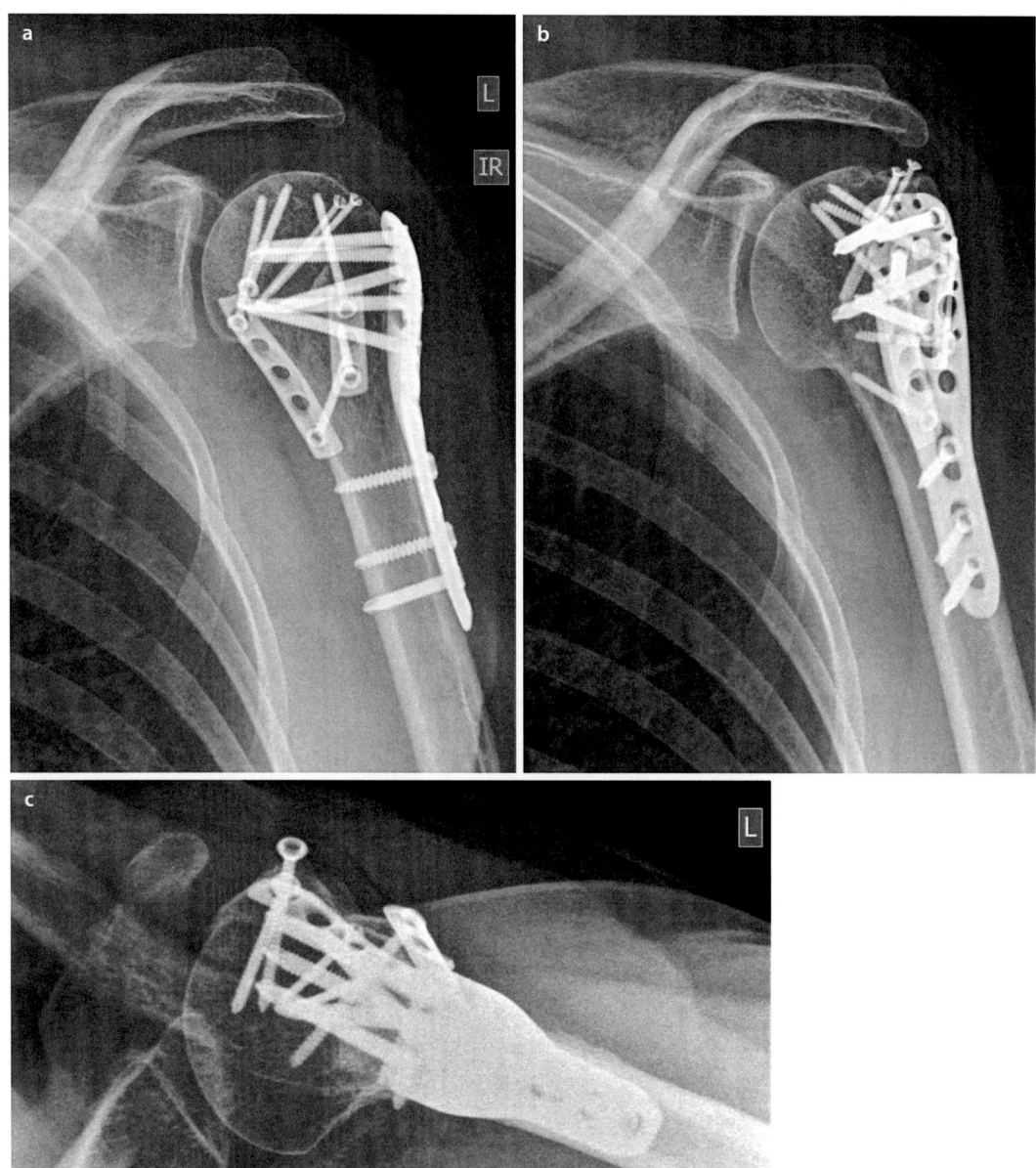

□ **Abb. 29.7   a–c** 2 Jahre postoperativ: keine Hinweise für Humeruskopfnekrose

In Valgus impaktierte proximale 4-Fragment-Humerusfraktur rechts

© Springer-Verlag GmbH Deutschland, ein Teil von Springer Nature 2020
F. Moro et al. (Hrsg.), *Die proximalen Humerusfrakturen*,
https://doi.org/10.1007/978-3-662-60853-1_30

30

- **Der Fall**
- Der 61½-jährige Mann stürzt beim Eislaufen am 30.10.2017 und erleidet dabei eine proximale Humerusfraktur rechts (◘ Abb. 30.1a, b). Nach Erstbeurteilung an einem peripheren Krankenhaus wünscht der Patient die allfällig notwendig werdende chirurgische Therapie an unserer Klinik.
- Wir beurteilen den Patienten am 31.10.2017. Die Feindiagnose mittels Computertomographie bestätigt die 4-Fragmentfraktur am proximalen Humerus rechts mit leicht disloziertem Tuberculum majus und minus (◘ Abb. 30.2a–c). Die Indikation zur Osteosynthese wird gestellt.
- Der Eingriff erfolgt am 03.11.2017: Offene Reposition, Plattenosteosynthese mit 3-Loch-Philosplatte und zwei 6-Loch-Viertelrohrplatten sowie heterologer Spongiosa mit Knochenchips (◘ Abb. 30.3a–c). Tragen eines Ortho-Gilets mit begleitender Physiotherapie postoperativ.

- 6 Wochen nach Intervention ist die Schulterfunktion rechts zeitgerecht: Flexion/Abduktion bis zur Horizontalen, Aussen-/Innenrotation in Neutralstellung 15/0/60°. Radiologisch zeigen sich anatomische Stellungsverhältnisse (◘ Abb. 30.4a–c). Es erfolgt die Freigabe des Bewegungsausmasses mit langsam dosiertem Kraftaufbau.
- Gut 5 Monate nach Osteosynthese normalisiert sich die Schulterfunktion rechts zusehends: Flexion 140°, Abduktion 110°, sämtliche Komplexbewegungen problemlos durchführbar. Radiologisch ist die Frakturheilung abgeschlossen, korrekte Stellungverhältnisse in sämtlichen Projektionen (◘ Abb. 30.5a–c). Die Physiotherapie mit dosiertem Kraftaufbau wird weitergeführt.
- 8 Monate postoperativ erfolgt eine klinische Kontrolle. Die Schulterfunktion rechts ist frei und symmetrisch. Der Patient arbeitet voll im angestammten Beruf und ist sportlich wieder aktiv. Eine Abschlusskontrolle ist 1 Jahr nach Intervention geplant.

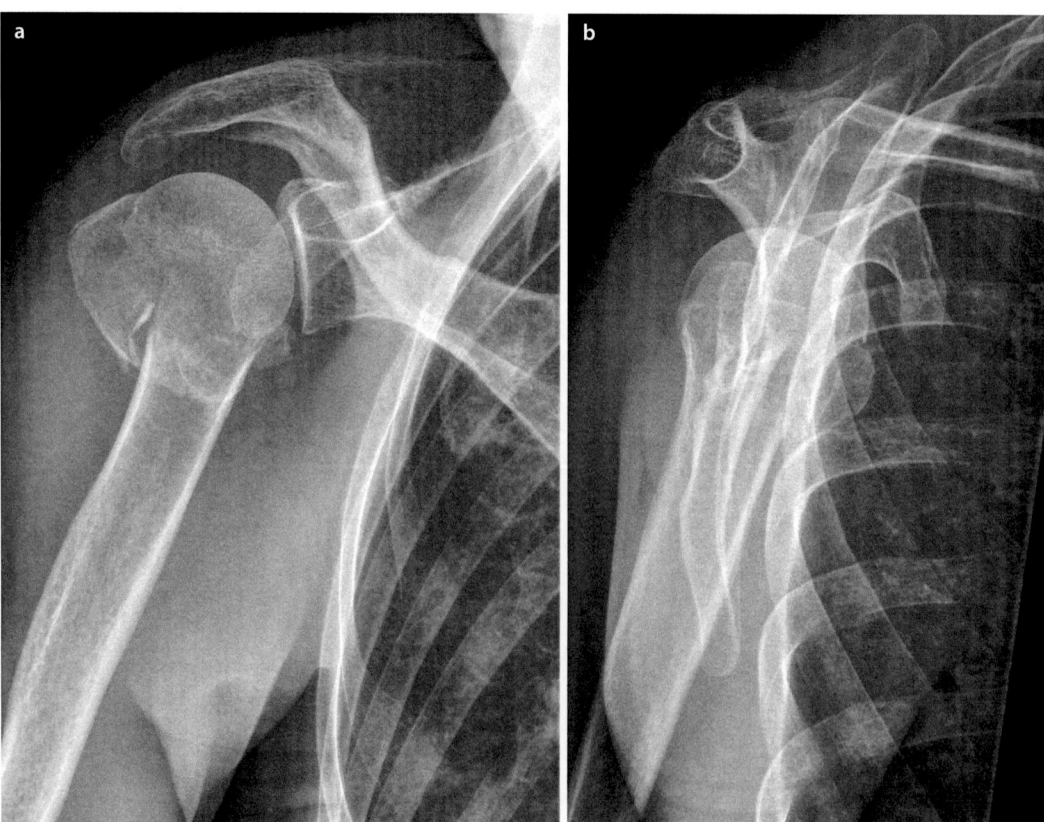

◘ **Abb. 30.1   a, b** In Valgus impaktierte 4-Fragment-Humerusfraktur

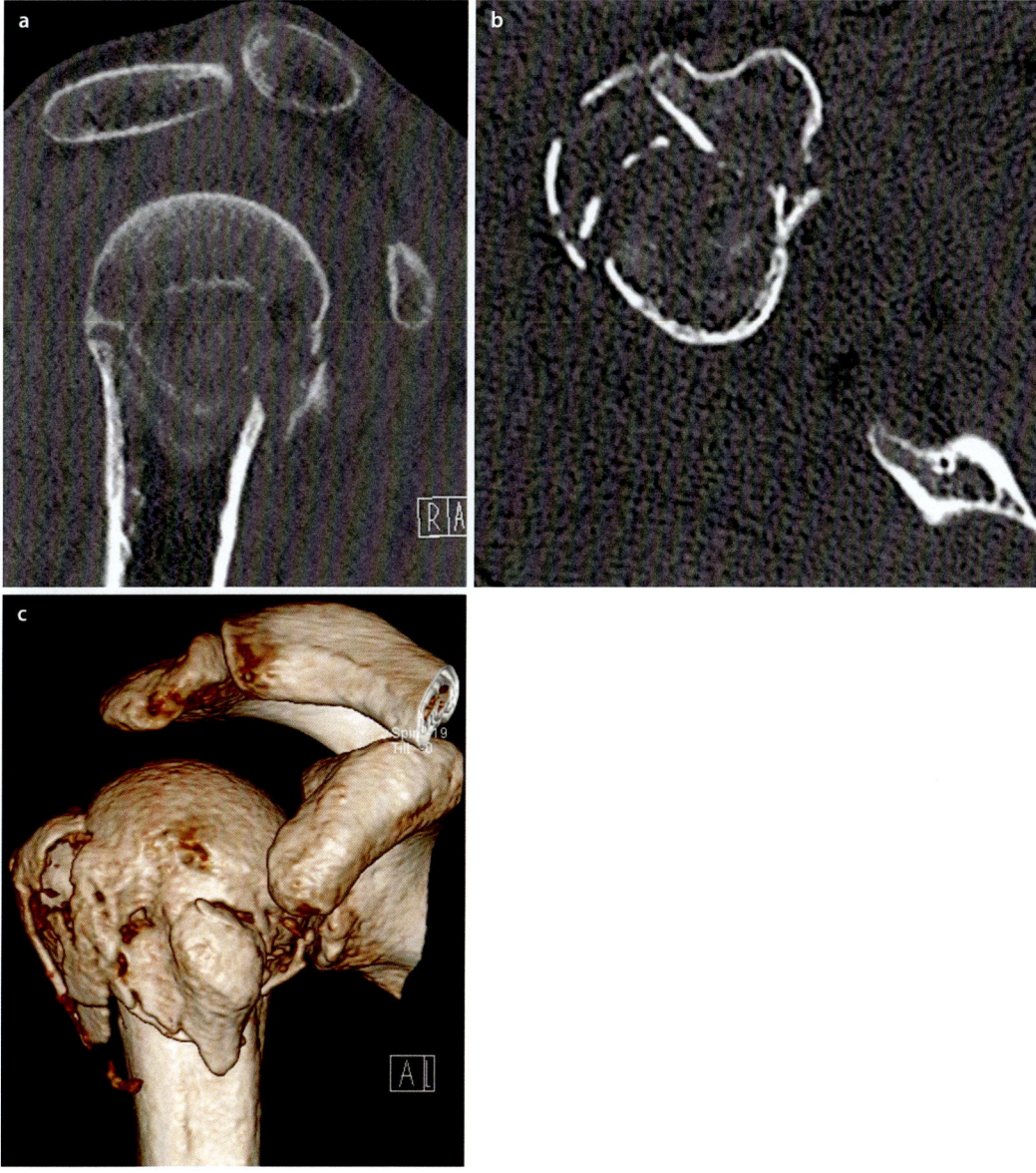

▢ Abb. 30.2 a–c CT präoperativ

— 1 Jahr nach dem Eingriff ist der Verlauf klinisch und radiologisch zeitgerecht. Der Patient ist beschwerdefrei, die Schulterbeweglichkeit rechts hat sich normalisiert und ist symmetrisch. Radiologisch zeigt sich eine anatomisch korrekte Situation bei stabilem Osteosynthesematerial (▢ Abb. 30.6a–c). Eine Entfernung des Osteosynthesematerials drängt sich nicht auf. Der Patient meldet sich beim Auftreten von Beschwerden, das heisst bei Verdacht auf eine sich möglicherweise entwickelnde Humeruskopfnekrose.

■ **Analyse**

Grundsätzlich können valgisch impaktierte proximale Humerusfrakturen auch konservativ behandelt werden. Die radiologische Fehlstellung der Tubercula resultiert aus der Impaktion des Humeruskopfes. Dennoch haben wir uns bei diesem Patienten für eine Osteosynthese entschieden, insbesondere auch um den Kopf-Schaft-Winkel wieder herzustellen. Der Humeruskopf ist in etwa um 130° nach kranial relativ zum Schaft gewinkelt. Diese Neigung ist für die Rotatorenmanschette von Relevanz. Durch die Impaktion resul-

30

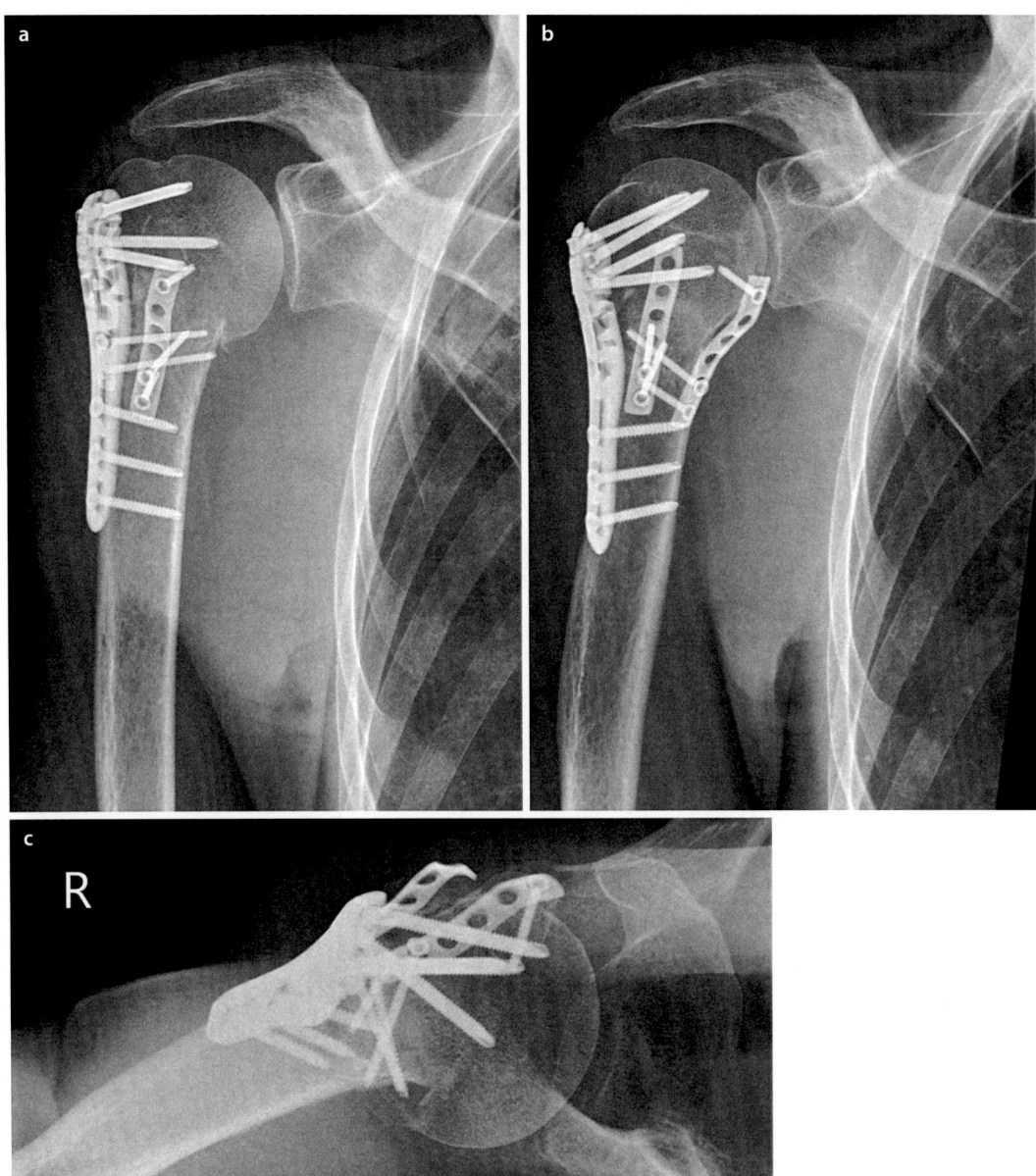

◻ **Abb. 30.3   a–c** Status nach Osteosynthese

tiert die relative Fehlstellung der Tubercula und dadurch wird die Kinematik der Rotatorenmanschette gestört. Durch den osteosynthetischen Aufwand ist es uns gelungen, den physiologischen Kopf-Schaft-Winkel wieder herzustellen.

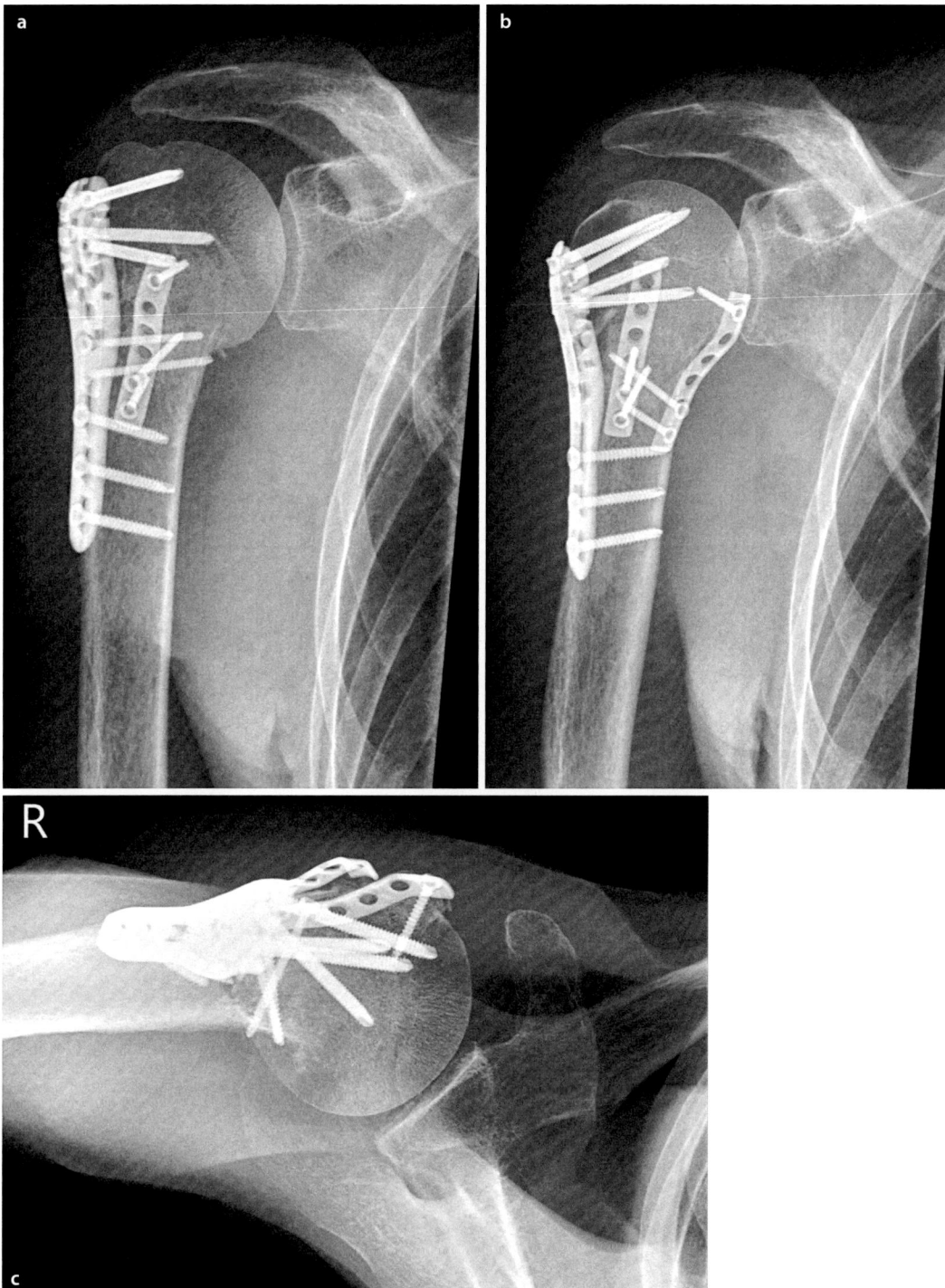

◘ Abb. 30.4   a–c 6 Wochen postoperative: korrekte Stellungsverhältnisse

◘ **Abb. 30.5   a–c**
5 Monate postoperativ:
Fraktur konsolidiert

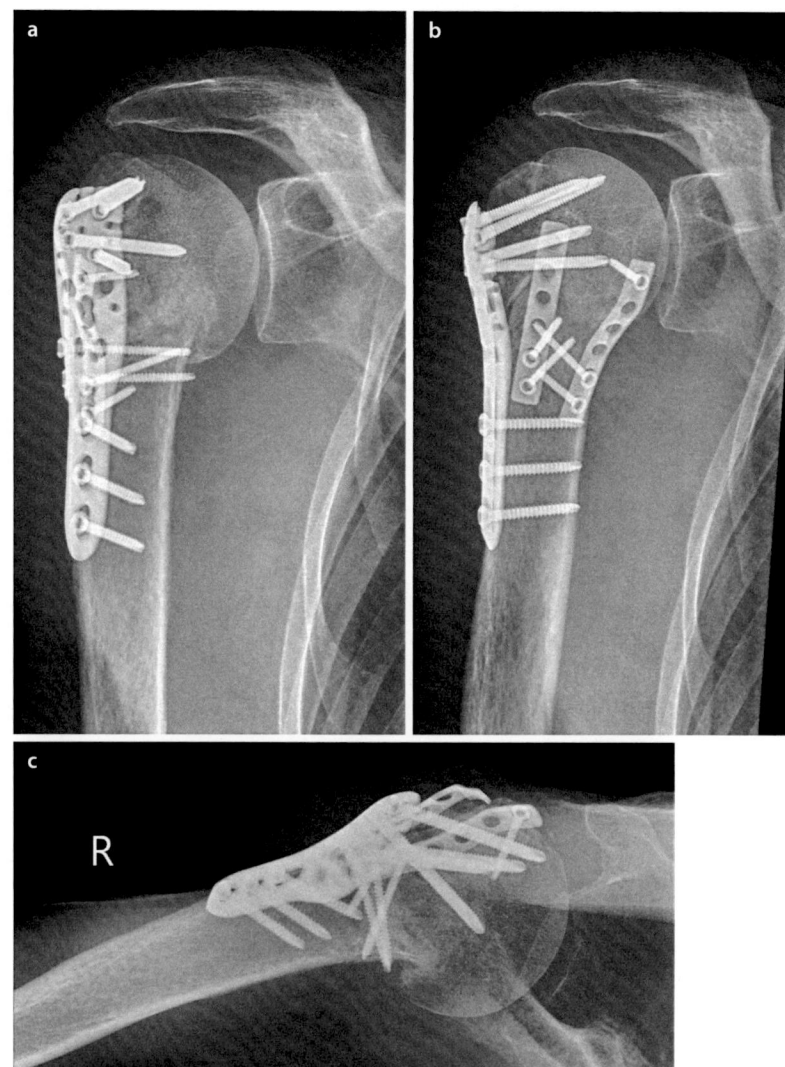

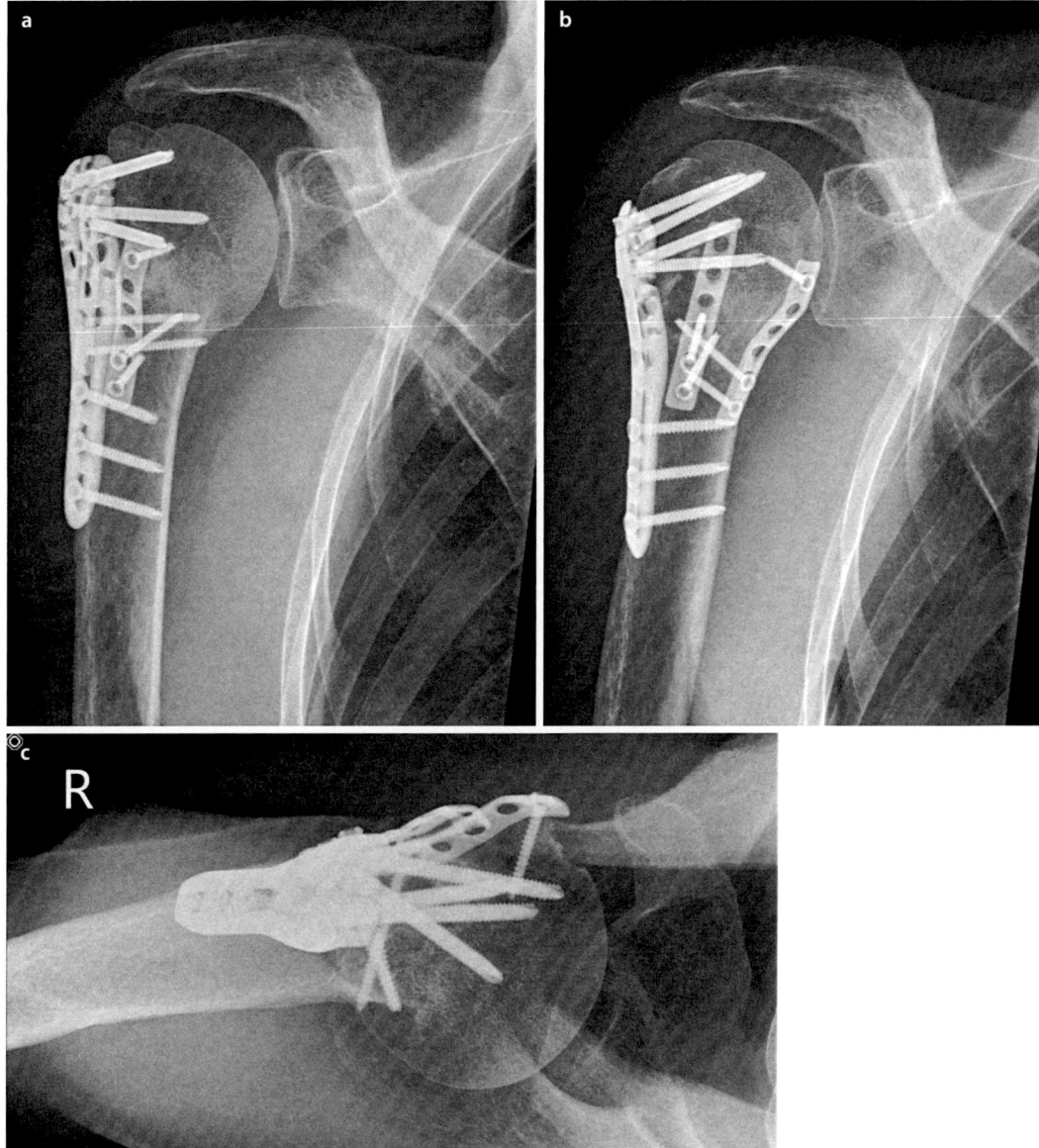

◻ **Abb. 30.6** **a–c** 1 Jahr postoperativ: korrekte Stellung, keine Hinweise für Kopfnekrose

Proximale in Varus abgekippte 3-Fragment-Humeruskopffraktur links

© Springer-Verlag GmbH Deutschland, ein Teil von Springer Nature 2020
F. Moro et al. (Hrsg.), *Die proximalen Humerusfrakturen*,
https://doi.org/10.1007/978-3-662-60853-1_31

■ **Der Fall**

– Die 76-jährige Frau stürzt am 19.05.2015 in der Wohnung und zieht sich eine proximale Humeruskopffraktur links zu (◖ Abb. 31.1a, b). Die Patientin bagatellisiert das Ereignis vorerst und meldet sich erst eine Woche später in einem peripheren Krankenhaus. Eine osteosynthetische Versorgung der Fraktur wird dort verworfen, die Implantation einer Schulterkopfprothese vorgeschlagen. Eine Zweitmeinung an unserer Klinik wird gewünscht.

– Die Patientin wird am 01.06.2015 an unserer Klinik beurteilt. Bei Vorliegen von computertomographischen Röntgenbildern scheint uns eine osteosynthetische Rekonstruktion der Fraktur noch möglich, allerdings je nach intraoperativer Situation dann mit der Möglichkeit des Umsteigens auf eine inverse Schulter-Totalprothese (◖ Abb. 31.2a–c).

– Am 04.06.2015 gelingt die osteosynthetische Versorgung mit Doppelplatten-Osteosynthese, 3-Loch-Philosplatte und 6-Loch Viertelrohr-platte sowie allogener Spongiosaplastik in Inlay-Technik und indirekter Zuggurtung mit PDS-Kordeln (◖ Abb. 31.3a–c). Postoperativ Ortho-Gilet für 6 Wochen mit geführter Physiotherapie.

– 6 Wochen postoperativ besteht eine Schulterfunktion links von Flexion und Abduktion je 80°. Die Aussenrotation in Neutralstellung ist frei. Radiologisch ist das Osteosynthesematerial stabil bei sich abzeichnenden reparativen Vorgängen (◖ Abb. 31.4a–c).

– Knapp 6 Monate nach dem Eingriff normalisiert sich die Schulterfunktion links in Anbetracht des Alters zunehmend mit Flexion 140°, Abduktion 130° bei freier Rotationsamplitude in Neutralstellung. Radiologisch bestehen anatomische Stellungsverhältnisse bei stabilem Osteosynthesematerial und konsolidierter Fraktur, kein sekundärer Repositionsverlust (◖ Abb. 31.5a–c).

◖ **Abb. 31.1   a, b** in Varus abgekippte 3-Fragment-Humeruskopffraktur

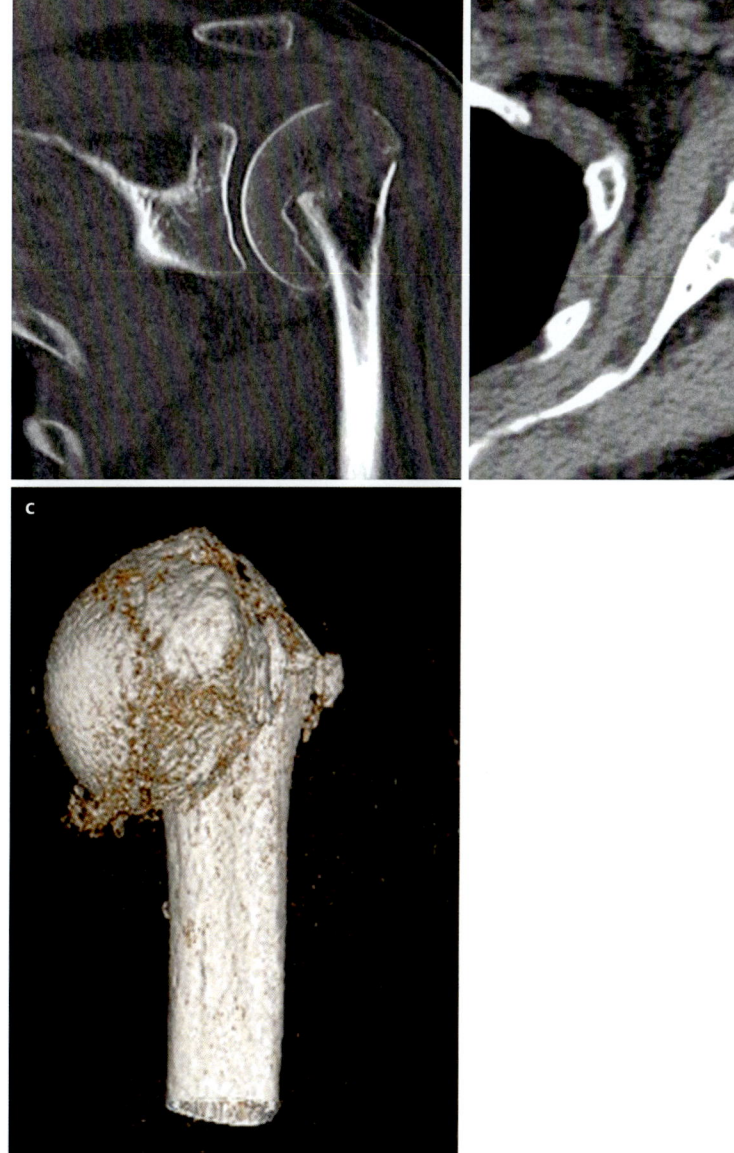

◨ **Abb. 31.2 a–c** CT präoperativ

— 1 Jahr nach dem Eingriff liegt eine praktisch symmetrische Schulterfunktion vor. Radiologisch ist die Fraktur konsolidiert ohne Hinweise auf frühposttraumatische arthrotische Veränderungen oder gar Anhaltspunkte für eine Humeruskopfnekrose (◨ Abb. 31.6a–c). Die Behandlung ist aus unserer Sicht abgeschlossen.

◾ **Analyse**

An der Indikation für eine operative Intervention ist hier nicht zu zweifeln. Natürlich kann die prothetische Versorgung in Erwägung gezogen werden. Dennoch ist das Kopfkalottenfragment gut erhalten und in Varus verkippt, weshalb wir in dieser Situation trotz des Alters der Patientin uns schlussendlich für eine Osteosynthese entschieden

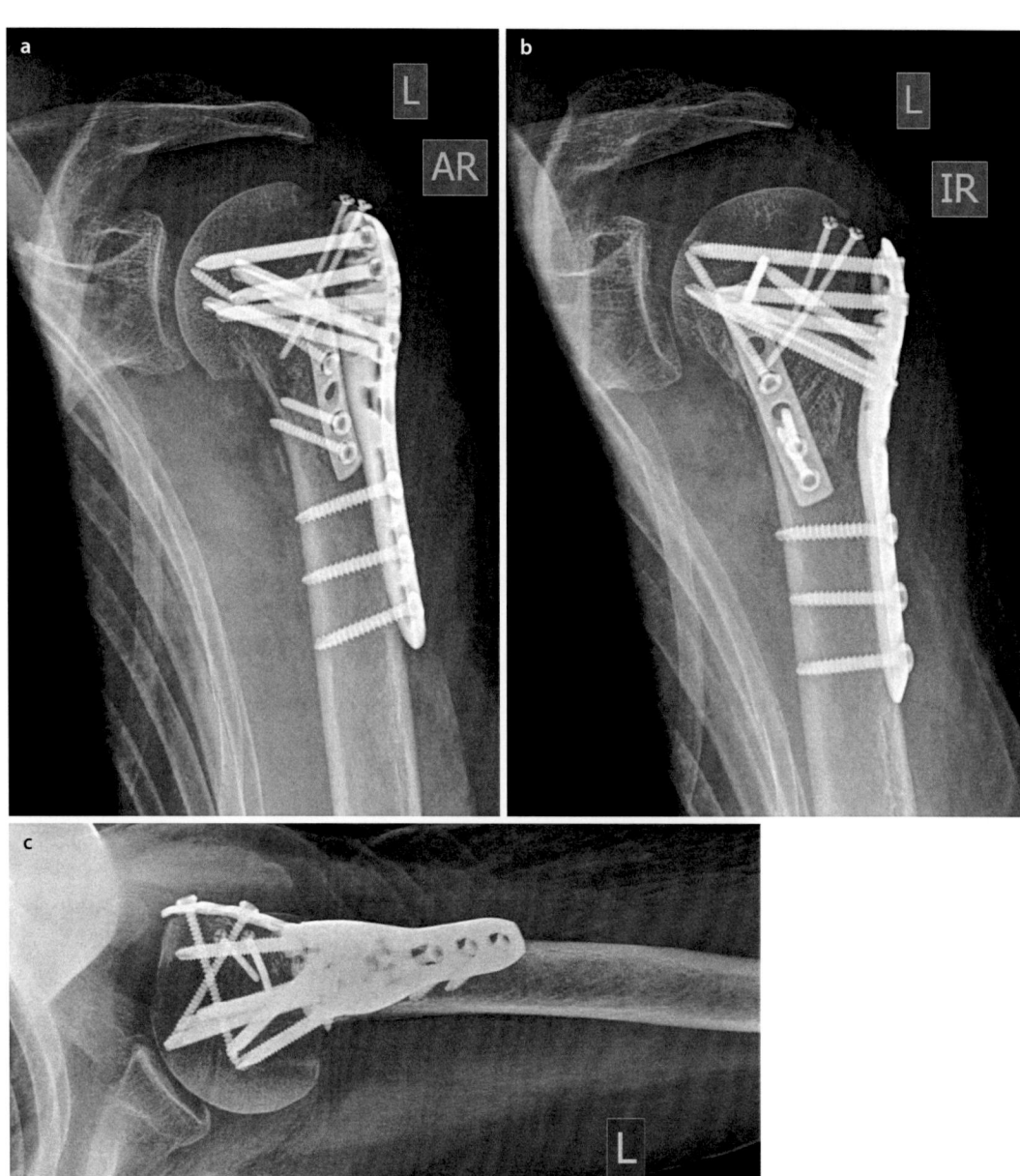

31

◻ **Abb. 31.3   a–c** Status nach Osteosynthese

haben. Wichtig bei dieser Varus-Morphotyp-Verletzung ist die homologe Spongiosaplastik, welche wiederum als Void-Filler wirkt und zusätzlich den Humeruskopf abstützt. Nur so glauben wir, ist ein Osteosyntheseversuch möglich. Ansonsten er-

achten wir die Gefahr des Repositionsverlustes als hoch im Sinne einer Slippage und sekundärem Cut-out der winkelstabilen Schrauben. Die winkelstabilen Implantate sind ja wie bekannt keine Garantie für eine erfolgreiche Osteosynthese.

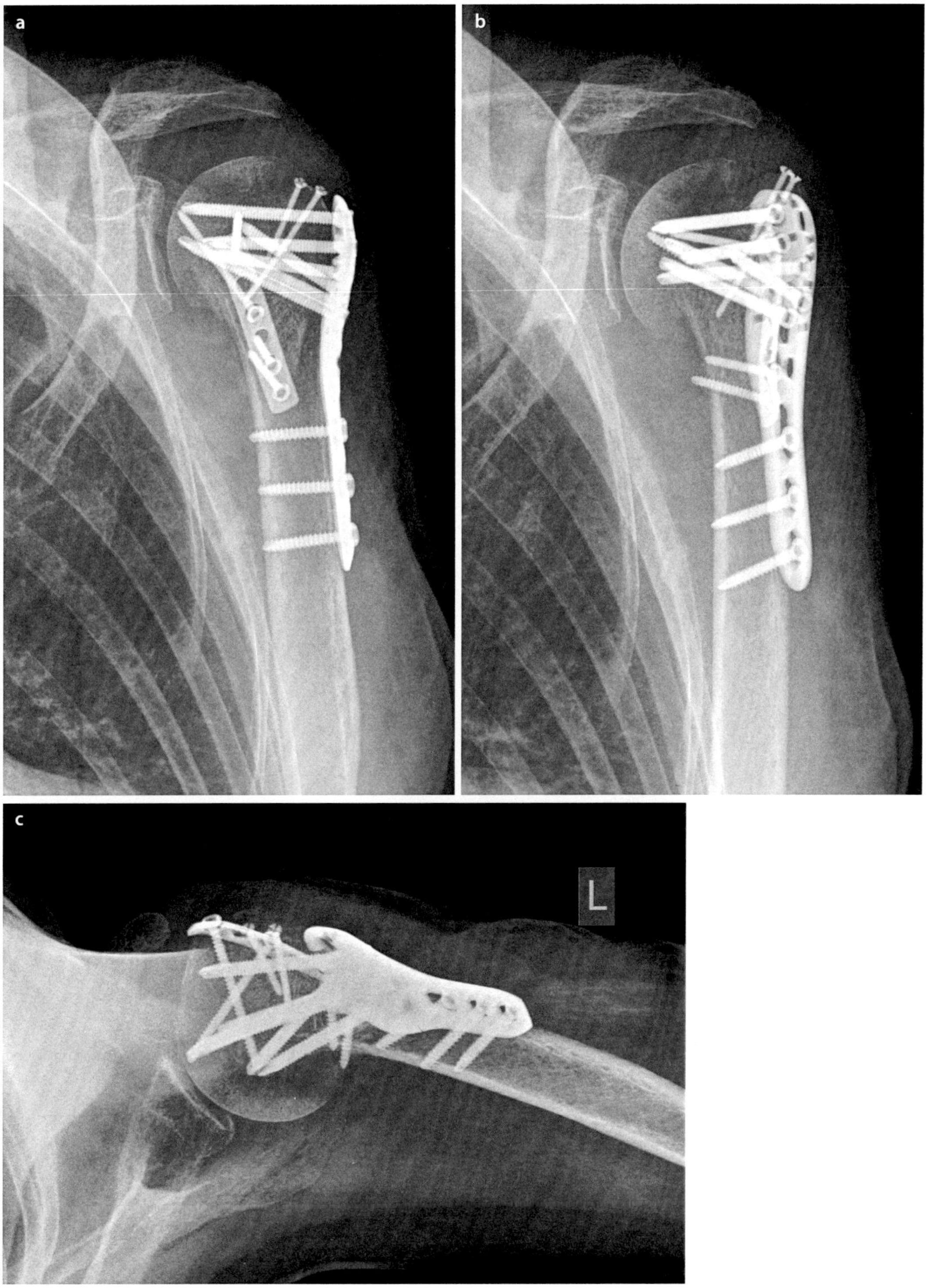

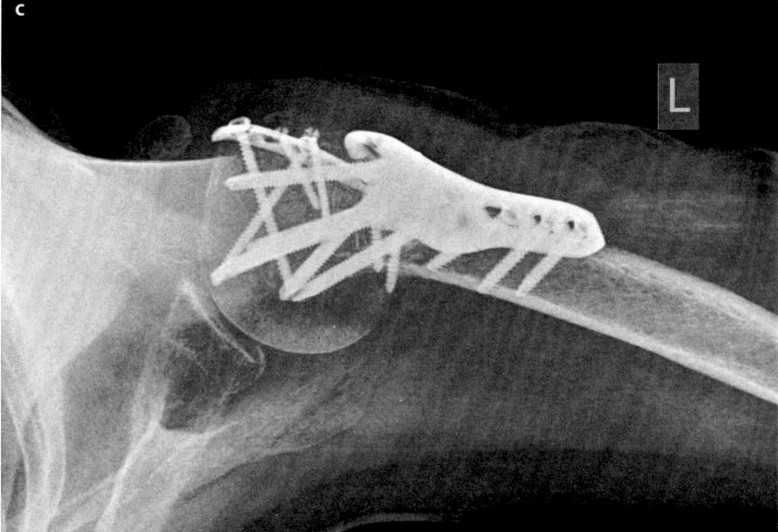

Abb. 31.4 **a–c** 6 Wochen postoperativ: beginnende Frakturkonsolidierung

31

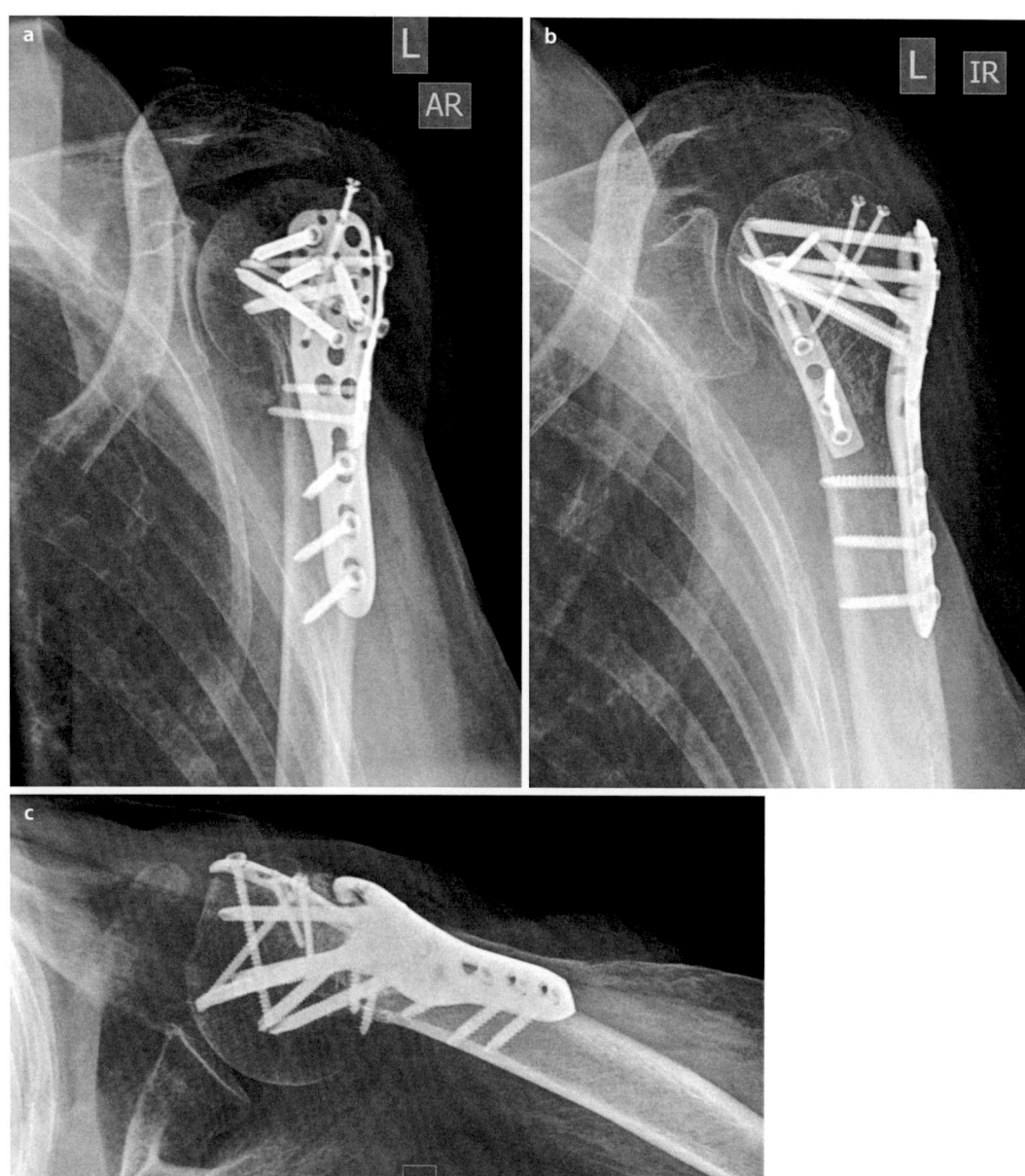

❏ **Abb. 31.5   a–c** 6 Monate postoperativ: in anatomischer Stellung Fraktur konsolidiert

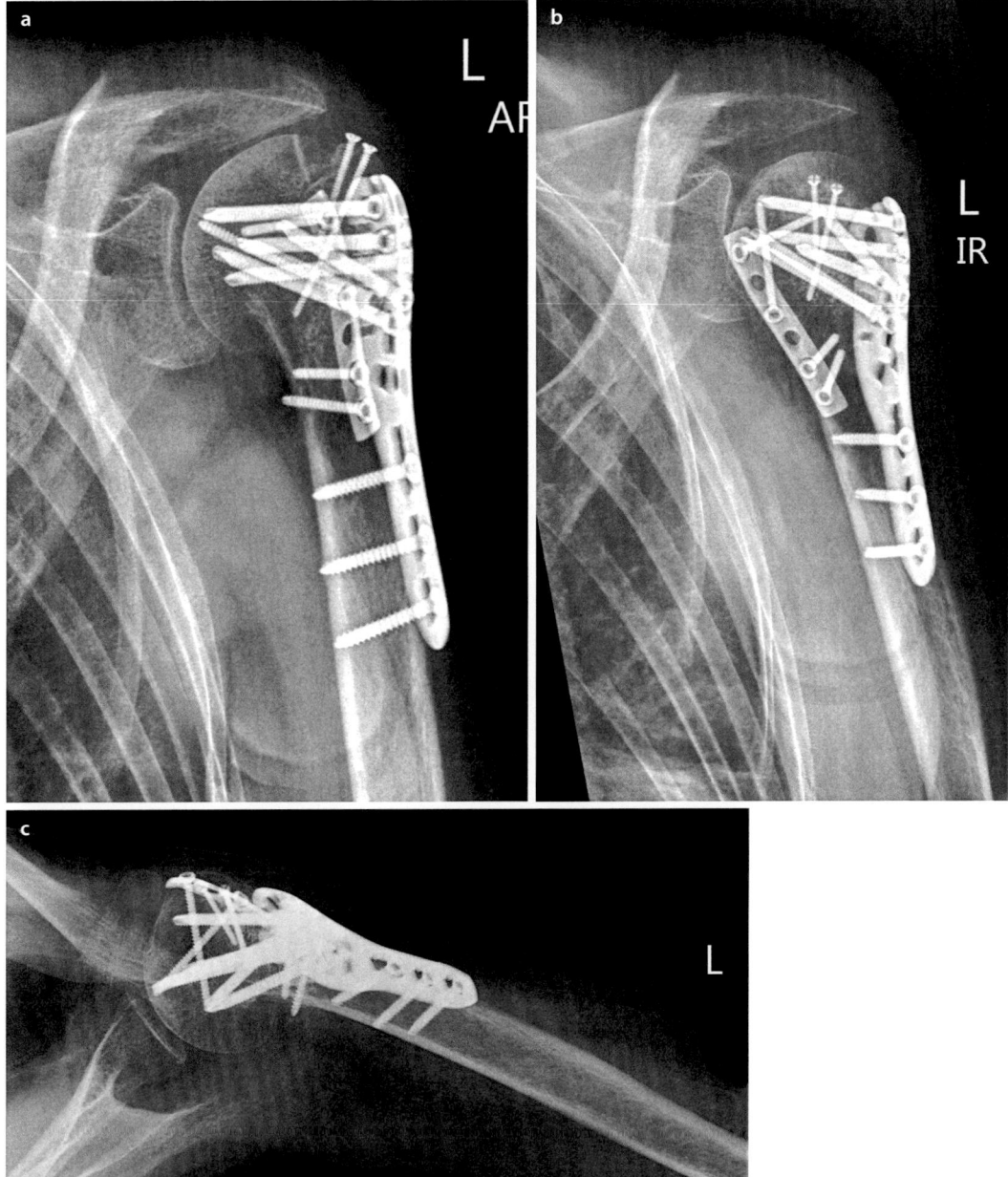

◘ **Abb. 31.6** **a–c** 1 Jahr nach Intervention: keine Hinweise für Kopfnekrose

Proximale 3-Fragment-Humerusfraktur mit dia-metaphysärer Trümmerzone links

© Springer-Verlag GmbH Deutschland, ein Teil von Springer Nature 2020
F. Moro et al. (Hrsg.), *Die proximalen Humerusfrakturen*,
https://doi.org/10.1007/978-3-662-60853-1_32

32

■ Der Fall

– Der 55-jährige Mann stürzt am 27.05.2018 mit dem Fahrrad und zieht sich eine proximale Humerusfraktur links zu (☐ Abb. 32.1a, b). Die computertomographische Untersuchung zeigt den sagittalen Verlauf der Fraktur durch das Tuberculum majus (☐ Abb. 32.2a–c).

– Die Osteosynthese erfolgt am 01.06.2018: Offene Reposition und Plattenosteosynthese mit 3-Loch-Philosplatte und 6-Loch-Vierrohrplatte, Augmentation in Inlay-Technik mit homologer Spongiosa sowie indirekte Zuggurtung mit PDS-Kordeln über eine separat eingebrachte 3,5 mm- Kortikalisschraube und zusätzliche Schraubenosteosynthese eines Tuberculum minus-Fragmentes (☐ Abb. 32.3a–c). Postoperativ physiotherapeutisch geführte Rehabilitation.

– 6 Wochen nach dem Eingriff beträgt die Schulterfunktion in Flexion/Abduktion 90°, in Aussenrotation 10° bei federndem Widerstand. Radiologisch regelrechte Stellungsverhältnisse (☐ Abb. 32.4a–c). Die Physiotherapie wird intensiviert inklusive Wassertherapie.

– Knapp 3 Monate nach dem Eingriff verbessert sich die Bewegungsamplitude an der linken Schulter mit Flexion knapp über die Horizontale, auch Abduktion bis zur Horizontalen möglich, Nackengriff sicher, Schürzengriff knapp durchführbar. Radiologisch ist die Frakturheilung abgeschlossen bei anatomischen Stellungsverhältnissen (☐ Abb. 32.5a–c). Die nächste Kontrolle ist 5 Monate nach dem Eingriff geplant.

– 5 Monate postoperativ besteht subjektiv und objektiv ein zeitgerechter Verlauf. Der Patient ist beschwerdearm. Die Schulterfunktion macht Fortschritte: Flexion 120°, Abduktion 100°, Nackengriff problemlos durchführbar, Schürzengriff bis LWK4. Radiologisch besteht eine abgeschlossene Frakturheilung bei korrekten Stellungsverhältnissen (☐ Abb. 32.6a–c). Die Physiotherapie wird weitergeführt.

– 9 Monate nach Osteosynthese ist der Patient zufrieden. Es besteht noch eine leichte Druckdolenz über dem Coracoid. Die Schulterfunktion links ist praktisch symmetrisch und frei.

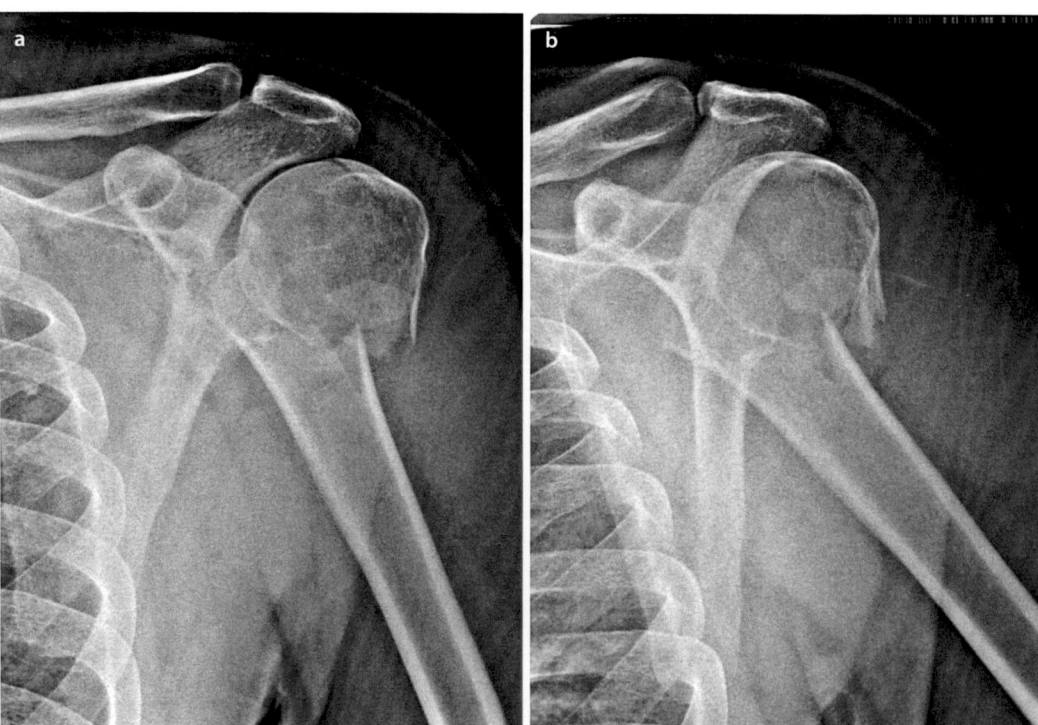

☐ **Abb. 32.1   a, b** 3-Fragment-Humerusfraktur mit dia-metaphysärer Trümmerzone

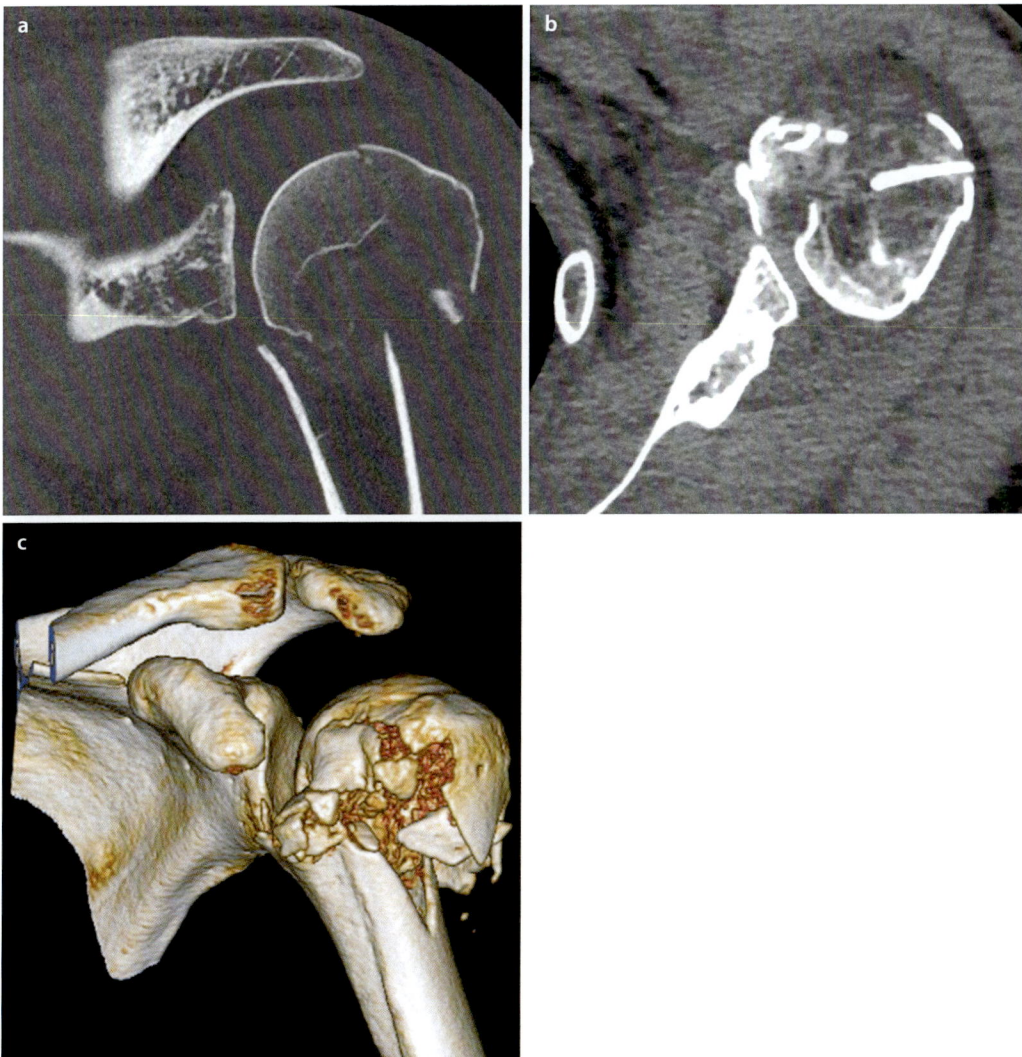

◘ **Abb. 32.2   a–c** CT präoperativ

■ **Analyse**

Wir glauben, dass an der Indikation für ein operatives Vorgehen hier nicht zu zweifeln ist. Die Osteosynthese erfolgte unter anderem mit einem intramedullär applizierten Knochenspan (Allograft), wobei wir nochmals darauf hinweisen möchten, dass wir dieses Vorgehen den Augmentationstechniken mit Calcium-Hydroxylapatit als „Void-Filler" vorziehen.

Durch die Doppelplatten-Osteosynthese kommt eine zusätzliche Rotationsstabilitätskomponente hinzu, bedingt durch die orthogonale Platzierung der Platten. Auf der ◘ Abb. 32.3a erscheint im Übrigen auch die genügend lange mediale Extension. Dies ist ein guter prognostischer Faktor bezüglich dem niedrigeren Risiko einer Humeruskopfnekrose.

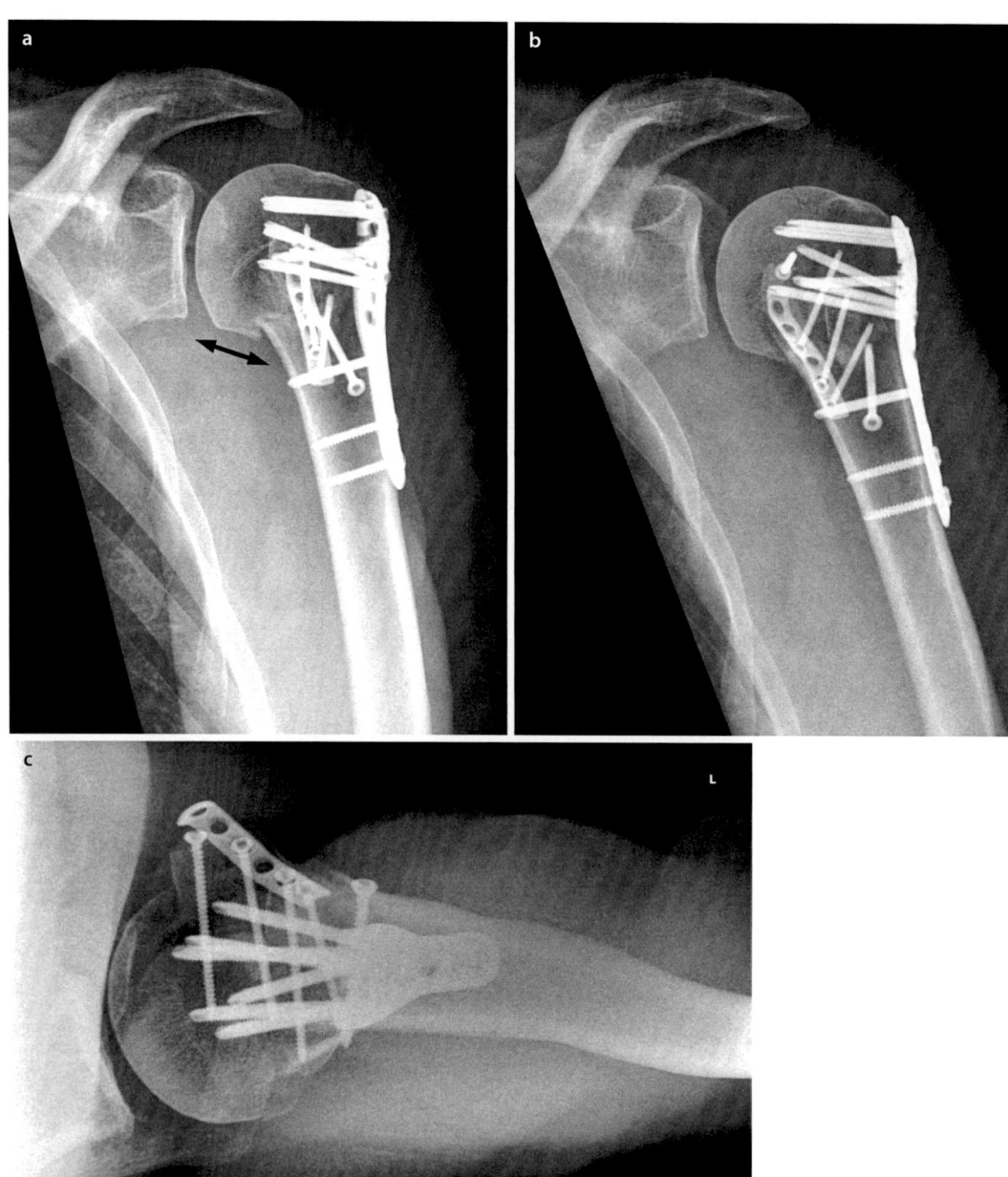

☐ Abb. 32.3   a–c Status nach Osteosynthese: mediale Extension (Pfeil-markiert)

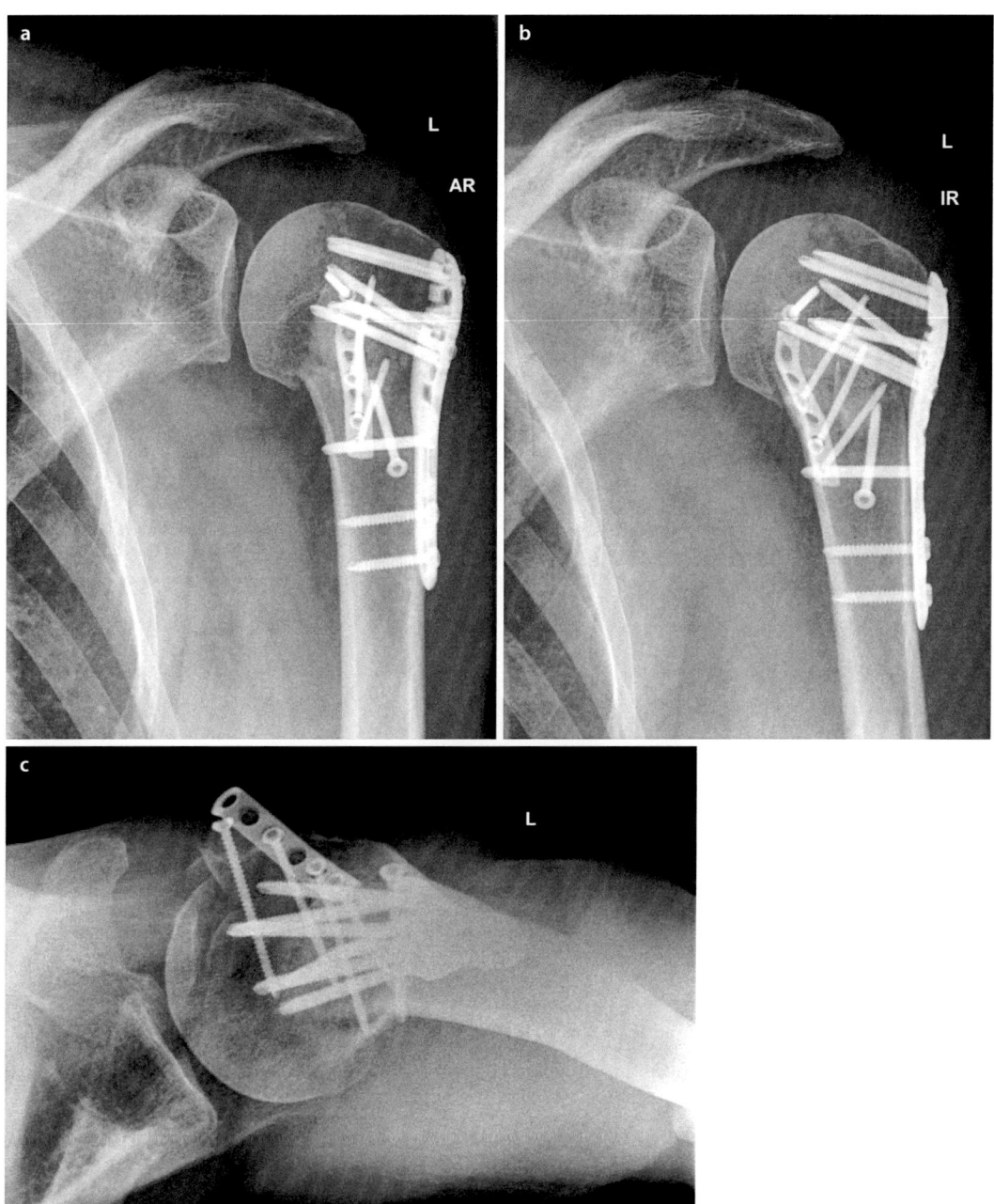

○ Abb. 32.4   a–c 6 Wochen postoperativ: korrekte Stellungsverhältnisse

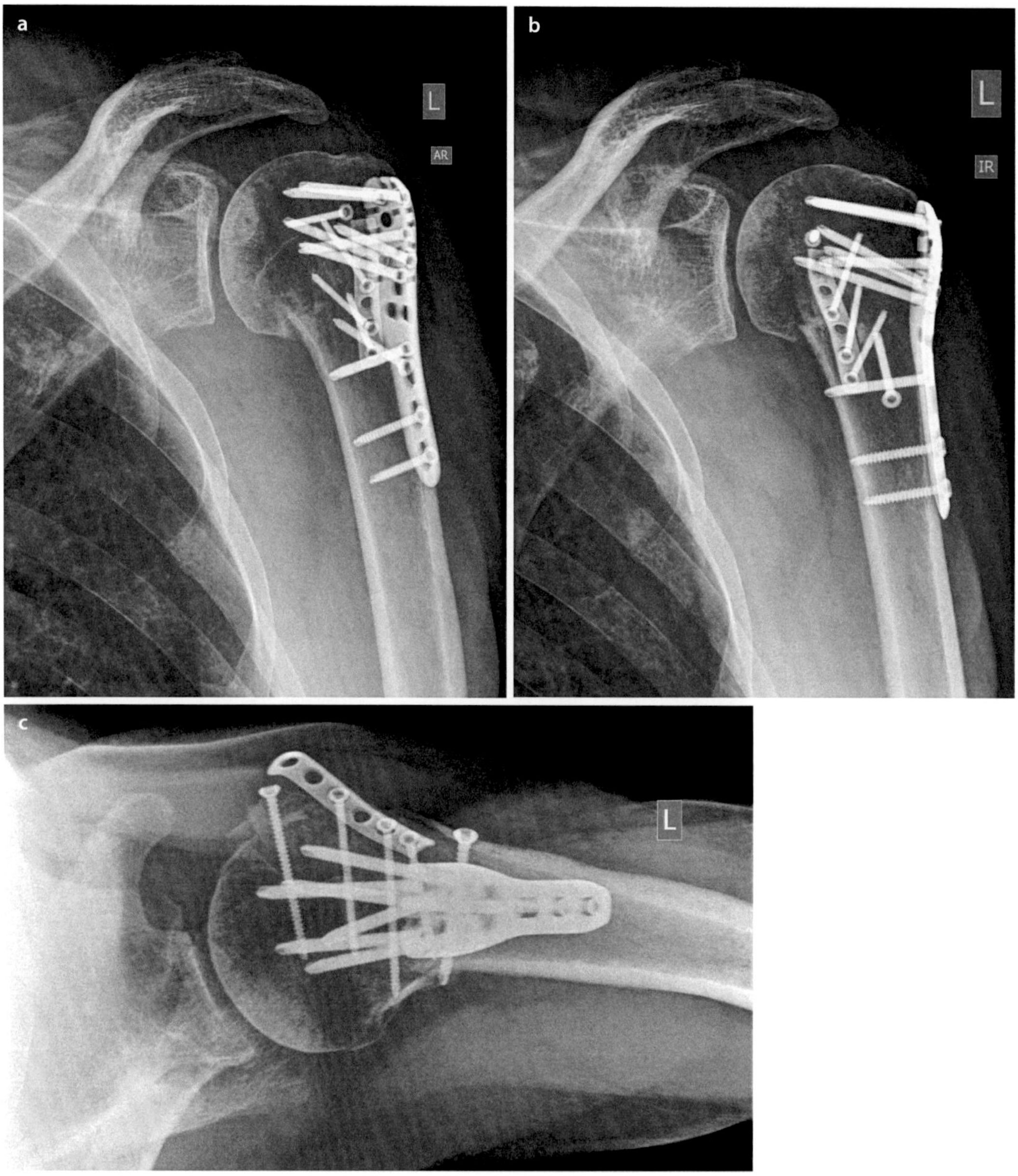

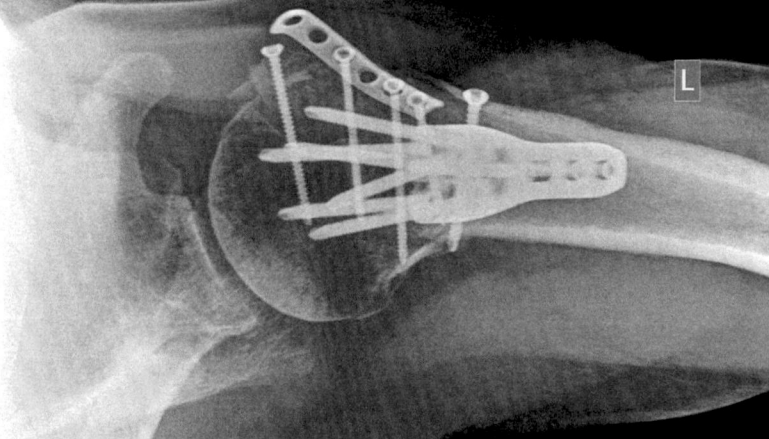

Abb. 32.5   a–c 3 Monate postoperativ: Fraktur konsolidiert

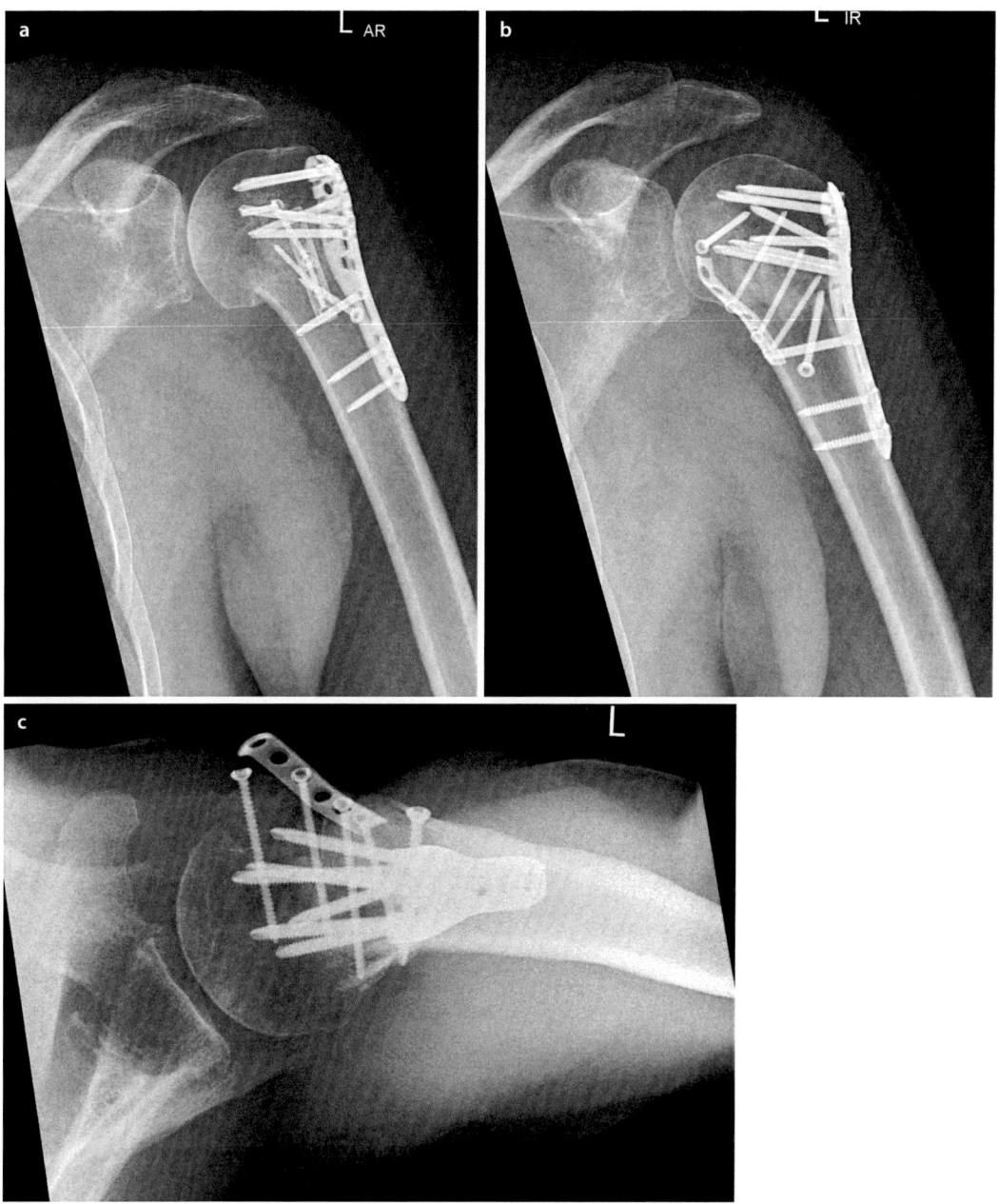

☑ Abb. 32.6   a–c 9 Monate postoperativ: Restitutio

Proximale Valgus impaktierte 4-Fragment-Humeruskopf-Fraktur mit metaphysärer Trümmerzone rechts

© Springer-Verlag GmbH Deutschland, ein Teil von Springer Nature 2020
F. Moro et al. (Hrsg.), *Die proximalen Humerusfrakturen*,
https://doi.org/10.1007/978-3-662-60853-1_33

Der Fall

- Der knapp 40-jährige Mann, Berufspilot in der Schweizer Luftwaffe, stürzt beim Snowboarden am 22.01.2016 und erleidet dabei eine komplexe proximale Humerusfraktur rechts (◘ Abb. 33.1a, b). Die computertomographische Untersuchung dokumentiert die Komplexität der Fraktur (◘ Abb. 33.2a, b). Der Patient wird vom erstbehandelnden peripheren Krankenhaus zur operativen Sanierung an uns überwiesen.
- Am 23.01.2016 erfolgt die osteosynthetische Versorgung: Offene Reposition, homologe Spongiosaplastik in der Inlay-Technik, Doppelplatten-Osteosynthese mit Humerusplatte und 5-Loch-Drittelrohrplatte sowie Zuggurtung mit PDS-Kordeln über eine separat eingebrachte 3 mm-Kortikalisschraube, Fixation eines dia-metaphysären Fragmentes separat mit einer 2,0 mm-Kortikalisschraube, Tenotomie der im Frakturspalt interponierten langen Bizepssehne und Weichteiltenodese (◘ Abb. 33.3a–c). Postoperativ wird Physiotherapie verordnet mit lediglich Pendelübungen in den ersten 2 Wochen, Freigabe für aktiv assistierte Bewegungsübungen nach der ersten Verlaufskontrolle 3 Wochen postoperativ.
- 6 Wochen nach dem Eingriff ist die Schulterbeweglichkeit rechts noch eingeschränkt mit aktiver Flexion/Abduktion bis 70° bei aktiver Aussenrotation in Neutralstellung von 10°. Radiologisch besteht eine korrekte Lage des Osteosynthesematerials mit kongruenten Gelenksverhältnissen in weitgehend anatomischer Stellung und physiologischem Schaft-Hals-Winkel, keine Hinweise für einen sekundären Repositionsverlust, beginnender Durchbau der Fraktur (◘ Abb. 33.4a–c). Die rechte Schulter wird für sämtliche Bewegungsamplituden freigegeben mit dosiertem Kraftaufbau ab der 10. Woche.
- 6 Monate postoperativ hat sich die Schulterfunktion deutlich verbessert: Aktive Flexion 140°, Abduktion 120°, Komplexbewegungen allesamt problemlos durchführbar, Schürzengriff bis LWK 2 möglich. Radiologisch ist die

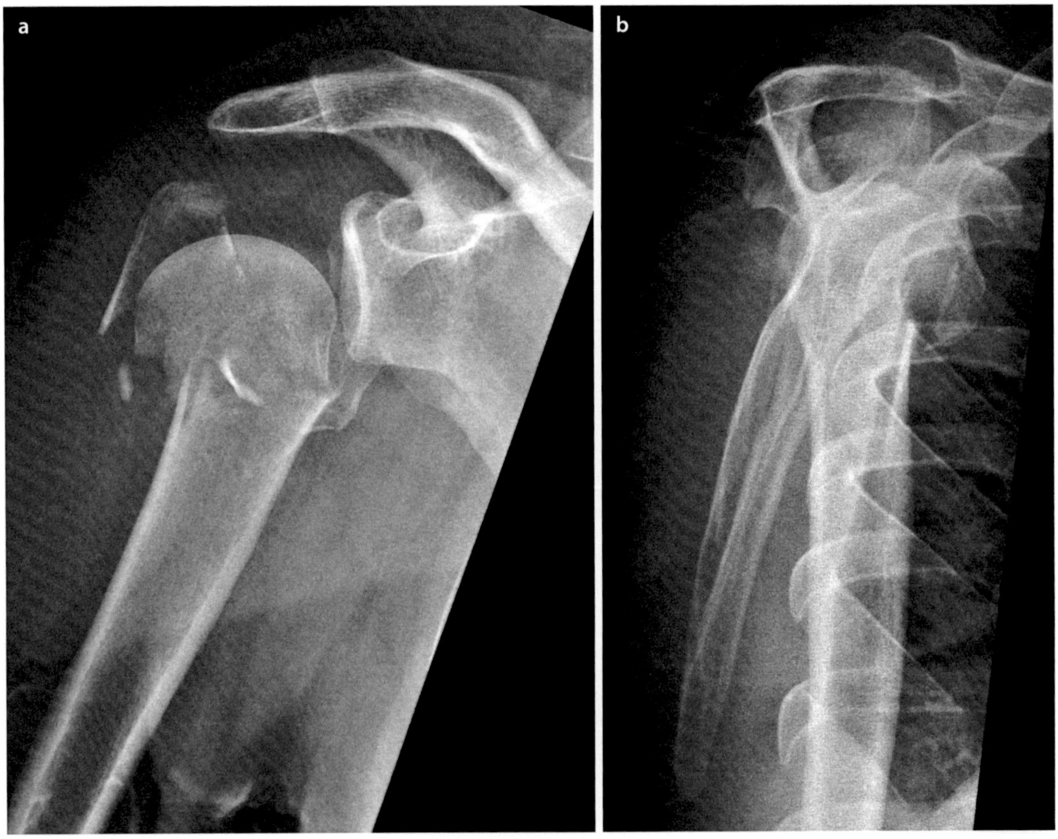

◘ **Abb. 33.1** **a, b** Valgus impaktierte 4-Fragment-Humeruskopffraktur

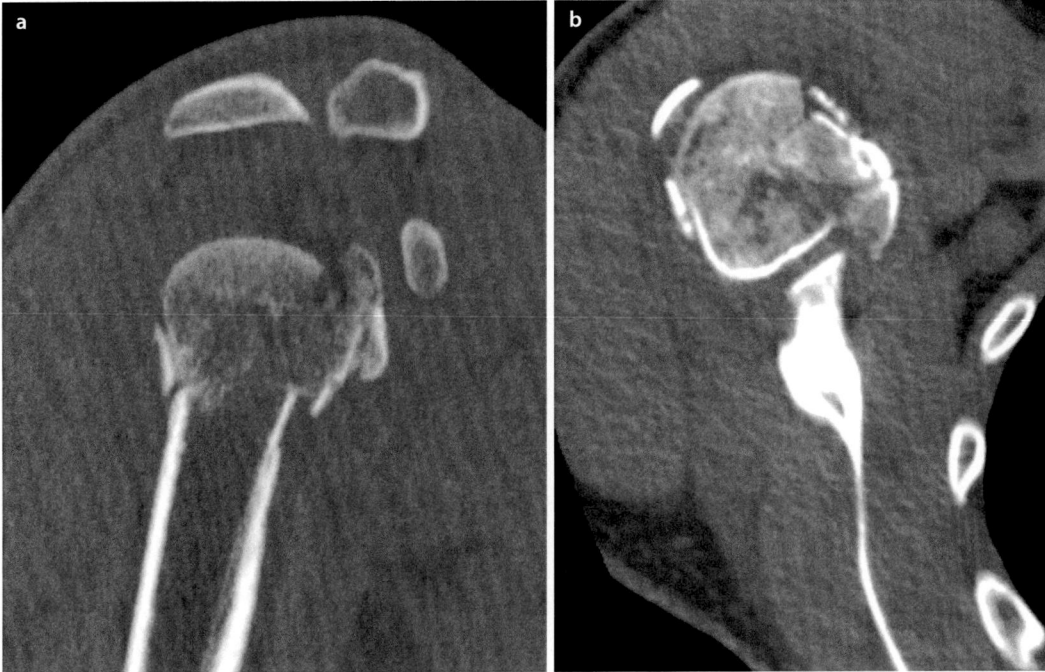

Abb. 33.2   a, b CT präoperativ

Frakturheilung abgeschlossen, regelrechte Stellungsverhältnisse in sämtlichen Projektionen, kein Hinweis für Frühnekrose des Humeruskopfes (Abb. 33.5a–c). Die Physiotherapie wird weitergeführt.

— 1 Jahr nach Osteosynthese besteht aktiv und passiv eine freie symmetrische Schulterfunktion rechts bei Beschwerdefreiheit und voller Sportfähigkeit. Radiologisch liegt eine unveränderte Situation vor ohne Hinweise für eine avaskuläre Humeruskopfnekrose (Abb. 33.6a–c). Der Patient ist als Kampfpilot wieder voll im Einsatz.

— 2 Jahre nach dem Eingriff erfolgt eine klinische und radiologische Kontrolle, um eine allfällig sich abzeichnende posttraumatische Humeruskopfnekrose nicht zu verpassen. Der Patient weist eine freie, symmetrische Schulterfunktion rechts auf. Radiologisch liegt eine unveränderte Lage des Osteosynthesematerials vor ohne Hinweise für eine avaskuläre Nekrose (Abb. 33.7a–c).

■ **Analyse**

Gestützt auf die radiologische Bildgebung, unter Berücksichtigung des jungen Alters des Patienten und nicht zuletzt auch auf seine berufliche Qualifikation wurde die Indikation zur Osteosynthese gestellt. In der radiologischen Bildgebung in der Computertomographie zeigt sich, dass der mediale Hinge erhalten ist, dies ein guter prognostischer Faktor für das Fehlen einer relevanten Ischämie. Alle diese Aspekte haben uns dazu bewogen, die Osteosynthese durchzuführen. Durch die Desimpaktion des Humeruskopfes aus der Valgusfehlstellung resultierte ein intramedullärer Knochensubstanzdefekt, welcher mit einem Allograft gefüllt wurde. Durch die Doppelplattenosteosynthese glauben wir, eine zusätzliche Rotationsstabilität zu erzielen nebst der Abstützung des Tuberculum minus-Fragmentes. Die jeweils verwendeten Platten werden orthogonal zueinander angebracht. Der Mindest-Follow-Up bei solchen Verletzungen sollte idealerweise 2 Jahre betragen, denn die meisten Osteonekrosen fallen in dieser Zeitspanne an. Wir werden den Patienten 5 Jahre postoperativ klinisch und radiologisch nachkontrollieren. Der Patient wurde instruiert, dass bei jeglicher Verschlechterung der Schulterfunktion, er sich jederzeit bei uns melden sollte. Den hohen Belastungen in der Kampfjet-Fliegerei mit Überschallgeschwindigkeit hat die Schulter bisher gut standgehalten.

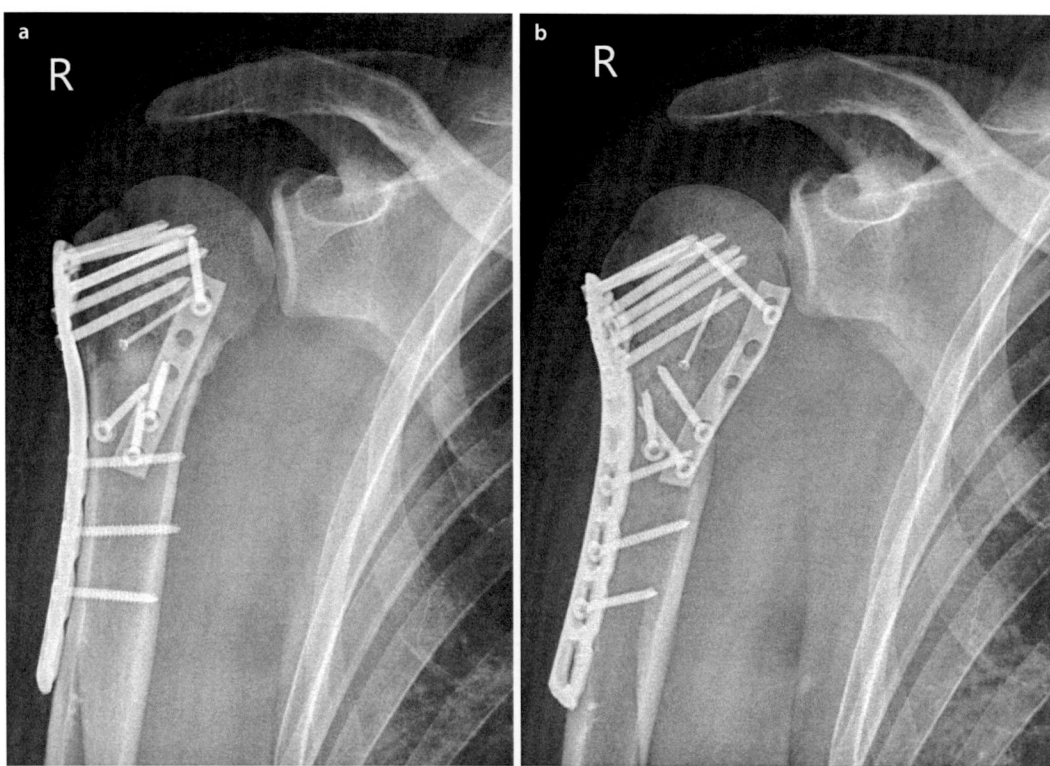

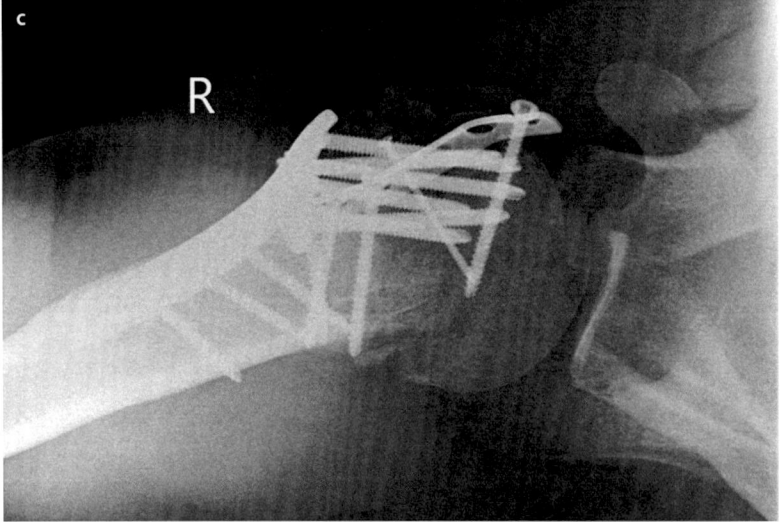

□ Abb. 33.3   a–c Status nach Osteosynthese

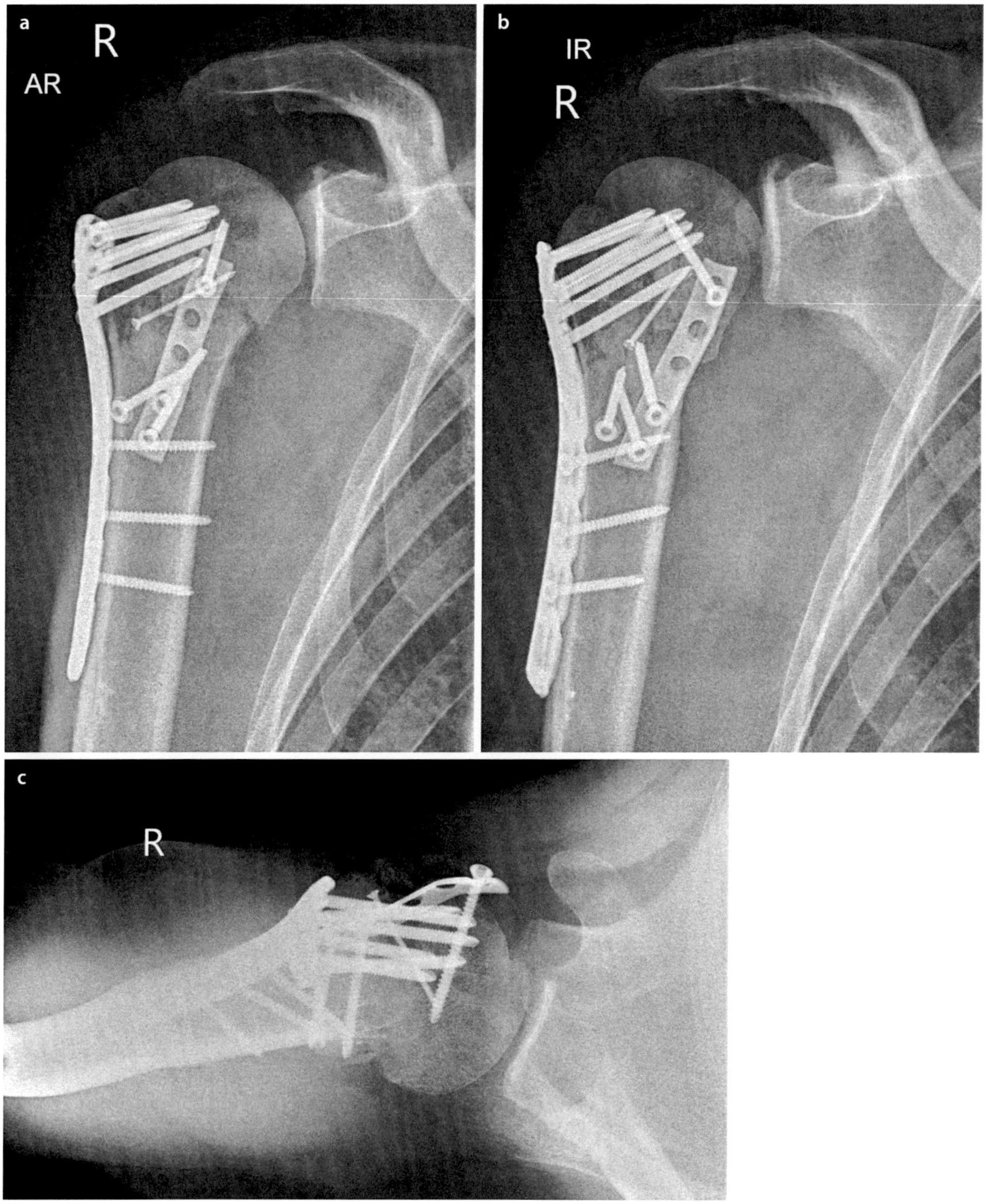

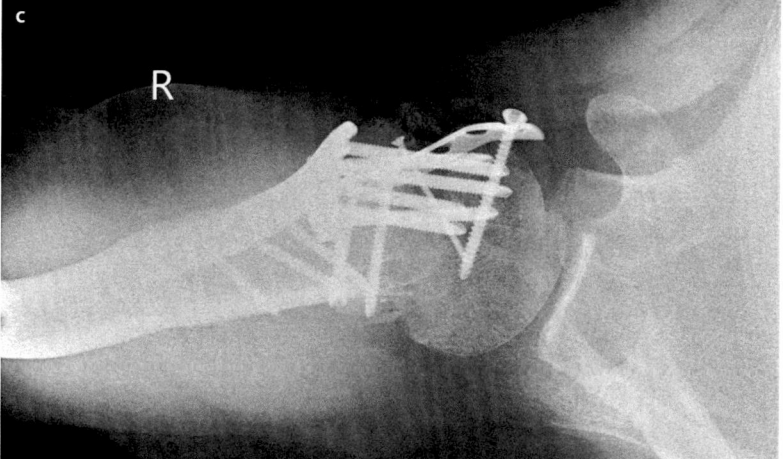

□ Abb. 33.4   **a–c** 6 Wochen postoperative: kein Repositionsverlust

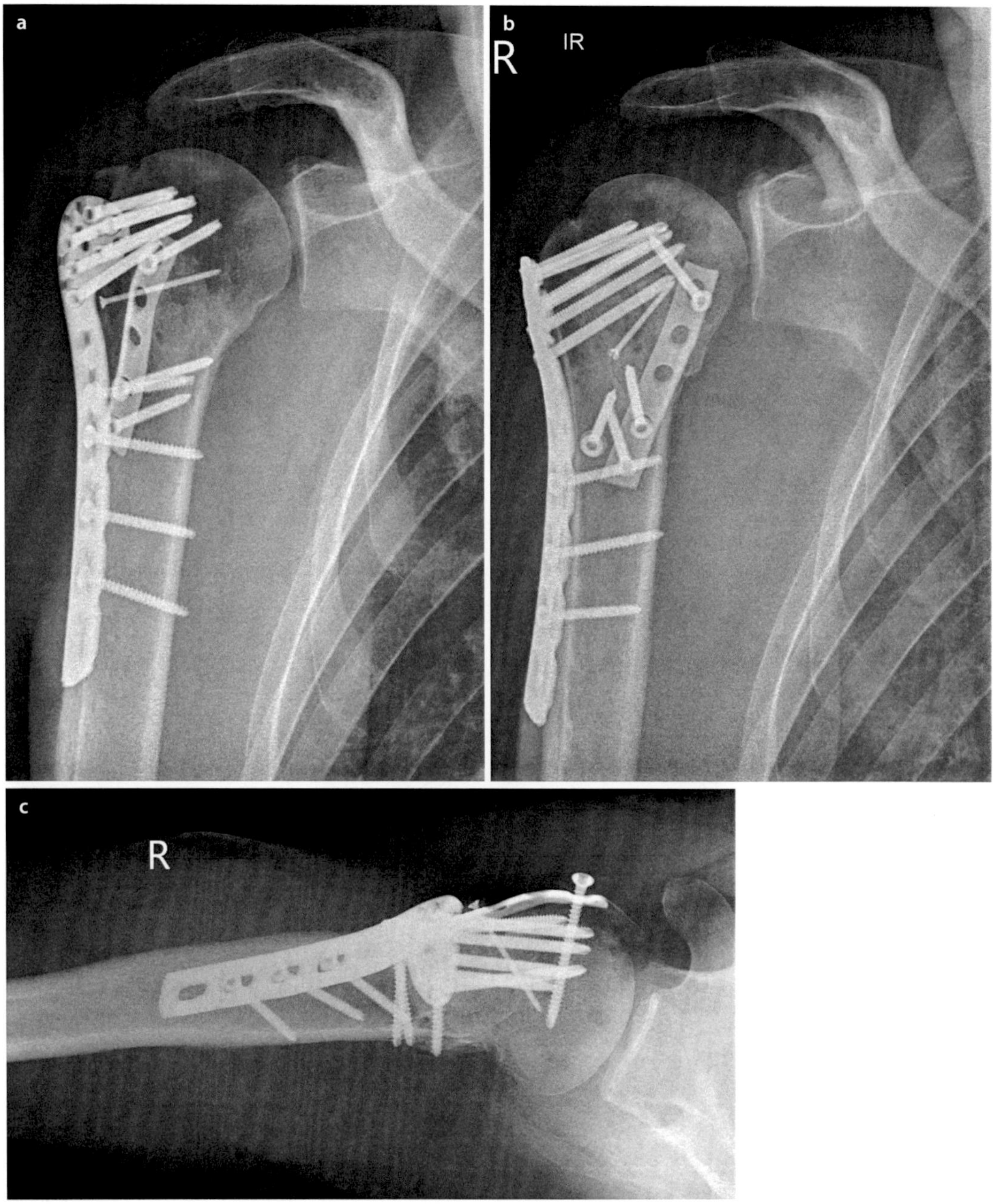

33

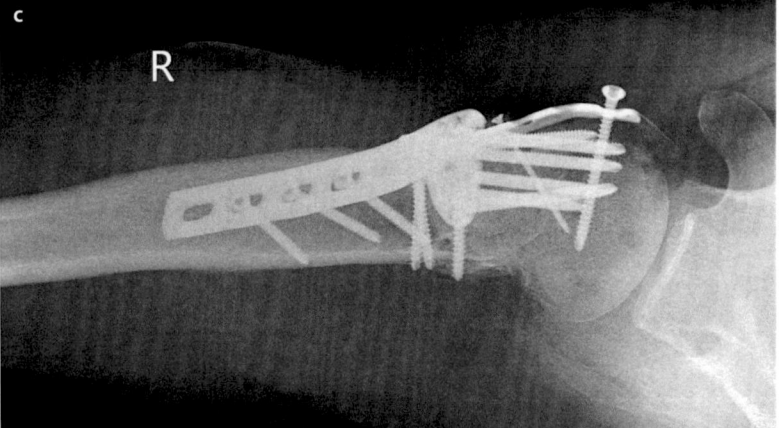

◨ **Abb. 33.5   a–c** 6 Monate postoperativ: Frakturheilung abgeschlossen

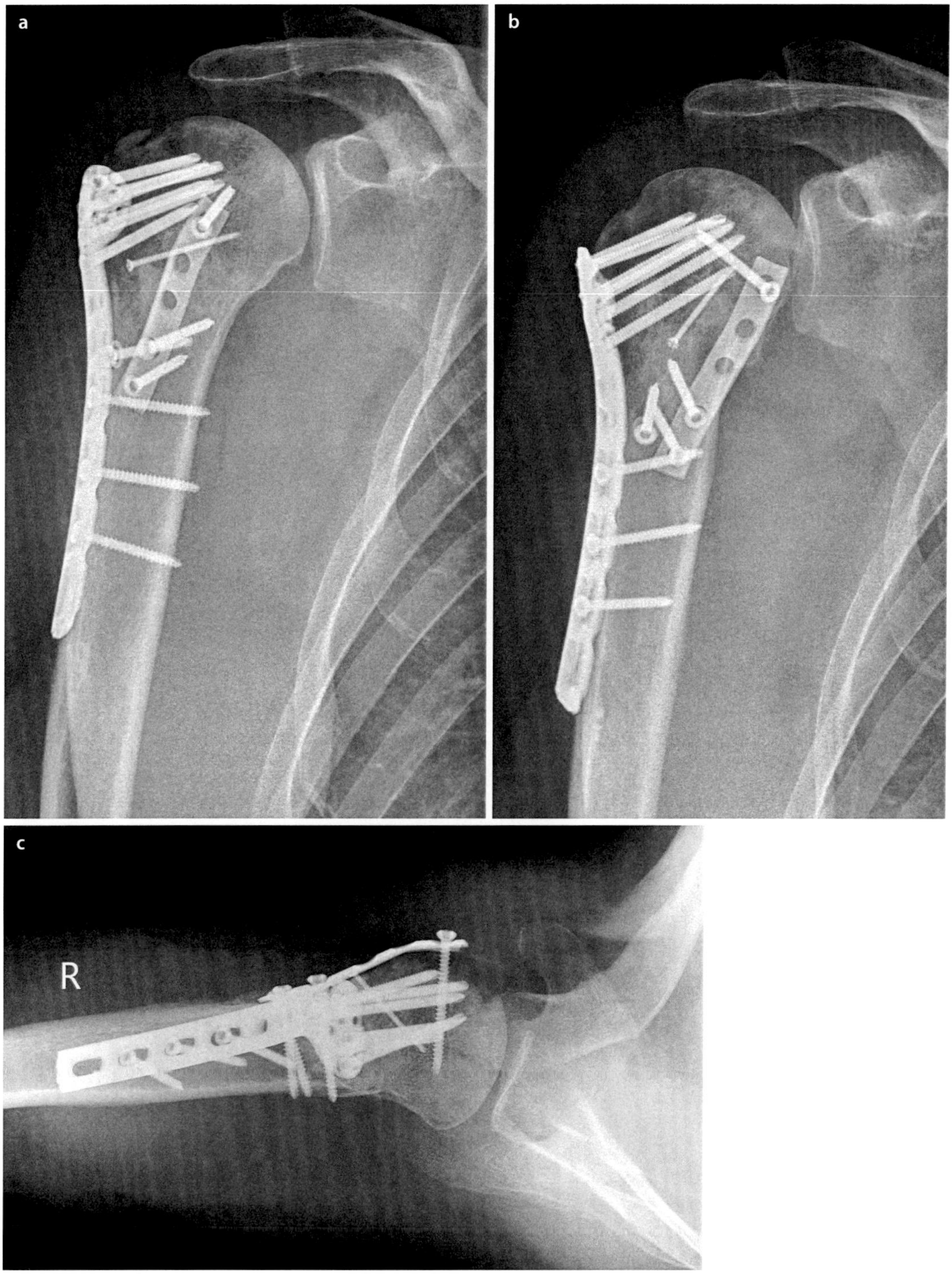

■ **Abb. 33.6** **a–c** 1 Jahr postoperativ: keine Anhaltspunkte für Humeruskopfnekrose

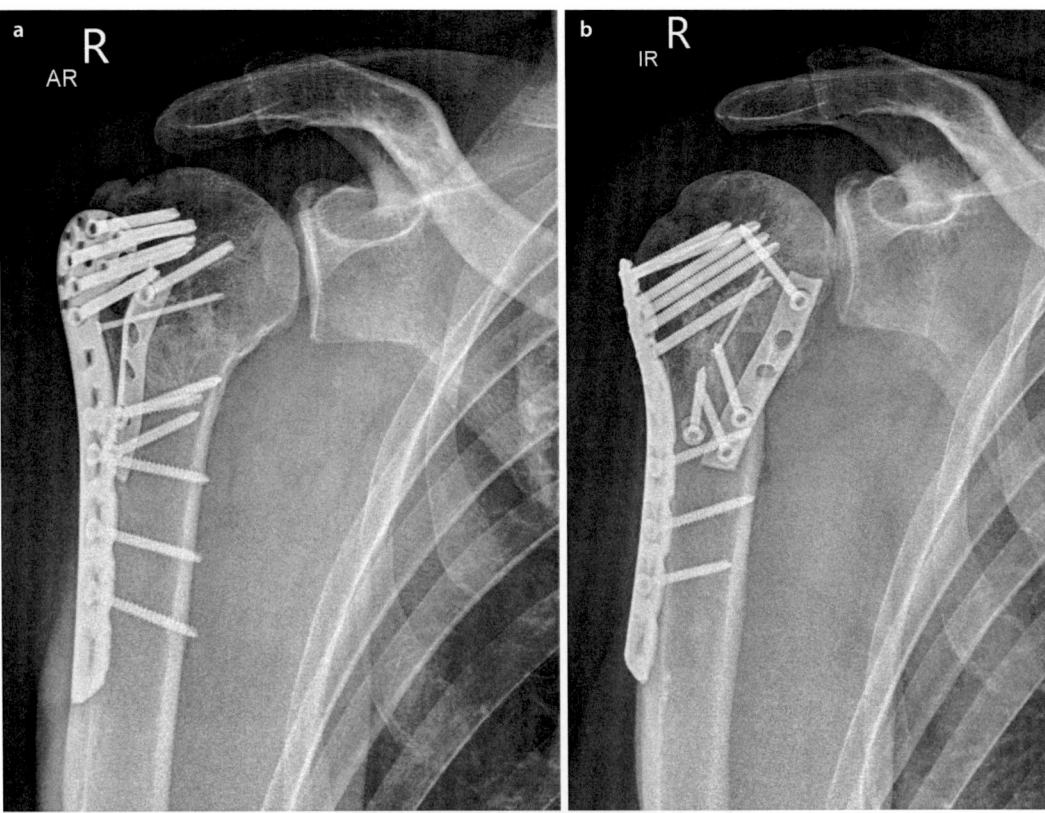

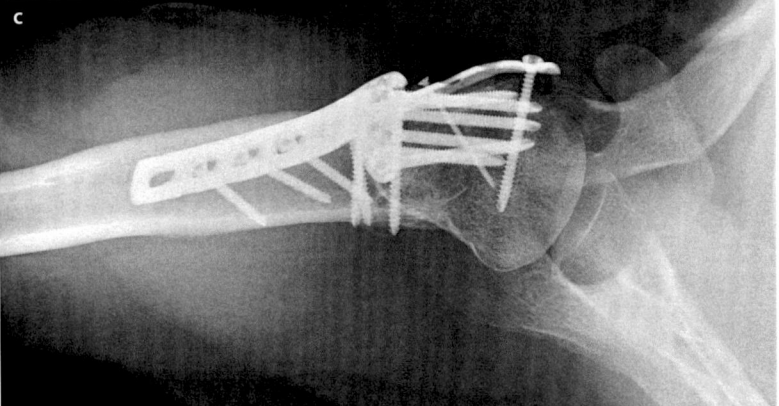

◘ Abb. 33.7   a–c 2 Jahre postoperativ: Osteosynthesematerial stabil, keine Nekrosezeichen

Proximale in Valgus impaktierte 4-Fragment-Humeruskopffraktur links mit Dislokation der Tubercula

© Springer-Verlag GmbH Deutschland, ein Teil von Springer Nature 2020
F. Moro et al. (Hrsg.), *Die proximalen Humerusfrakturen*,
https://doi.org/10.1007/978-3-662-60853-1_34

■ **Der Fall**

— Der 55-jährige Mann stürzt beim Skilaufen am 25.12.2017 auf seine linke Schulter und zieht sich eine proximale Humerusfraktur links zu (■ Abb. 34.1a, b). An einem peripheren Krankenhaus wird vorerst eine konservative Therapie empfohlen. Der Patient wünscht eine Zweitmeinung durch uns.

— Am 03.01.2018 wird der Patient von uns beurteilt. Mit einer zusätzlichen Computertomographie zeigt sich ein doch imposantes Fraktursystem mit einer 4-Fragment-Fraktur und Frakturierung der Tubercula (■ Abb. 34.2a–c). Die Indikation zur operativen Sanierung wird gestellt.

— Am 05.01.2018 findet die Intervention statt: Offene Reposition, Plattenosteosynthese mit 3-Loch-Philosplatte, Augmentation mit homologer Spongiosa in Inlay-Technik, 5-Loch-Viertelrohrplatte zur Abstützung des Tuberculum minus sowie indirekte Zuggurtung mit PDS-Kordeln über eine separat eingebrachte 2,7 mm-Kortikalisschraube (■ Abb. 34.3a, b). Postoperativ Physiotherapie mit Remobilisation bis zur Horizontalen.

— 6 Wochen nach dem Eingriff sind die Bewegungsamplituden bis zum erlaubten Bewegungsausmass an der linken Schulter frei: Flexion/Abduktion 80°, Aussen-/Innenrotation in Neutralstellung 10/0/50°. Radiologisch ist das Osteosynthesematerial stabil. Die valgisch impaktierte Kopfkalotte ist regelrecht angehoben. Das Tuberculum majus-Fragment weist nach kranial einen Überstand auf. Auf Höhe des Tuberculum minus zeigt sich eine Verwerfung bei regelrechter Zentrierung glenohumeral (■ Abb. 34.4a–c). Die Physiotherapie wird weitergeführt bei Freigabe des Bewegungsausmasses.

— 6 Monate postoperativ hat sich die Schulterfunktion links merklich verbessert: Flexion 100°, Abduktion 90°, freie Rotationsamplitude in Neutralstellung. Radiologisch ist die Frakturheilung abgeschlossen. In der Aussenrotationsaufnahme imponiert ein Hochstand des Tuberculum majus, auch in der axialen Aufnahme leichtgradige Verwerfung im Bereich des Tuberculum minus (■ Abb. 34.5a–c). Die Physiotherapie wird

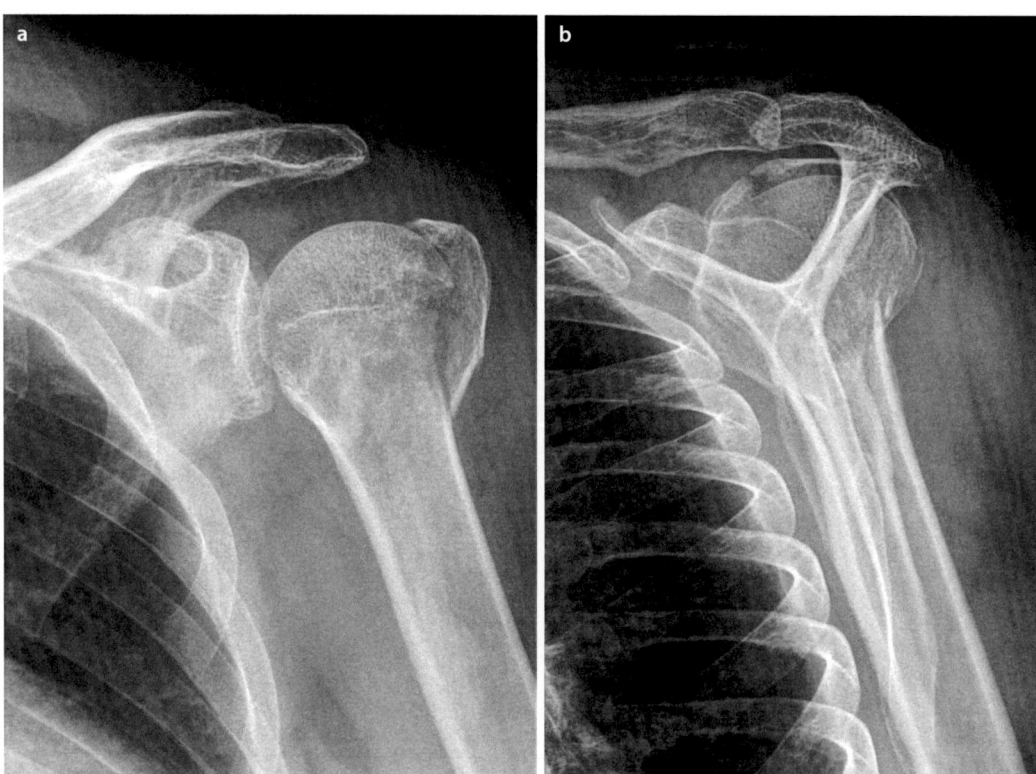

■ **Abb. 34.1   a, b** Valgus impaktierte 4-Fragment-Humeruskopffraktur

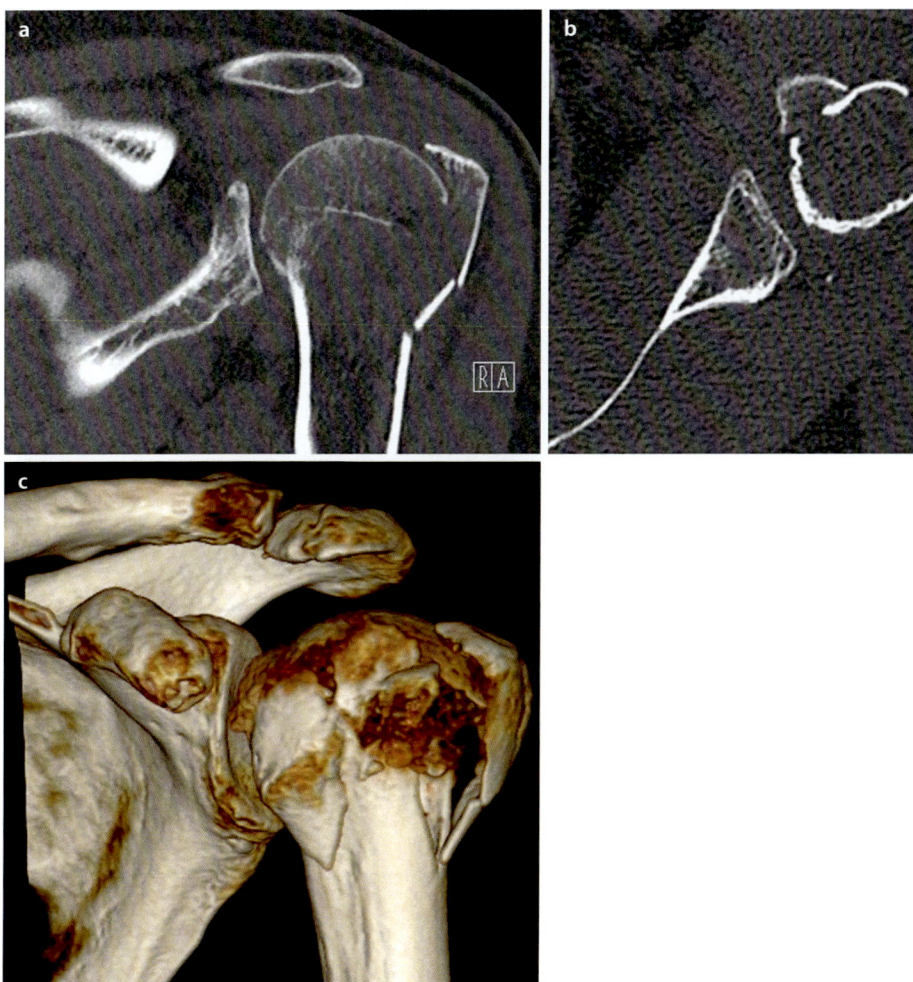

◘ **Abb. 34.2** **a–c** CT präoperativ

weitergeführt, die nächste Kontrolle ist in 3 Monaten vorgesehen.

— 9 Monate nach dem Eingriff besteht bei weitgehender Beschwerdefreiheit noch eine endständig reduzierte Schulterbeweglichkeit links bewirkt durch eine durchgemachte posttraumatische-postoperative retraktile Capsulitis. Flexion 110°, Abduktion knapp 100°, sämtliche Komplexbewegungen problemlos durchführbar. Wir werden in 2 Monaten den Patienten für eine klinische und radiologische Verlaufskontrolle aufbieten. Wir sehen dann die Osteosynthesemate-rialentfernung vor bei gleichzeitiger Schulter-

arthroskopie links mit Defilée-Erweiterung und Capsulotomie.

— 1 Jahr nach Osteosynthese ist der Patient beschwerdefrei. Die Schulterfunktion links hat sich weitgehend normalisiert. Endphasig imponiert noch ein Kapselmuster. Radiolo-gisch bestehen keine Hinweise auf eine Humeruskopfnekrose. In der axialen Auf-nahme findet sich eine leichte Verwerfung des Tuberculum minus. Das Osteosynthesemate-rial liegt in regelrechter Lage (◘ Abb. 34.6 a–c). Wir planen gelegentlich die arthroskopische Arthrolyse mit akromiohumeraler Defilée-Er-weiterung bei gleichzeitiger Metallentfernung.

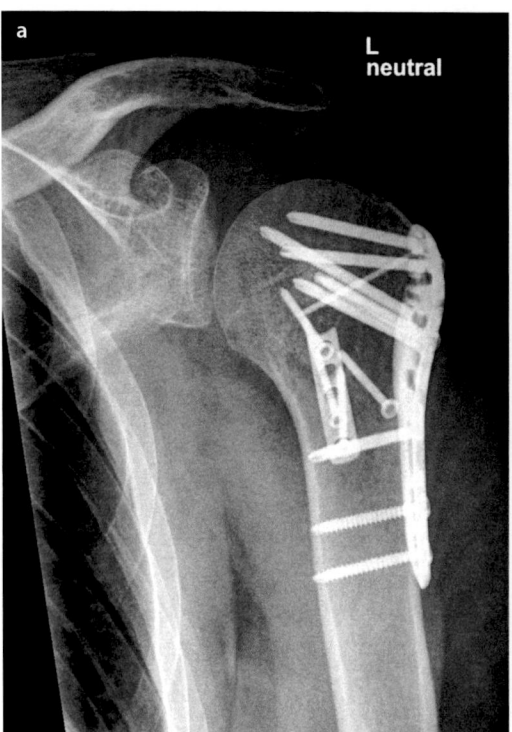
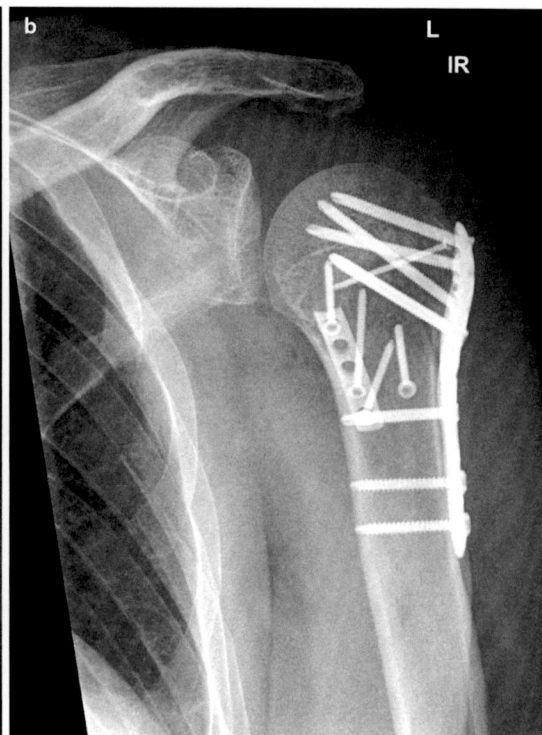

◻ **Abb. 34.3**   **a, b** Status nach Osteosynthese

■ **Analyse**

Die per se valgisch impaktierte Fraktur stellt eine stabile Situation dar. Somit ist es verständlich, dass auswärts eine konservative Therapie in Betracht gezogen wurde. Der Humeruskopf-Schaftwinkel beträgt durch die Impaktion nahezu 90° statt der anatomischen 120–135°. Schon allein diese Fehlstellung hat uns bewogen, hier die Osteosynthese anzustreben, um die Neigung der Gelenksfläche glenohumeral zu korrigieren. Der relative Hochstand der Tuberculafragmente betrachten wir als inakzeptabel, denn der anatomische Abstand vom höchsten Punkt des Humeruskopfes zum Tuberculum majus beträgt in der Regel 0,8–10 mm. Hier resultiert somit eine Fehlstellung von über 1,5 cm, die für uns nicht akzeptabel ist.

Der mediale Hinge ist intakt. Durch das Aufrichten des Humeruskopfes lässt sich in der Regel das Tuberculum majus wieder anatomisch einpassen. Dies ist hier in der entsprechenden Aufnahme ersichtlich (siehe ◻ Abb. 34.3a). Die Kopf-kalotte konnte in ihrer Gesamtheit nicht komplett angehoben werden. Daraus resultiert ein Überstand des Tuberculum minus, was in der axialen Aufnahme ersichtlich ist (siehe ◻ Abb. 34.5c). Des Weiteren ist im Verlauf eine Fragmentierung des Tuberculum majus aufgetreten. Dies erklärt denn auch im Verlauf den partiellen Hochstand des Fragmentes in der Aussenrotationsaufnahme (siehe ◻ Abb. 34.5a). Aktuell – 9 Monate nach Primärversorgung – zeigt sich noch das Bild einer retraktilen posttraumatischen Capsulitis.

1 Jahr nach dem Eingriff wird der definitive Entscheid für die Osteosynthesematerialentfernung gestellt inklusive einer arthroskopischen Capsulotomie in gleicher Sitzung. Über die Wertigkeit der verbleibenden Fehlstellung beider Tubercula kann keine definitive Einschätzung erfolgen. Der weitere Verlauf wird es dann zeigen.

Auch hier kann man sich heute fragen: Soviel Aufwand und dennoch persistierende Fehlstellung, da die Korrektur nicht in toto gelungen ist.

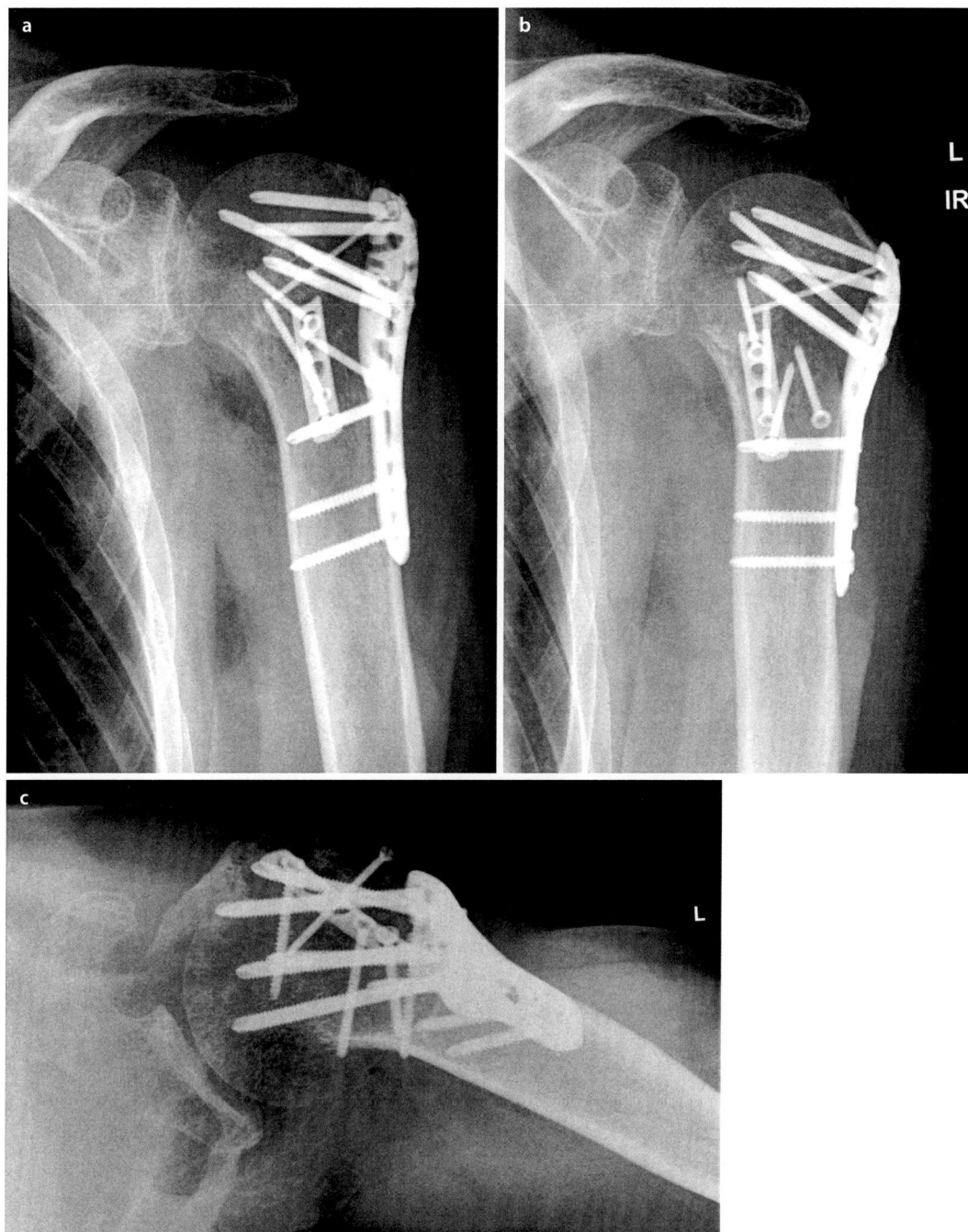

◘ Abb. 34.4 **a–c** 6 Wochen postoperativ: Kopfkalotte korrekt angehoben, Tuberculum majus mit kranialem Überstand

34

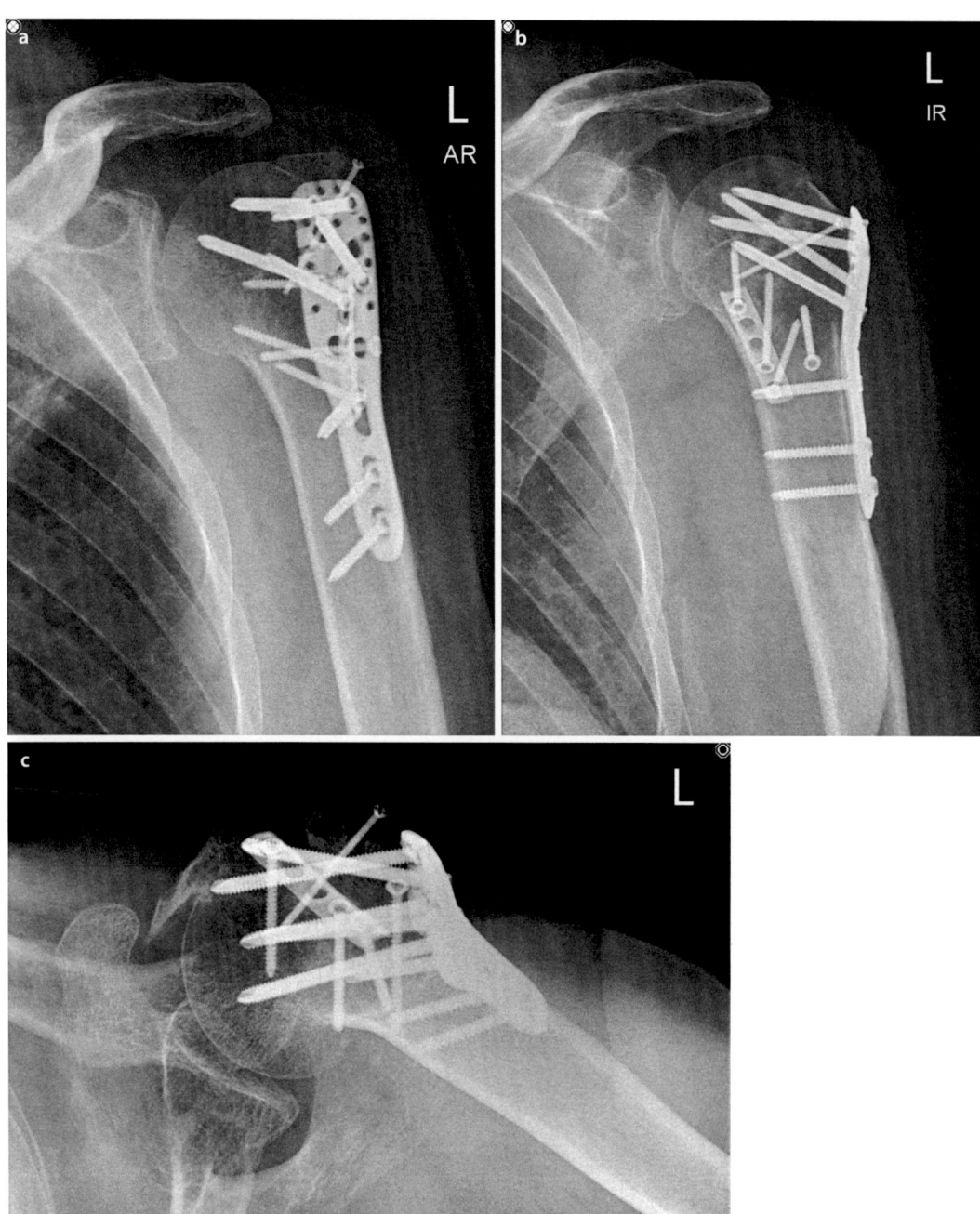

◻ **Abb. 34.5   a–c** 6 Monate postoperativ: Fraktur konsolidiert, Hochstand des Tuberculum majus

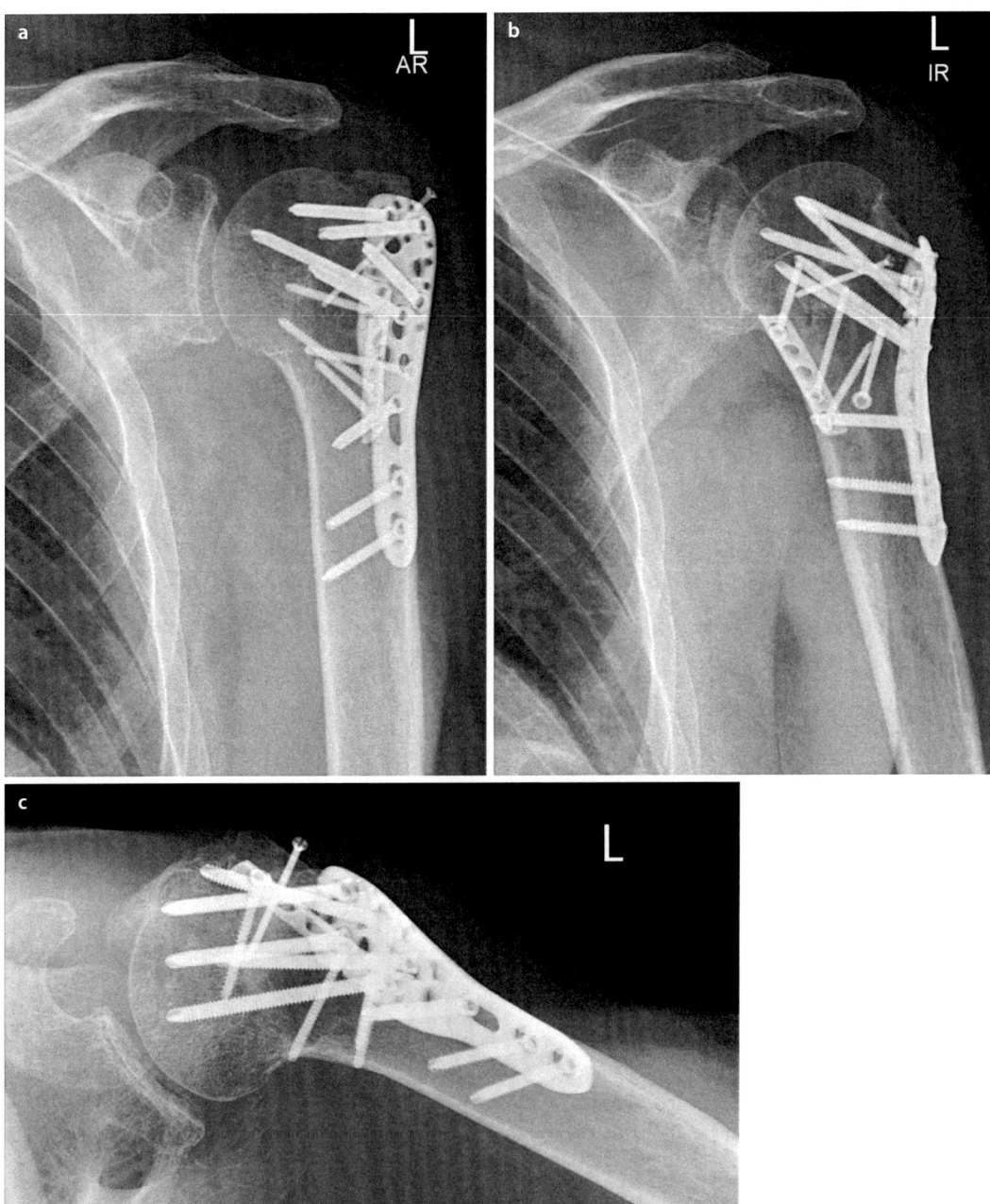

Abb. 34.6   **a–c** 1 Jahr postoperativ: keine Hinweise für Humeruskopfnekrose

Valgus impaktierte proximale 3-Fragment-Humerusfraktur rechts mit posteriorer Dislokation des Tuberculum majus

© Springer-Verlag GmbH Deutschland, ein Teil von Springer Nature 2020
F. Moro et al. (Hrsg.), *Die proximalen Humerusfrakturen*,
https://doi.org/10.1007/978-3-662-60853-1_35

■ **Der Fall**

— Die 59-jährige Frau stürzt im Urlaub in Sri Lanka am 16.09.2017 auf glitschigem Terrain und erleidet dabei eine proximale Humerusfraktur rechts. Erstversorgung in Sri Lanka und Überweisung an unsere Klinik zur Weiterbehandlung.

— Wir beurteilen die Patientin am 22.09.2017 klinisch und radiologisch. Die Schulterbeweglichkeit rechts ist schmerzbedingt deutlich reduziert. Motorik und Sensibilität sind intakt. Radiologisch findet sich eine nach dorsal und kranial dislozierte Tuberculum majus-Fraktur bei leicht valgisch impaktierter Humeruskopffraktur (◘ Abb. 35.1a–c). Die zusätzlich veranlasste Computertomographie bestätigt diese Befunde. Die glenohumerale Artikulation ist erhalten (◘ Abb. 35.2a–d). Die Indikation zur chirurgischen Revision ist für uns gegeben.

— Am 25.09.2017 erfolgt die geplante Intervention an der rechten Schulter: Offene Reposition, Doppelplatten-Osteosynthese mit 3-Loch-Philosplatte und 5-Loch-Viertelrohrplatte sowie Augmentation mit Allograft in Inlay-Technik (◘ Abb. 35.3a, b). Postoperativ physiotherapeutisch geführte Rehabilitation aus dem Ortho-Gilet.

— 6 Wochen postoperativ beträgt die Schulterfunktion rechts: Flexion 70°, Abduktion 60°, Aussenrotation in Neutralstellung 20°. Radiologisch bestehen anatomische Stellungsverhältnisse bei stabilem Osteosynthesematerial (◘ Abb. 35.4a–c). Die Bewegungsamplitude wird freigegeben.

— 6 Monate nach Osteosynthese ist die Patientin beschwerdearm. Die Schulterfunktion rechts normalisiert sich zunehmend: Flexion 130°, Abduktion 100°, sämtliche Komplexbewegungen sind problemlos durchführbar. Radiologisch bestehen anatomische Stellungsverhältnisse. Der eingebrachte Allograft ist in toto komplett inkorporiert (◘ Abb. 35.5a–c). Kräftigungstherapie wird weitergeführt.

— 1 Jahr nach Intervention ist die Patientin beschwerdefrei. Die Schulterfunktion rechts beträgt: Aktive Flexion 150°, Abduktion 110°, endphasig imponiert eine gewisse Outlet-Impingement-Konstellation. Radiologisch bestehen achsengerechte Stellungsverhältnisse (◘ Abb. 35.6a–c). Bei residueller Resteinschränkung der Bewegungsamplitude schlagen wir der Patientin die Schulterarthroskopie rechts vor mit Defilée-Erweiterung und Befreien des Subakromialraumes von Narbengewebe sowie gleichzeitige Osteosynthesematerialentfernung. Der Eingriff wird gelegentlich vorgenommen.

■ **Analyse**

Betrachtet man die primäre radiologische Bildgebung, so hätte mancher Kollege die konservative Therapie in Betracht gezogen. Die Computertomographie-Bilanzierung der Fraktur zeigt jedoch eine nicht zu vernachlässigende Fehlstellung des Tuberculum majus bedingt durch die Valgusimpaktion und daraus resultierendem relativem Hochstand des Tuberculum majus. Des Weiteren kommt es durch den Zug des Infraspinatus – wie in der axialen Aufnahme des Computertomogramms ersichtlich – zu einer Dislokation des Tuberculum majus nach posterior. Diese Fehlstellung hat uns dazu bewegt, die Fraktur operativ anzugehen.

Die Desimpaktion, welche zur Reposition indirekt des Tuberculum majus führt, resultiert in einem Defekt, welcher mit Allograft aufgefüllt wird. Die postoperativen Verlaufsbilder zeigen ein anatomisches Repositionsergebnis. Und trotz des noch ausstehenden Folgeeingriffes – Metallentfernung bei gleichzeitiger Schulterarthroskopie rechts – würden wir in dieser Situation wiederum gleich vorgehen.

35

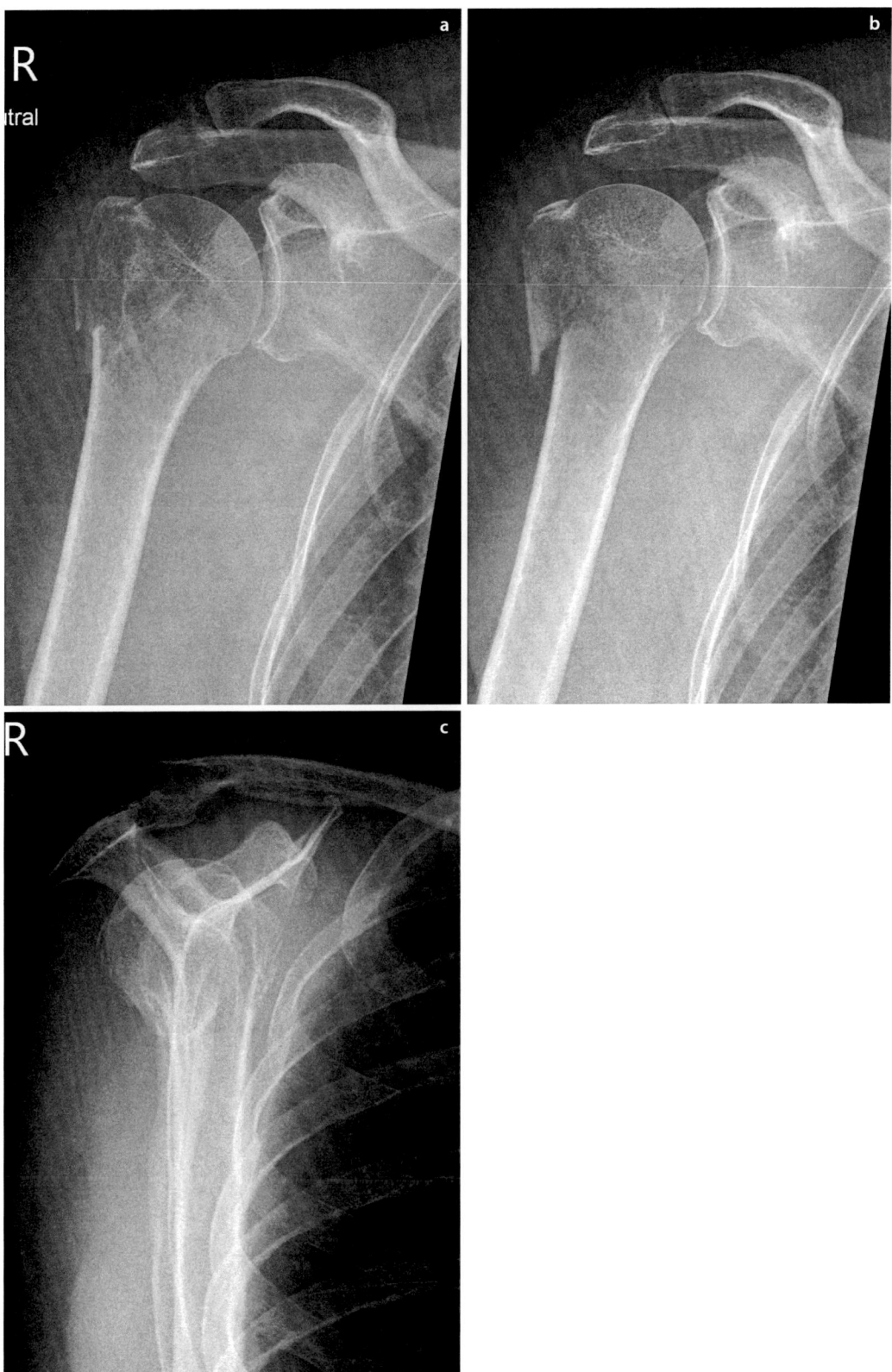

Abb. 35.1   a–c Valgus impaktierte proximale 3-Fragment-Humerusfraktur

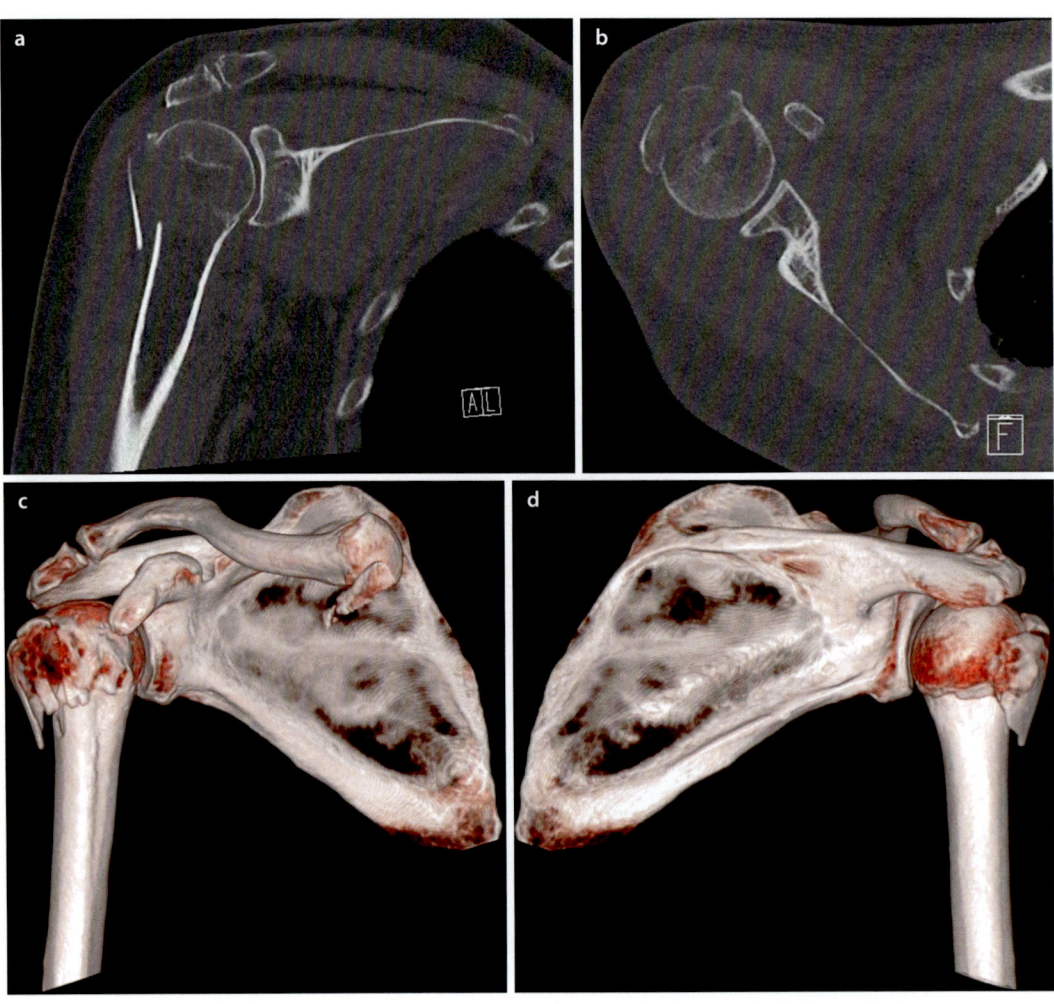

☐ Abb. 35.2   a–d CT präoperativ

35

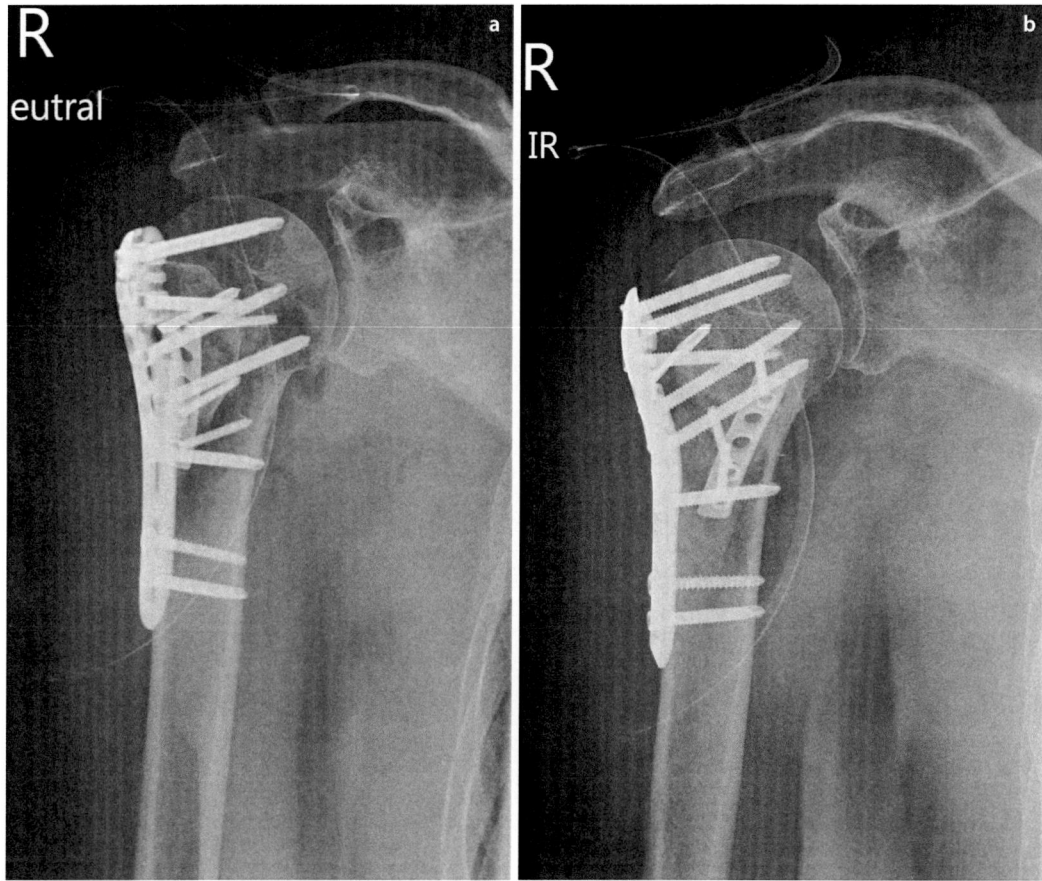

■ Abb. 35.3 **a, b** Status nach Osteosynthese

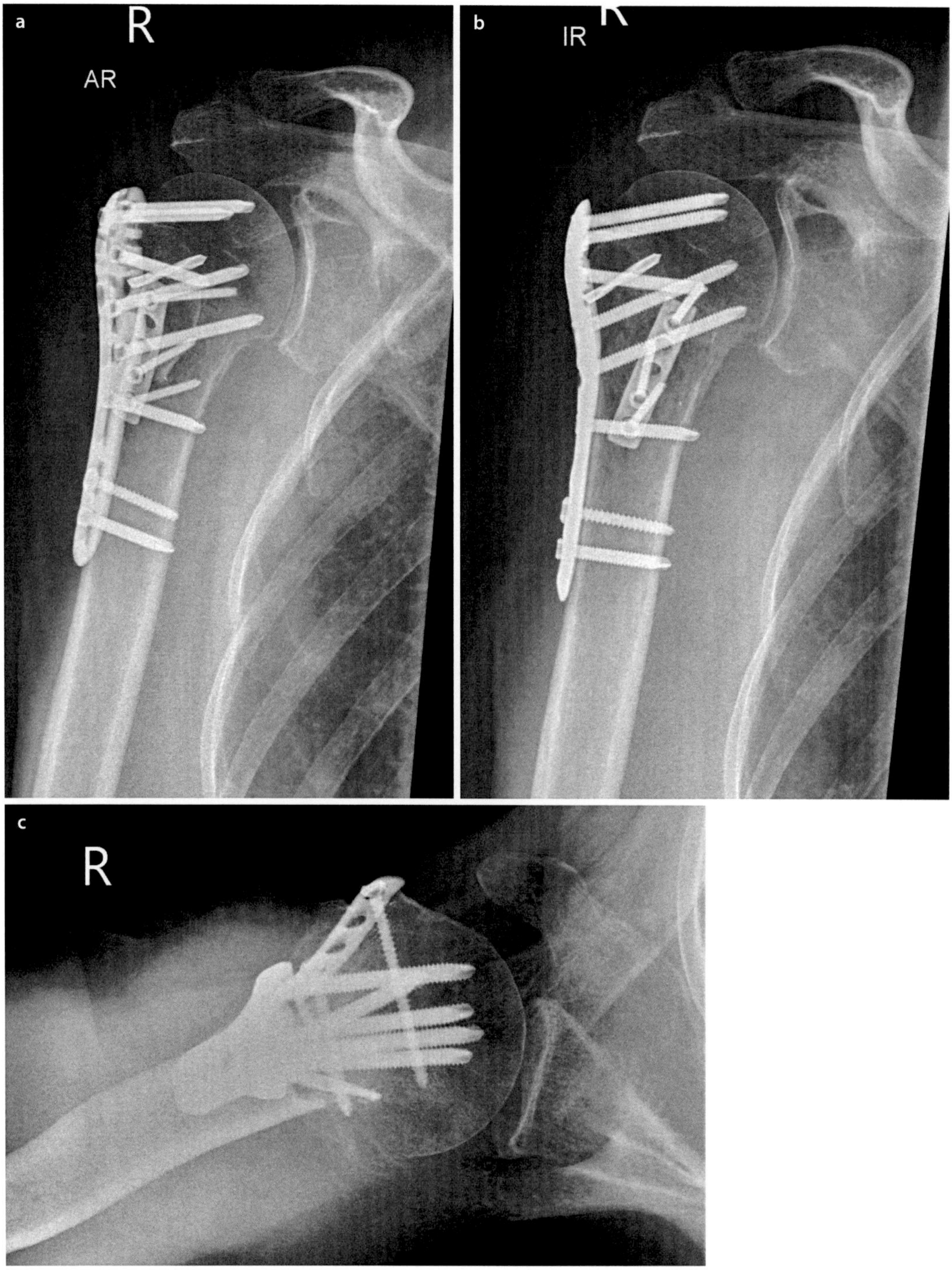

35

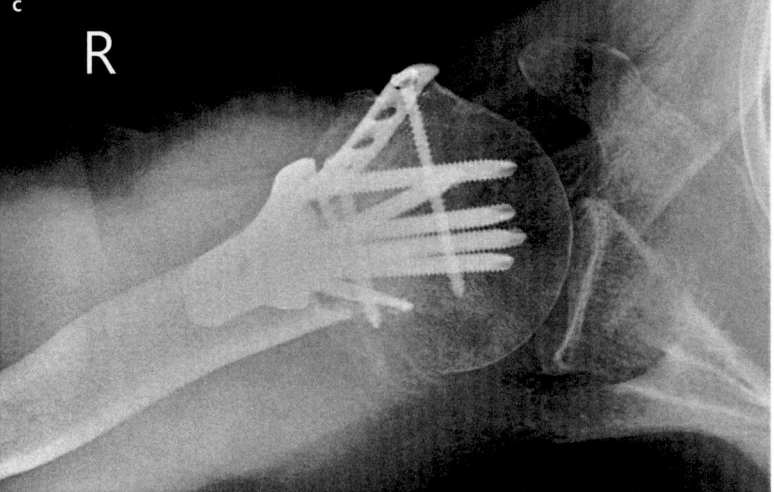

◧ **Abb. 35.4   a–c** 6 Wochen postoperativ: anatomische Stellungsverhältnisse

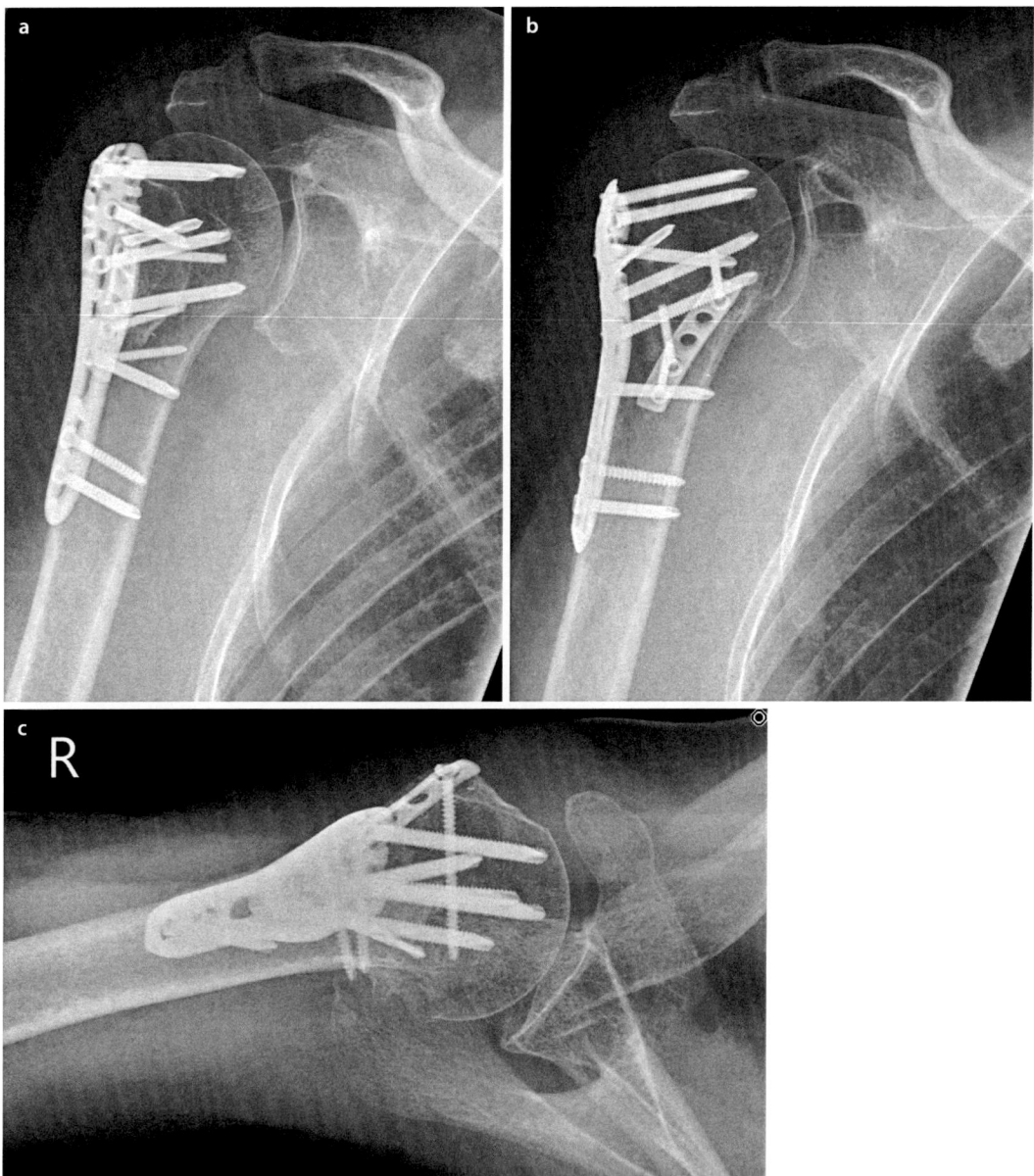

◩ **Abb. 35.5   a–c** 6 Monate postoperativ: Fraktur konsolidiert, Allograft inkorporiert

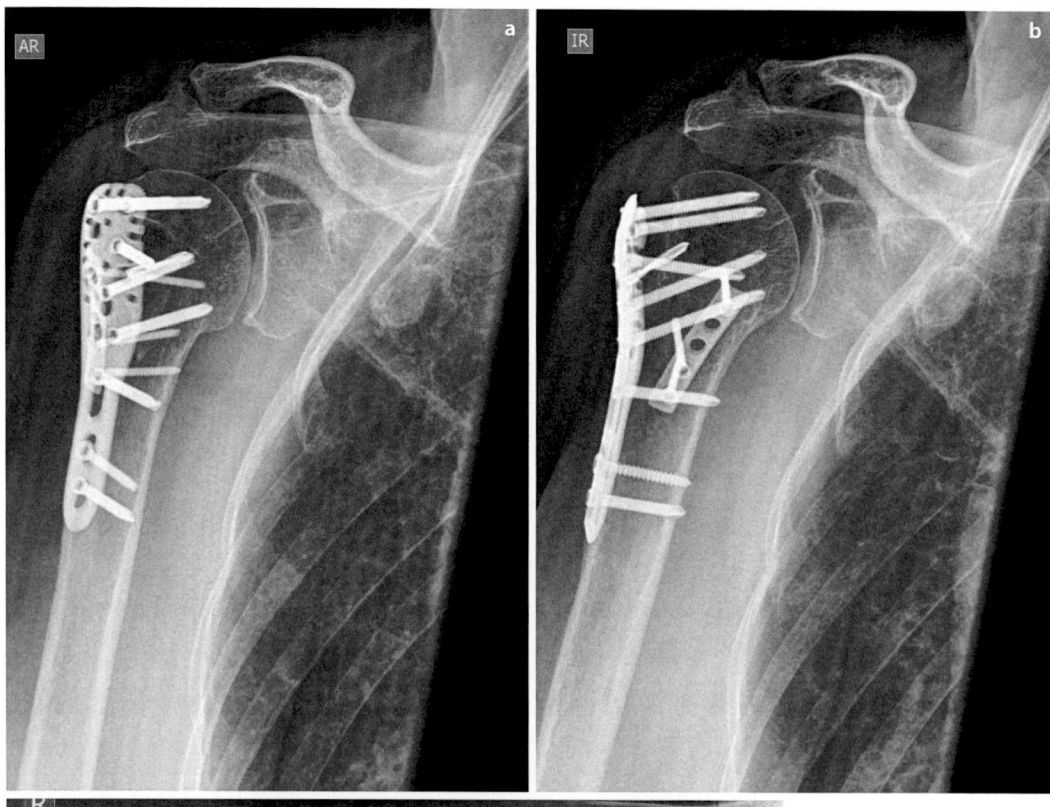

35

☐ **Abb. 35.6   a–c** 1 Jahr postoperativ: achsengerechte Stellung

In Valgus impaktierte 4-Fragmentfraktur proximaler Humerus links

© Springer-Verlag GmbH Deutschland, ein Teil von Springer Nature 2020
F. Moro et al. (Hrsg.), *Die proximalen Humerusfrakturen*,
https://doi.org/10.1007/978-3-662-60853-1_36

■ Der Fall

— Der knapp 71-jährige Mann stürzt am
07.11.2017 auf Kopfsteinpflaster und zieht
sich dabei eine proximale Humerusfraktur
links zu (■ Abb. 36.1a, b). Die von uns zusätzlich veranlasste Computertomographie
bestätigt die Komplexität der Fraktur mit
Dislokation des Tuberculum majus bedingt
durch die Impaktion des Humeruskopfes
(■ Abb. 36.2a–d).

— Am 13.11.2017 erfolgt die osteosynthetische
Versorgung der Fraktur: Offene Reposition,
Fixation mit 3-Loch-Philosplatte und
6-Loch-Viertelrohrplatte sowie PDS-Kordeln
(■ Abb. 36.3a–c).

— 6 Wochen nach dem Eingriff ist die Schulterbeweglichkeit links noch etwas reduziert, jedoch weitgehend schmerzfrei. Radiologisch
zeigt sich stabiles Osteosynthesematerial bei
zunehmender Konsolidierung der Fraktur
(■ Abb. 36.4a–c). Die Physiotherapie wird
weitergeführt.

— 6 Monate postoperativ beträgt die Schulterfunktion links: Abduktion 110°, Elevation
130°, Aussen-/Innenrotation in Neutralstellung 50/0/60°. Komplexbewegungen sind
problemlos durchführbar. Radiologisch besteht eine korrekte Zentrierung des Humeruskopfes, keine Lockerungszeichen des Osteosynthesematerials, keine Anhaltspunkte für
Humeruskopfnekrose (■ Abb. 36.5a–c). Kräftigungsübungen unter physiotherapeutischer
Aufsicht sind noch weiterhin vorgesehen.

— 1 Jahr nach Osteosynthese ist der Patient beschwerdefrei, die Schultergelenksbeweglichkeit links hat sich normalisiert und ist symmetrisch. Die Kraftwerte sind seitengleich.
Radiologisch ist die Situation unverändert.
Das Osteosynthesematerial ist stabil und stört
subjektiv nicht. Es liegen keine Anhaltspunkte für eine Humeruskopfnekrose vor
(■ Abb. 36.6a–c). Eine Metallentfernung ist
nicht geplant. Der Patient meldet sich, sollten
Beschwerden auftreten.

■ Analyse

Die valgisch impaktierten proximalen Humerusfrakturen lassen sich durchaus auch konservativ be-

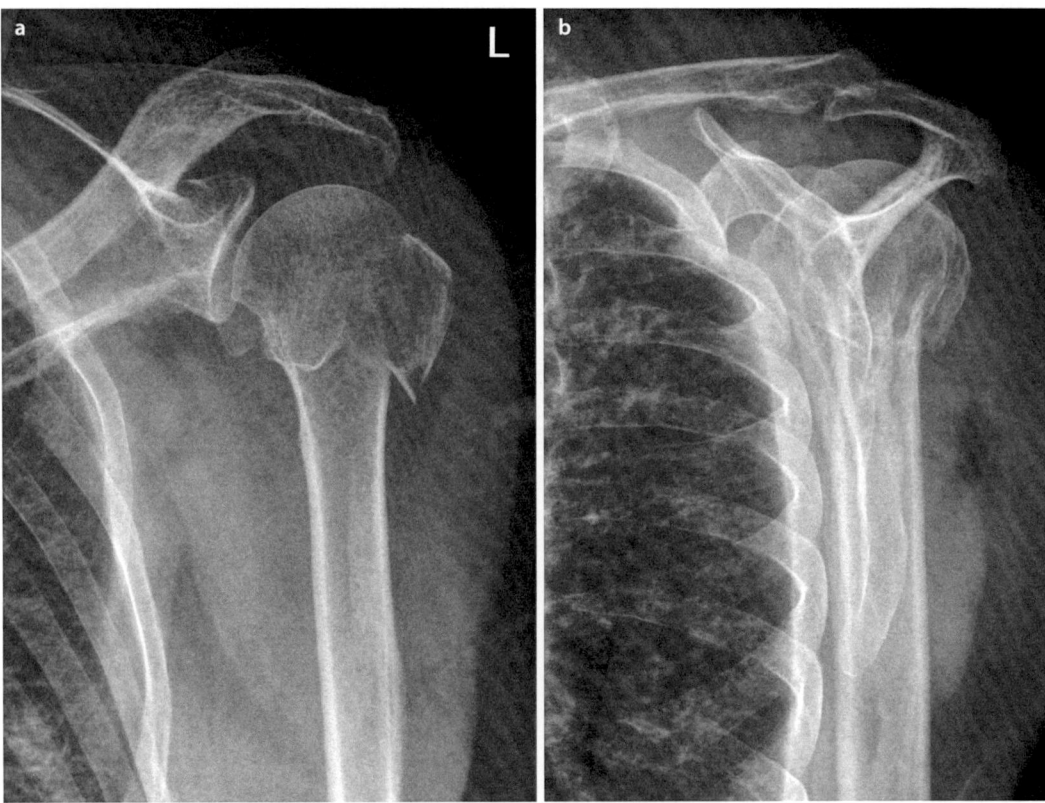

■ Abb. 36.1   a, b In Valgus impaktierte 4-Fragmentfraktur proximaler Humerus

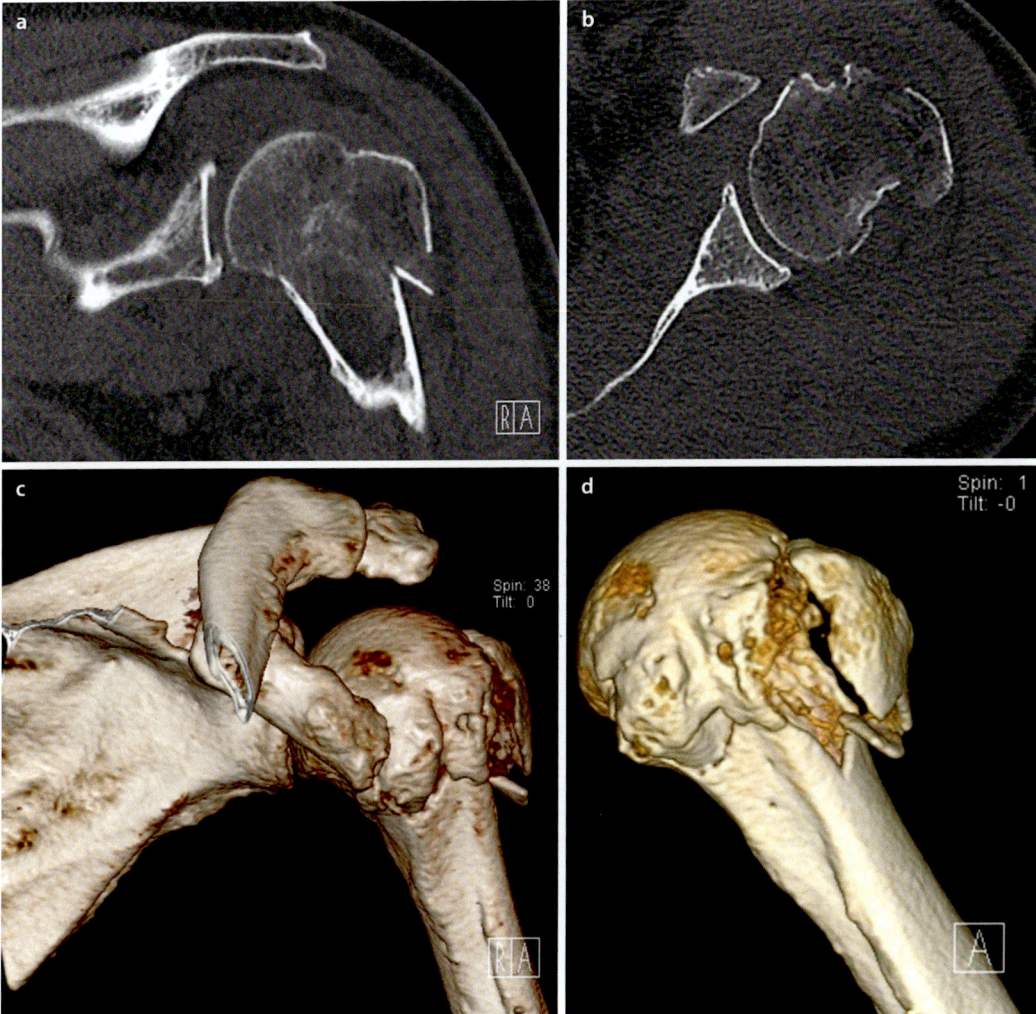

◻ **Abb. 36.2 a–d** CT präoperativ

handeln. Die Datenlage in der Literatur ist diesbezüglich reichlich, und die funktionellen Resultate werden als gut beschrieben. Es ist uns hier mit der Operation gelungen, den physiologischen Kopf/Hals-Schaftwinkel wieder herzustellen. Wir sind der Ansicht, dass rein biomechanisch gesehen die physiologische Stellung die Funktion der Rotatorenmanschette unterstutzt. Das funktionell erreichte Resultat gibt uns recht. Wir würden auch retrospektiv diese Fraktur erneut operativ versorgen.

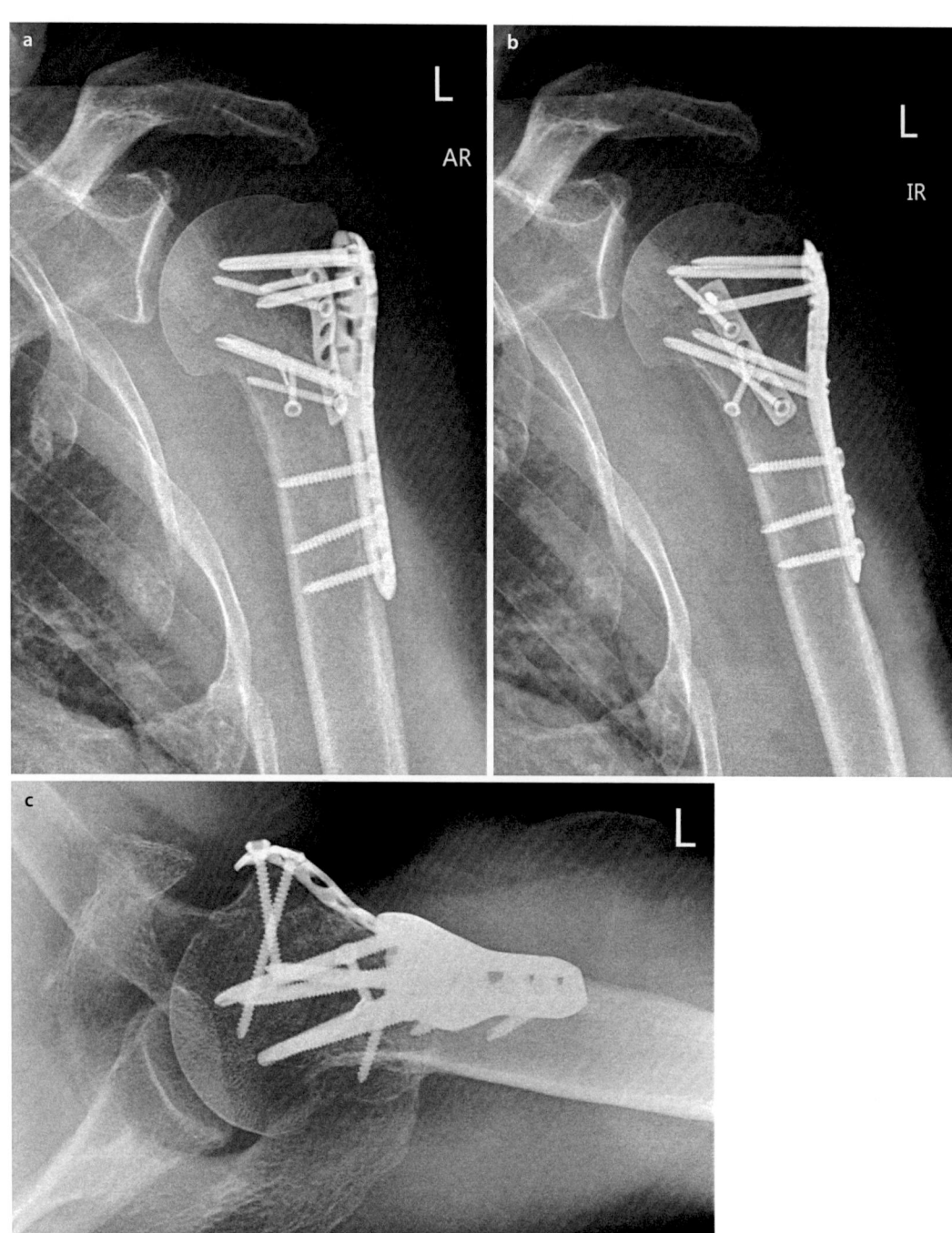

D Abb. 36.3   **a–c** Status nach Osteosynthese

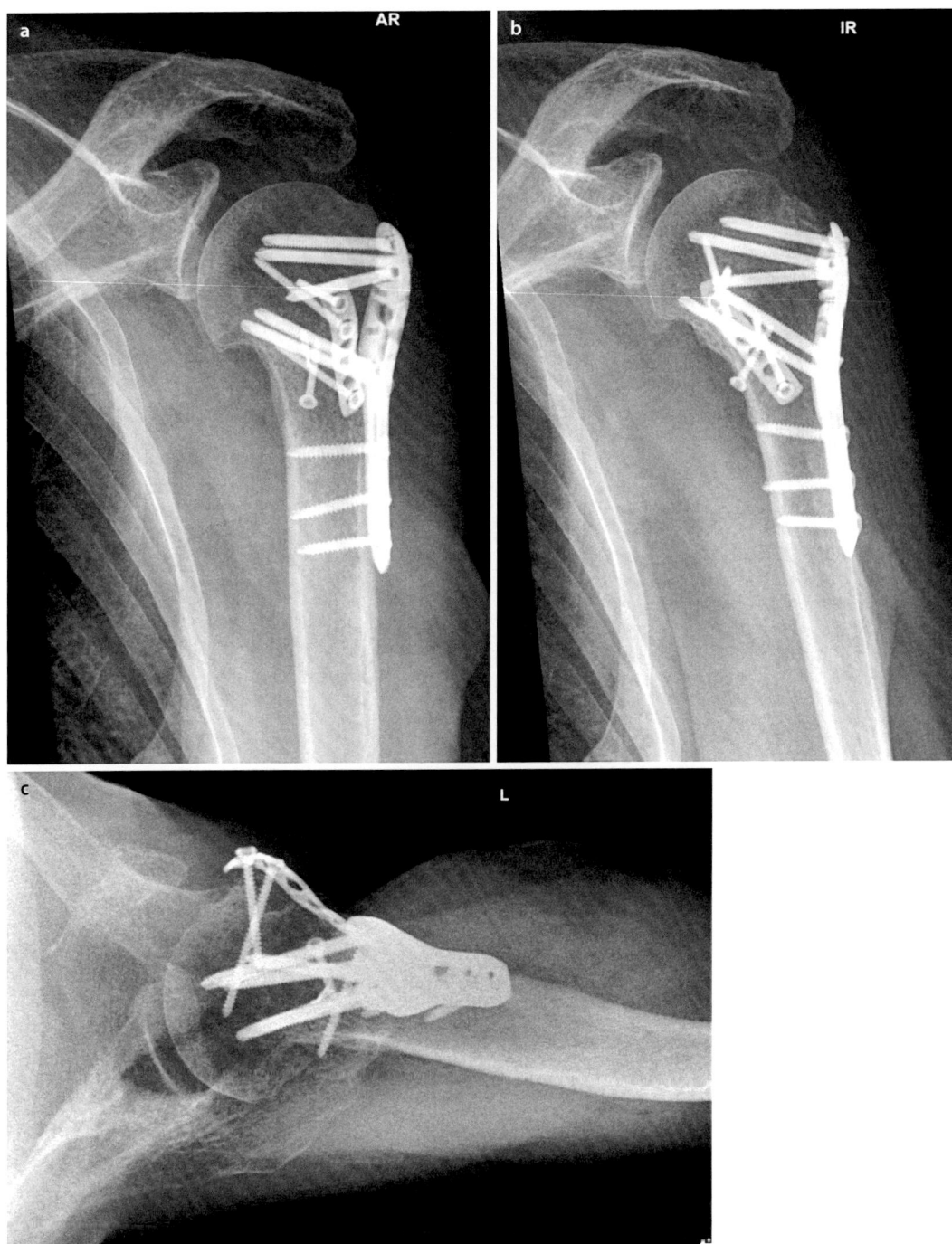

◘ **Abb. 36.4   a–c** 6 Wochen postoperativ: zunehmende Frakturkonsolidation

◨ **Abb. 36.5   a–c**
6 Monate postoperativ:
korrekte Zentrierung, keine
Nekrosezeichen

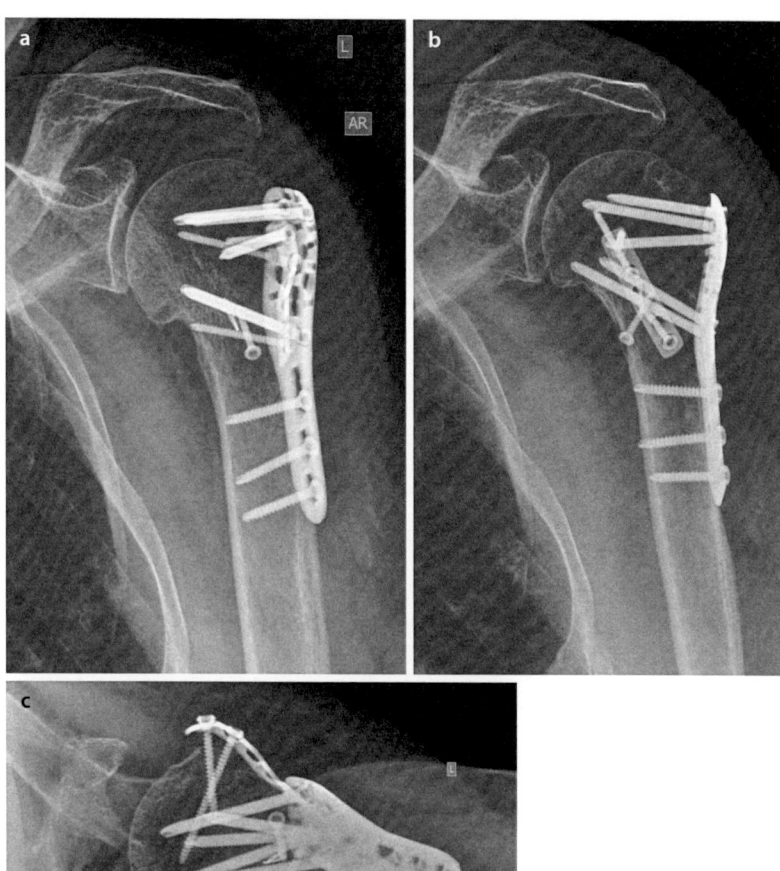

36

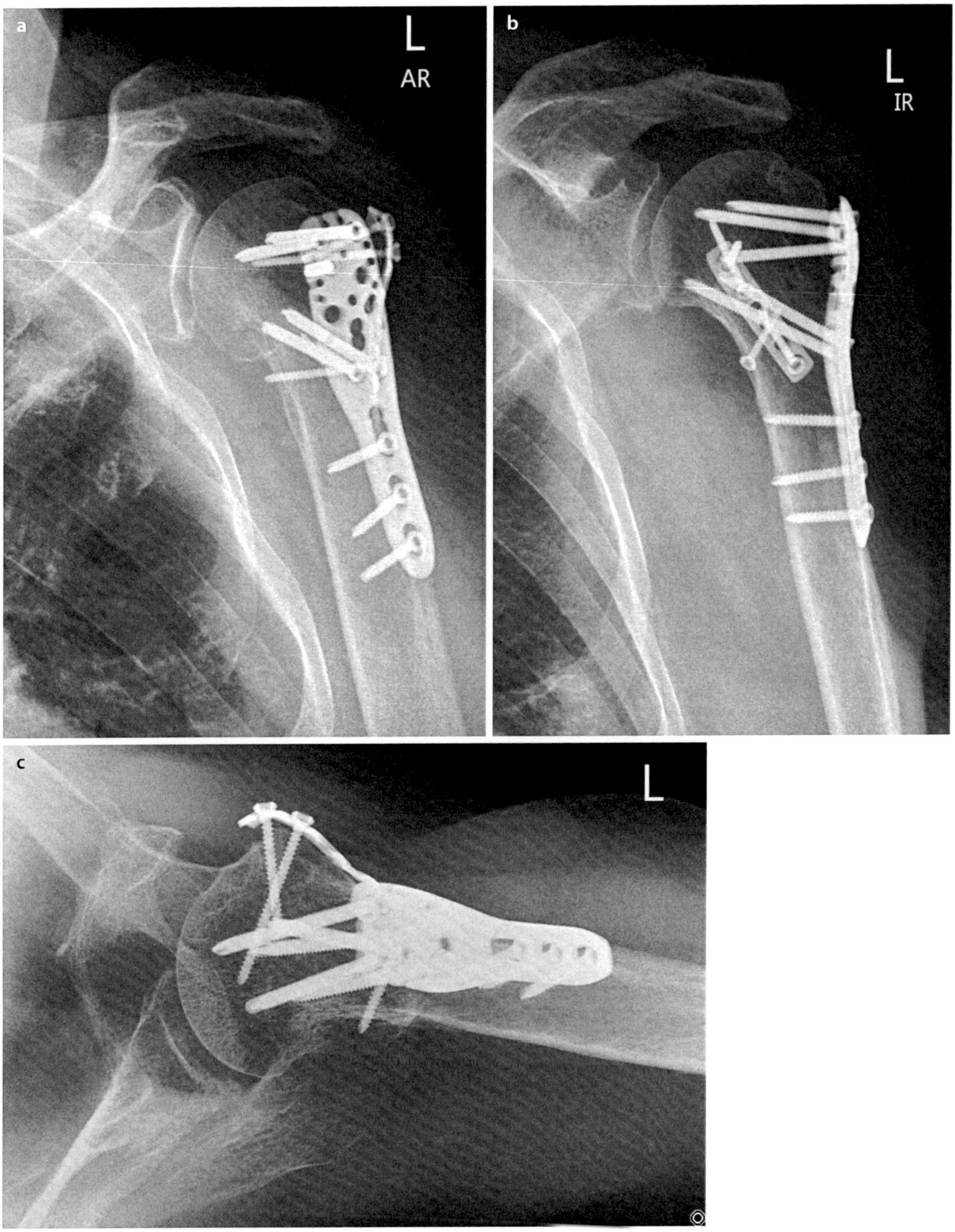

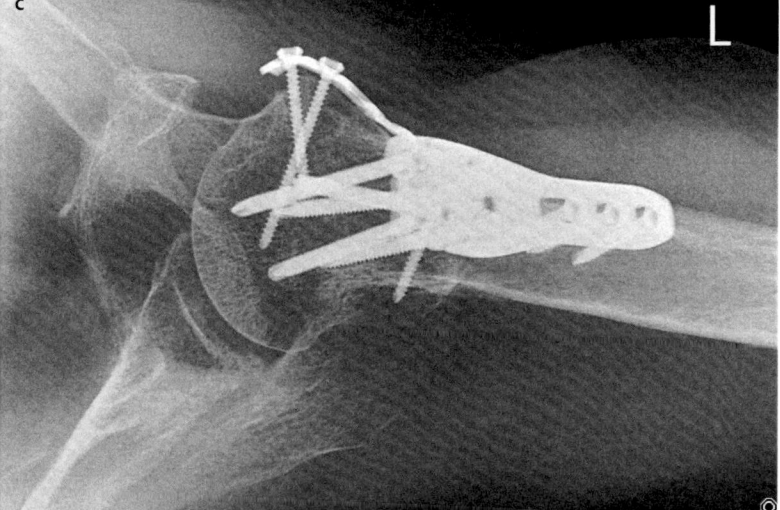

■ **Abb. 36.6   a–c** 1 Jahr postoperativ: korrekte Stellung, keine Hinweise auf Nekrose

Mehrfragmentäre valgisch impaktierte proximale Humerusfraktur links

© Springer-Verlag GmbH Deutschland, ein Teil von Springer Nature 2020
F. Moro et al. (Hrsg.), *Die proximalen Humerusfrakturen*,
https://doi.org/10.1007/978-3-662-60853-1_37

■ **Der Fall**

— Der 60½-jährige Mann stürzt beim Skilaufen am 29.12.2017 und zieht sich dabei eine proximale Humerusfraktur links zu (■ Abb. 37.1a, b). Die Erstbeurteilung erfolgt im peripheren Krankenhaus, an dem auch zusätzlich eine Computertomographie der linken Schulter durchgeführt wird. Diese bestätigt die Komplexität der Fraktur (■ Abb. 37.2a–d). Die osteosynthetische Versorgung wird vorgeschlagen. Der Patient wünscht den Eingriff wohnortsnahe an unserer Klinik.

— Wir beurteilen den Patienten am 31.12.2017. Der linke Arm ist schmerzbedingt in Schonhaltung mit breitflächigem Hämatom am proximalen Oberarm links. Der Nervus axillaris ist klinisch intakt. Auch wir plädieren für eine raschmögliche chirurgische Versorgung der Fraktur. Der Patient wird auf die Möglichkeit einer posttraumatischen/ postoperativen Humeruskopfnekrose hingewiesen.

— Am 01.01.2018 erfolgt die Osteosynthese: Tenotomie der langen Bizepssehne mit Tenodese, Stabilisierung des Tuberculum majus und minus mit je einer 6-Loch-Viertelrohrplatte, Anbringen einer Philos-Platte und Auffüllen der Defektzone im Humeruskopf mit Allograft sowie Zuggurtung mit PDS-Kordeln (■ Abb. 37.3a, b).

— 6 Wochen postoperativ ist die Schultergelenksbeweglichkeit links passiv schmerzfrei bei angedeuteter Blockade in über 40° Aussenrotation. Radiologisch ist das Osteosynthesematerial unverändert, die Reposition stabil (■ Abb. 37.4a–c).

— 6 Monate nach dem Eingriff besteht noch eine merkliche Bewegungseinschränkung an der linken Schulter mit Elevation 90°, Abduktion 80°, Aussenrotation in Neutralstellung 15°. Radiologisch zeigt sich eine

37

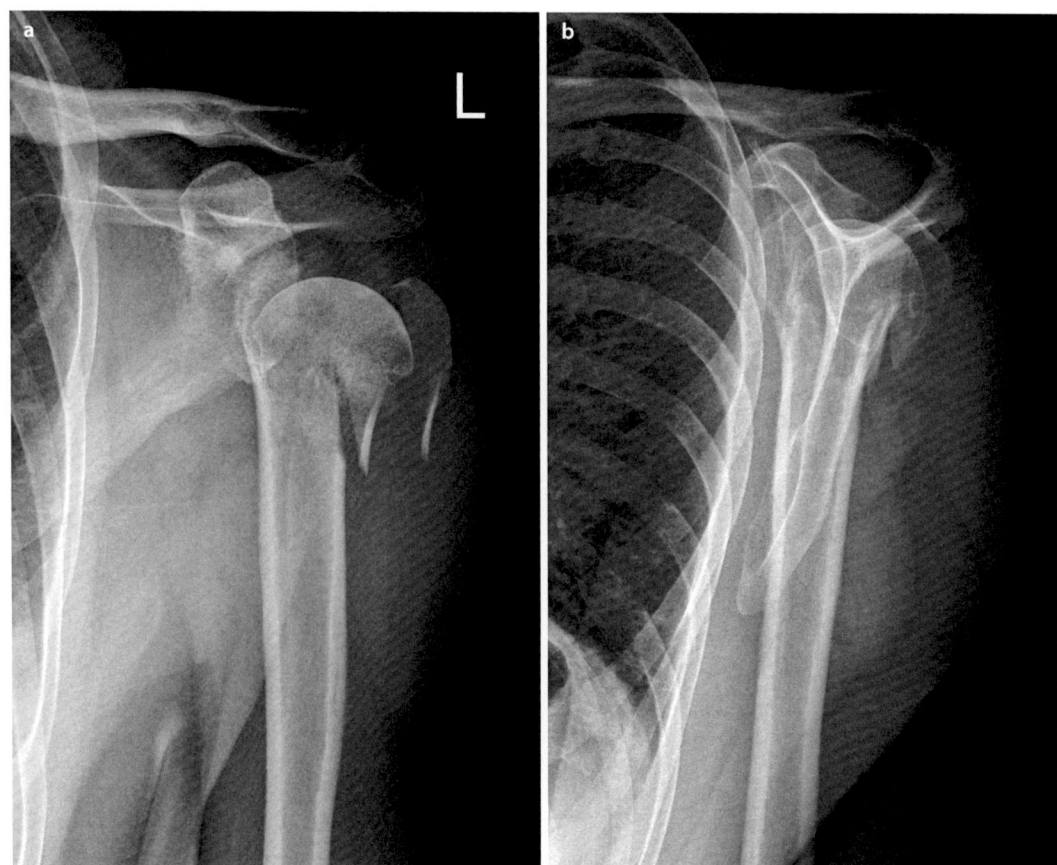

■ Abb. 37.1   a, b Mehrfragmentäre valgisch impaktierte proximale Humerusfraktur

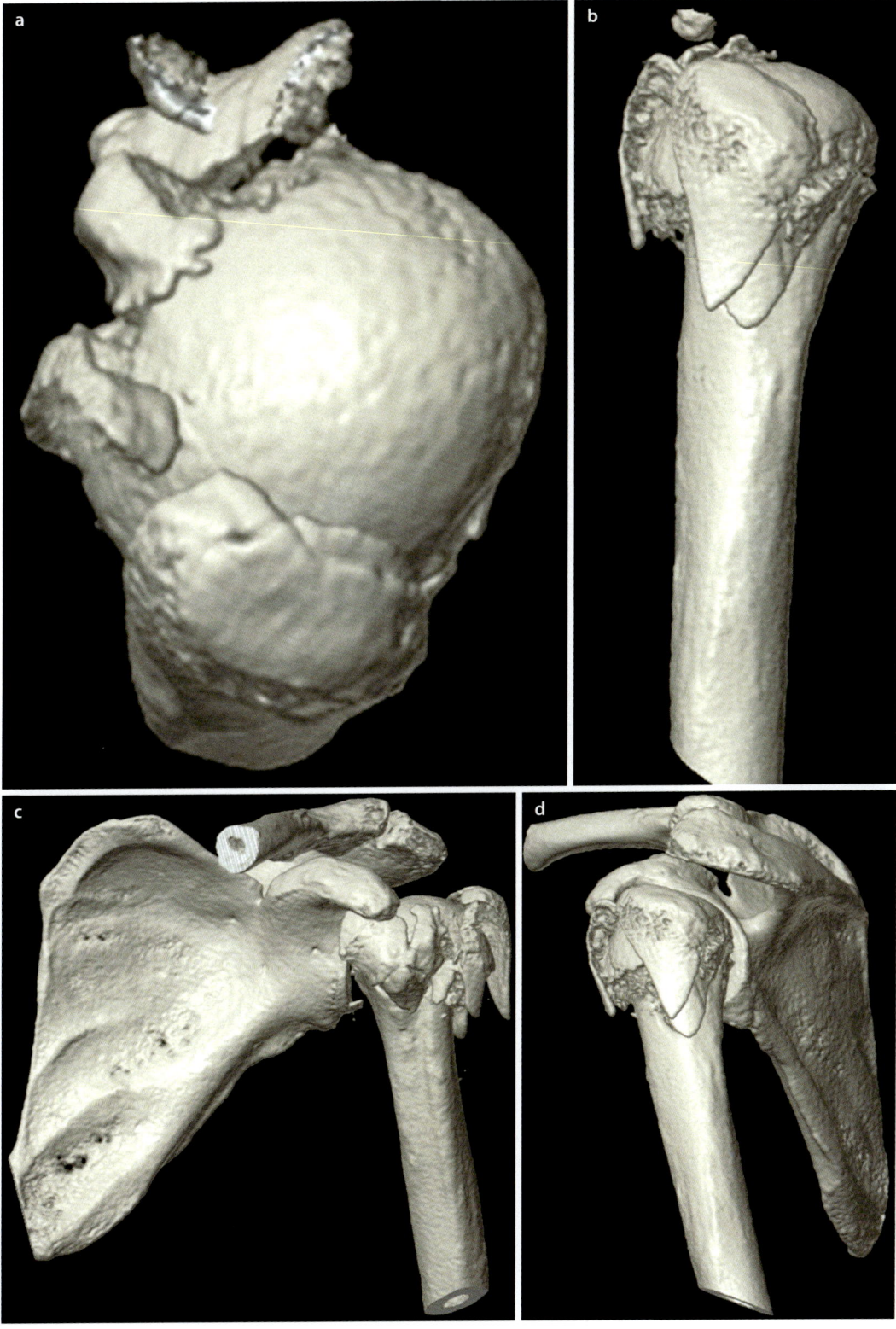

◘ Abb. 37.2   a–d CT präoperativ

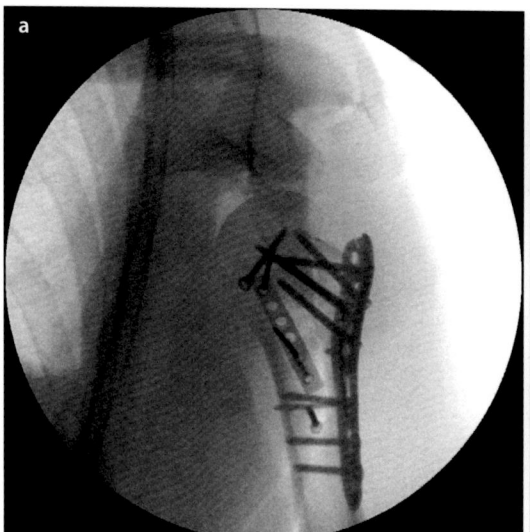
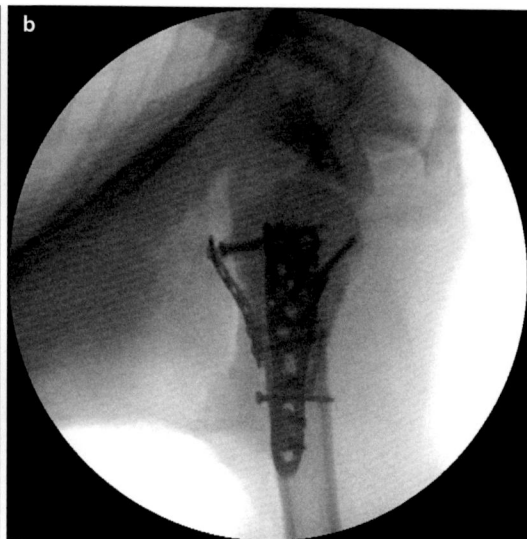

▣ Abb. 37.3   a, b Status nach Osteosynthese

unveränderte Lage der Implantate. Es findet sich eine kleine Resorptionszone im Bereich des Tuberculum majus (▣ Abb. 37.5a–c). Die Physiotherapie wird weitergeführt.

— 1 Jahr nach Osteosynthese ist der Patient beschwerdefrei, die Bewegungsamplitude der linken Schulter verbessert sich zusehends: Abduktion/Elevation 120°, Aussen-/Innenrotation in Neutralstellung 30/0/70°, Nackengriff problemlos, Schürzengriff bis LWK4 durchführbar. Radiologisch ist das Osteosynthesematerial stabil, die Resorptionszone im Bereich der Tubercula ist unverändert ohne Grössenzunahme (▣ Abb. 37.6a–c). Die von uns vorgeschlagene arthroskopische Arthrolyse bei gleichzeitiger Metallentfernung wird vom Patienten vorerst noch nicht gewünscht.

■ **Analyse**

Die Komplexität dieser Verletzung lässt sich kaum überbieten, und man stösst hier an die Grenze des Rekonstruierbaren. Die präoperative Analyse solcher Frakturen ist eine absolute Bedingung kombiniert mit der Aufklärung der Patienten. Das Abwägen der osteosynthetischen Rekonstruktion versus die prothetische Versorgung bleibt jedem einzelnen Chirurgen gestützt auf seine persönlichen Erfahrungen und Präferenzen vorbehalten. Wir versuchen stets nach Möglichkeit zu rekonstruieren. Voraussetzung ist die entsprechende Erfahrung des Chirurgen. Trotz der Komplexität der Läsion lassen sich durchaus gute Resultate erzielen. Die langfristige Betreuung solcher Patienten ist jedoch ein Muss, denn Humeruskopfnekrosen, die häufig bei komplexen Verletzungen erfolgen, können auch bis zu 5 Jahre und länger post Trauma auftreten.

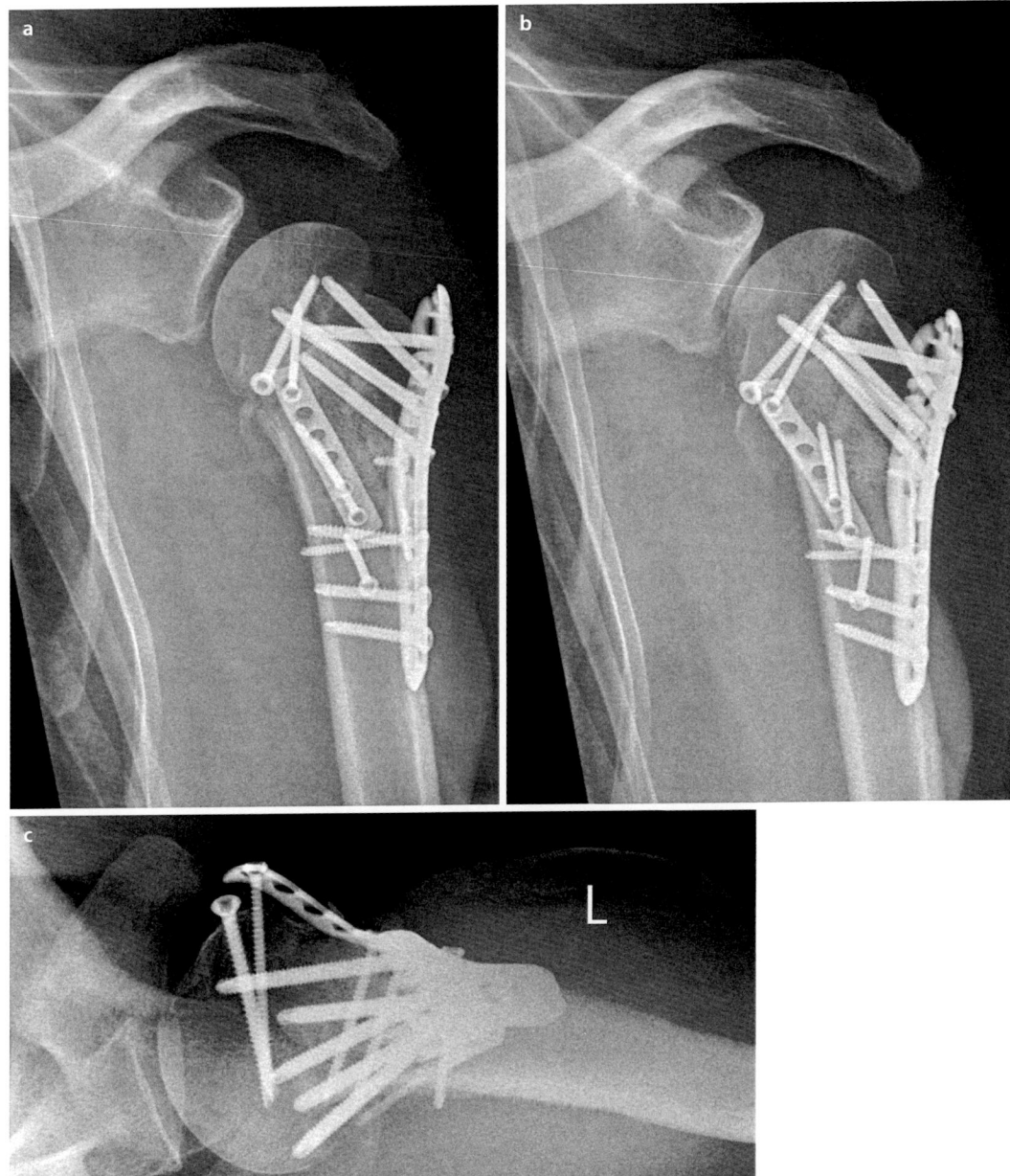

☐ Abb. 37.4   a–c 6 Wochen postoperativ: stabile Reposition bei stabiler Osteosynthese

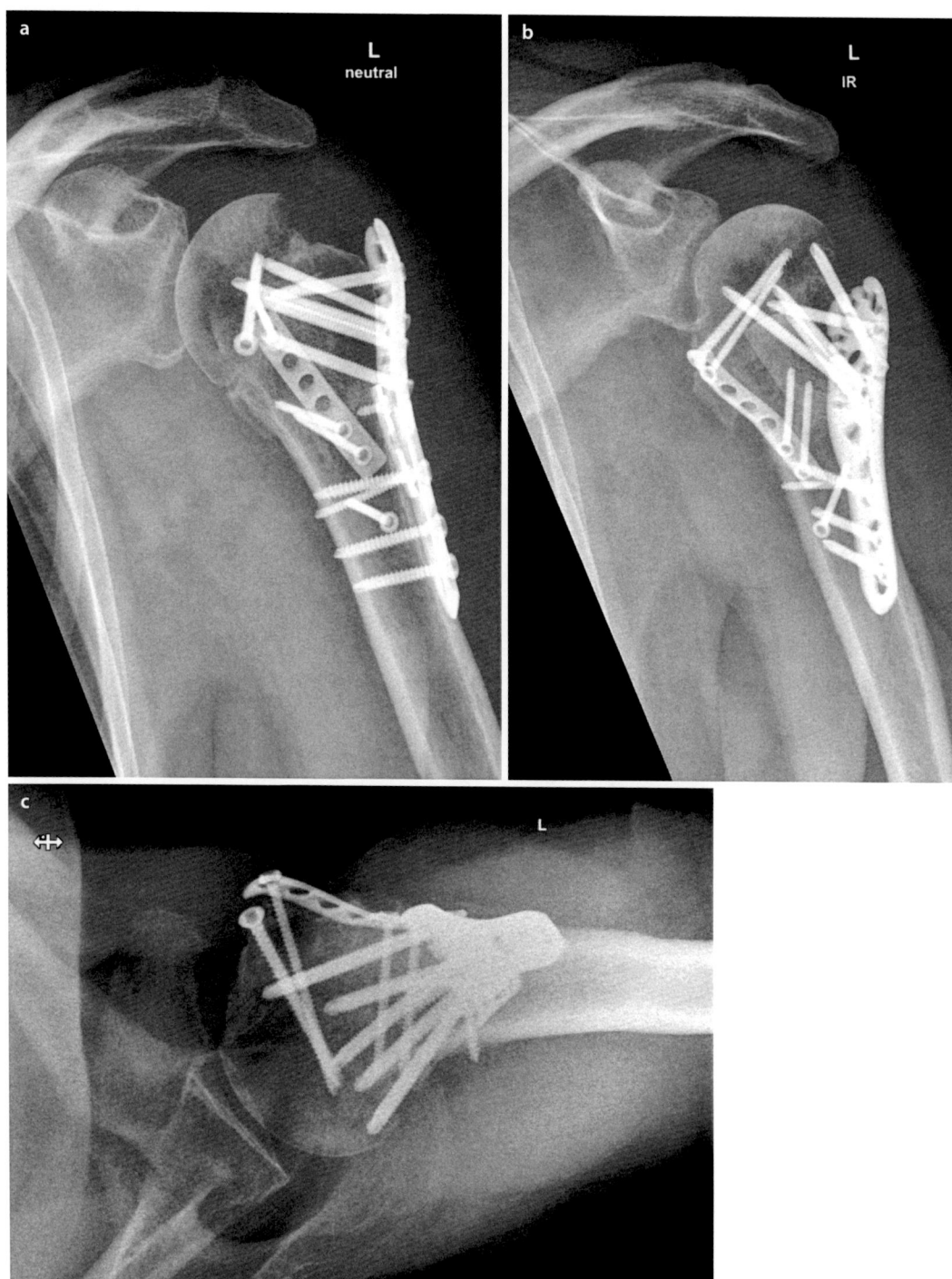

■ **Abb. 37.5   a–c** 6 Monate postoperativ: unveränderte Implantatlage, kleine Resorption am Tuberculum majus

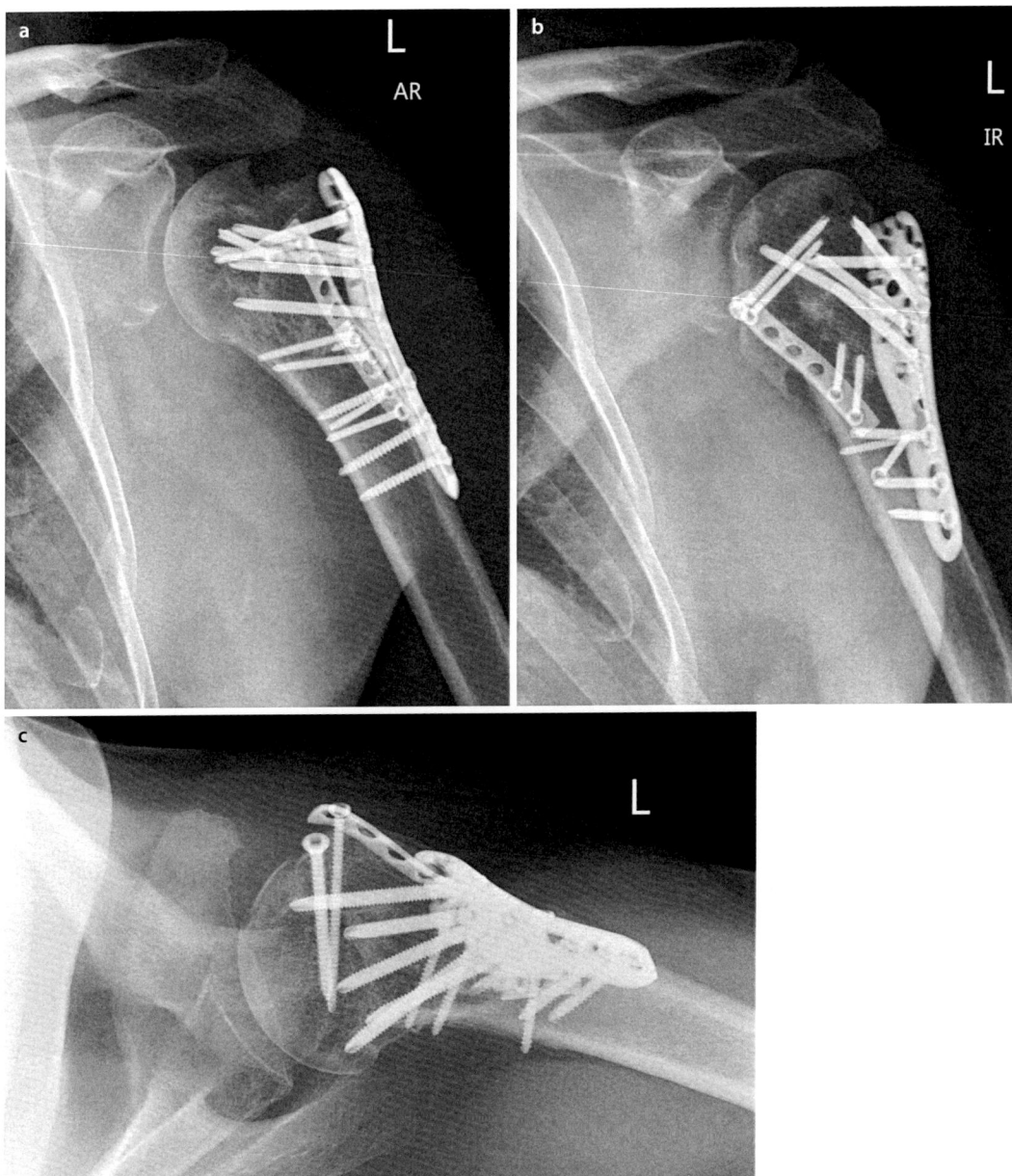

Abb. 37.6 **a–c** 1 Jahr postoperativ: Resorptionszone im Bereich der Tubercula

Valgus impaktierte 4-Fragment-Humeruskopffraktur links mit disloziertem Tuberculum majus

© Springer-Verlag GmbH Deutschland, ein Teil von Springer Nature 2020
F. Moro et al. (Hrsg.), *Die proximalen Humerusfrakturen*,
https://doi.org/10.1007/978-3-662-60853-1_38

■ **Der Fall**

– Die 65½-jährige Frau zieht sich am 18.04.2018 bei einem Stolpersturz eine proximale Humerusfraktur links zu (◘ Abb. 38.1a, b). Nach Abklärung in einem peripheren Krankenhaus wünscht die Patientin zur chirurgischen Behandlung den Transfer an unsere Klinik.

– Wir sehen die Patientin am 20.04.2018 und veranlassen zusätzlich eine Computertomographie der linken Schulter. Diese dokumentiert die Komplexität der Fraktur mit zusätzlicher Frakturierung des Tuberculum majus und minus (◘ Abb. 38.2a–d). Neurologisch liegen keine pathologischen Befunde vor. Die Indikation zur operativen Sanierung ist für uns gegeben.

– Am 23.02.2018 wird die Intervention durchgeführt: Offene Reposition, Doppelplatten-Osteosynthese mit 3-Loch-Philosplatte und 4-Loch-Viertelrohrplatte zur Fixation des Tuberculum minus,

zusätzlich Zuggurtung mit PDS-Kordeln (◘ Abb. 38.3a–c/Röntgenbilder zwei Wochen nach dem Eingriff). Postoperativ Physiotherapie mit Pendelübungen aus dem Ortho-Gilet.

– 6 Wochen nach dem Eingriff ist die Schulterfunktion links zeitgerecht: Flexion/Abduktion knapp 90°. Radiologisch sind die Stellungsverhältnisse anatomisch. Das Osteosynthesematerial ist stabil bei regelrechter Zentrierung in der axialen Aufnahme (◘ Abb. 38.4a–c). Es erfolgt die Freigabe des Bewegungsumfanges mit zunehmendem Kraftaufbau.

– 6 Monate postoperativ ist die Patientin praktisch beschwerdefrei. Die Schulterfunktion links hat sich normalisiert und ist symmetrisch. Radiologisch ist die Fraktur durchgebaut bei anatomischen Stellungsverhältnissen (◘ Abb. 38.5a–c). Die Physiotherapie wird sistiert, eine Jahreskontrolle vereinbart.

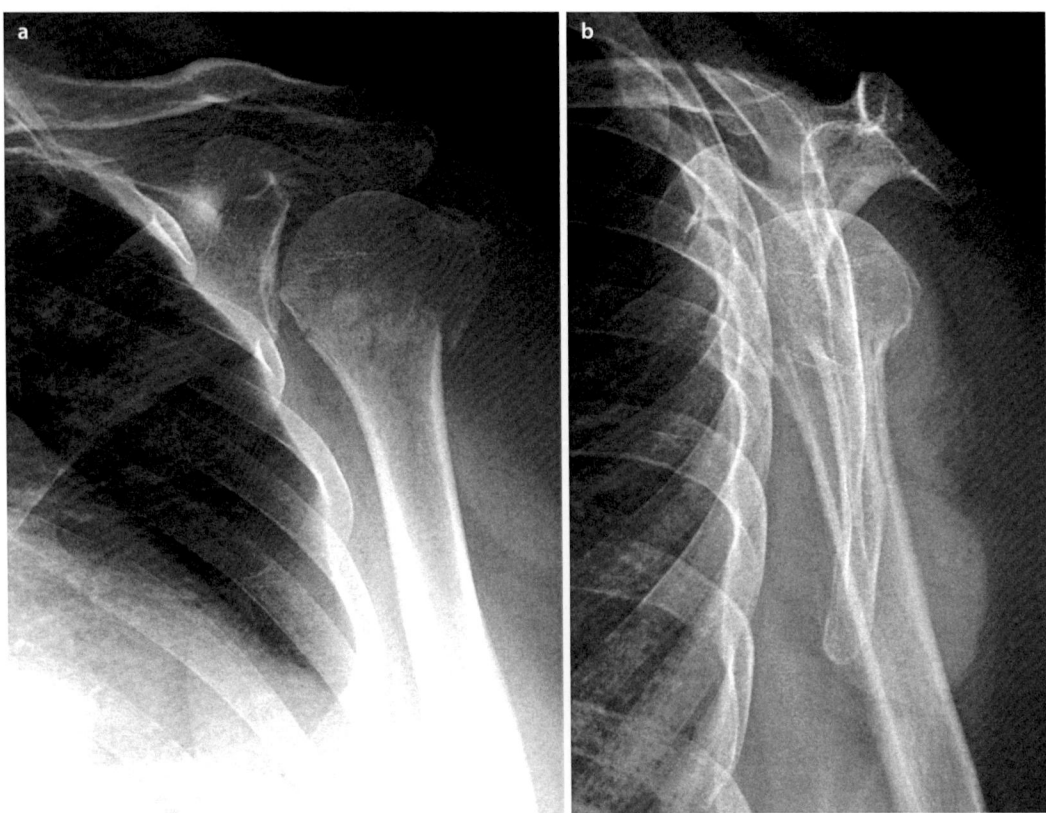

◘ **Abb. 38.1   a, b** Valgus impaktierte 4-Fragment-Humeruskopffraktur

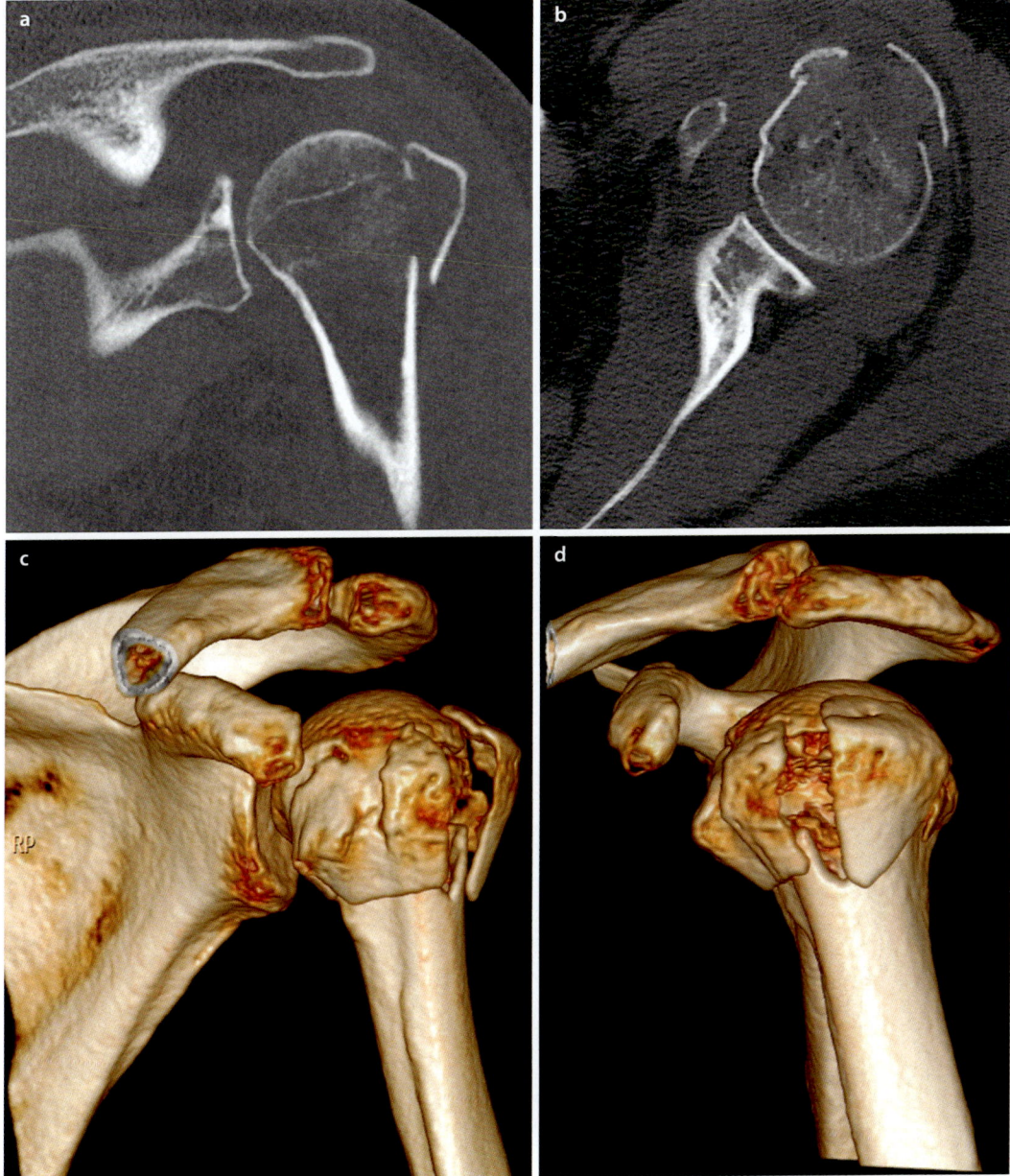

◘ **Abb. 38.2** **a–d** CT präoperativ

▪ Analyse

Die valgus-impaktierte Fraktur, die per se stabil ist, kann theoretisch konservativ angegangen werden. Wir würden eine solche konservative Therapie jedoch für ältere Patienten, das heisst über 70 Jahre, vorbehalten. Auch hier soll, resultierend aus der Impaktion, illustriert werden, wie die Tubercula höher treten. Es handelt sich somit um einen relativen Hochstand der Tubercula. Bei dieser jüngeren Patientin haben wir diese Fehlstellung nicht toleriert. Betrachtet man den Verlauf und die letzte radiologische Bildgebung 6 Monate postoperativ, ist es uns gelungen, die Anatomie wieder hergestellt zu haben. Funktionell zeigt sich anlässlich der letzten Kontrolle eine freie Schultergelenksbeweglichkeit links. Wir glauben nicht, dass mit einer konservativen Therapie das gleiche funktionelle Resultat hätte erreicht werden können.

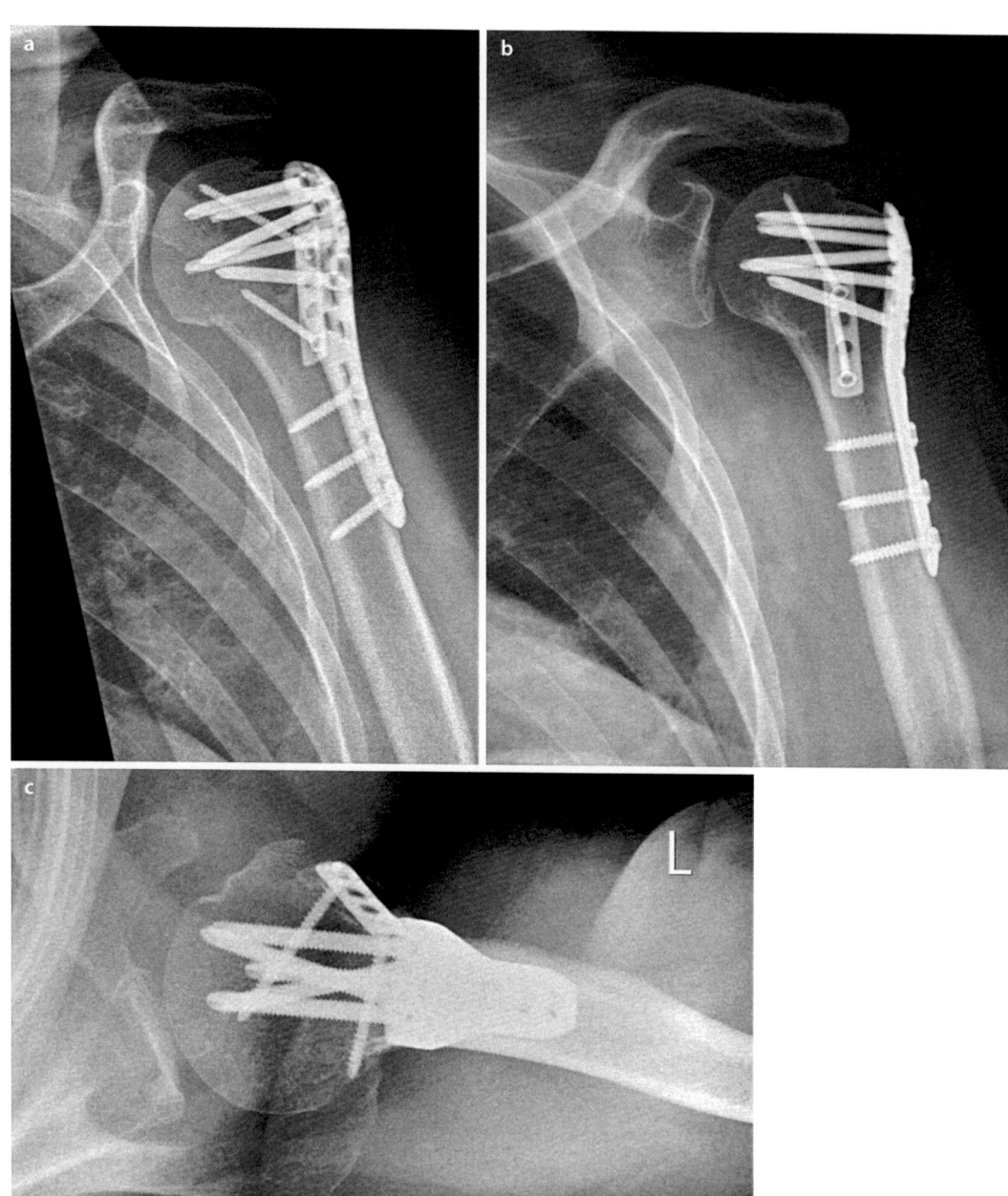

Abb. 38.3   a–c Status nach Osteosynthese

38

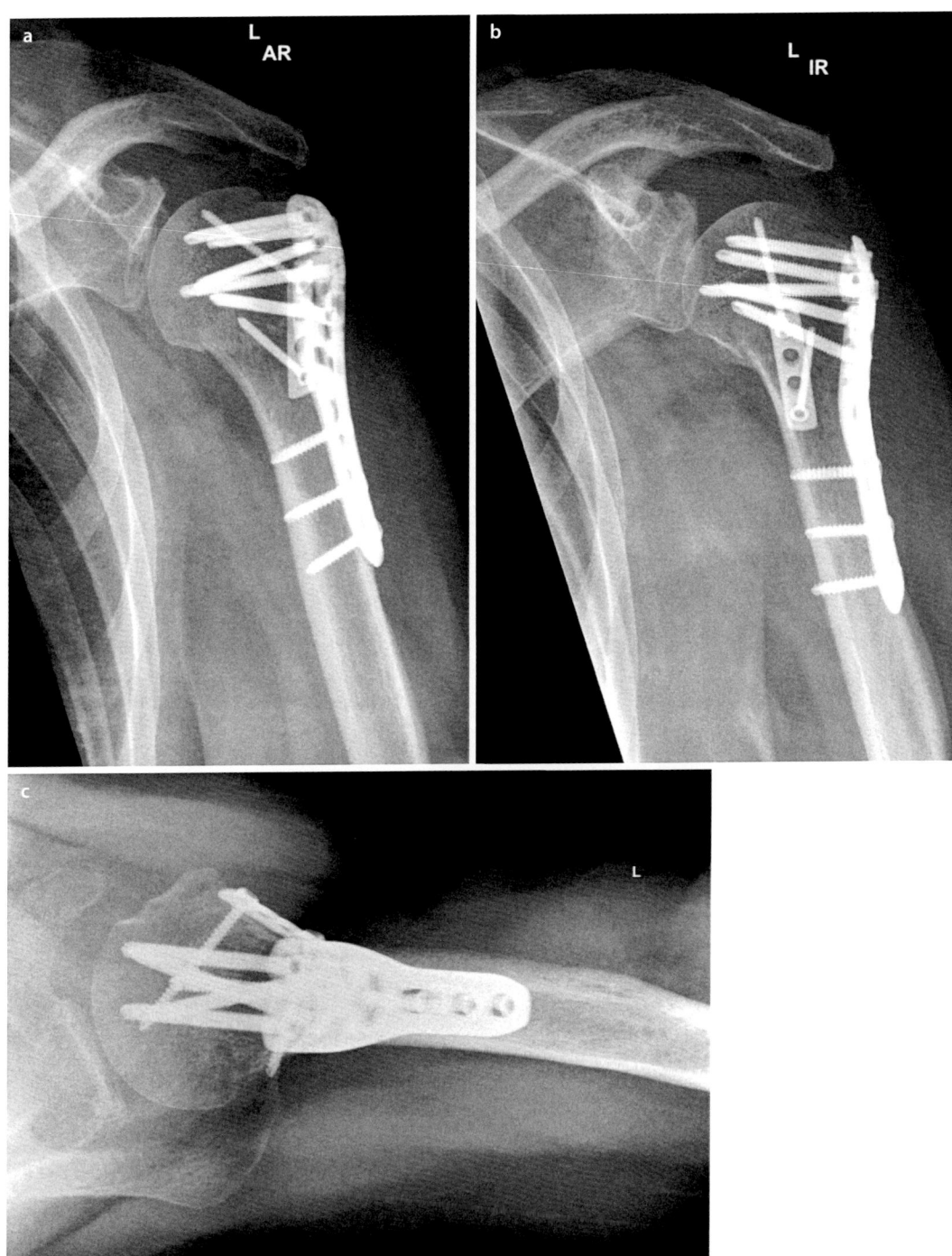

◻ Abb. 38.4   **a–c** 6 Wochen postoperativ: anatomische Stellung, Osteosynthese stabil

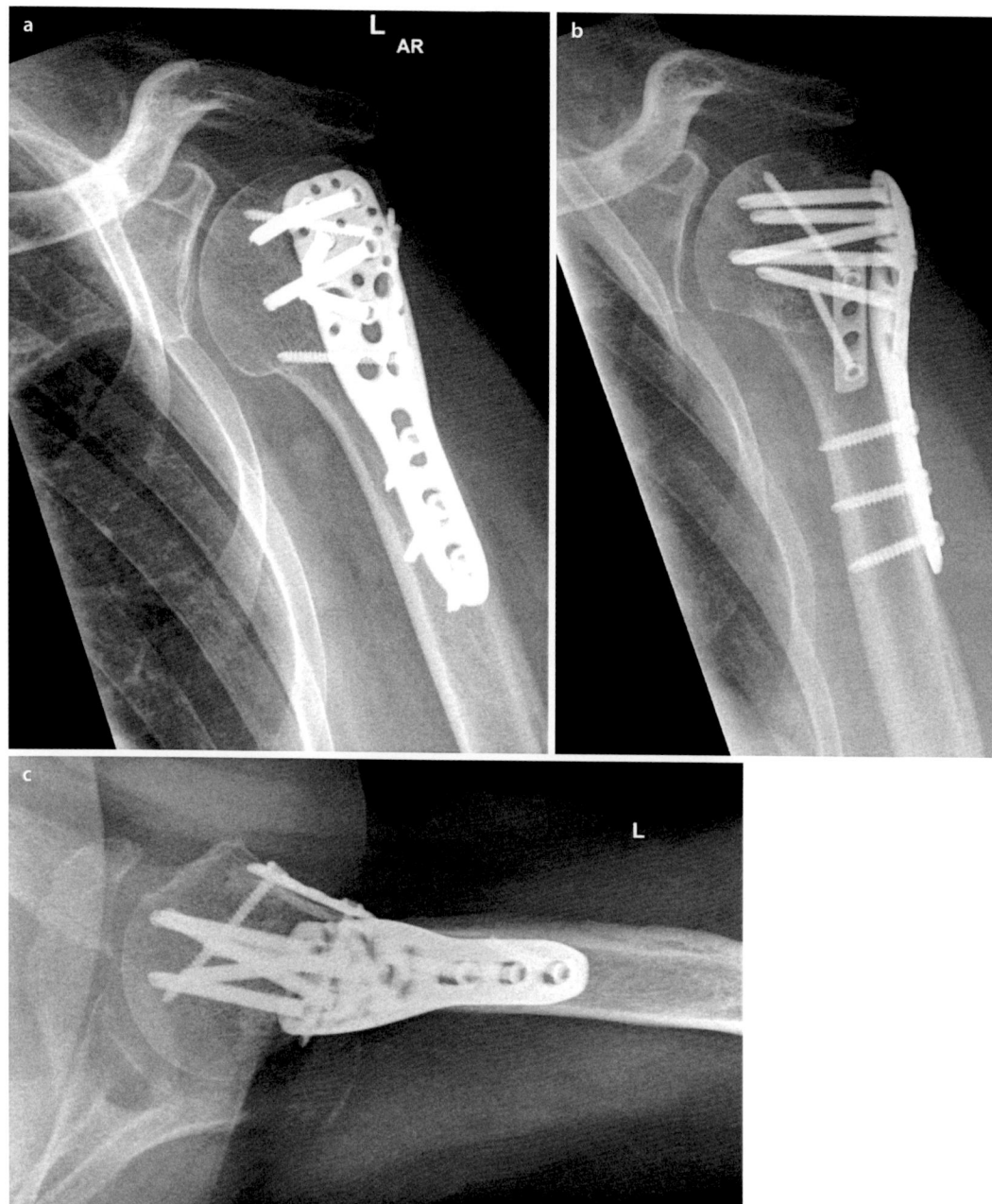

◘ **Abb. 38.5**   **a–c** 6 Monate postoperativ: Fraktur in anatomischer Stellung konsolidiert

38

3-Fragment Humeruskopffraktur vom varischen Morphotyp und diametaphysärer Trümmerzone links

■ **Der Fall**

— Die 61-jährige Frau stürzt mit dem Fahrrad am 06.05.2018 und erleidet dabei eine proximale Humerustrümmerfraktur links (◘ Abb. 39.1a, b). Erstbeurteilung an einem peripheren Krankenhaus, an dem die Indikation für eine Hemiprothese gestellt wird. Die zusätzlich vorgenommene computertomographische Untersuchung zeigt die mehrfragmentäre subkapitale Humerusfraktur links mit varischer Einstauchung (◘ Abb. 39.2a–c). Die Patientin wünscht die weitere Behandlung an unserer Klinik. Wir plädieren für die osteosynthetische Rekonstruktion.

— Am 14.05.2018 erfolgt die offene Reposition mit Plattenosteosynthese: 3-Loch-Philosplatte, 4-Loch-Drittelrohr- und 6-Loch-Viertelrohrplatte. Zusätzlich Allograft-Augmentation in Inlay-Technik und indirekte Zuggurtung mit PDS-Kordeln (◘ Abb. 39.3a, b). Postoperativ Ortho-Gilet-Versorgung mit Physiotherapie für die ersten 6 Wochen.

— 6 Wochen nach dem Eingriff beträgt die Schulterfunktion links: Aktive Flexion/Abduktion knapp 80°, Aussenrotation in Neutralstellung 50°, Nackengriff mit Trickbewegungen möglich. Radiologisch ist das Osteosynthesematerial stabil bei regelrechten Stellungsverhältnissen und sich abzeichnenden reparativen Vorgängen (◘ Abb. 39.4a, b).

— 3 Monate nach Osteosynthese ist eine aktive Flexion/Abduktion bis zur Horizontalen möglich. Aussenrotation in Neutralstellung 30°, Nacken- und Schürzengriff sind problemlos durchführbar. Radiologisch liegen keine Hinweise für Frühlockerungszeichen des Osteosynthesematerials vor bei weit fortgeschrittenem Frakturdurchbau (◘ Abb. 39.5a, b). Die linke Schulter wird freigegeben, ein dosierter Kraftaufbau in der Physiotherapie veranlasst.

— Knapp 5 Monate postoperativ ist die Patientin beschwerdefrei. Die Schulterfunktion links beträgt: Flexion 160°, Abduktion 130°, Aussenrotation in Neutralstellung 20° bei problemlos

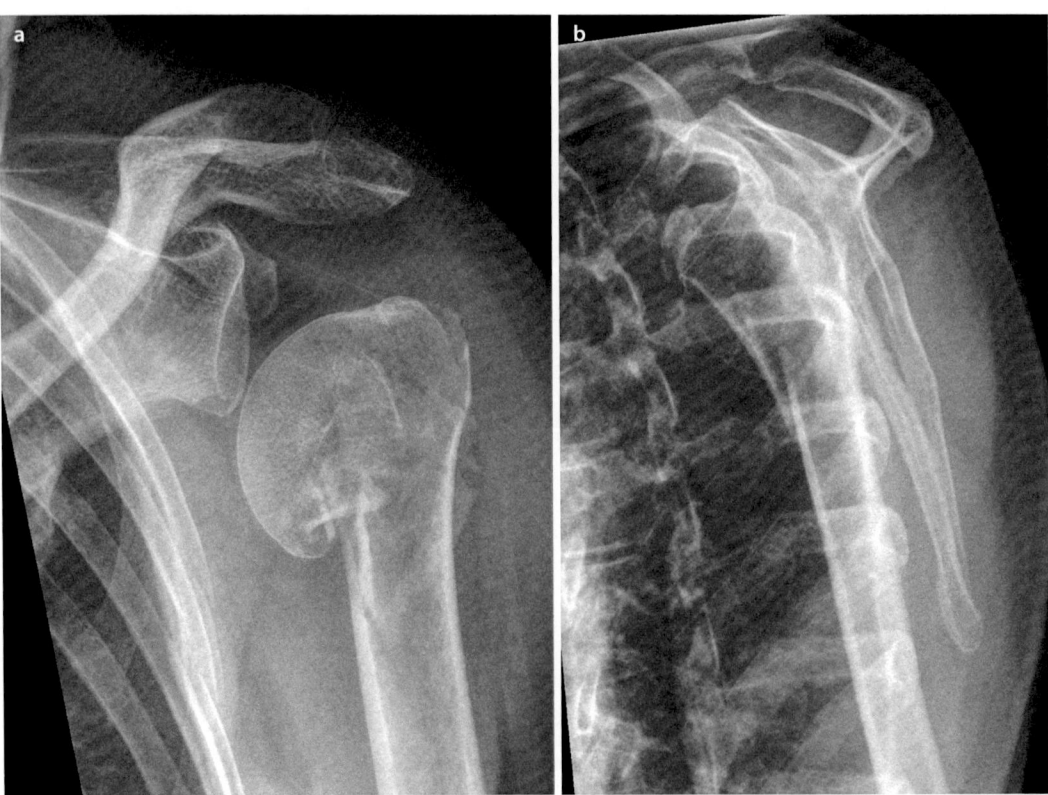

◘ Abb. 39.1   a, b 3-Fragment Humeruskopffraktur vom varischen Morphotyp

39

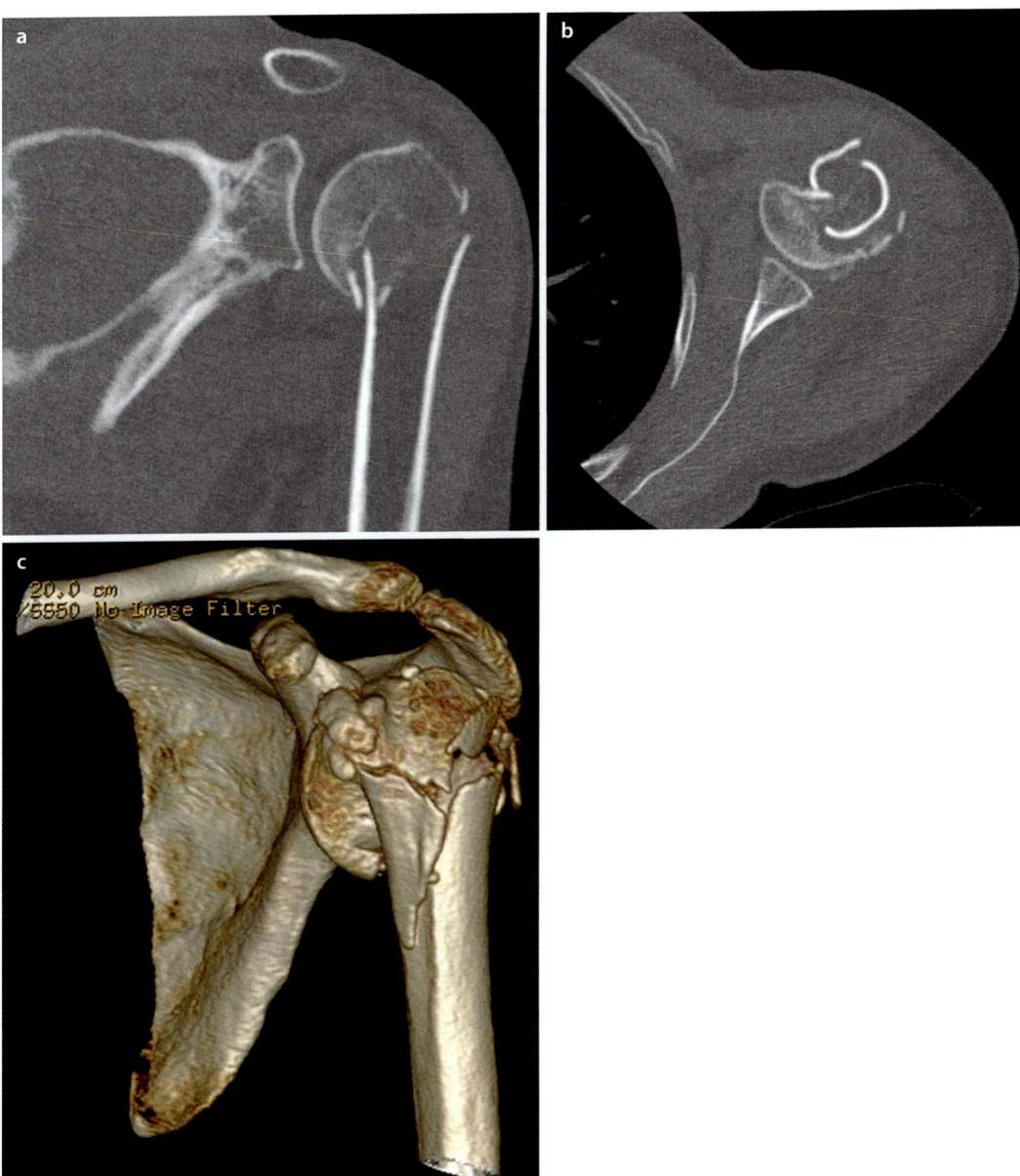

◻ **Abb. 39.2**   **a–c** CT präoperativ

durchführbarem Nacken- und Schürzengriff. Radiologisch ist das Osteosynthesematerial stabil, die Frakturheilung ist abgeschlossen bei korrekter Zentrierung in allen Inzidenzen. Es liegen keine Anhaltspunkte für eine Humeruskopfnekrose vor (◻ Abb. 39.6a–c). Die Physiotherapie wird weitergeführt.

■ **Analyse**

Die auswärts in Betracht gezogene Hemiarthroplastik kann sicherlich diskutiert werden. Bei der jedoch noch jungen Patientin gaben wir dennoch der Osteosynthese den Vorzug – trotz des Bewusstseins des erhöhten Humeruskopfnekroserisikos bei kurzer medialer Extension und dem Frakturverlauf im anatomischen Hals (siehe ◻ Abb. 39.2a). Durch die Stauchung bei dieser Fraktur vom varischen Morphotyp resultierend aus der Einstauchung des Kopfes in den Schaft, ist eine Augmentation mit Knochenmaterial zwingend notwendig. Ansonsten kann die Fraktur nicht gestellt werden. Konzeptionell sind wir

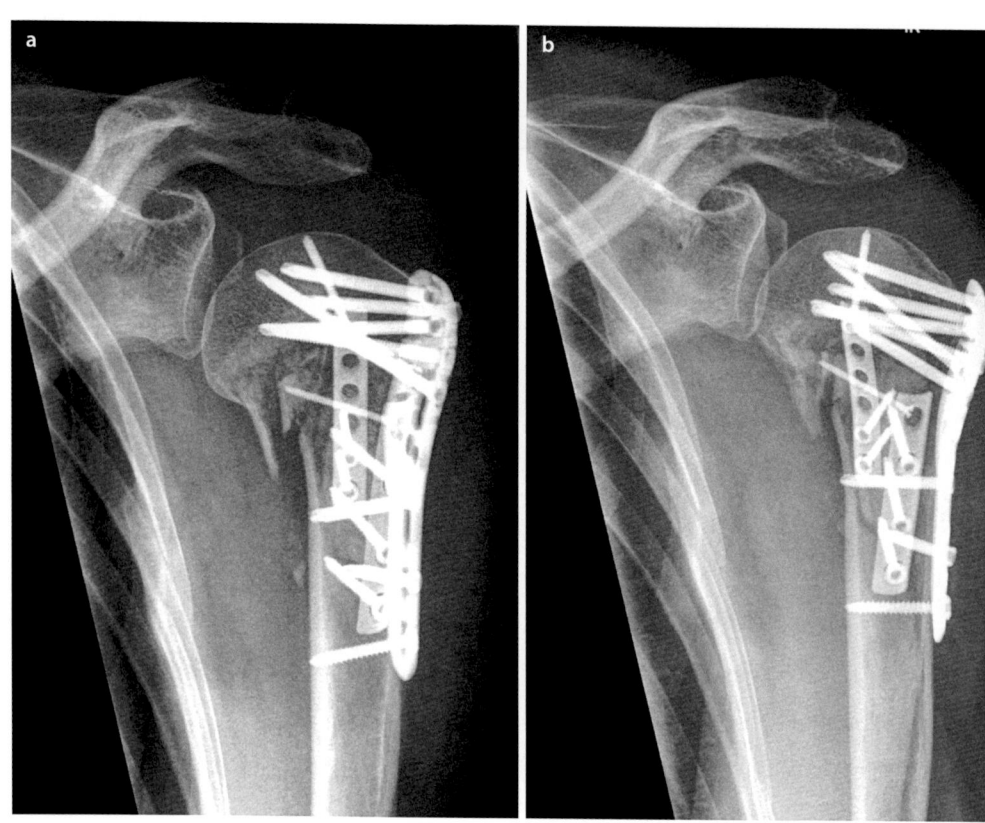

◻ Abb. 39.3   a, b Status nach Osteosynthese

so vorgegangen, dass wir vorerst den Köcher mit abstützender Plattenosteosynthese mittels Drittelrohrplatte und sukzessiver Applikation einer Viertelrohrplatte rekonstruiert haben. Danach wurde in einer Inlay-Technik ein Allograft implantiert, der Humeruskopf daraufhin reponiert und anschliessend mit einer Philos-Platte stabilisiert. Durch die indirekte Zuggurtung mit PDS-Kordeln werden die hier varisch einwirkenden Kräfte zusätzlich neutralisiert. Voraussetzung dafür, dass solch eher komplexe Verletzungen mit gutem funktionellem Resultat heilen, ist eine absolute Stabilität. Uns ist bewusst, dass der

Verlauf jetzt noch als gut bezeichnet werden kann. Eine weitere Nachsorge ist jedoch unabdingbar, denn eine avaskuläre Humeruskopfnekrose kann bis zum Ablauf des 5. Jahres nach Trauma auftreten. Die Patientin ist sich dessen bewusst und dennoch dankbar, dass hier die Rekonstruktion und nicht der prothetische Gelenkersatz angestrebt wurde. Wir glauben, dass nach Möglichkeit und unter Berücksichtigung des Patientenalters die Rekonstruktion stets angestrebt werden sollte. Weitmaschige Nachkontrollen klinisch und radiologisch müssen jedoch geplant werden.

39

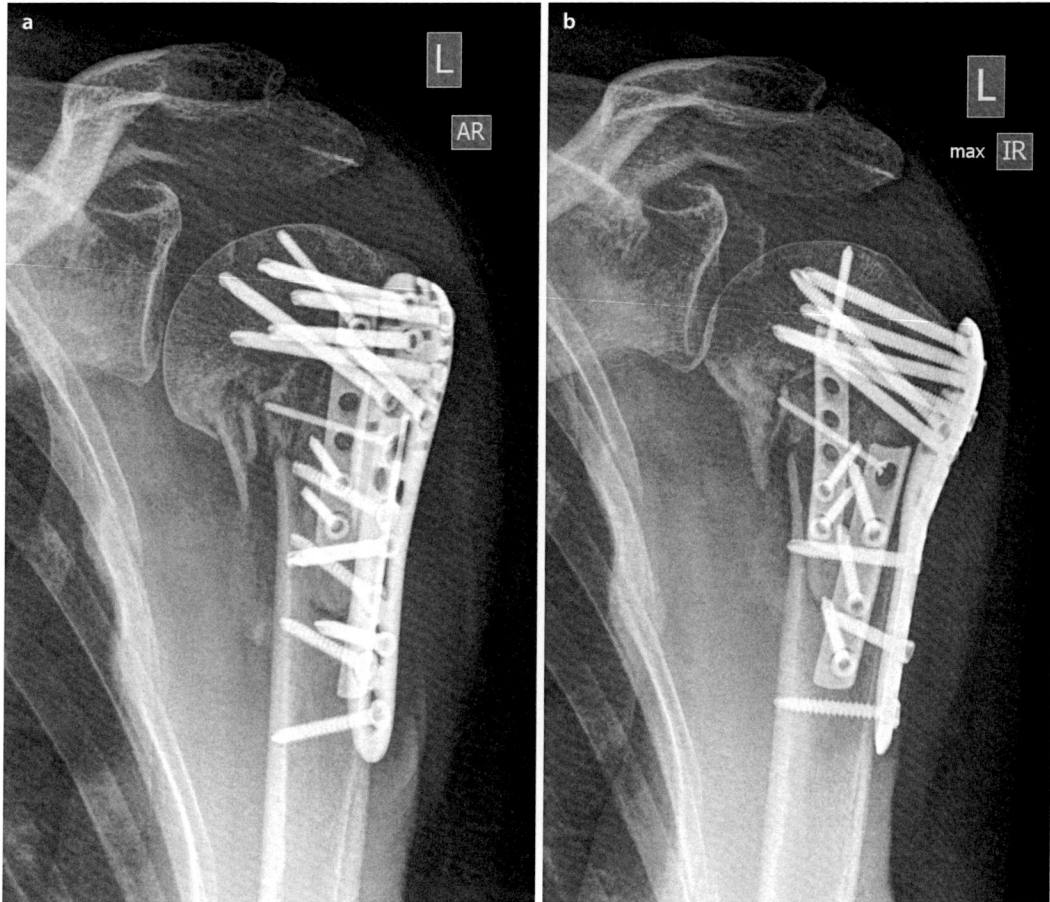

◘ Abb. 39.4   a, b 6 Wochen postoperativ: korrekte Stellung bei zunehmender Frakturkonsolidierung

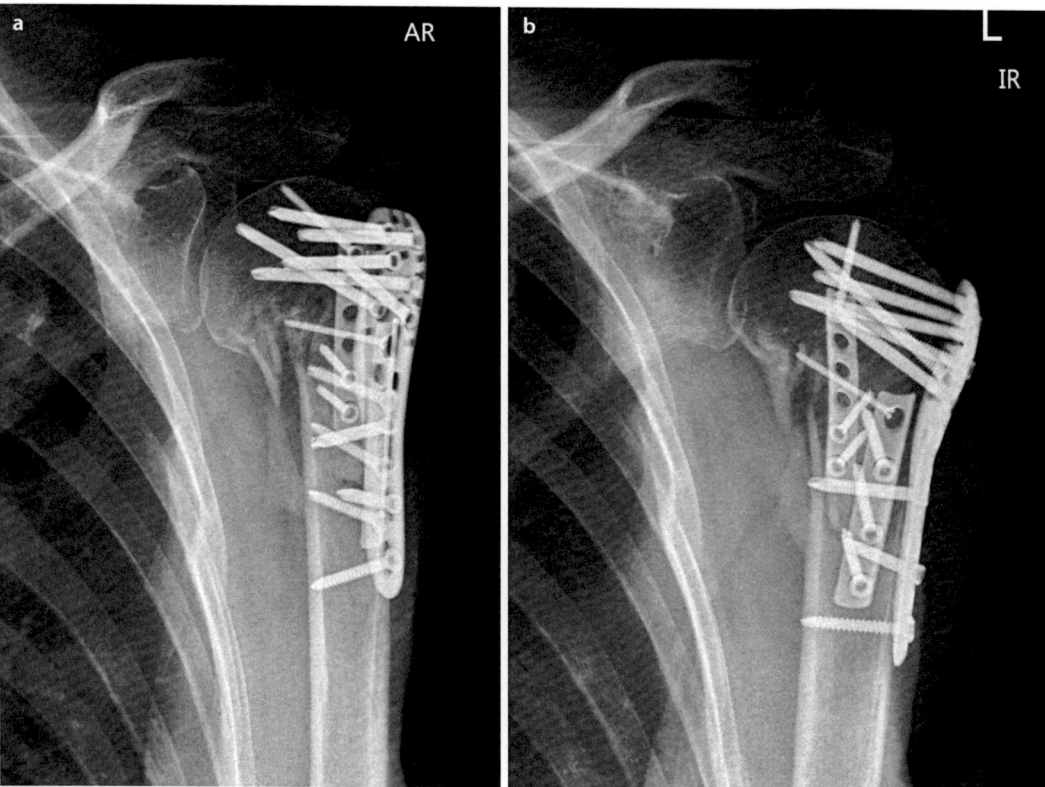

◨ **Abb. 39.5   a, b** 3 Monate postoperativ: weit fortgeschrittener Frakturdurchbau

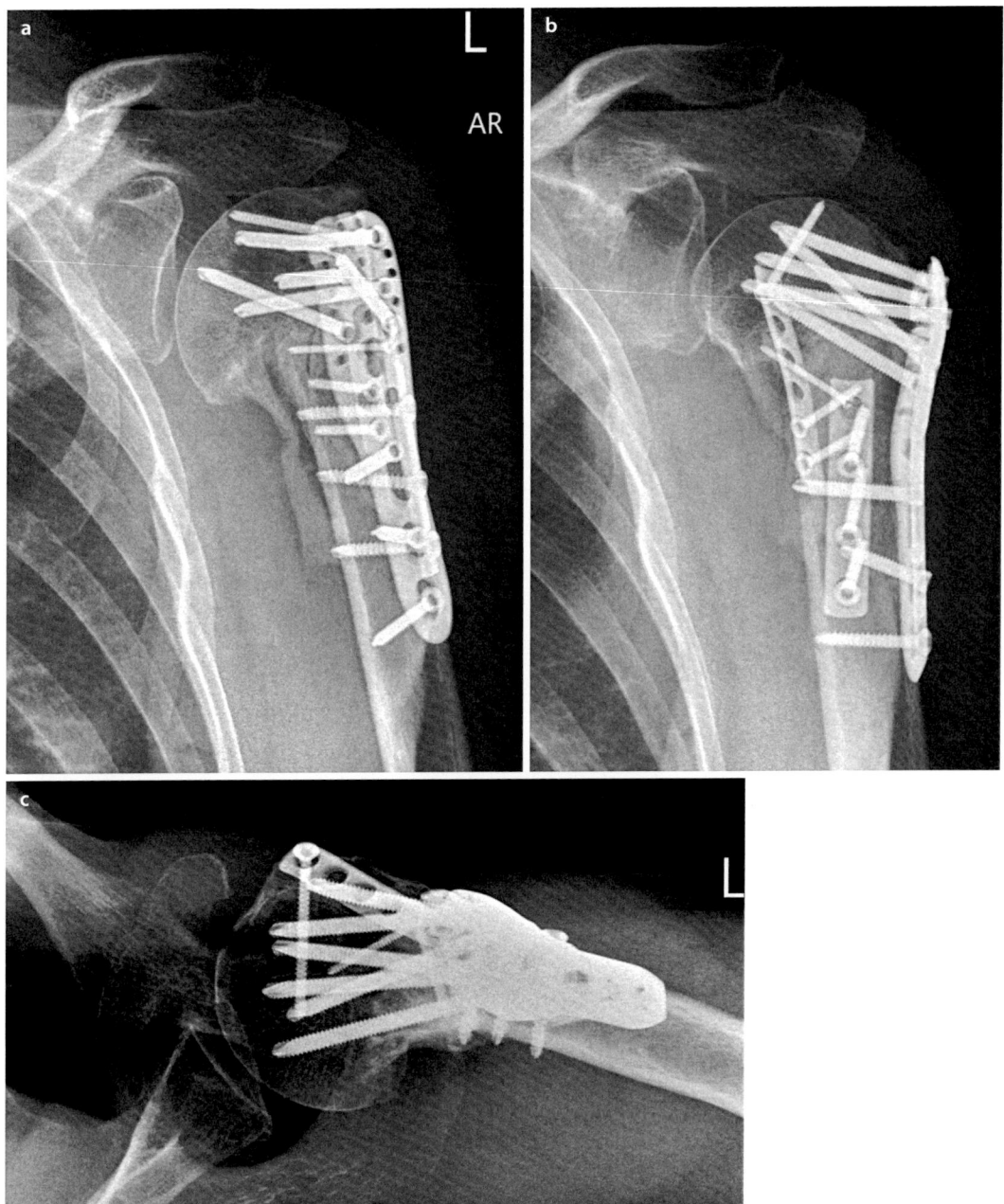

◘ **Abb. 39.6** a–c 5 Monate postoperativ: Fraktur konsolidiert, keine Nekrosezeichen

Sekundär dislozierte proximale 3-Fragment-Humeruskopffraktur rechts

■ Der Fall

– Die 81-jährige Frau zieht sich bei einem Sturz am 18.08.2018 eine leicht dislozierte proximale Humeruskopffraktur rechts zu (■ Abb. 40.1a, b). Am auswärtigen Zentrumskrankenhaus wird vorerst ein abwartendes Prozedere mit Röntgenkontrolle in 6 Tagen vorgeschlagen. Am 24.08.2018 zeigt die Kontrollröntgenaufnahme eine sekundäre Dislokation der Fraktur (■ Abb. 40.2a, b). Der Patient wird die chirurgische Sanierung vorgeschlagen. Sie ist mit dem Vorschlag einverstanden, wünscht den Eingriff jedoch wohnortsnahe.

– Am 28.08.2018 beurteilen wir die Patientin an unserer Klinik. Die Untersuchung zeigt grossflächige Hämatomverfärbungen im Schulter- und Hemithoraxbereich rechts. Die Schulterfunktion rechts ist schmerzbedingt praktisch blockiert. Der N. axillaris ist klinisch intakt. Die von uns veranlasste Computertomographie der rechten Schulter dokumentiert die Komplexität der Läsion mit ad latus und nach posterior dislozierter

Humeruskopf-3-Segmentfraktur bei minim disloziertem Tuberculum majus (■ Abb. 40.3a–e). Die Indikation zur osteosynthetischen Versorgung wird gestellt.

– Am 03.09.2018 erfolgt die Intervention: Offene Reposition, Doppelplatten-Osteosynthese mit 3-Loch-Philosplatte und 6-Loch-Viertelrohrplatte, zusätzlich Allograft-Augmentation in Inlay-Technik (■ Abb. 40.4). Postoperativ physiotherapeutisch geführte Rehabilitation.

– 3½ Wochen postoperativ besteht eine bis zum erlaubten Bewegungsumfang regelrechte Bewegungsamplitude. Radiologisch zeigen sich korrekte Stellungsverhältnisse bei stabilem Osteosynthesematerial (■ Abb. 40.5a–c). Das Ortho-Gilet kann abgelegt werden, die Physiotherapie wird weitergeführt.

– 3 Monate nach dem Eingriff ist die Patientin beschwerdefrei. Die Schulterfunktion rechts beträgt: Flexion knapp 100°, Abduktion bis zur Horizontalen, Aussenrotation in Neutralstellung 20°. Radiologisch bestehen keine Hinweise für Lockerung des Osteosynthese-

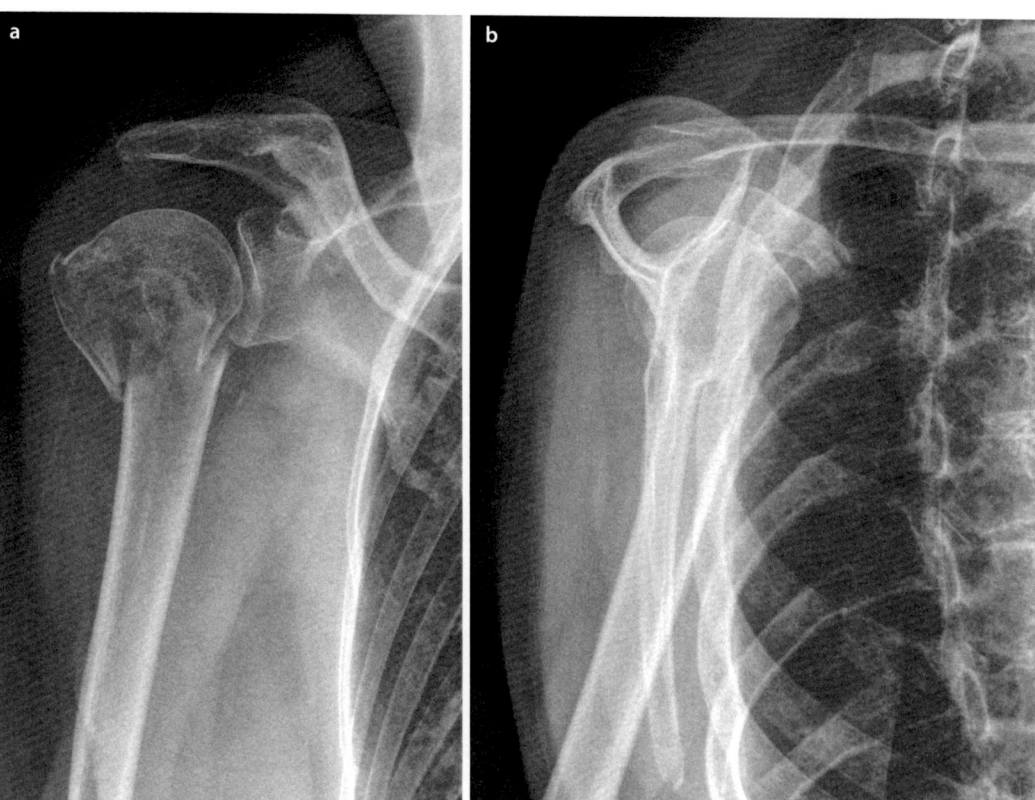

■ **Abb. 40.1   a, b** Leicht dislozierte proximale 3-Fragment-Humeruskopffraktur

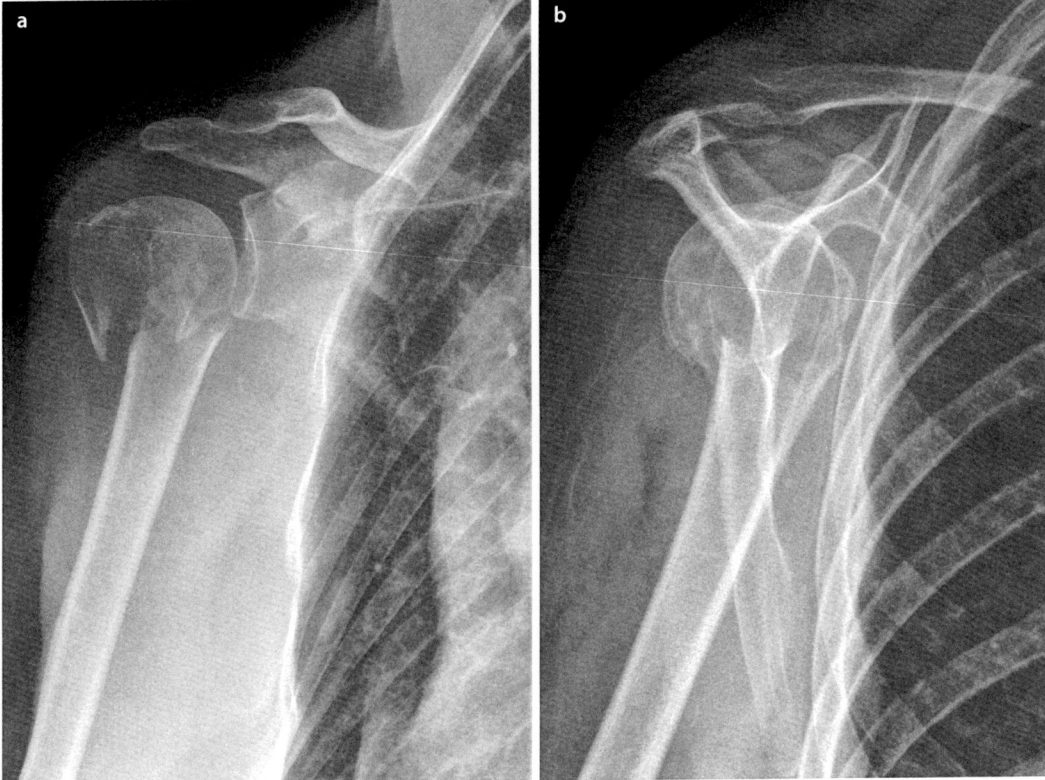

Abb. 40.2   a, b Zunahme der Frakturdislokation

materials. Die Frakturheilung ist weitgehend abgeschlossen (**Abb. 40.6a–c**). Die Physiotherapie wird mit aktiven Bewegungsübungen und Kapseldehnung fortgeführt. Eine weitere klinische und radiologische Kontrolle ist 6 Monate nach dem Eingriff geplant.

— 6 Monate postoperativ ist die Patientin ausgesprochen zufrieden. Die Schulterfunktion normalisiert sich zusehends: Flexion 120°, Abduktion 100°, sämtliche Komplexbewegungen problemlos durchführbar. Radiologisch anatomische Stellungsverhältnisse bei abgeschlossener Frakturheilung (**Abb. 40.7a–c**). Kontrolle 1 Jahr nach dem Eingriff geplant.

- **Analyse**

Die unifokalen Frakturen werden grundsätzlich in einen Varus- und einen Valgus-Typ unterteilt.

Gestützt auf die radiologische Bildgebung hätten wir der Patientin auch unter Berücksichtigung des Alters eine konservative Therapie empfohlen mit radiologischen Verlaufskontrollen. Denn per se sind solche Frakturen als stabil zu betrachten. Die leichte ad latus-Fehlstellung kann aber retrospektiv als Kriterium für eine Instabilität gewertet werden und zwar bezüglich der Rotation. Deshalb erstaunt es nicht, dass bei der radiologischen Verlaufskontrolle 6 Tage nach Trauma die Dislokation zunimmt.

Retrospektiv ist die Fraktur nicht rein valgisch impaktiert und somit nicht stabil. Der Bedeutung der radiologischen Verlaufskontrollen soll hier zu Recht Rechnung getragen werden. Diese erfolgt in der Regel nach 7–10 Tagen, was die Möglichkeit einer Re-Evaluation der Sachlage erlaubt und ein Umschwenken des Therapiekonzeptes ermöglicht, was hier auch erfolgte.

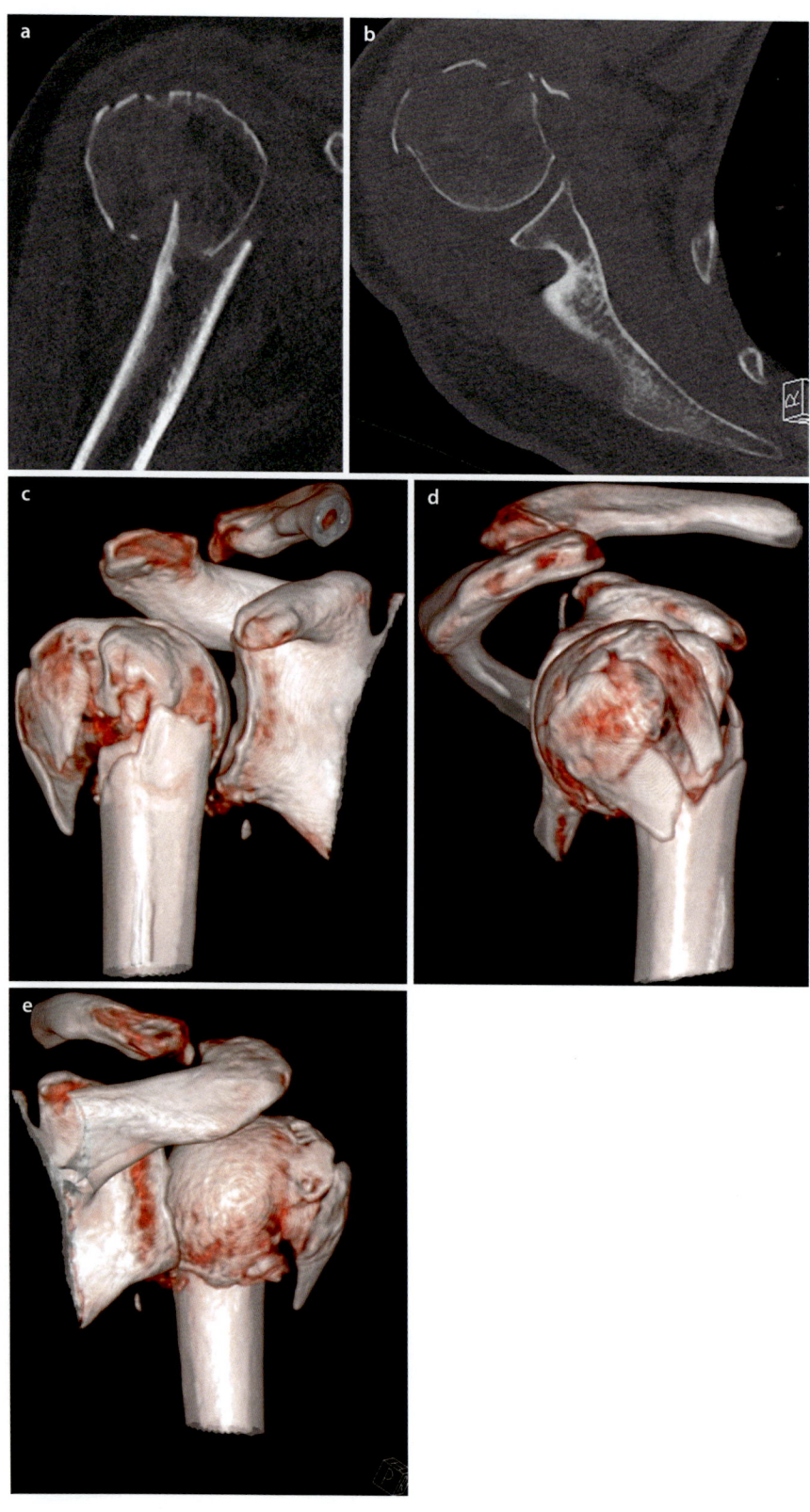

▣ **Abb. 40.3   a–e** CT präoperativ

Sekundär dislozierte proximale 3-Fragment-Humeruskopffraktur rechts

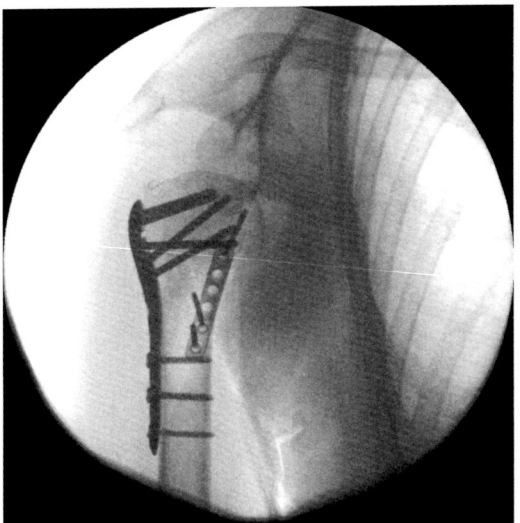

⊡ Abb. 40.4 Status nach Osteosynthese

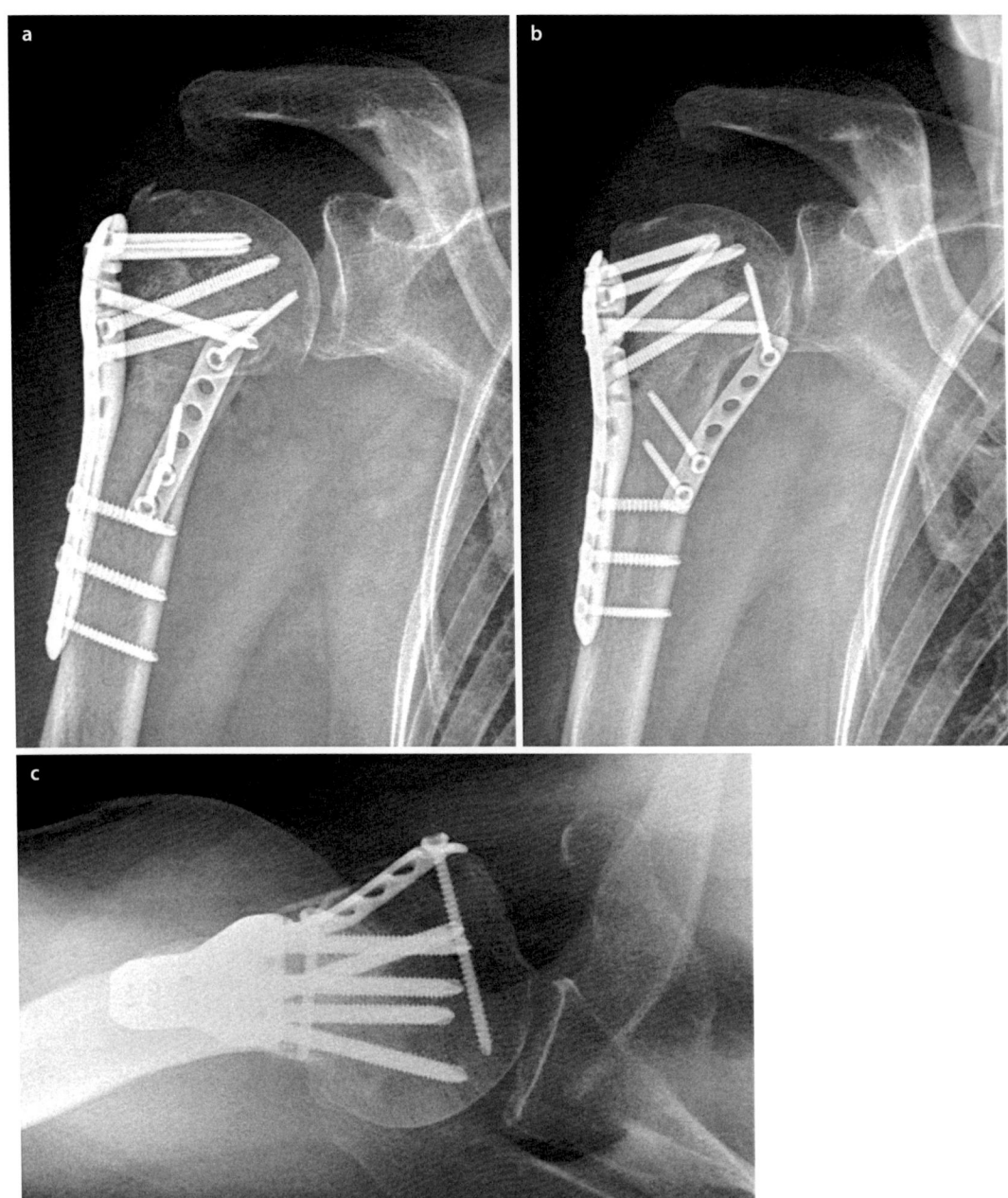

⬛ Abb. 40.5   a–c 3½ Wochen postoperativ: Stellung korrekt, Osteosynthese stabil

40

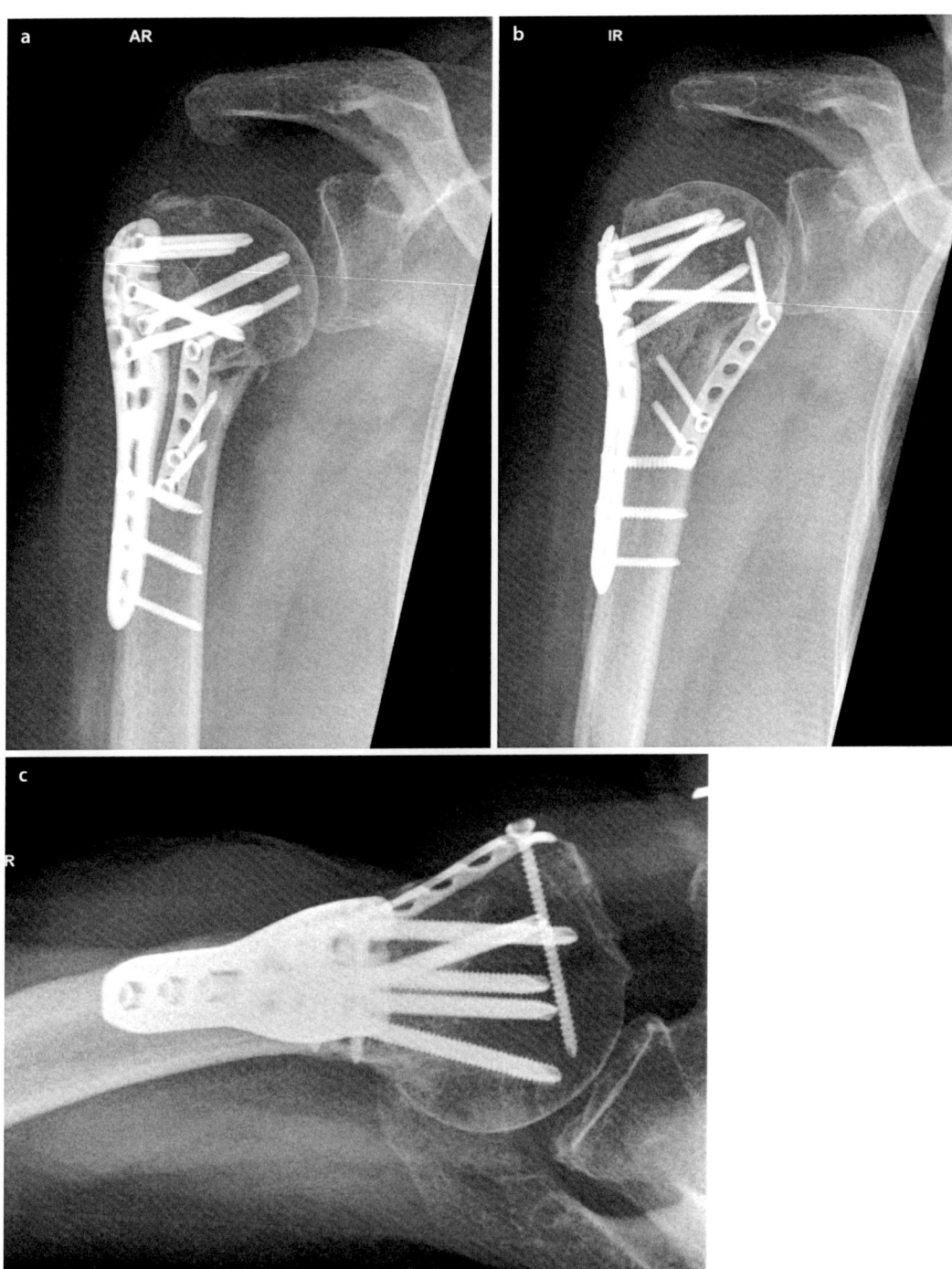

☑ **Abb. 40.6**   **a–c** 3 Monate postoperativ: Fraktur konsolidiert

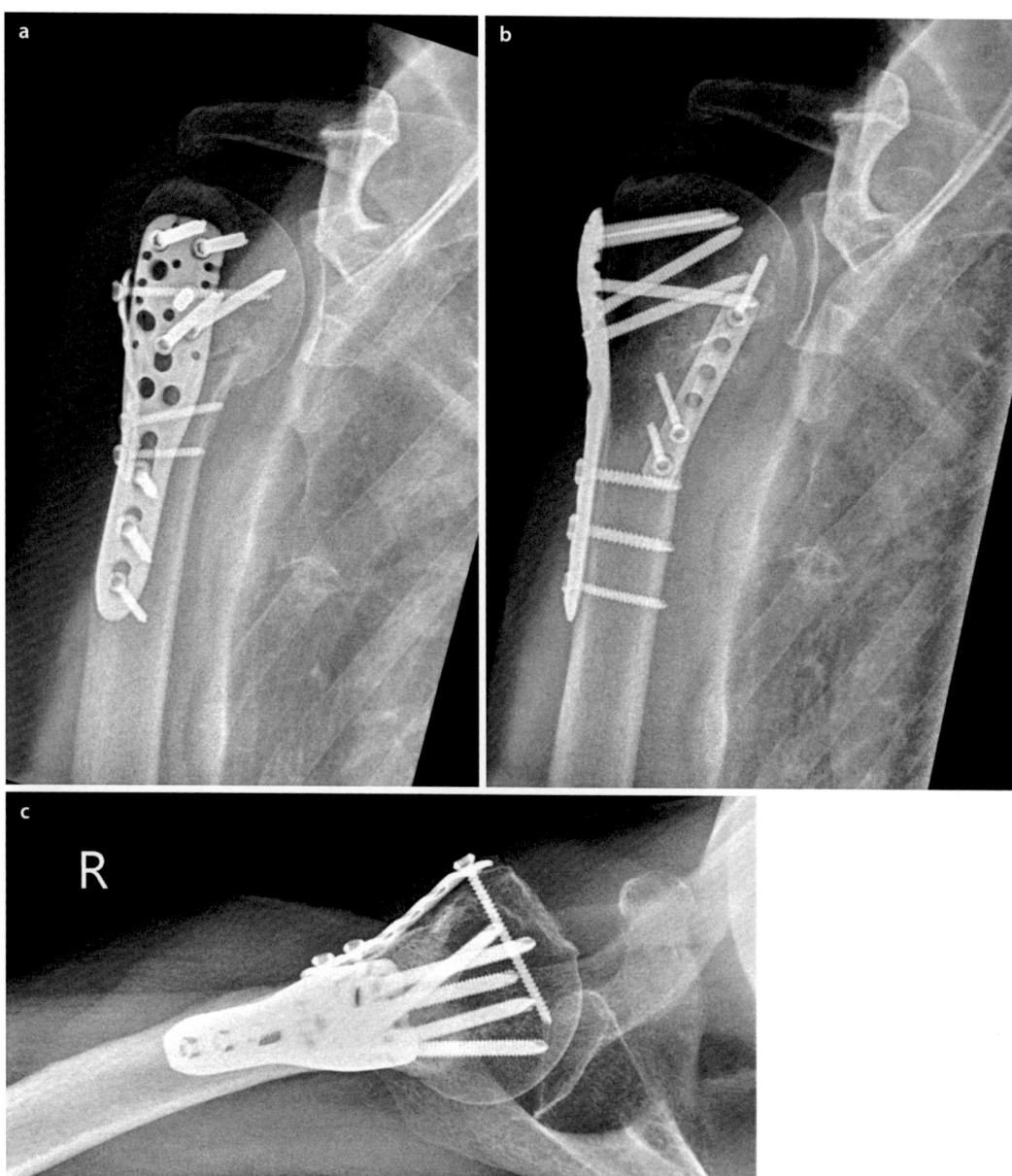

◘ **Abb. 40.7   a–c** 6 Monate postoperativ: anatomische Stellung Fraktur konsolidiert

40

Luxationsfrakturen des proximalen Humerus

Inhaltsverzeichnis

Status nach ventrokaudaler Schulterluxation mit traumatischer Rotatorenmanschetten-Läsion, ossärer Bankartläsion sowie nach postero-superior dislozierter Tuberculum majus- und Glenoidrandfraktur links

© Springer-Verlag GmbH Deutschland, ein Teil von Springer Nature 2020
F. Moro et al. (Hrsg.), *Die proximalen Humerusfrakturen*,
https://doi.org/10.1007/978-3-662-60853-1_41

■ **Der Fall**

— Die 58-jährige Frau kippt am 24.04.2010 beim Pferdefahrsport mit ihrem Einspänner um und erleidet dabei eine vordere untere Schulterluxation links mit komplexen Begleitverletzungen. Nach Reposition der Luxation in einem auswärtigen Krankenhaus wünscht die Patientin die Weiterbehandlung an unserer Klinik.

— Die Konsultation bei uns findet am 29.04.2010 statt mit Nativ-Röntgenbildern der linken Schulter sowie zusätzlichen Untersuchungen mit Arthro-MRI und Nativ-Computertomographie der linken Schulter. Radiologisch zeigt sich auf den Nativ-Bildern eine Fraktur des Tuberculum majus sowie eine distale Glenoidpol-Fraktur (■ Abb. 41.1a–c). In der Computertomographie ist der distale Glenoiddefekt substanziell gross, das Tuberculum majus nach posterior disloziert (■ Abb. 41.2a–d). Wegen der vor dem Unfall geklagten Schulterschmerzen links wird eine Arthro-MRI-Untersuchung veranlasst, die neben den ossären Läsionen eine transmurale Rotatorenmanschetten-Läsion im Übergang Supra-Infraspinatussehnenbereich dokumentiert (■ Abb. 41.3). Die Indikation zur operativen Revision wird gestellt.

— Am 05.05.2010 wird die ossäre Bankartläsion mit zwei 3,0 mm Headless Compression-Schrauben fixiert, die intervallnahe Subscapularisläsion transossär refixiert, die lange Bizepssehne tenodesiert. Die Supra-/Infraspinatussehnenläsion wird transossär reinseriert, das Tuberculum majus mit einer 3,5 mm – 3-Loch T-Abstützplatte osteosynthetisch versorgt (■ Abb. 41.4a–c). Postoperativ Ortho-Gilet für 6 Wochen mit passiv-assistierten Bewegungsübungen nicht über die Horizontale.

— 6 Wochen postoperativ beträgt die Schulterfunktion links in Flexion 90°, in Abduktion ebenfalls 90°, Aussen-/Innenrotation in Neutralstellung 20/0/90°, in 90° Abduktion 60/0/60°. Radiologisch ist das Osteosynthesematerial stabil, keine sekundäre Dislokation,

korrekte glenohumerale Zentrierung (■ Abb. 41.5a–c). Die Sonographie dokumentiert eine intakte rekonstruierte Rotatorenmanschette. Die Physiotherapie wird ohne Belastung weitergeführt.

— 6 Monate nach dem Eingriff ist die Patientin schmerzfrei mit freier symmetrischer Schulterfunktion links. Radiologisch finden sich keine Lockerungszeichen des Osteosynthesematerials. Die Frakturen sind konsolidiert. Frühe posttraumatische arthrotische Veränderungen liegen nicht vor (■ Abb. 41.6a–c). Besondere Massnahmen sind nicht notwendig.

— 1 Jahr nach der Intervention ist die Patientin beschwerdefrei, die Schulterfunktion symmetrisch. Radiologisch finden sich keine neuen Aspekte bei stabilem Osteosynthesematerial und korrekter glenohumeraler Zentrierung (■ Abb. 41.7a–c). Die Rotatorenmanschette ist sonographisch dokumentiert intakt.

■ **Analyse**

Die Wertigkeit der Luxationsfrakturen ist radiologisch häufig schwierig einzuschätzen, wie es sich schön an diesem Fall zeigen lässt. Bei der Betrachtung der konventionellen Bildgebung in mehreren Ebenen ist das Ausmass der erlittenen Verletzung nicht abzuschätzen. Viele hätten sich wahrscheinlich irreleiten lassen und auf eine weitere Bildgebung verzichtet. Wir sind klare Befürworter einer computertomographischen Untersuchung inklusive 3D-Rekonstruktion. Erst nach Durchführung dieser Untersuchung inklusive eines MRI's gestützt auf die Anamnese mit vorbestehenden Schulterbeschwerden suspekt auf eine Intervall-Läsion degenerativer Art, zeigt sich das reelle Ausmass der Verletzung. Hier liegt eine klare Indikation für die chirurgische Intervention vor, wobei der Aufwand nicht unwesentlich war. Hätte man sich irreleiten lassen durch die alleinige konventionelle radiologische Bildgebung, wäre das Endresultat kaum wie hier vorliegend erreicht worden. Imperativ möchten wir darauf hinweisen, dass die computertomographische Untersuchung bei solchen Verletzungen in unseren Augen ein Muss ist.

41

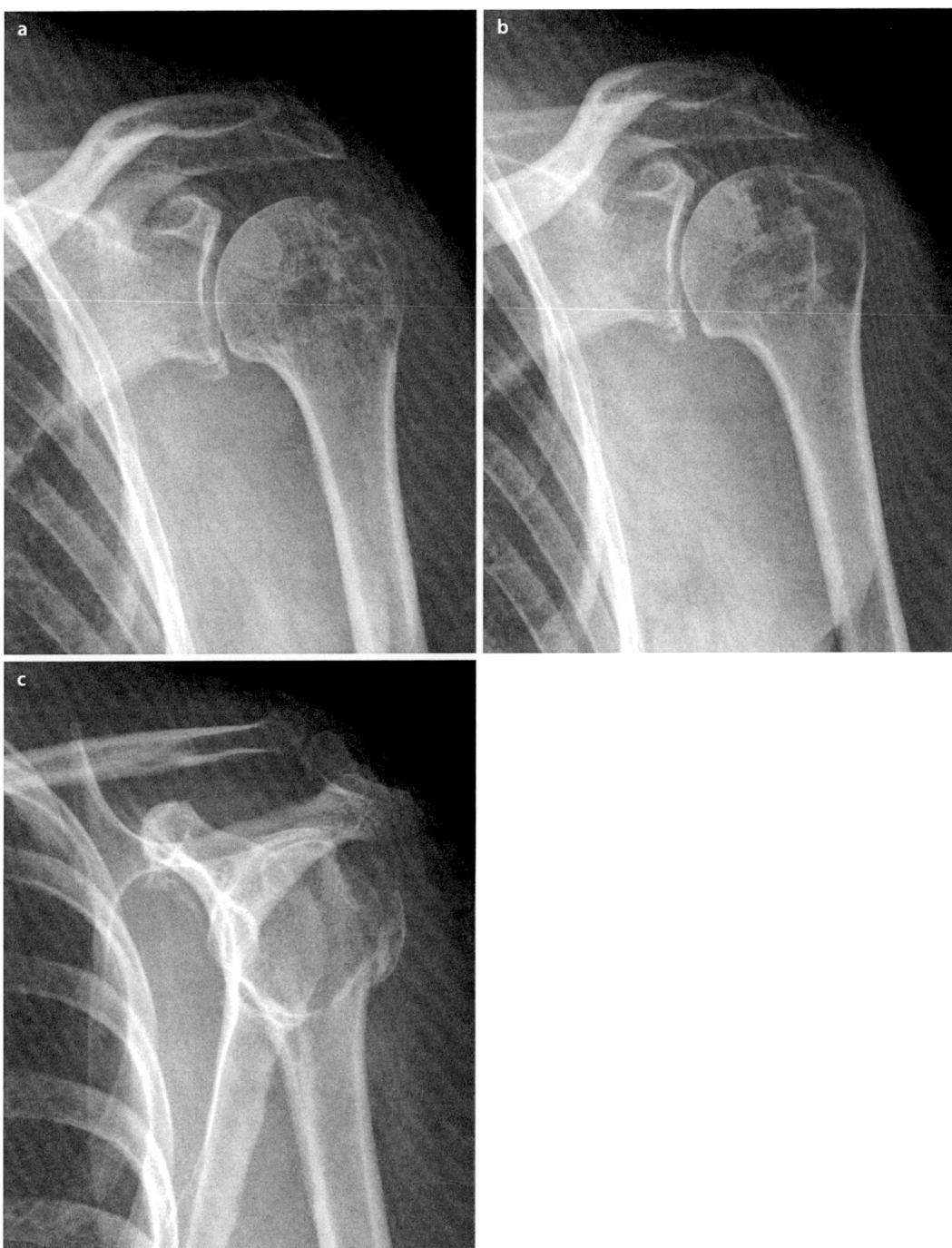

Abb. 41.1 **a–c** Status nach ventrokaudaler Schulterluxation

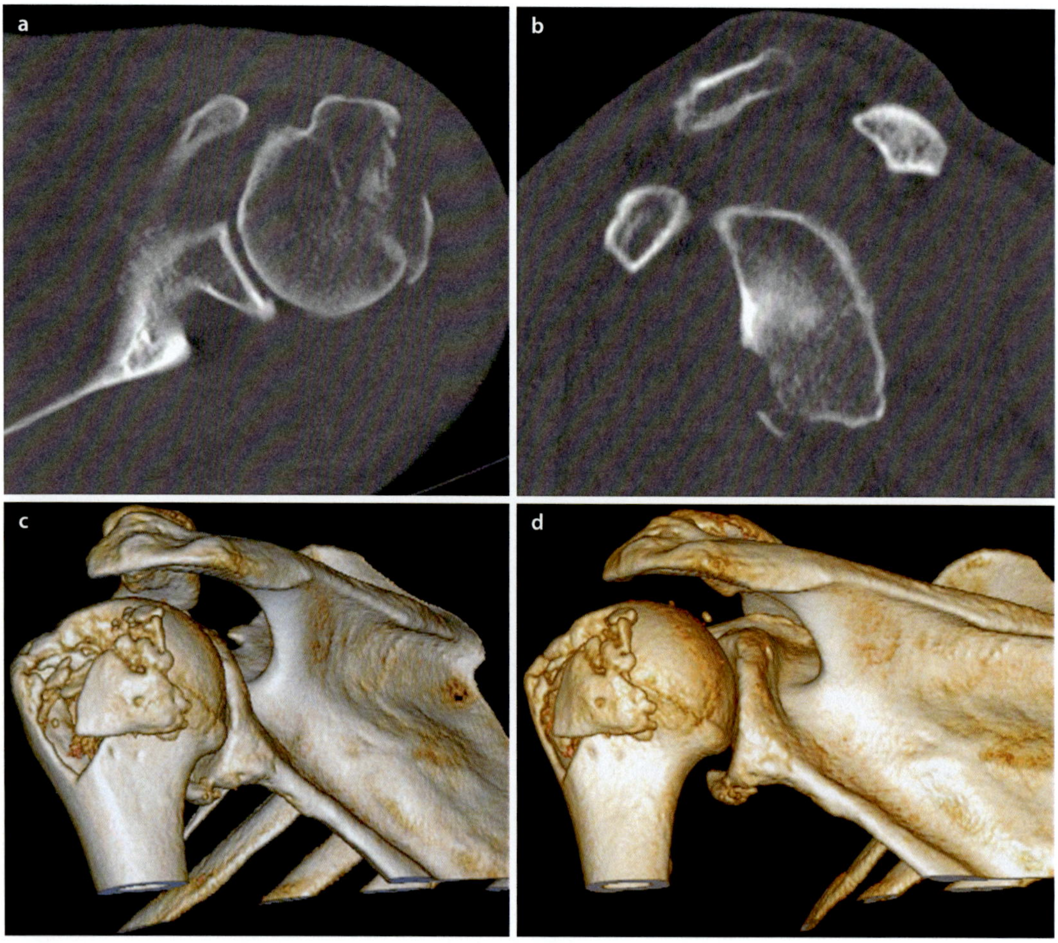

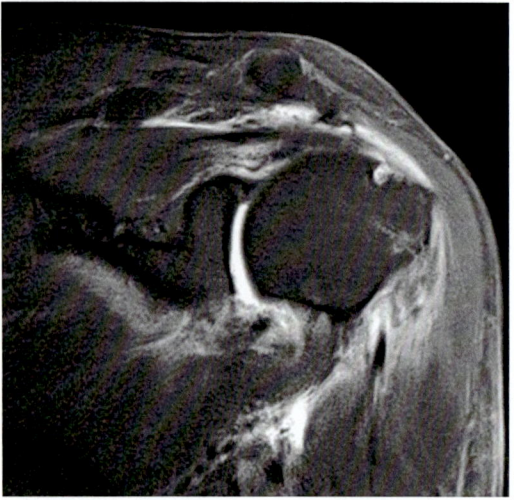

a–d CT präoperativ

◘ Abb. 41.2

◘ Abb. 41.3 präoperative Arthro-MRI-Untersuchung

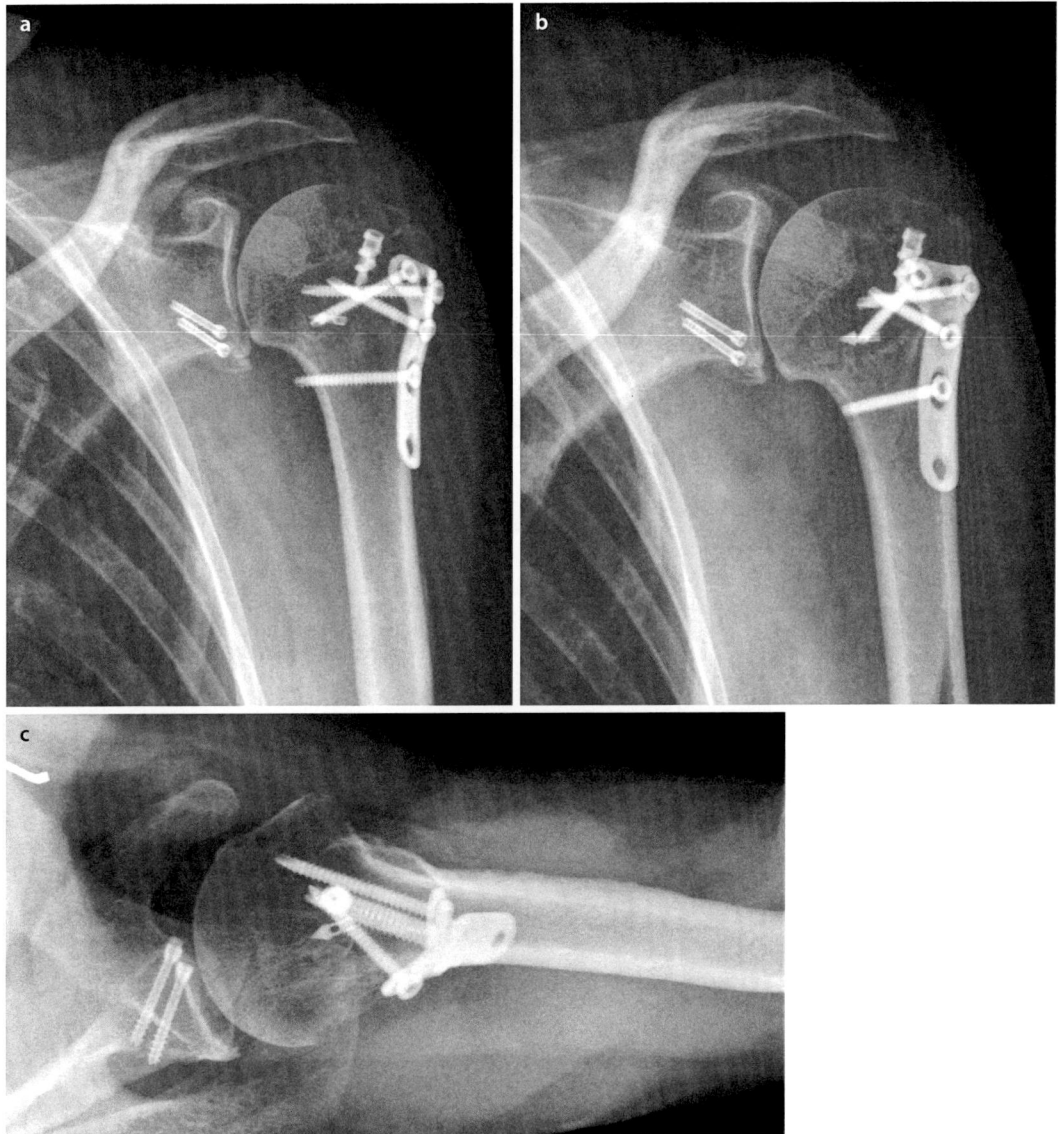

Abb. 41.4 **a–c** Status nach Osteosynthese und Rotatorenmanschetten-Revision

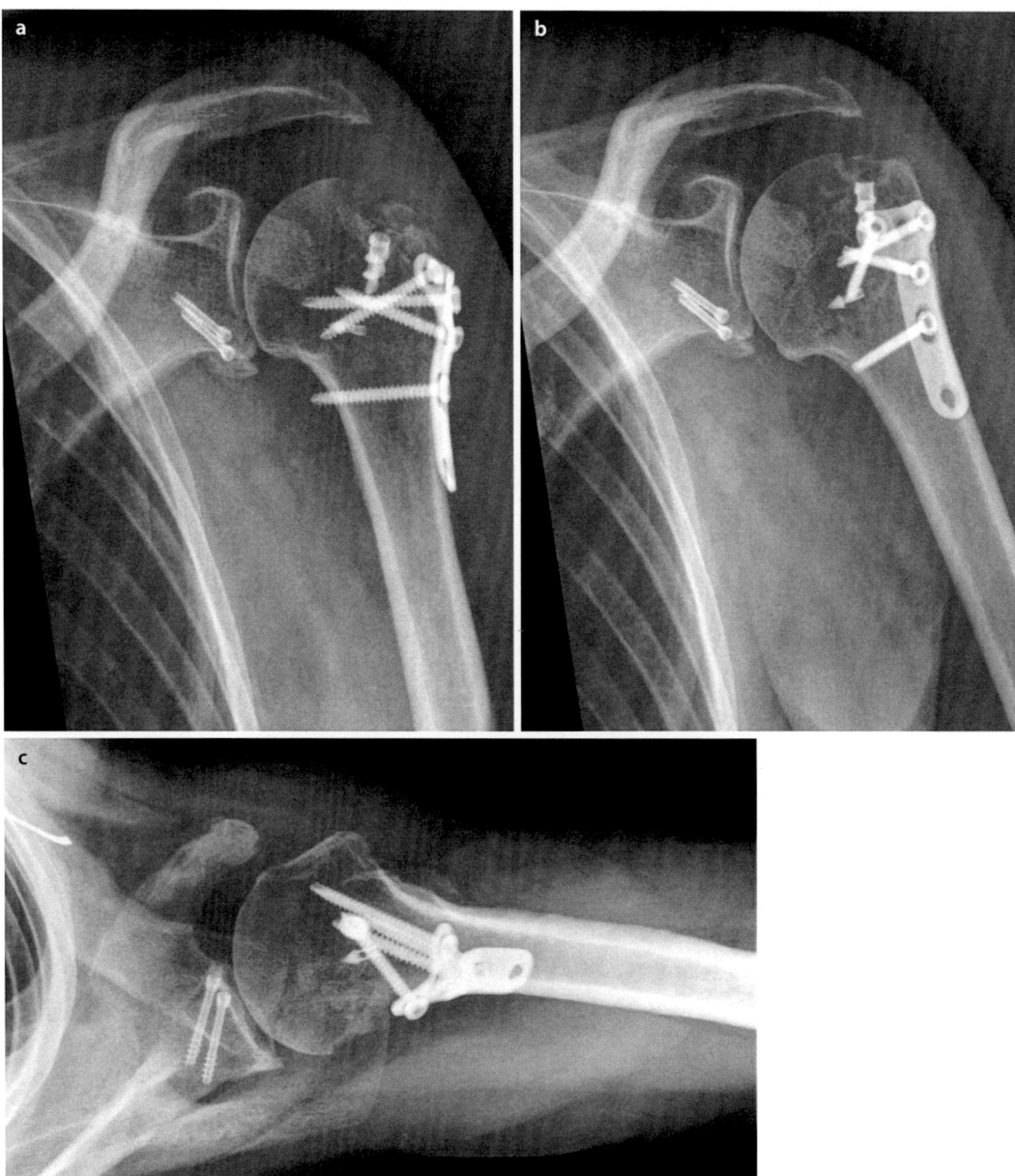

◘ **Abb. 41.5   a–c** 6 Wochen postoperativ: korrekte glenohumerale Zentrierung

41

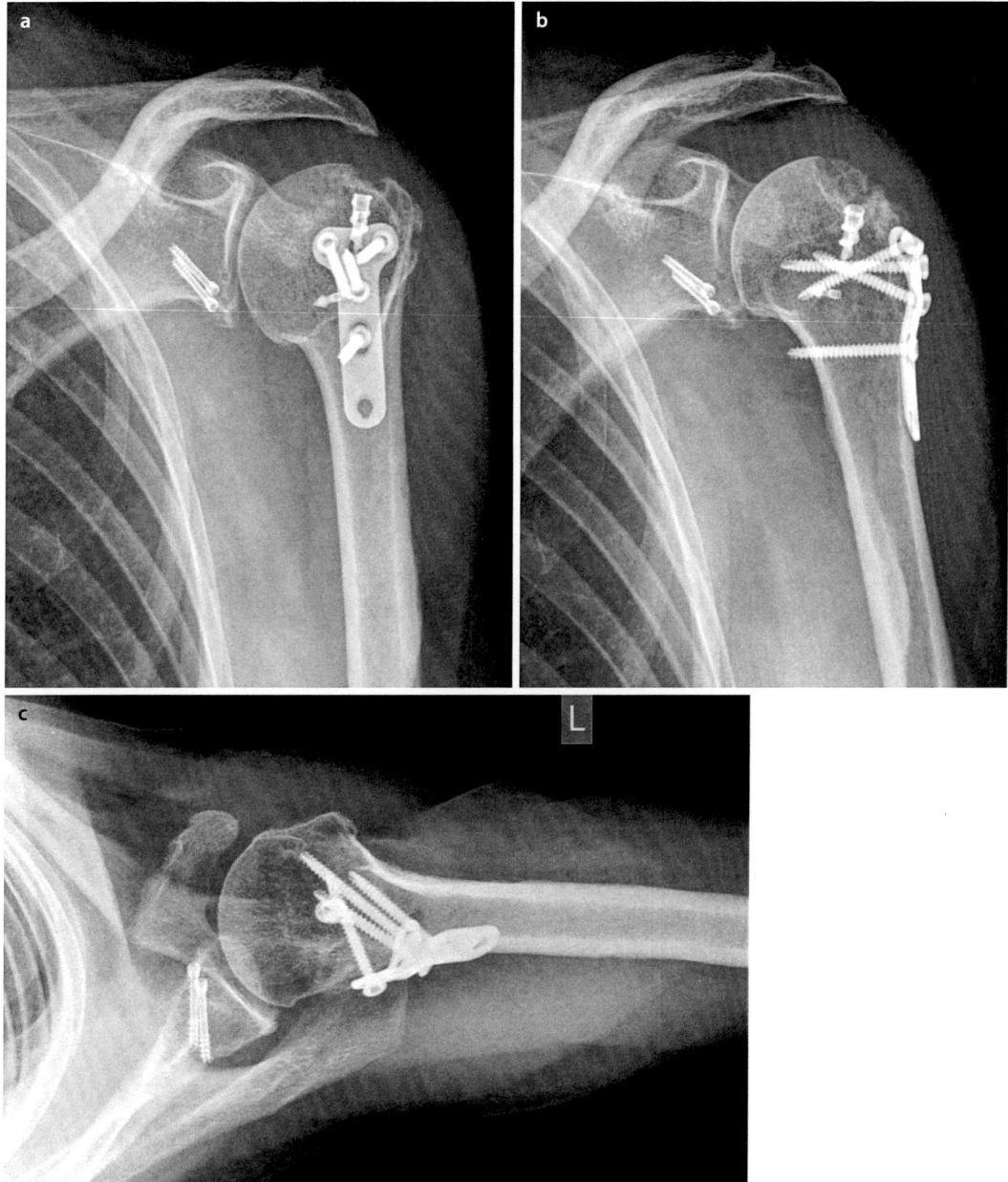

◘ Abb. 41.6   a–c 6 Monate postoperativ: Frakturen konsolidiert, Osteosynthese stabil

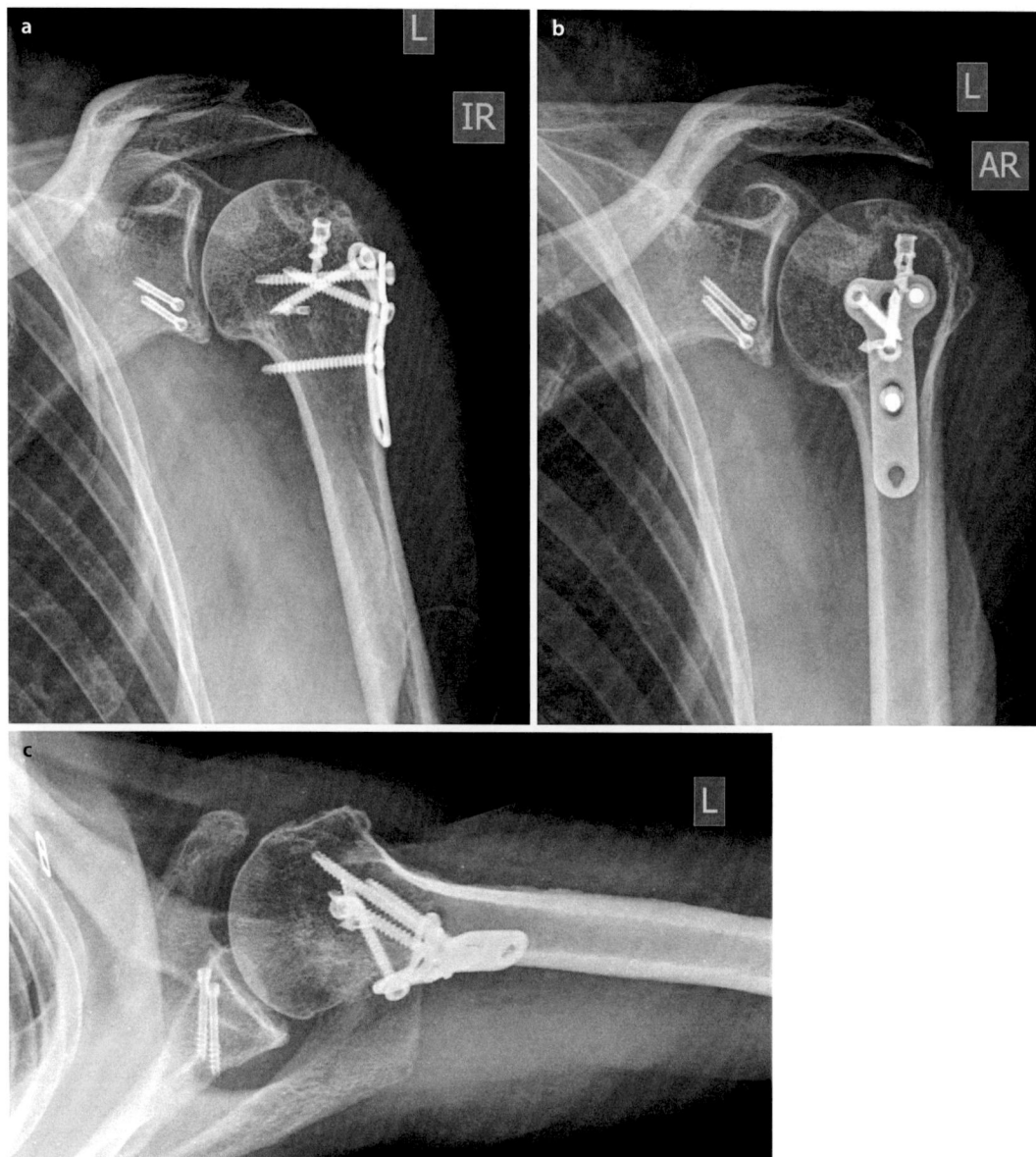

◻ **Abb. 41.7   a–c** 1 Jahr postoperativ: korrekte Stellung, Rotatorenmanschette sonografisch intakt

Hintere Schulterluxation mit grosser inverser Hill-Sachs-Läsion links

© Springer-Verlag GmbH Deutschland, ein Teil von Springer Nature 2020
F. Moro et al. (Hrsg.), *Die proximalen Humerusfrakturen*,
https://doi.org/10.1007/978-3-662-60853-1_42

■ **Der Fall**

— Der 33-jährige Mann erhält am 20.10.2001 beim Montieren einer Steckdose einen Stromschlag an seiner linken Hand und erleidet dabei eine hintere Schulterluxation links. Nach kurzer Zeit gelingt eine Selbstreposition. Im peripheren Krankenhaus wird bei reponierter linker Schulter eine inverse Hill-Sachs-Läsion festgestellt (◖ Abb. 42.1), deren Ausmass sich in der computertomographischen Untersuchung bestätigt (◖ Abb. 42.2). Der Patient wird zur weiteren Behandlung an unsere Klinik überwiesen.

— Anlässlich der Konsultation durch uns am 02.11.2001 stellen wir die Indikation zur chirurgischen Revision. Die Eindellung des Gelenkanteils am Humeruskopf beträgt mehr als 50 %.

— Am 08.11.2001 erfolgt die Intervention: Ventrale glenohumerale Arthrotomie links, Aufrichten der vorderen Hill-Sachs-Läsion, Unterfütterung derselben mit autologer Spongiosa dem linken Beckenkamm entnommen und Fixation mit zwei kanülierten 3,0 mm-Titanschraube

(◖ Abb. 42.3). Postoperativ Abduktionsschiene für 6 Wochen mit begleitender Physiotherapie.

— 6 Wochen nach Intervention beträgt die Schulterfunktion links: Flexion/Elevation ca. 120°, Innenrotation noch entsprechend eingeschränkt, Nackengriff möglich. Radiologisch besteht ein Zustand nach Auffüllung der vorderen Hill-Sachs-Läsion, korrekter fester Schraubensitz, Humeruskopf zentriert (◖ Abb. 42.4). Die Abduktionsschiene kann weggelassen werden. Die Physiotherapie wird zusätzlich mit Kräftigungstherapie weitergeführt.

— 7 Monate nach dem Eingriff ist der Patient zufrieden. Es besteht Schmerzfreiheit bei subjektiv guter Stabilität. Die Schulterfunktion links ist in Abduktion/Elevation frei und seitengleich. Die Innenrotation in Abduktion ist noch um ca. 10° eingeschränkt, links 35°, rechts 45°. Radiologisch besteht eine unauffällige Humeruskopfkontur, fester korrekter Sitz der Schrauben, kein Hinweis für avaskuläre Humeruskopfnekrose (◖ Abb. 42.5a–c). Besondere Massnahmen sind nicht mehr notwendig, weitere Kontrollen werden nicht festgelegt.

■ **Analyse**

In Abhängigkeit von der Grösse der erlittenen Impressionsfraktur kann es bei Abduktion und Innenrotation des Humeruskopfes zu einer erneuten Luxation kommen. Gestützt auf die multiplanare computertomographische Bildgebung mit einem doch grösseren anterior gelegenen Humeruskopfdefekt wurde hier die Indika-

◖ **Abb. 42.1**   Hintere Schulterluxation mit inverser Hill-Sachs-Läsion

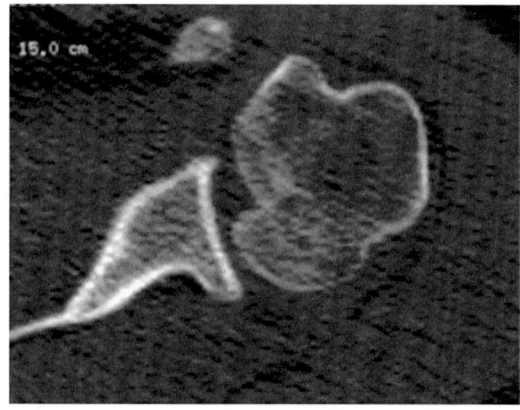

◖ **Abb. 42.2**   CT präoperativ

42

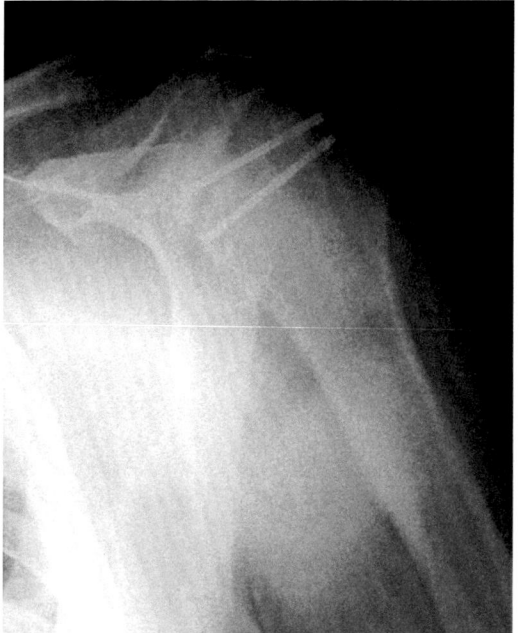
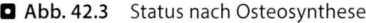

◘ Abb. 42.3   Status nach Osteosynthese

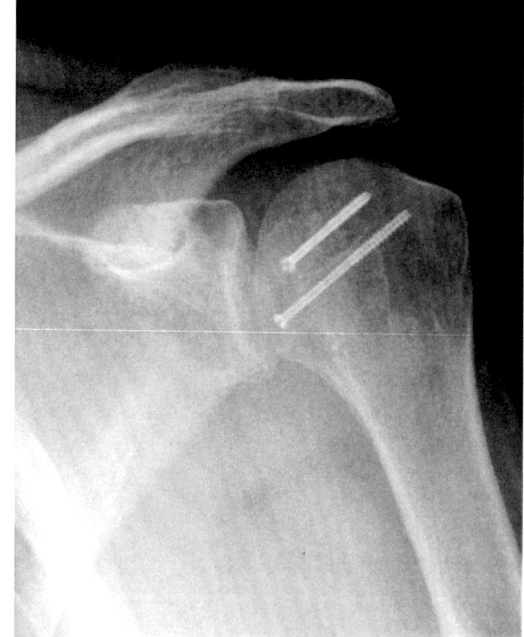

◘ Abb. 42.4   6 Wochen postoperativ: Humeruskopf zentriert, Schraubensitz fest

tion zur Segmentrekonstruktion mit einem Autograft – Knochenspan vom linken Becken-kamm – gestellt. Der Verlauf ist günstig und der

Autograft hat sich komplett integriert. Die Indika-tion für ein solches Vorgehen ist abhängig von der Defektgrösse und der Defektlage.

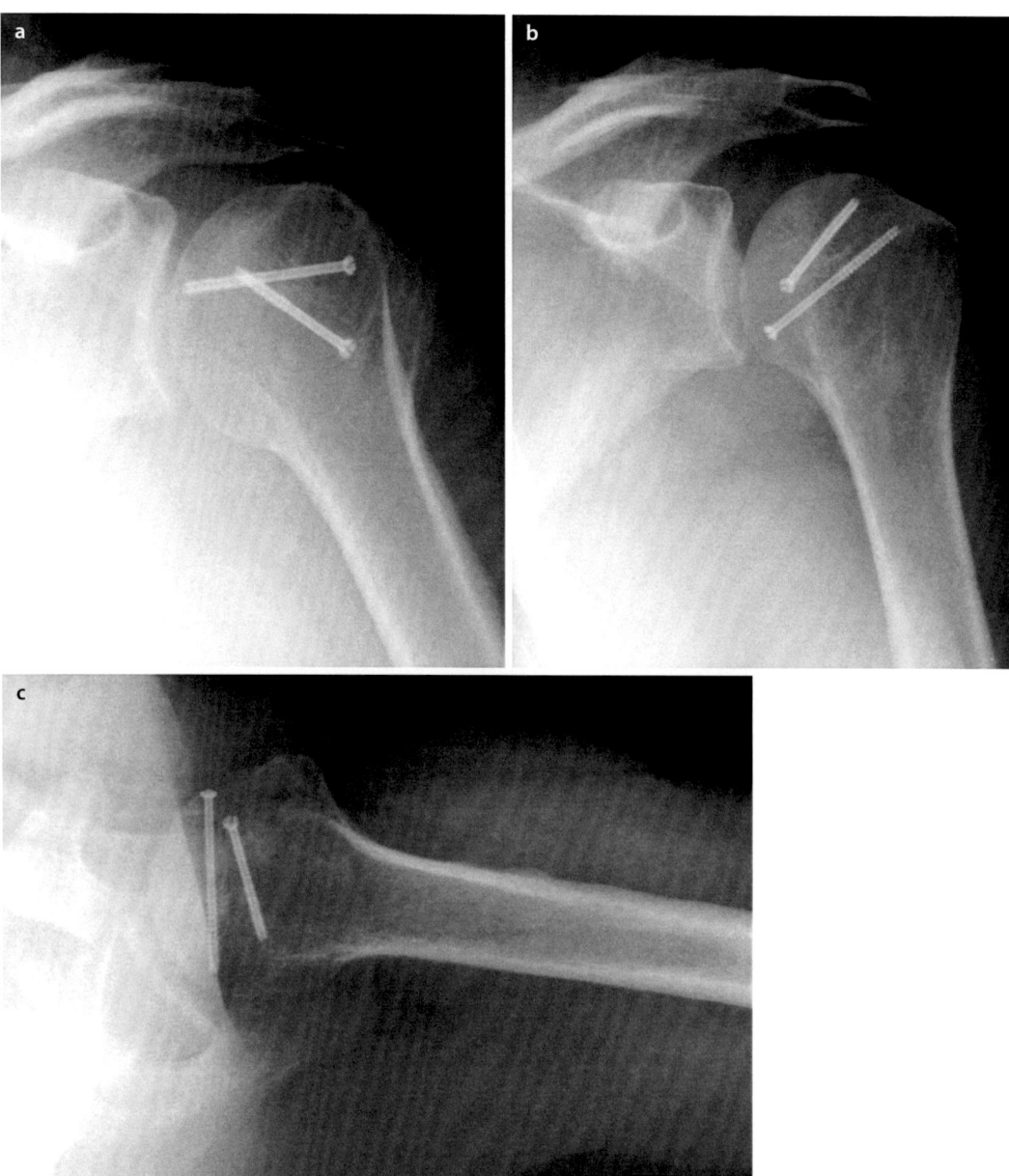

◻ **Abb. 42.5   a–c** 7 Monate postoperativ: unauffällige Humeruskopf-Konturen, keine Nekrosezeichen

Proximale anteriore Humerusluxationsfraktur links

■ **Der Fall**

— Der knapp 34-jährige Mann stürzt beim Skilaufen am 16.03.2005 und zieht sich eine 4-Part-Fraktur am proximalen Humerus links zu (◘ Abb. 43.1a, b). Ein Versuch mit offener Reposition und erfolgloser Fixation findet gleichentags in einem auswärtigen Krankenhaus statt (◘ Abb. 43.2).

— Die Überweisung an unsere Klinik erfolgt am 21.03.2005 zur Implantation einer Schulter-Totalprothese (◘ Abb. 43.3a–c). Bei diesem Jahrgang plädieren wir vorerst für eine Osteosynthese. Am 22.03.2005 erfolgt die Frakturreposition und Fixation mit Philos-Platte am proximalen Humerus. Die Verlaufsbilder vom 11.04.2005 liegen bei (◘ Abb. 43.4a–c). Postoperativ für 6 Wochen Ortho-Gilet mit begleitender Physiotherapie.

— 7 Wochen postoperativ zeigt sich eine zunehmende Schultergelenksbeweglichkeit links mit Flexion/Elevation/Abduktion bis zur Horizontalen. Radiologisch ist die Fraktur in Konsolidation bei Kaudal-Positionierung des Humeruskopfes in der Ap-Aufnahme, in der axialen Inzidenz Humeruskopf zentriert (◘ Abb. 43.5a–c).

— 6 Monate nach Osteosynthese ist der Patient weitgehend schmerzfrei bei einer Schultergelenksbeweglichkeit links von Flexion/Elevation 100/110° und Abduktion 90°. Radiologisch besteht nach wie vor eine kaudal-inferiore Dezentrierung. Die Fraktur ist geheilt. Deutlicher Hochstand der gewählten Platte. Zeichen für eine Humeruskopfnekrose bestehen nicht. Weitere Kontrollen im Hinblick auf eine Metallentfernung sind geplant (◘ Abb. 43.6a–c).

— 1½ Jahre nach dem Eingriff ist der Patient beschwerdefrei. Die Schulterfunktion ist nahezu symmetrisch bei allerdings vorstehender und störender Philos-Platte. Radiologisch fester Sitz des Osteosynthesematerials. Nun auch in Innenrotation wieder praktisch zentrierter Humeruskopf (◘ Abb. 43.7a–c). Die Indikation zur Metallentfernung bei gleichzeitigem arthroskopischem Débridement der linken Schulter wird vorgeschlagen.

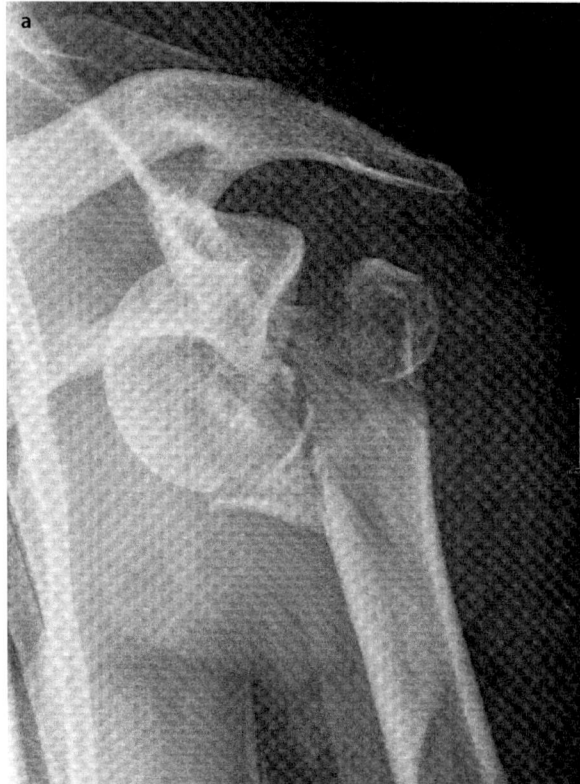
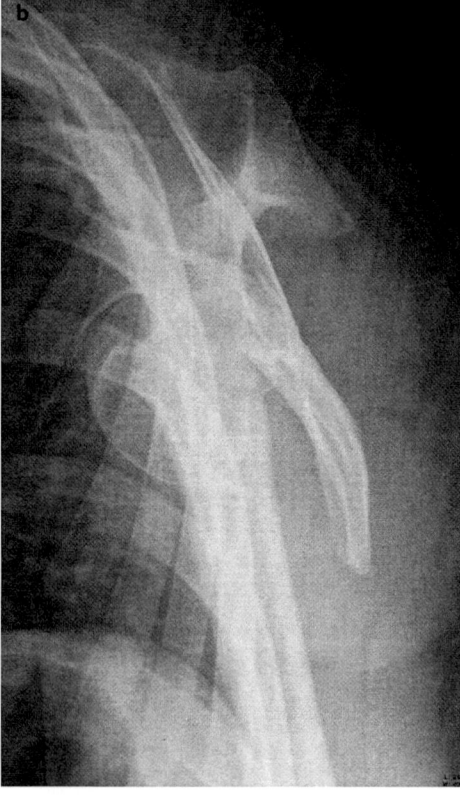

43

◘ **Abb. 43.1   a, b** Anteriore proximale Humerusluxationsfraktur

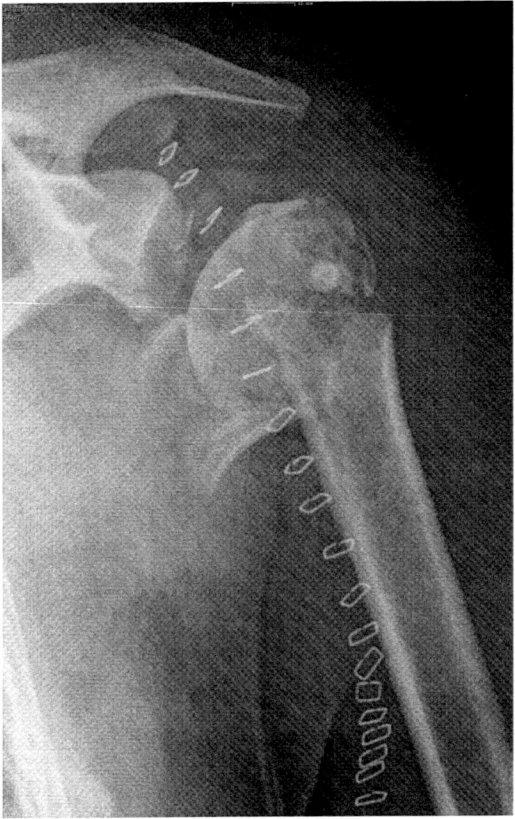

Abb. 43.2 Status nach offener Reposition und erfolgloser Fixation

- Am 27.09.2006, das heisst 1½ Jahre nach der Osteosynthese, findet die Metallentfernung bei gleichzeitiger Arthroskopie der linken Schulter statt. Ein arthroskopisches Débridement mit Tenotomie der langen Bizepssehne wird durchgeführt.

- 1 Jahr nach arthroskopischem Débridement und Metallentfernung an der linken Schulter liegt eine weitgehende Restitutio vor. Der Patient ist beschwerdefrei und voll sportfähig bei praktisch symmetrischer Schulterbeweglichkeit. Radiologisch liegt eine korrekte Zentrierung glenohumeral in beiden Inzidenzen vor, keine wesentlichen osteophytären Ausziehungen, keine Anhaltspunkte für Humeruskopfnekrose (**Abb. 43.8a–c). Nach wie vor ist das Risiko einer avaskulären Nekrose vorhanden. Der Patient meldet sich bei Auftreten von neuen Aspekten.

Analyse

Bei den anterioren und posterioren Luxationsfrakturen ist generell eine bimodale Altersverteilung zu beobachten – Einerseits junge Patienten im Rahmen von Hochrasanz-Verletzungen, andererseits ältere Menschen im Rahmen von häuslichen Stürzen. Es gibt keine eindeutigen Empfehlungen, wann ein endoprothetischer Ersatz oder eine Osteosynthese erfolgen soll. Dennoch sollte bei jungen Patienten eine osteosynthetische Versorgung zeitnahe angestrebt werden, nach Möglichkeit innerhalb der ersten 48 Stunden, da ansonsten das Risiko einer avaskulären Humeruskopfnekrose steigt. Auch der Zeitpunkt der Reposition scheint von Bedeutung zu sein im Hinblick auf die Entstehung einer avaskulären Humeruskopfnekrose, so wie bei diesem jungen Patienten geschehen, wenn auch eine zeitliche Verzögerung von bis zu 7 Tagen gemäss Literatur nur bedingt zu einer erhöhten Nekrose-Rate des Humeruskopfes führt. Bei diesem Patienten hätte retrospektiv die sofortige Verlegung erfolgen sollen. Ein geschlossener Repositionsversuch wäre opportuner gewesen. Die Schwere der Verletzung wurde offensichtlich verkannt, denn die angestrebte definitive Versorgung ist den Primäroperateuren nicht gelungen. Die Verlegung erfolgte postprimär. Wie aus den Röntgenbildern ersichtlich, haben wir bei Weitem nicht eine optimale Reposition und Fixation erreicht – Varus-Verkürzung, Plattenhochstand.

Das jugendliche Alter des Patienten hat uns dazu bewegt, intraoperativ nicht auf eine prothetische Versorgung umzusteigen. Mit etwas Glück haben wir funktionell ein exzellentes Resultat erreichen können. Mittlerweile sind nahezu 14 Jahre vergangen und der Patient ist weiterhin beschwerdefrei, fährt sogar Kanu – eine hoch belastende sportliche Aktivität. Bis dato steht also kein prothetischer Gelenkersatz zur Diskussion. Grundsätzlich noch folgende Anmerkungen: Das Frakturausmass entsprechend der gängigen Klassifikationen gibt keinen Hinweis auf das Outcome. Der Fokus bei diesen Frakturen liegt unter anderem auch auf möglichen Traktionsschäden des Plexus und des N. axillaris. Die kaudale Dezentrierung des Humeruskopfes über Monate, welche sich im Verlaufe erholt hat, ist Hinweis auf eine stattgehabte partielle Neuropraxie des Plexus.

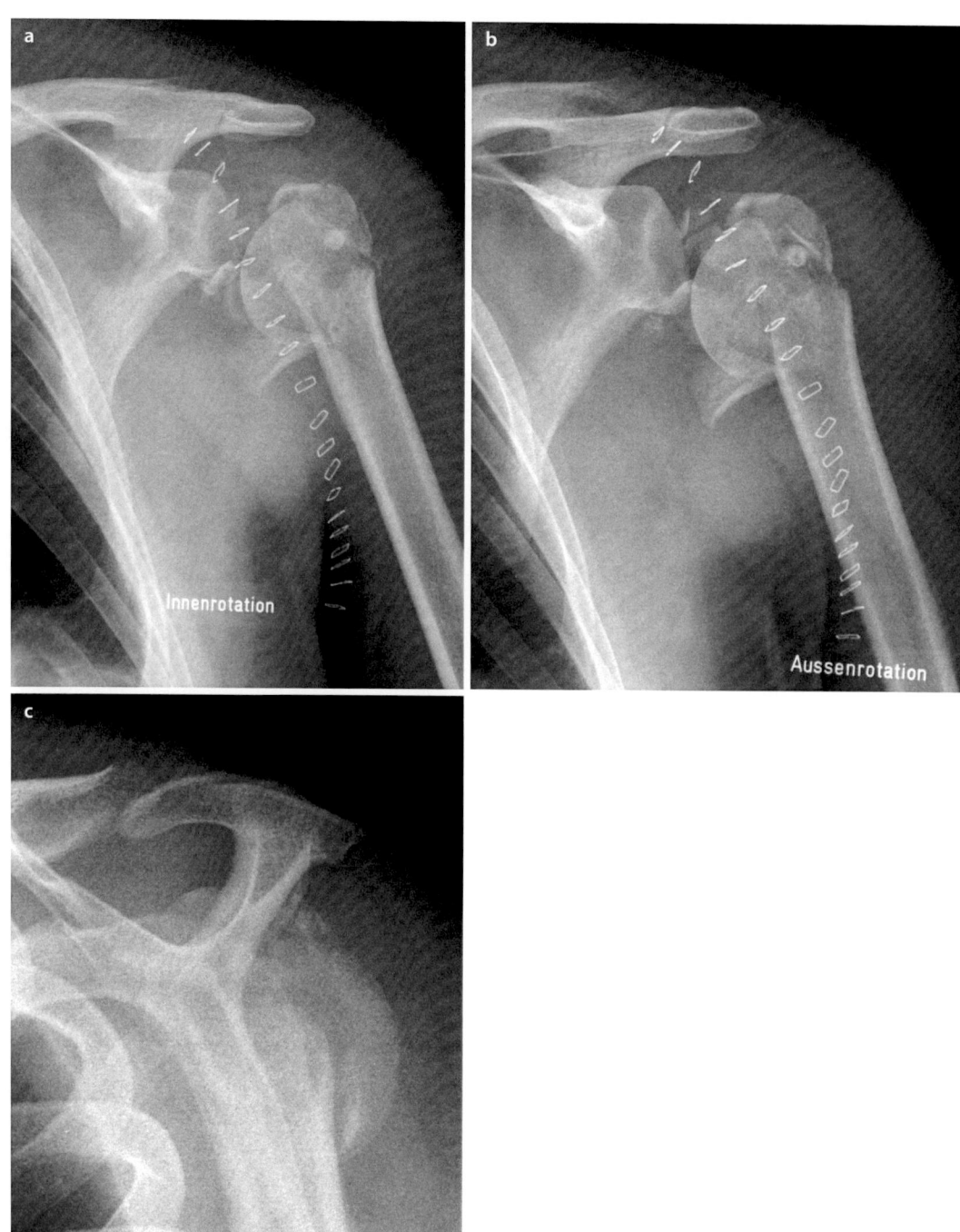

◘ **Abb. 43.3   a–c** Radiologische Bilanzierung präoperativ an unserer Klinik

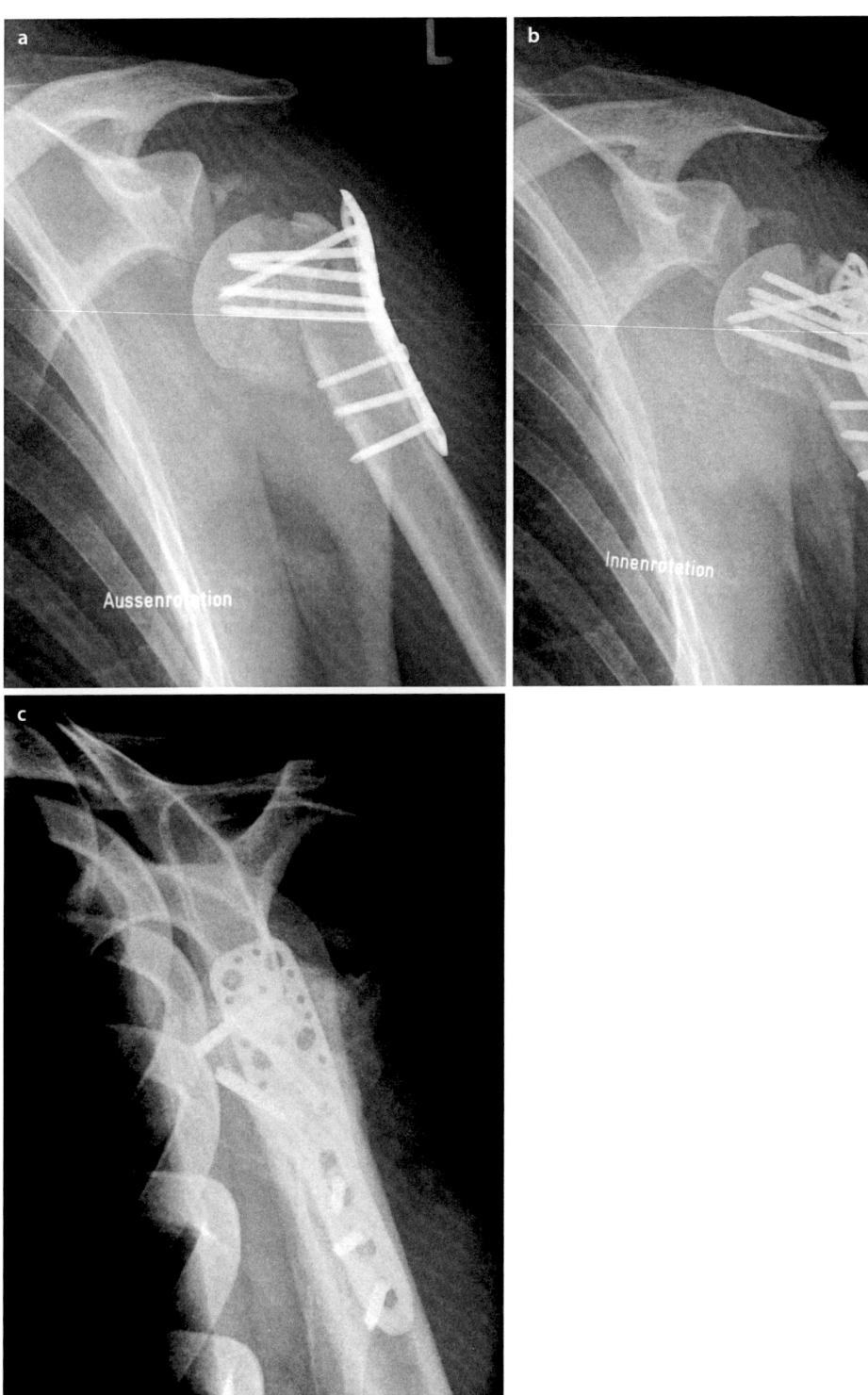

□ **Abb. 43.4   a–c** Status nach Osteosynthese

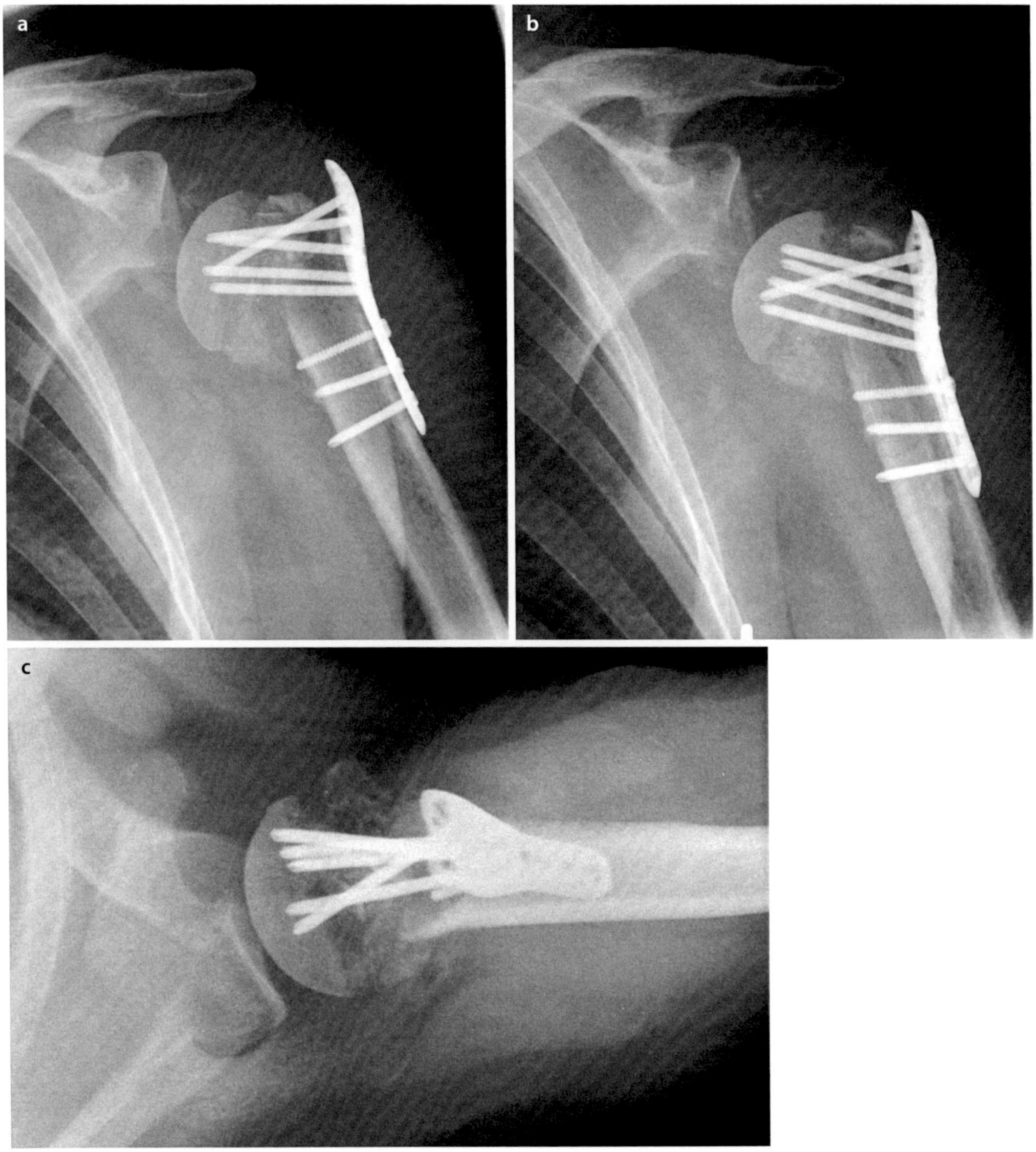

Abb. 43.5 **a–c** 7 Wochen postoperativ: Fraktur in Konsolidation, kaudal Positionierung des Humeruskopfes in AP-Inzidenz, axial zentriert

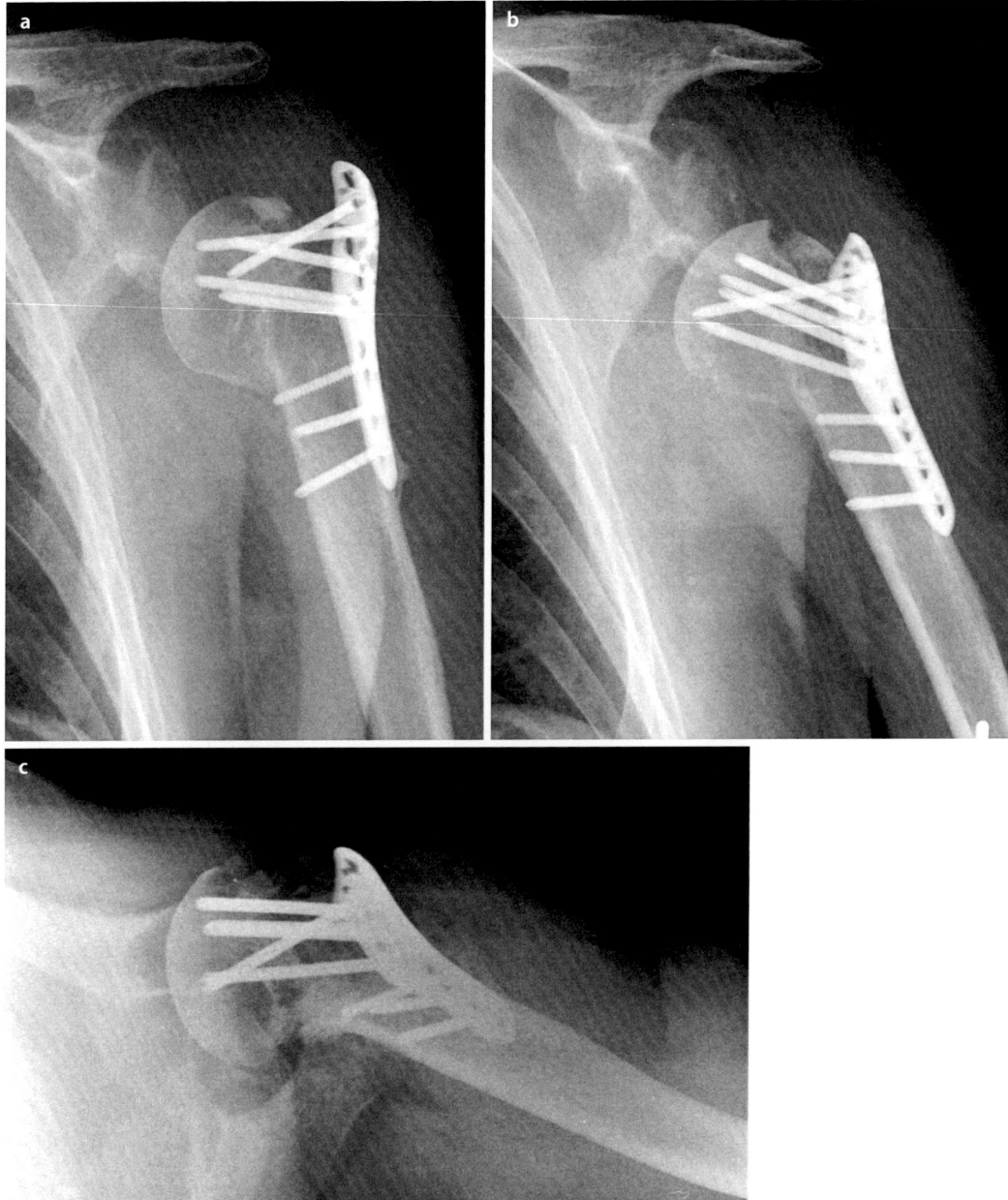

☐ Abb. 43.6   a–c 6 Monate postoperativ: kaudal-inferiore Dezentralisierung, Fraktur geheilt, Hochstand der Platte

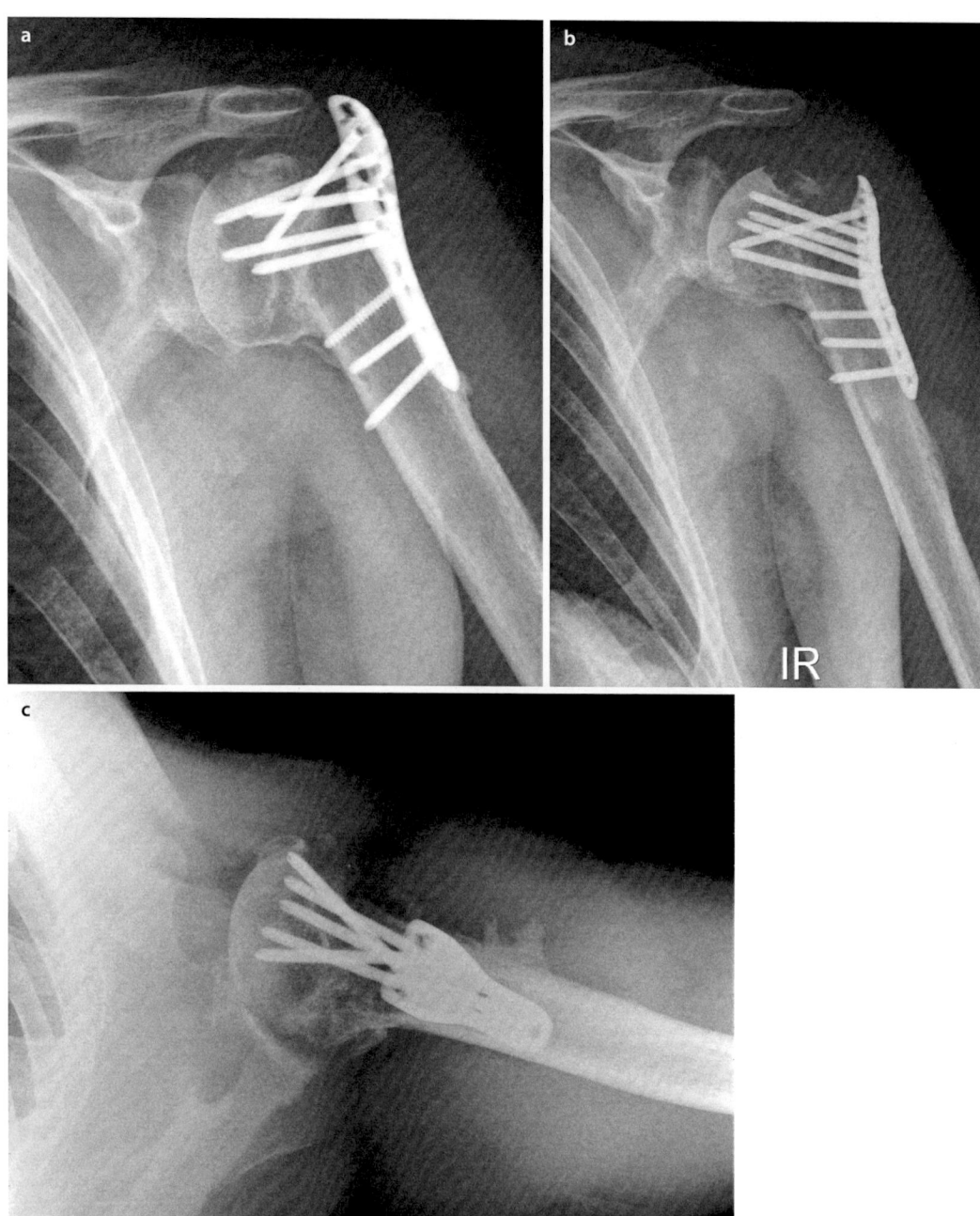

■ **Abb. 43.7**   **a–c** 1½ Jahre postoperativ: Humeruskopf zentriert, Plattenhochstand

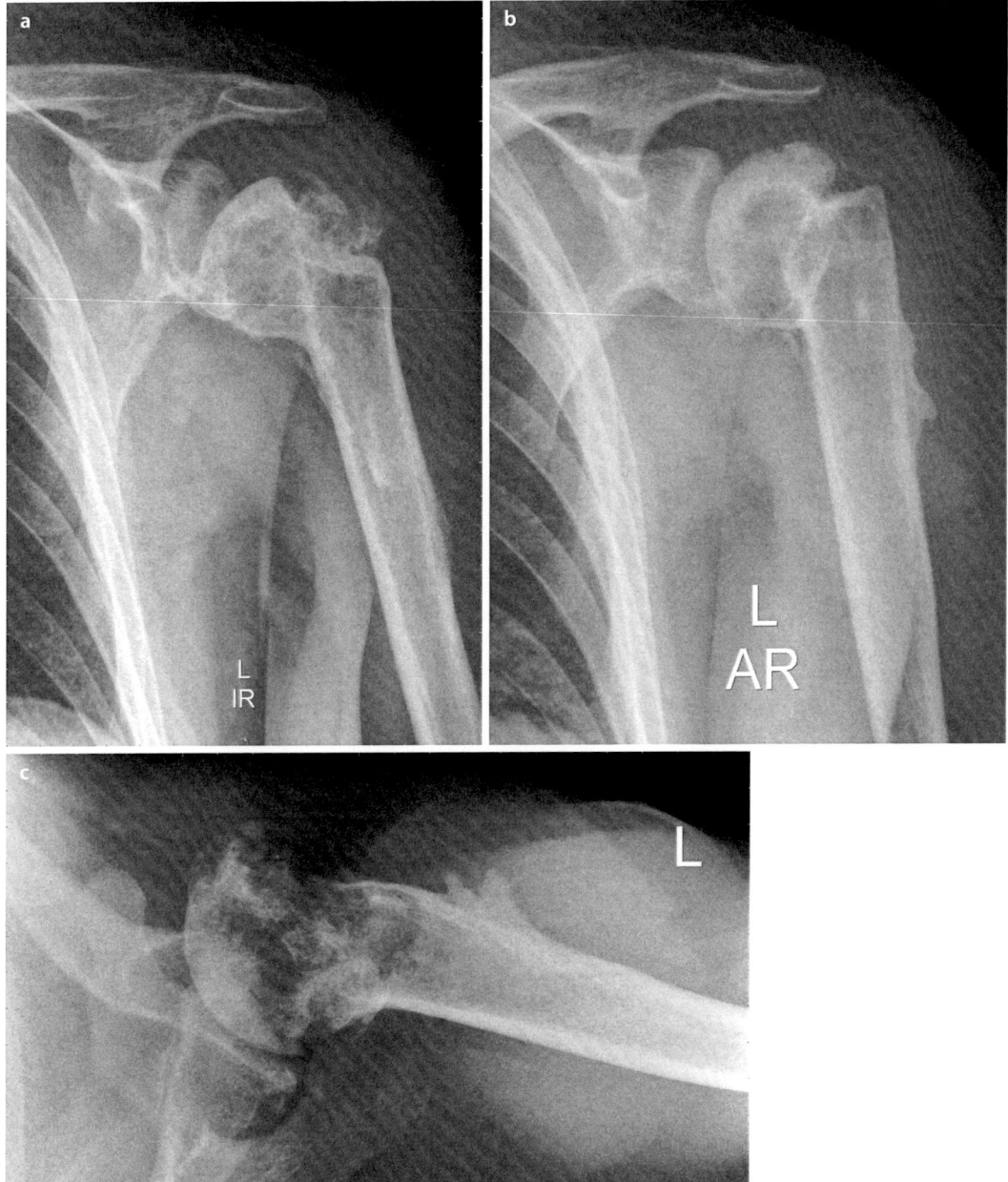

☐ **Abb. 43.8   a–c** 1 Jahr nach arthroskopischem Débridement und Metallentfernung, keine Nekrose

Hintere, verhakte, proximale Humerusluxationsfraktur rechts

© Springer-Verlag GmbH Deutschland, ein Teil von Springer Nature 2020
F. Moro et al. (Hrsg.), *Die proximalen Humerusfrakturen*,
https://doi.org/10.1007/978-3-662-60853-1_44

Der Fall

– Hier liegt ein Hochgeschwindigkeitstrauma bei Sturz mit dem Motorrad des 44-jährigen Patienten am 18.06.2006 vor mit hinterer, verhakter, proximaler Humerusluxationsfraktur rechts (◘ Abb. 44.1a). In der ergänzenden radiologischen Bildgebung, die bei uns erfolgte, bestätigt sich der Befund (◘ Abb. 44.1b, c). In der Computertomographie zeigt sich die verhakte posteriore proximale Humerusluxationsfraktur (◘ Abb. 44.2).

– Am 20.06.2006 erfolgt die offene Reposition, Osteosynthese mit 8-Loch-Philosplatte, Zugschraubenosteosynthese des proximalen diaphysären Fragmentes sowie des Tuberculum majus (◘ Abb. 44.3a, b). Postoperativ Ortho-Gilet für 6 Wochen mit begleitender Physiotherapie.

– Knapp 10 Wochen nach Osteosynthese ist der Patient schmerzfrei. Die Schultergelenksbeweglichkeit rechts beträgt in Elevation 80°, in Abduktion 70° bei einer Aussen-/Innenrotation in Neutralstellung von 30/0/30°. Radiologisch korrekt liegendes Osteosynthesematerial ohne Zeichen für Lockerung, in der axialen Inzidenz im ventralen Anteil der Kopfkalotte Impression bei Zustand nach Head Split. Vermehrte Retrotorsion des Kopfkalottenfragmentes (◘ Abb. 44.4a–c). Freigabe des rechten Schultergelenkes ab vollendeter 12. Woche bei Weiterführen der Physiotherapie.

– 8 Monate postoperativ Zunahme der Bewegungsamplitude der rechten Schulter mit Elevation über 150°, Abduktion von 120° sowie Aussen- und Innenrotation in Neutralstellung von 30/0/60°. Radiologisch ist das Osteosynthesematrial stabil, keine Anhaltspunkte für Humeruskopfnekrose, etwas verstärkte subchondrale Sklerosierung segmental am Humeruskopf (◘ Abb. 44.5a–c). Physiotherapie wird als Heimprogramm weitergeführt. Wegen des hohen Risikos einer Humeruskopfnekrose werden weiterhin Verlaufskontrollen vorgesehen.

– 2 Jahre nach dem Eingriff ist der Patient beschwerdefrei, die Schultergelenksbeweglichkeit ist seitengleich. Radiologisch ist das Osteosynthesematerial stabil, konventionell-radiologisch keine Hinweise für eine Humeruskopfnekrose, etwas vermehrte subchondrale Sklerosierung segmental am Humeruskopf (◘ Abb. 44.6a–c). Das Risiko für die Entwicklung einer Humeruskopfnekrose ist klein. Weitere Kontrollen sind nicht geplant. Der Patient wird sich melden, sollten neu Schulterschmerzen auftreten oder sich die Funktion verschlechtern.

Analyse

Bei der hinteren Luxationsfraktur erfolgt die Krafteinwirkung auf den adduzierten, flektierten und innenrotierten Arm. Diese Frakturen gehören auch heute noch zu den am häufigsten verpassten Frakturen, wie mehrere Fälle auch in dieser Buchpublikation zeigen. Häufig assoziiert sind diese Verletzungen im Rahmen von epileptischen Anfällen oder Stromschlägen. Hier in diesem Fall handelt es sich um eine Hochrasanzverletzung eines Motorradfahrers. Die Inzidenz einer solchen Verletzung liegt bei 0,7 auf 100,000 pro Jahr.

Die computertomographische Bilanzierung der Fraktur sollte frühzeitig erfolgen, denn der Zeitpunkt der Reposition ist von Bedeutung im Hinblick auf die Entstehung einer avaskulären Humeruskopfnekrose. Gemäss Literatur sollte die Rekonstruktion in den ersten 48 Stunden angestrebt werden. Eine geschlossene Reposition in dieser Situation wäre nur unter Operationsbereitschaft zu empfehlen. Trotz der zeitlichen Verzögerung führt die operative Rekonstruktion nur bedingt zu einer erhöhten Nekroserate. Hierzu gibt es genügend Daten in der Literatur. Für die Therapie entscheidend ist einerseits die Grösse des Substanzdefektes, welcher am Humeruskopf unterschiedlich ausgeprägt sein kann – Impressionsfraktur des Humeruskopfes, Reversed-Hill-Sach-Läsion, Malgaigne-Läsion – andererseits die Zeitdauer der bestehenden Luxation sowie das Alter des Patienten. Der Therapiealgorithmus bei reiner Impressionsfraktur des Humeruskopfes reicht in Abhängigkeit der Defektgrösse von der offenen Reposition mit Aufstossen des Defektes und Auffüllen desselben mit Spongiosa oder Defektauffüllung mit Allograft bis zur prothetischen Versorgung. Nichtanatomische Rekonstruktionen mit Transposition des Subskapularis in den antero-medialen Defekt – Mc Laughlin- Procedere – werden auch beschrieben.

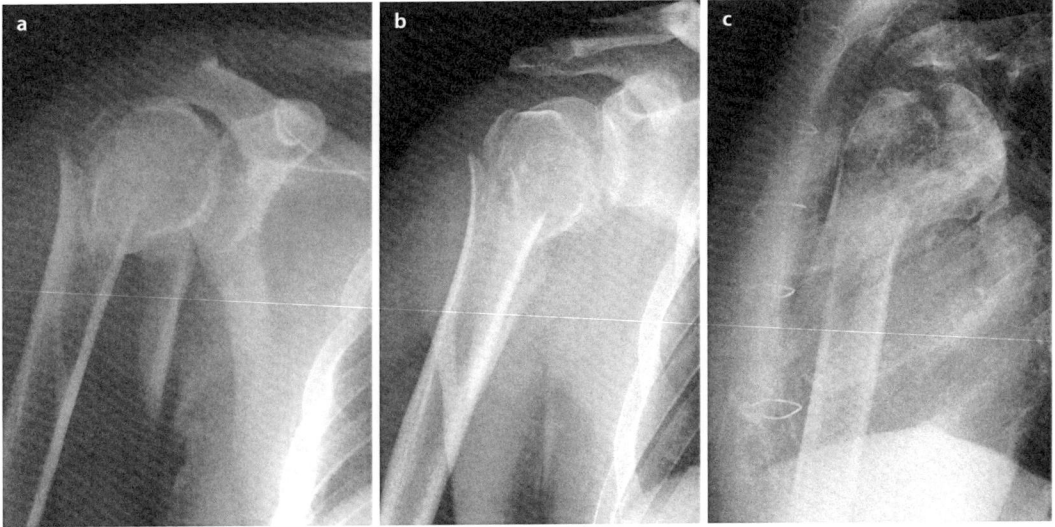

■ **Abb. 44.1** a–c Hintere verhakte proximale Humerusluxationsfraktur

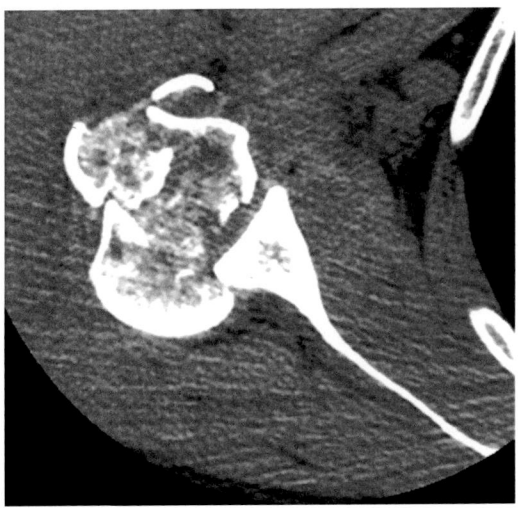

■ **Abb. 44.2** CT präoperativ

Die komplexen posterioren Luxationsfrakturen gehen aber häufig einher mit Frakturen des Humeruskopfes am anatomischen Hals mit Beteiligung der Tuberculafragmente und können bis in den Schaft ausstrahlen, wie hier in diesem Fall schön dargestellt. Wir glauben, sagen zu dürfen, dass wir hier ein gutes Repositionsergebnis erreichen konnten, wenn auch die Retrotorsion des Humeruskopfes nicht komplett redressiert werden konnte. Dennoch hat sich dies nicht negativ auf das funktionelle Resultat ausgewirkt, und die bei diesem Verletzungstyp hohen zu erwartenden Nekroseraten sind hier auch nicht evident geworden. Der Follow-Up bei diesem Patienten erfolgte bis zum 2. postoperativen Jahr.

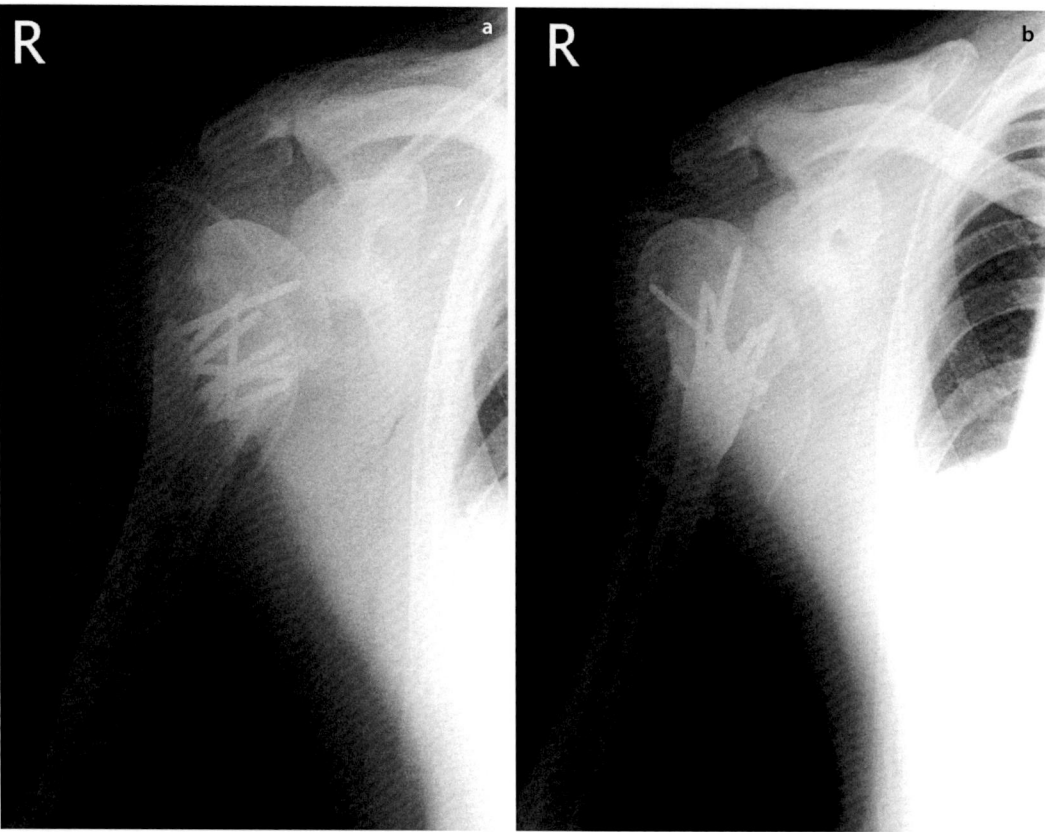

◘ **Abb. 44.3**   **a, b** Status nach Osteosynthese

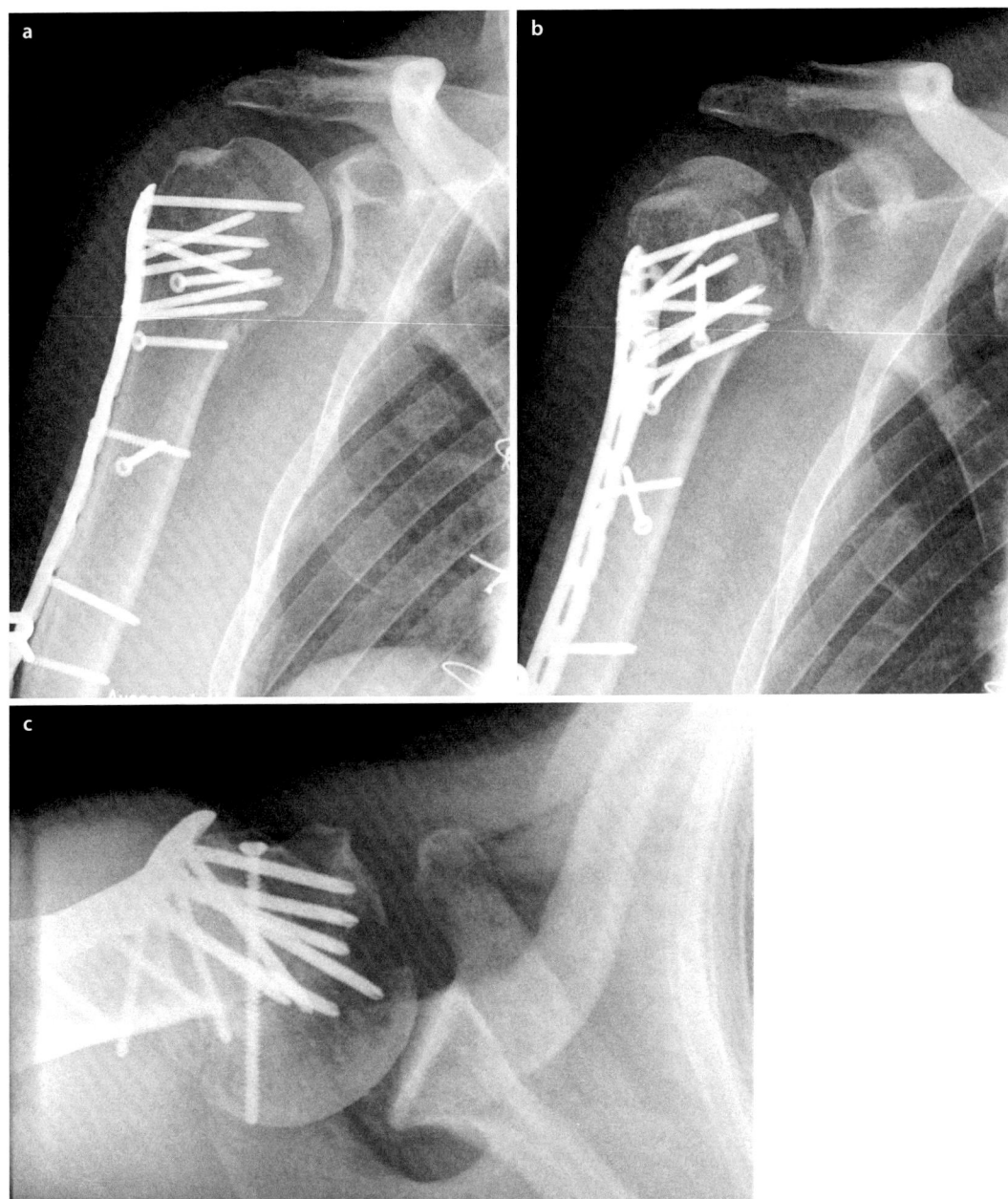

D Abb. 44.4   a–c Im axialen Bild Impression der Kopfkalotte nach Head-Split, vermehrte Retrotorsion

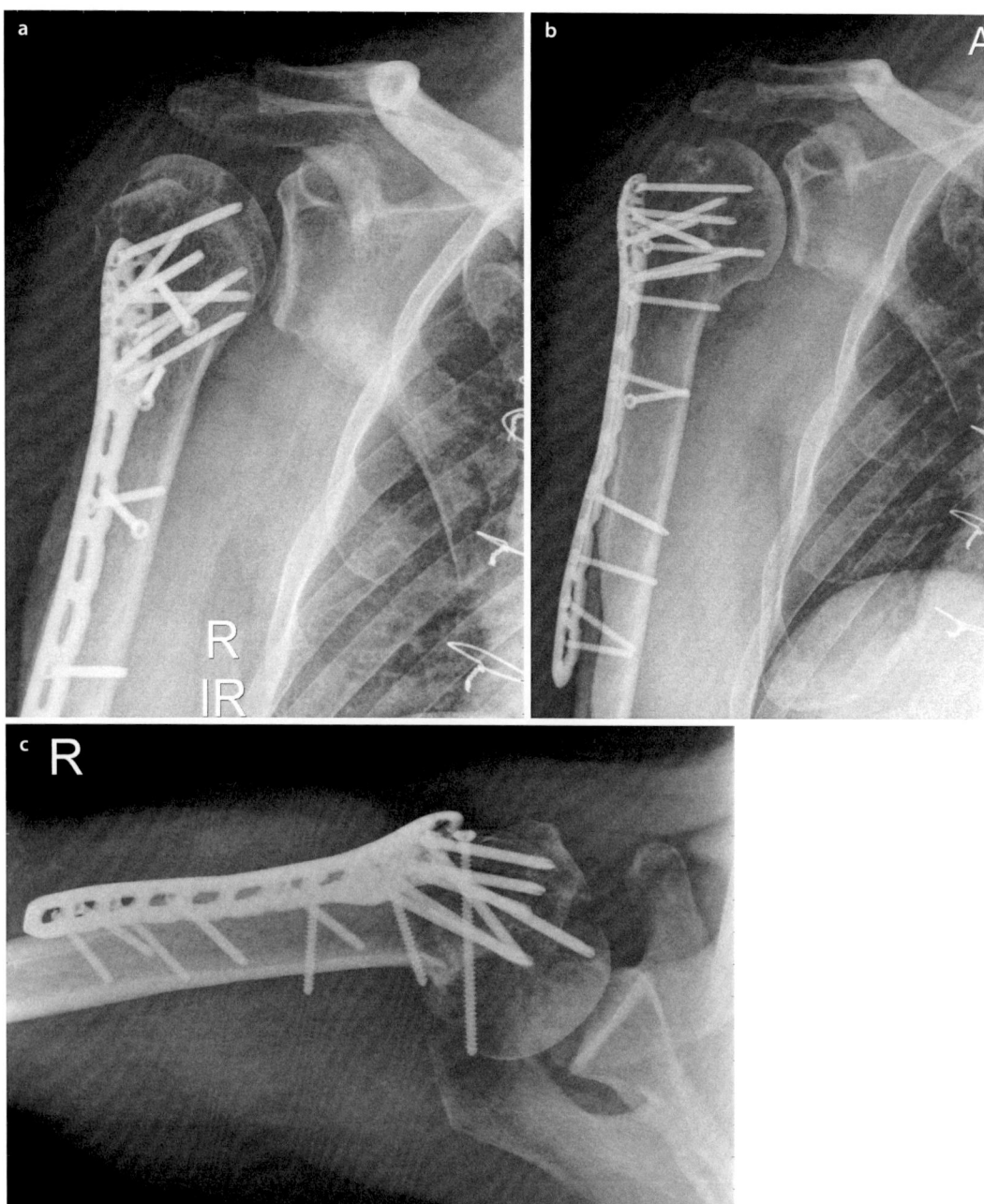

□ Abb. 44.5   a–c 8 Monate postoperativ: Osteosynthese stabil, keine Zeichen für Humeruskopfnekrose

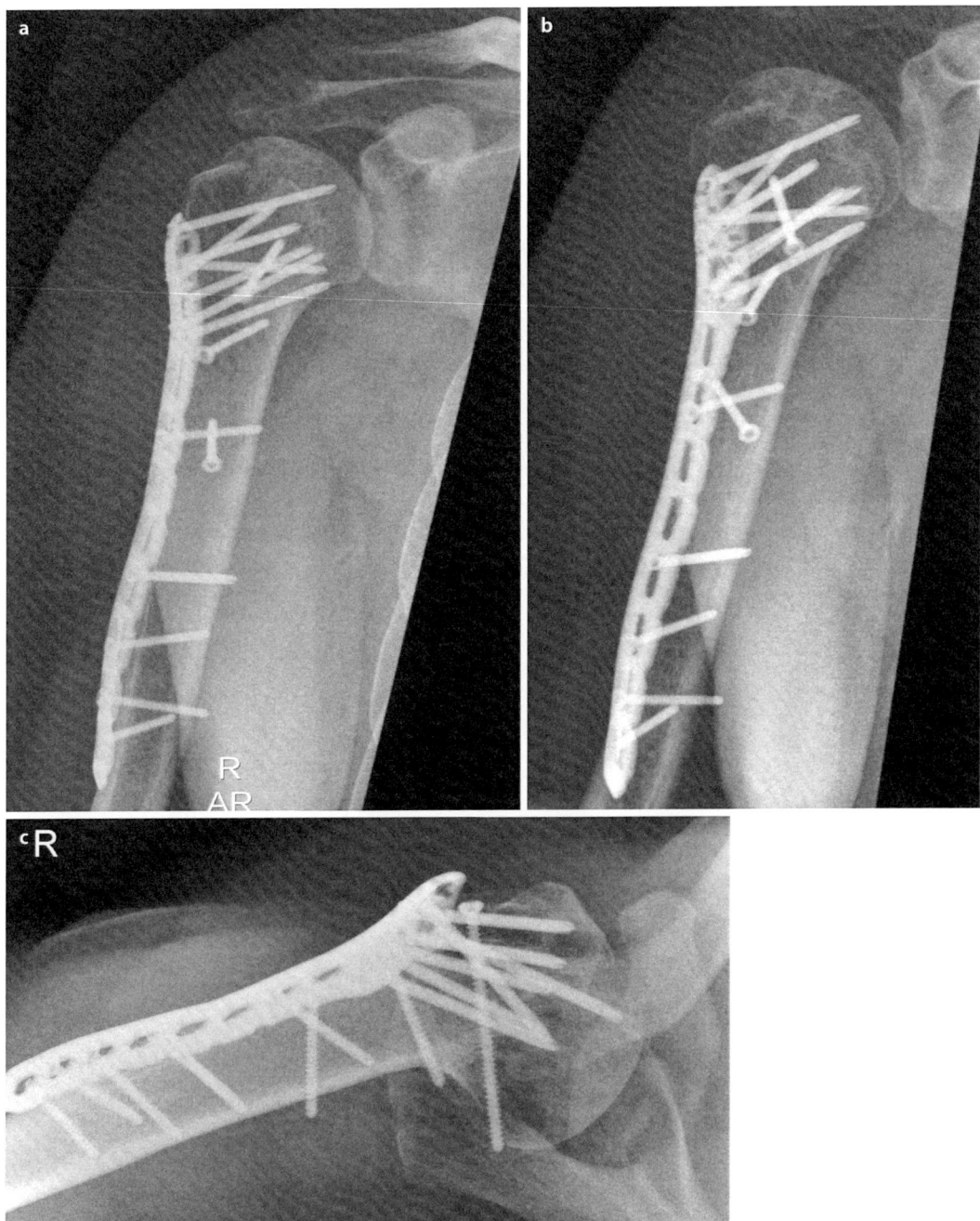

◻ Abb. 44.6   a–c 2 Jahre postoperativ: keine Zeichen für Humeruskopfnekrose, verstärkte subchondrale Sklerosierung segmental am Humeruskopf

Chronische verhakte hintere Schulterluxationsfraktur links

© Springer-Verlag GmbH Deutschland, ein Teil von Springer Nature 2020
F. Moro et al. (Hrsg.), *Die proximalen Humerusfrakturen*,
https://doi.org/10.1007/978-3-662-60853-1_45

45

■ **Der Fall**

– Die damals 33-jährige Frau stürzt im Jahr 1998 in Indien im Rahmen eines ätiologisch unklaren Kollapses mit Bewusstseinsverlust. Eine klinische und radiologische Abklärung findet in Indien statt. Schonung wird empfohlen. Nach Rückkehr in die Schweiz wird wegen anhaltender Beschwerden im linken Schultergürtel eine Abklärung inklusive Nativ-MRI bei einem Privatchirurgen vorgenommen. Die eindeutige Diagnose einer chronischen dorsalen Luxation glenohumeral mit grossem Kopfdefekt wird vom konsultierten Chirurgen ignoriert. Es erfolgt keine Therapie oder gar Weiterweisung.

– Am 27.03.2008, 10 Jahre nach dem Unfallereignis, meldet sich die nun 43-jährige Patientin wegen zunehmender Schmerzen und erheblicher Bewegungseinschränkung an unserer Klinik. Die Schulterbeweglichkeit links ist massiv eingeschränkt: Abduktion 70°, Flexion 80°, Aussen-/Innenrotation in Neutralstellung 0/20/60°. Radiologisch zeigt sich eine chronische verhakte dorsale Schulterluxation links mit partieller Resorption des Humeruskopfes anterior (■ Abb. 45.1a–d). Die Arthro-MRI-Abklärung bestätigt die chronische dorsale glenohumerale Luxation mit grossem Humeruskopfdefekt sowie fortgeschrittenen Knorpelschäden. Zusätzlich wird eine M. subscapularis-Insuffizienz diagnostiziert (■ Abb. 45.2a, b). Die neurologische Abklärung zeigt keine pathologischen Befunde, insbesondere ist der N. axillaris intakt. Die Indikation zur Implantation einer inversen Schulter-Totalprothese ist gegeben. Die Patientin kann sich zum Eingriff nicht entschliessen.

– Am 16.06.2009 meldet sich die Patientin erneut bei uns. Die Beschwerden sind progredient, die Bewegungseinschränkung zunehmend störend. Radiologisch liegt die bekannte Situation vor. Der Humeruskopfdefekt betrifft praktisch die Hälfte des Kopfes (■ Abb. 45.3a–d). Die Patientin akzeptiert nun den von uns erneut vorgeschlagenen Eingriff.

– Am 07.12.2009 wird eine inverse Schulter-Totalprothese vom Typ Promos links implantiert (■ Abb. 45.4a, b).

– 6 Wochen postoperativ ist die Patientin beschwerdearm. Die Schulterfunktion links verbessert sich zunehmend: Flexion 90°, Abduktion 80°, Aussen-/Innenrotation in Neutralstellung 30/0/80°. Radiologisch besteht eine korrekte Lage der Prothesenkomponenten bei guter glenohumeraler Zentrierung (■ Abb. 45.5a–c). Die Physiotherapie insbesondere zur Muskelkräftigung wird fortgeführt.

– 6 Monate nach dem Eingriff ist die Patientin beschwerdefrei bei guter Verbesserung der Schulterfunktion in Eigenregie: Flexion 160°, Abduktion 150°, Aussen-/Innenrotation in Neutralstellung frei und symmetrisch. Radiologisch unverändert korrekte Lage der Prothesenkomponenten bei korrekter glenohumeraler Zentrierung (■ Abb. 45.6a–c).

– 1 Jahr nach Implantation der Schulter-Totalprothese links ist die Patientin mit dem erreichten Resultat überaus zufrieden. Die Schulterfunktion normalisiert sich zunehmend. Radiologisch liegt eine unverändert korrekte Situation vor (■ Abb. 45.7a–c). Die weiteren Nachkontrollen erfolgen im Rahmen der internen Qualitätskontrollen an unserer Klinik.

■ **Analyse**

Zu den häufigsten verpassten Verletzungen an der Schulter gehört auch heute noch die hintere verhakte Schulterluxation. Kardinalsymptom dieser Verletzung ist eine fehlende klinische Aussenrotation. Es erstaunt immer wieder von neuem, dass solche Verletzungen verpasst werden. Das Besondere an diesem Fall liegt in der Tatsache, dass die Patientin mit einer hinteren verhakten Schulterluxation weitgehend asymptomatisch war. Aufgrund der Grösse des Humeruskopfdefektes und der MRI-dokumentierten Subscapularisläsion wurde hier die Indikation zur Implantation einer inversen Schulter-Totalprothese gestellt. Der Langzeit-Follow-Up über mehr als 10 Jahre ist mehr als erfreulich.

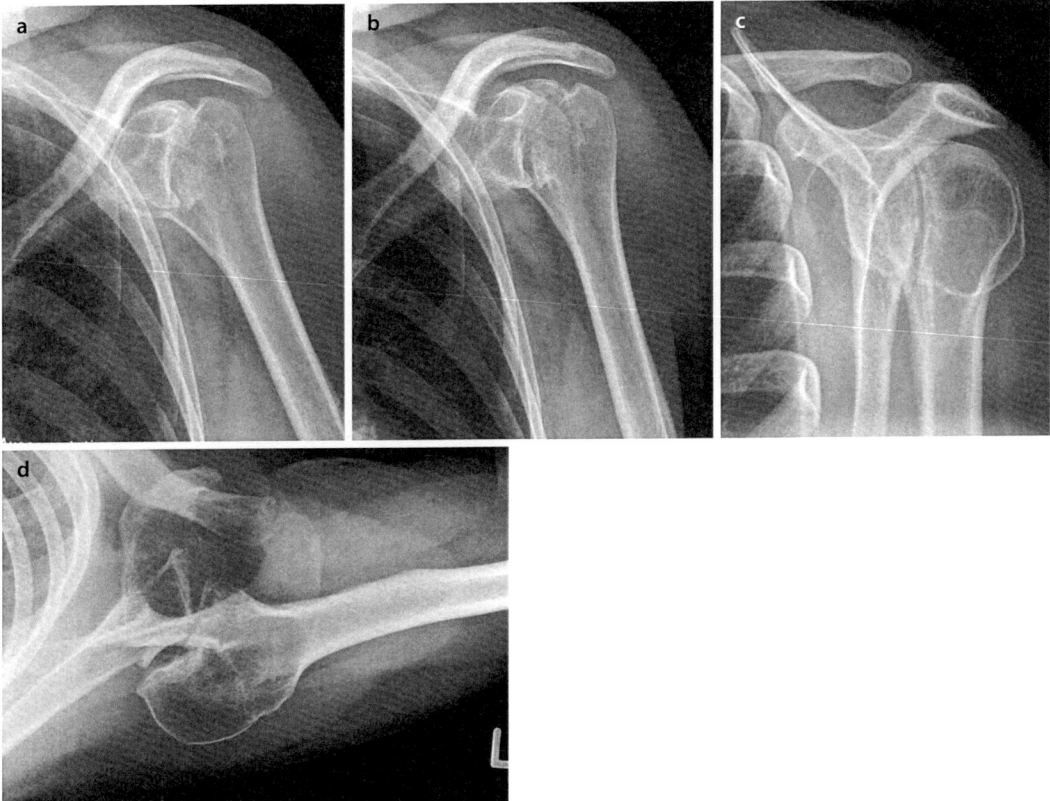

■ Abb. 45.1   a–d Chronische verhakte hintere Schulterluxationsfraktur

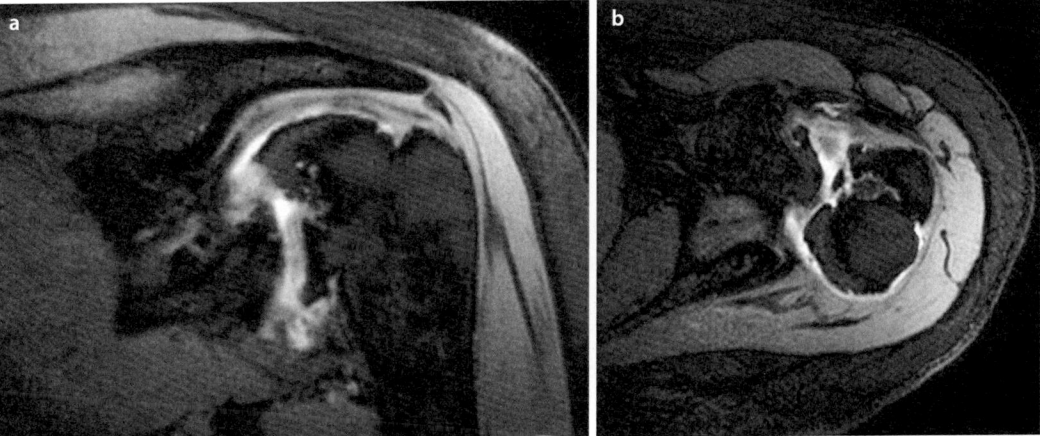

■ Abb. 45.2   a, b Präoperative Arthro-MRI-Abklärung

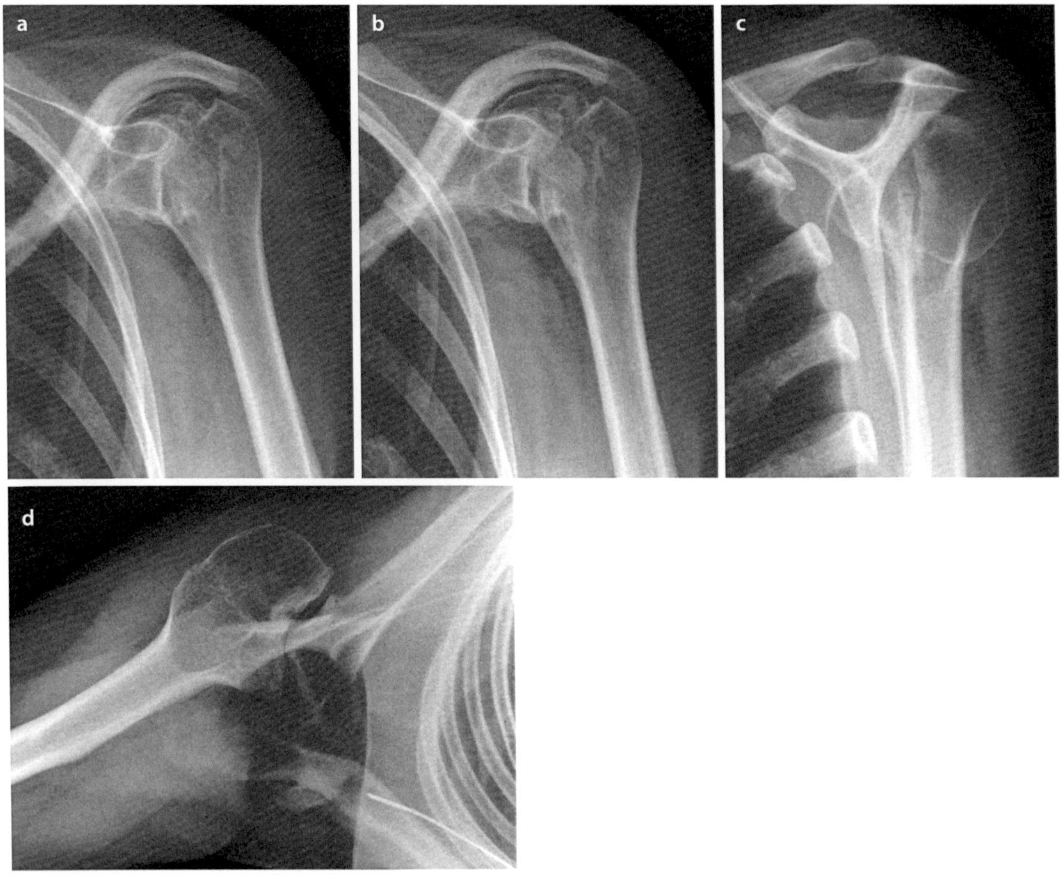

45

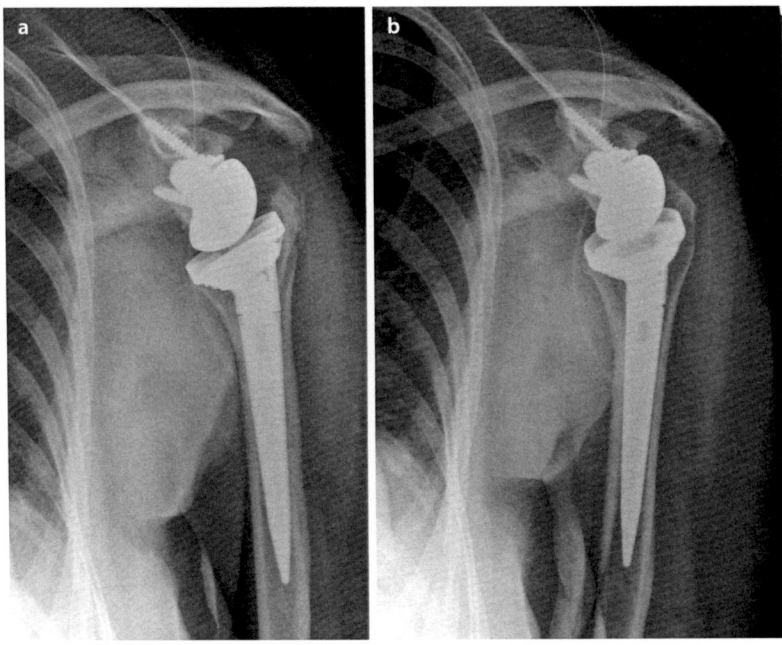

◘ **Abb. 45.3   a–d** Situation 1½ Jahre nach Erstuntersuchung durch uns

◘ **Abb. 45.4   a, b** Status
nach Implantation einer
inversen Schultertotalprothese

◻ **Abb. 45.5 a–c**
6 Wochen postoperativ:
korrekte Prothesenlage,
gute glenohumerale
Zentrierung

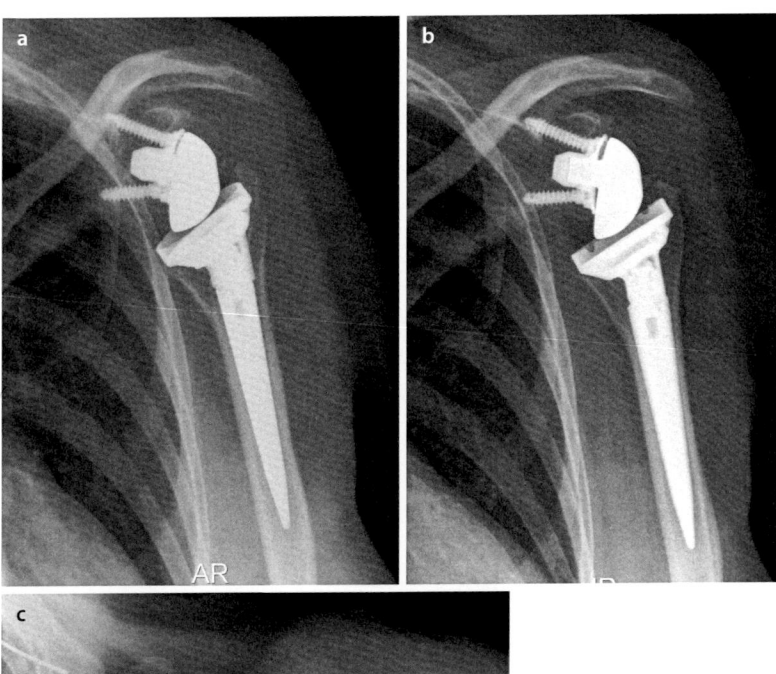

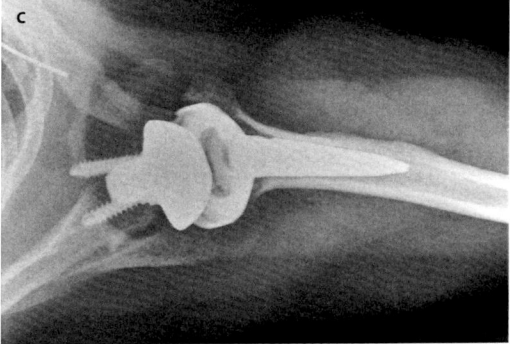

45

◘ **Abb. 45.6   a–c**
6 Monate postoperativ:
unverändert korrekte Lage
der Prothesenkomponen-
ten

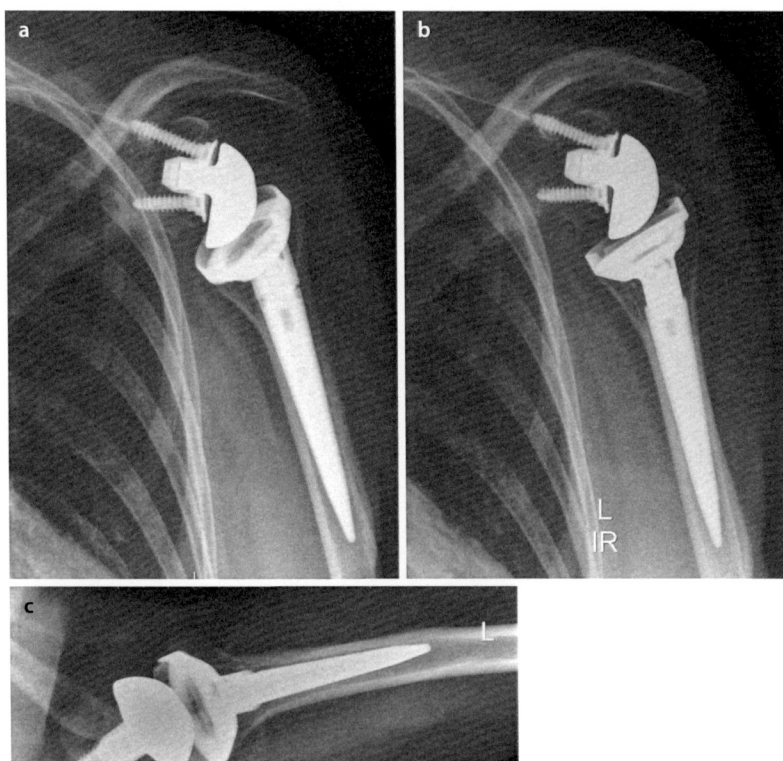

◻ Abb. 45.7   a–c 1 Jahr nach Prothesen-Implantation: korrekte Lage der Prothesenkomponenten

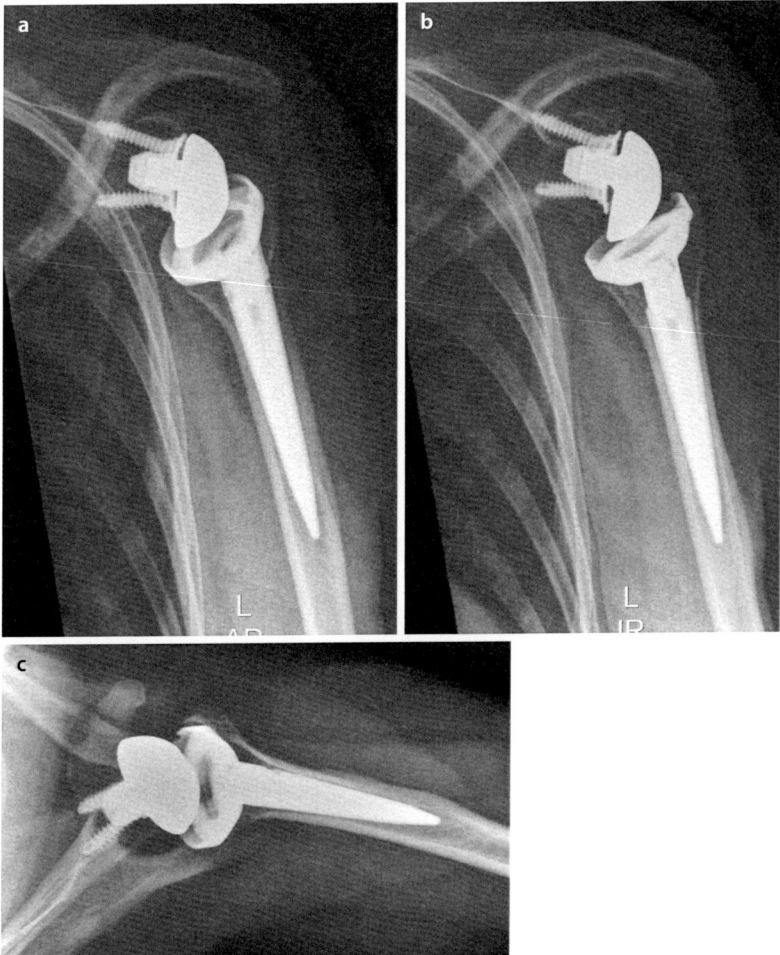

Posttraumatische chronische verhakte dorsale Schulterluxation links

© Springer-Verlag GmbH Deutschland, ein Teil von Springer Nature 2020
F. Moro et al. (Hrsg.), *Die proximalen Humerusfrakturen*,
https://doi.org/10.1007/978-3-662-60853-1_46

46

■ **Der Fall**

— Die 30-jährige Frau stürzt mit dem Fahrrad am 21.10.2011 in Bolivien. Eine radiologische Bildgebung findet in La Paz statt. Eine dorsale Schulterluxation links wird vermutet, die konservative Therapie ohne Reposition vorgeschlagen.

— Am 08.12.2011 findet die Erstkonsultation bei uns an der Klinik statt. Die linke Schulter ist blockiert, neurologisch finden sich keine Besonderheiten. Radiologisch zeigt sich eine verhakte, dorsale glenohumerale Luxation mit Impressionsfraktur des Humeruskopfes, glenoidseitig findet sich kein relevanter Knochendefekt (■ Abb. 46.1a–d). In der Computertomographie bestätigt sich die Impressionsfraktur des Humeruskopfes. Der anteromedial gelegene Defekt nimmt rund ¼ des Humeruskopfes ein (■ Abb. 46.2a–c).

— Am 14.12.2011, knapp 2 Monate nach dem Unfallereignis, findet die offene Schulterreposition links über einen deltoideopectoralen Zugang mit anteriorer Arthrotomie statt. Der anteromediale Humeruskopfdefekt wird mit einem trikortikalen Beckenspan und Spongiosa vom linken Beckenkamm entnommen aufgefüllt und mit zwei Headless-Compression-Schrauben fixiert. Die Osteosynthese des Tuberculum minus/-majus-Fragmentes erfolgt mit Drittelrohr-Doppelplatte (■ Abb. 46.3a–c). Postoperativ 0°-Abduktionsschiene für 4 Wochen mit begleitender Physiotherapie.

— 3 Monate nach dem Eingriff Zunahme der Schulterfunktion links mit Flexion und Abduktion bis ca. 100°. Radiologisch korrekte glenohumerale Zentrierung, Osteosynthesematerial stabil. Der interponierte Beckenspan ist inkorporiert (■ Abb. 46.4a–c).

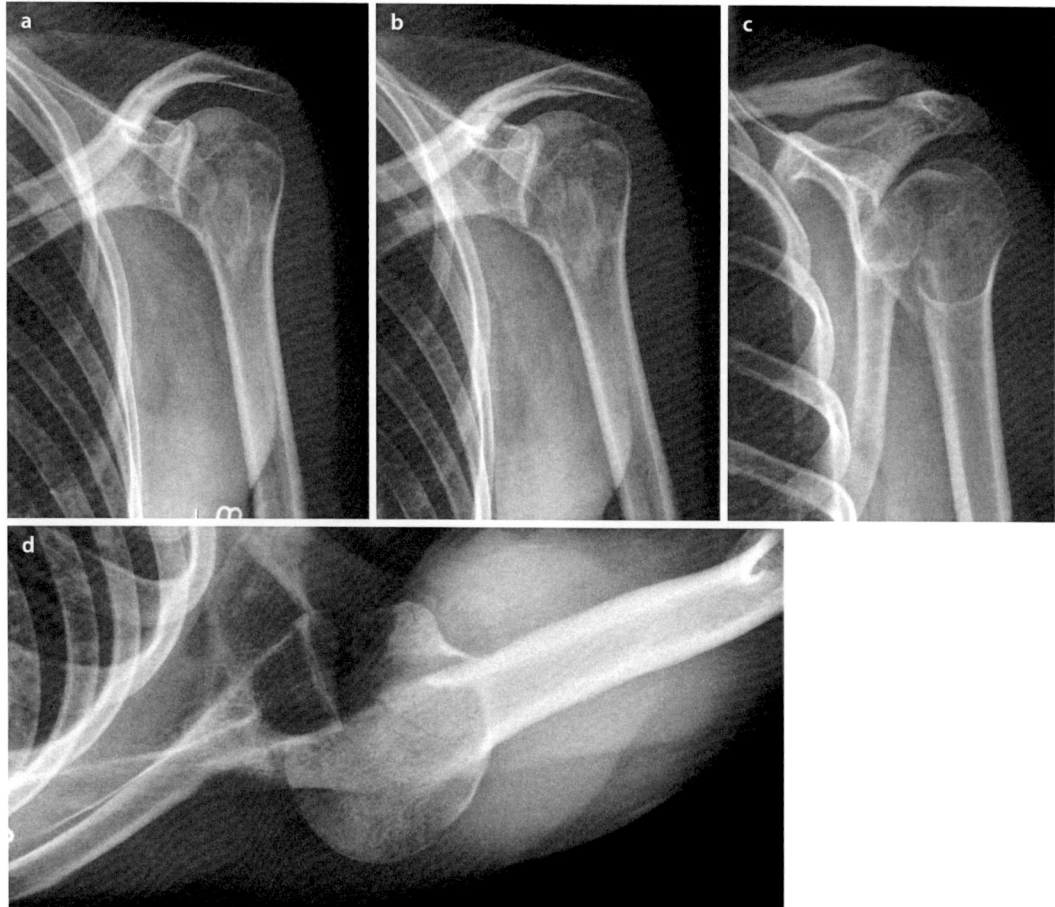

■ **Abb. 46.1   a–d** Chronisch verhakte dorsale Schulterluxation

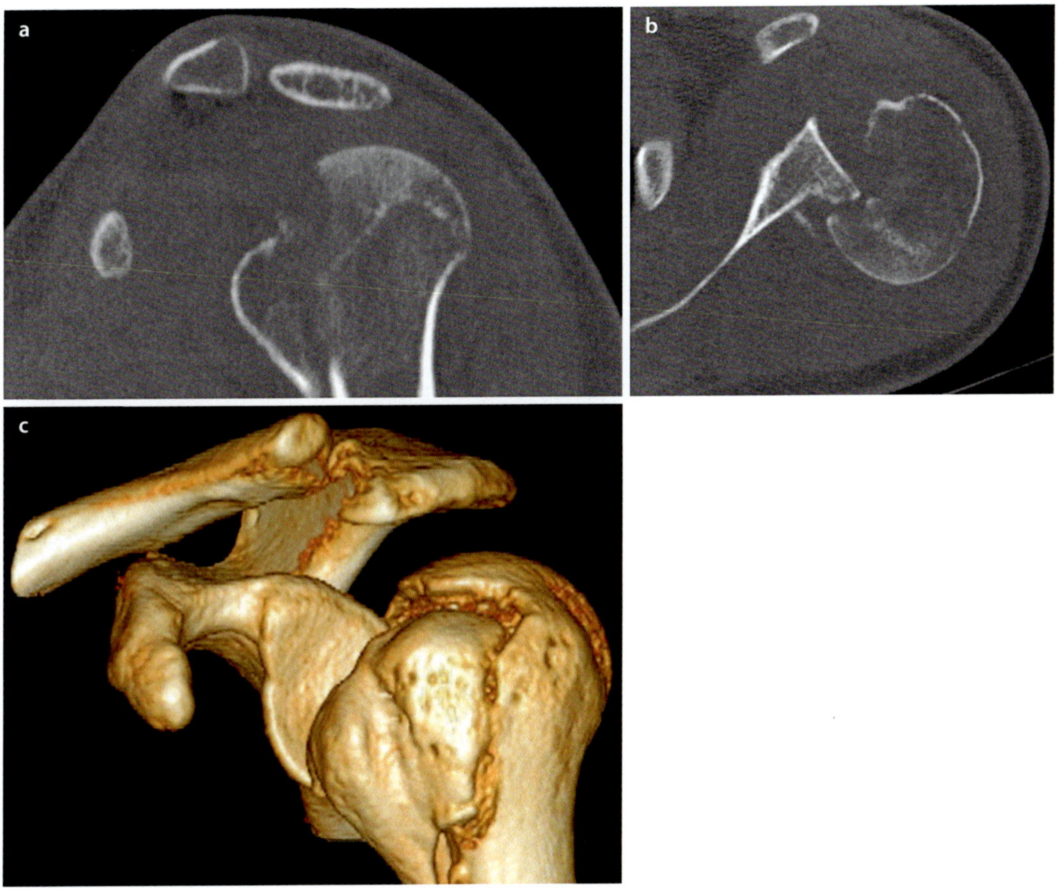

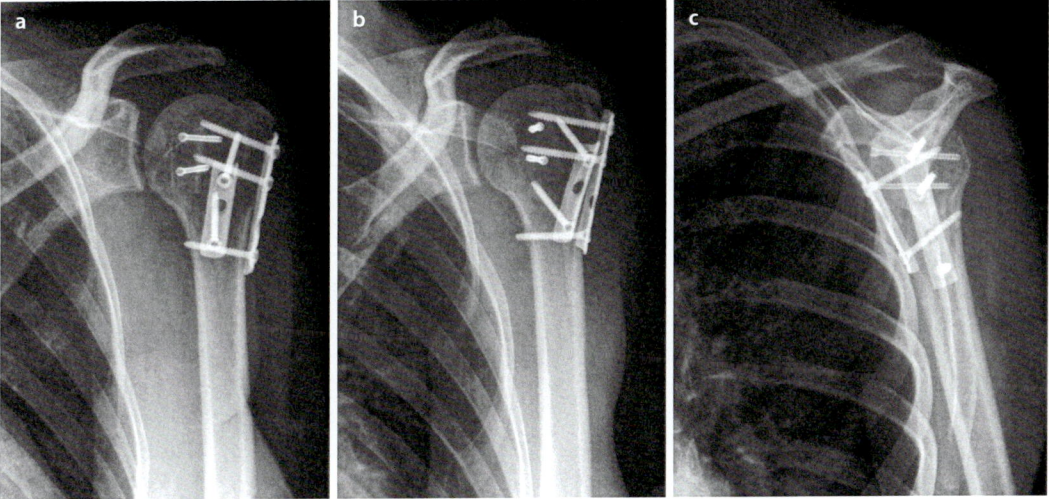

■ **Abb. 46.2** **a–c** CT präoperativ

■ **Abb. 46.3** **a–c** Status nach Reposition und osteosynthetischer Versorgung

◪ **Abb. 46.4   a–c**
3 Monate postoperativ:
interponierter Beckenspan
inkorporiert

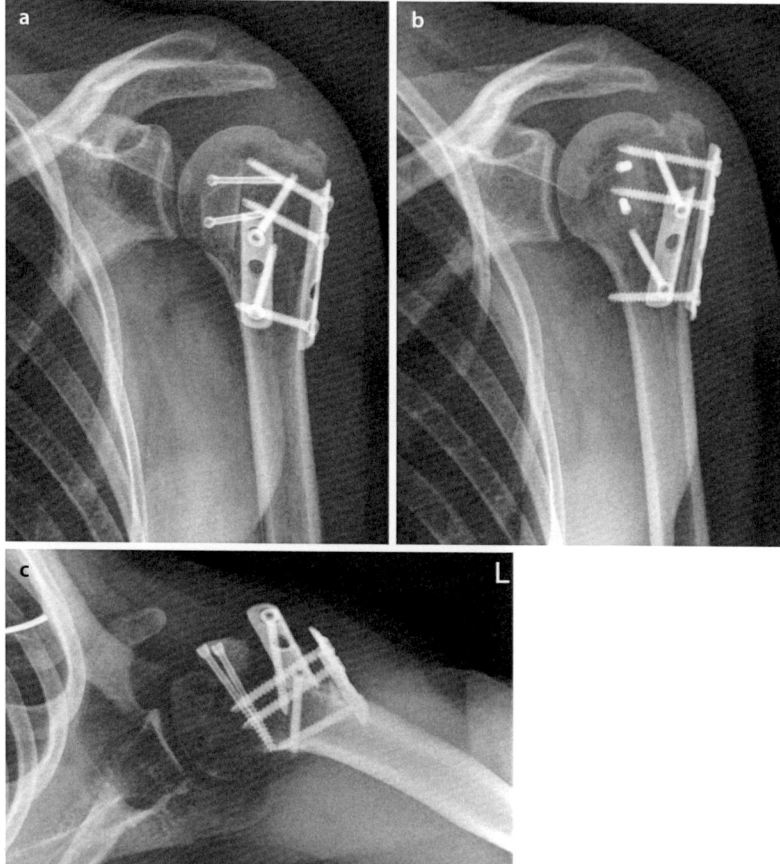

— 1 Jahr postoperativ ist die Patientin beschwerdefrei und arbeitet voll im angestammten Beruf. Die Schulterfunktion links hat sich weitgehend normalisiert. Ein subakromiales hörbares Reibephänomen bedingt durch die Plattenlage ist nicht schmerzhaft. Radiologisch liegt ein kongruenter Gelenkspalt vor, keine Anhaltspunkte für glenohumerale Arthrose. Das Osteosynthesematerial liegt reizlos in situ (◪ Abb. 46.5a–c). Die Frage der Osteosynthesematerialentfernung wird diskutiert. Die Patientin möchte vorerst zuwarten.

— 1½ Jahre nach dem Eingriff meldet sich die Patientin mit dem Wunsch der Osteosynthesematerialentfernung. Sie verspürt bei Abduktion des linken Armes über die Horizontale ein störendes Reibephänomen. Klinisch besteht eine symmetrische Schulterbeweglichkeit, links mit dem hörbaren Reiben. Radiologisch keine glenohumeralen Arthrosezeichen, korrekte Zentrierung in beiden

Ebenen, Osteosynthesematerial stabil, der Knochenspan ist eingeheilt (◪ Abb. 46.6a–c).

— Die Metallentfernung findet am 05.08.2013 unter Belassen der für die Fixation des trikortikalen Beckenspans eingebrachten versenkten Schrauben statt. In gleicher Sitzung wird eine Schulterarthroskopie links mit Lösen von intraartikulären Verklebungen, Bursektomie und Acromioplastik durchgeführt.

— 4 Monate nach Metallentfernung und Arthroskopie ist die Patientin bei seitengleicher Schultergelenksbeweglichkeit beschwerdefrei. Radiologisch liegen regelrechte Zentrierungsverhältnisse vor, keine posttraumatischen arthrotischen Veränderungen. Die Headless-Compression-Schrauben liegen korrekt in situ (◪ Abb. 46.7a–c).

— 6 Jahre nach Osteosynthese der komplexen hinteren verhakten Luxationsfraktur wird im Rahmen einer internen Qualitätskontrolle eine klinische und radiologische Kontrolle

◙ Abb. 46.5 **a–c** 1 Jahr postoperativ: kongruenter Gelenkspalt, keine Arthrosezeichen

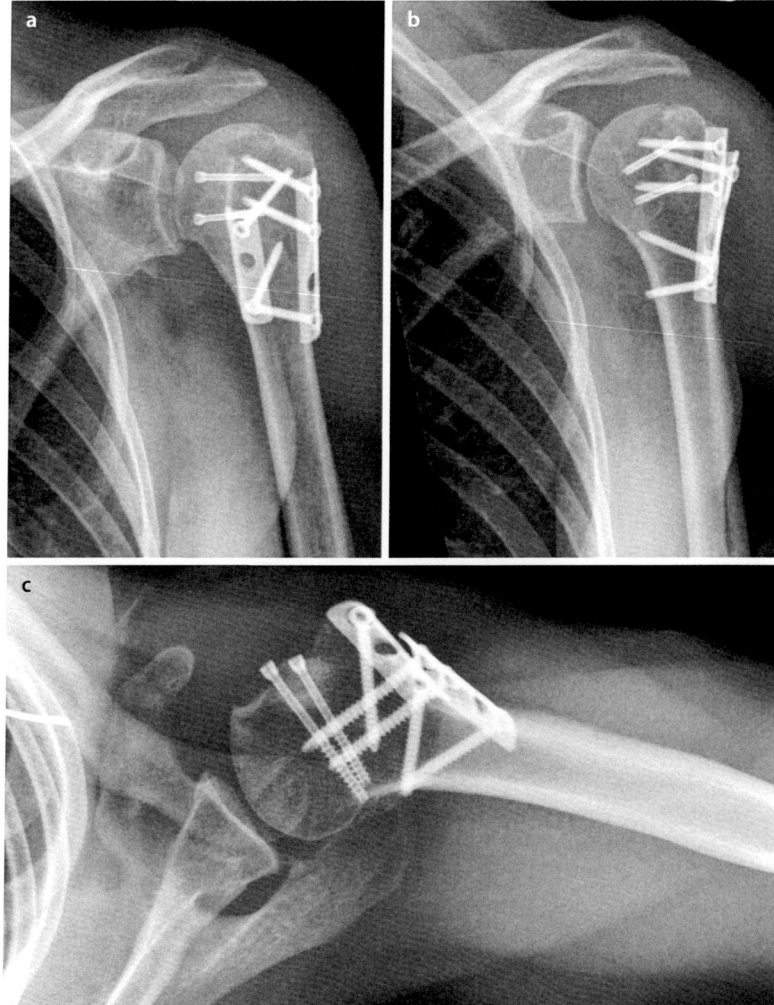

durchgeführt. Die Patientin weist gelegentlich noch leichte Verspannungsgefühle im linken Schultergürtel auf, ist im übrigen jedoch beschwerdefrei und voll arbeitsfähig. Radiologisch besteht eine korrekte Zentrierung glenohumeral links ohne nennenswerte Hinweise für posttraumatische arthrotische Veränderungen (◙ Abb. 46.8a–c). Die Behandlung wird abgeschlossen.

■ **Analyse**

Wiederum sind drei wichtige Kriterien zu beachten: Alter der Patientin, Dauer der Luxation und Defektgrösse am Humeruskopf. Bei dieser 30-jäh-

rigen Patientin liegt es nahe, kopferhaltend vorzugehen. Der anteromediale Defekt am Humeruskopf wird mit Autografts aufgefüllt, der interponierte Beckenspan mit zwei Kompressionsschrauben fixiert und die Osteosynthese der Tuberculafragmente durchgeführt, welche – resultierend aus der Impression des Humeruskopfes– zusätzlich frakturiert waren.

Wir denken, dass nach Möglichkeit Langzeitbeobachtungen erfolgen sollten. Bei dieser jungen Patientin wurde die letzte Nachkontrolle 6 Jahre nach Primärversorgung vorgenommen. Funktionell konnten wir ein erfreuliches Resultat erreichen.

■ **Abb. 46.6   a–c**
1½ Jahre postoperativ:
stabiles Osteosynthesema-
terial, Knochenspan
eingeheilt

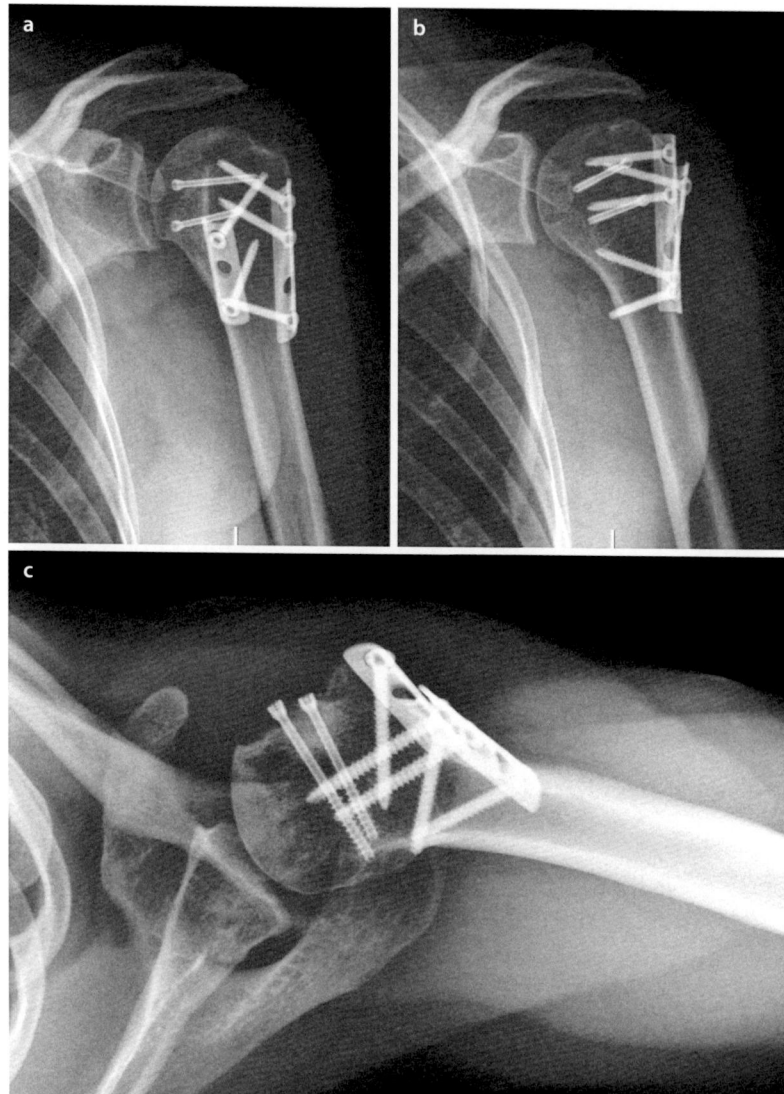

◘ **Abb. 46.7** **a–c** Status
4 Monate nach Metallent-
fernung: korrekte
Zentrierung, HCS-Schrau-
ben in situ

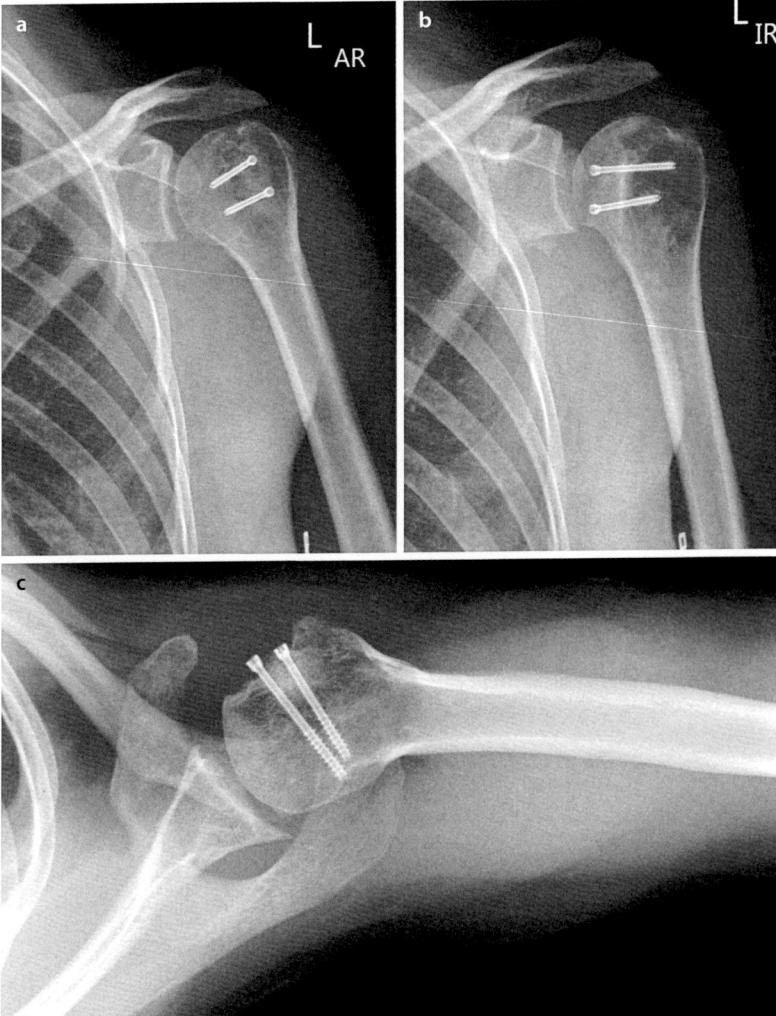

46

■ **Abb. 46.8** **a–c** 6 Jahre nach Osteosynthese keine Hinweise für Humeruskopf-nekrose

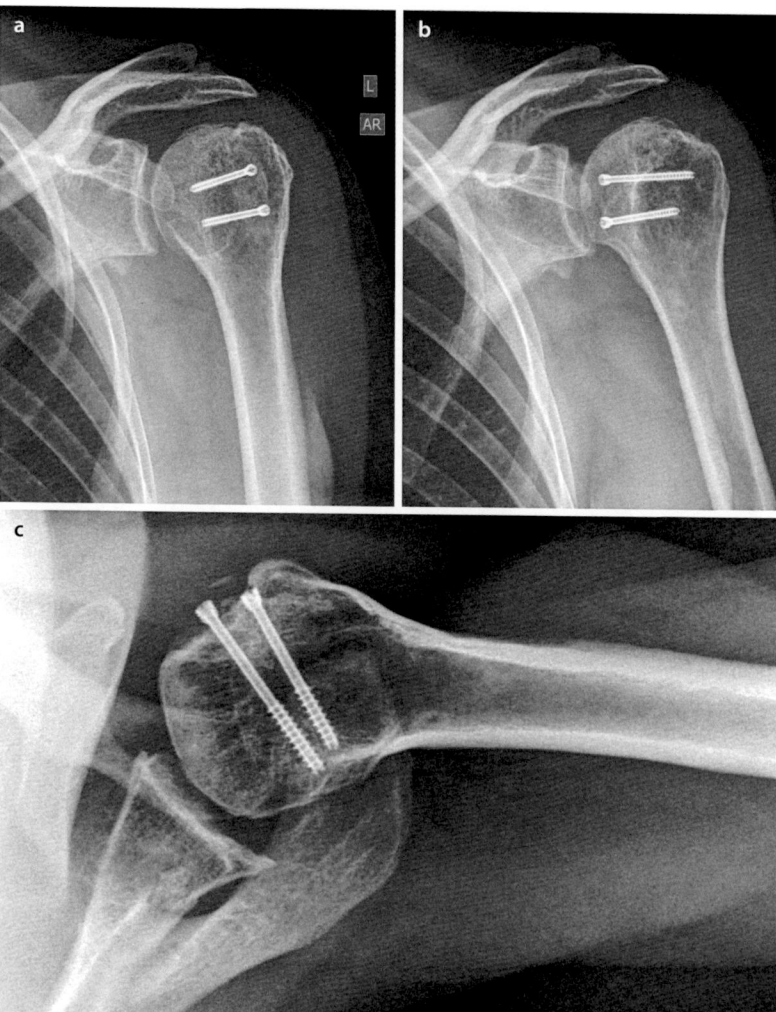

Status nach ventrokaudaler Schulterluxation mit mehrfragmentärer Tuberculum majus- und minus-Fraktur sowie ossärer Bankartläsion rechts

© Springer-Verlag GmbH Deutschland, ein Teil von Springer Nature 2020
F. Moro et al. (Hrsg.), *Die proximalen Humerusfrakturen*,
https://doi.org/10.1007/978-3-662-60853-1_47

47

■ **Der Fall**

— Der 45-jährige Mann stürzt am 04.01.2013 beim Skifahren mit relativ hoher Geschwindigkeit auf seine rechte Schulter und zieht sich dabei eine ventrokaudale Schulterluxation rechts mit ossären Zusatzverletzungen zu (◘ Abb. 47.1a, b). Die Reposition erfolgt an einem auswärtigen Krankenhaus (◘ Abb. 47.2a–c). Die Überweisung an unsere Klinik zur Weiterbehandlung geschieht auf Wunsch des Patienten.

— Wir sehen den Patienten am 08.01.2013. Schmerzbedingt deutlich eingeschränkte Schulterbeweglichkeit rechts. N. axillaris klinisch intakt. Die zusätzlich veranlasste computertomographische Untersuchung bestätigt die Komplexität des Fraktursystems (◘ Abb. 47.3a–c). Die Indikation zur chirurgischen Sanierung ist gegeben.

— Am 15.01.2013 wird nach diagnostischer Arthroskopie mit Tenotomie der langen Bizepssehne die Platten- und Schraubenosteosynthese der mehrfragmentären Tuberculafrakturen durchgeführt. Zusätzlich erfolgt der anteriore Glenoidrandaufbau mit Beckenspan und Fixation mit zwei 2,4 mm-Kortikalisschrauben (◘ Abb. 47.4a–c).

— 6 Wochen nach dem Eingriff ist der Patient nach eigenen Angaben beschwerdefrei. Die Physiotherapie erbrachte eine Schulterfunktion rechts Flexion/Abduktion von je 80°, bei Aussen-/ Innenrotation in Neutralstellung von 50/0/70°. Radiologisch zeigt sich stabiles Osteosynthesematerial bei sich abzeichnender Konsolidierung der Frakturen. Im Bereiche des Glenoids zeichnet sich eine Integration des angelagerten Beckenspans ab (◘ Abb. 47.5a–c). Die Physiotherapie wird weitergeführt bei Freigabe der Bewegungsamplitude.

— 1 Jahr postoperativ ist die Schulterfunktion rechts frei und symmetrisch. Radiologisch

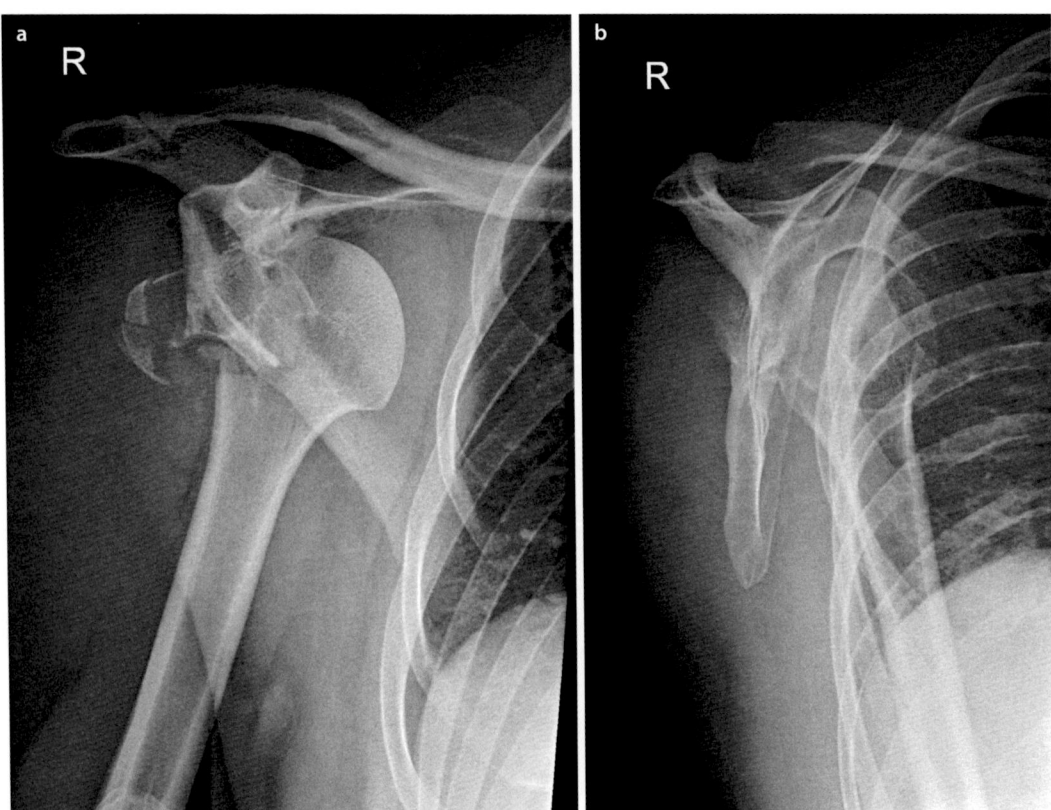

◘ **Abb. 47.1   a, b** Ventrokaudale Schulterluxation mit ossären Zusatzverletzungen

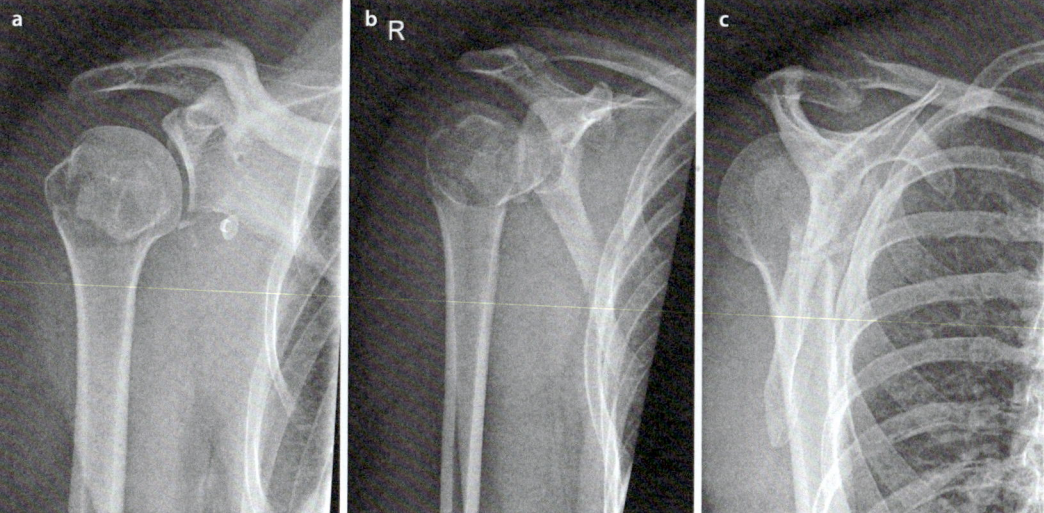

○ **Abb. 47.2**   a–c Status nach Reposition

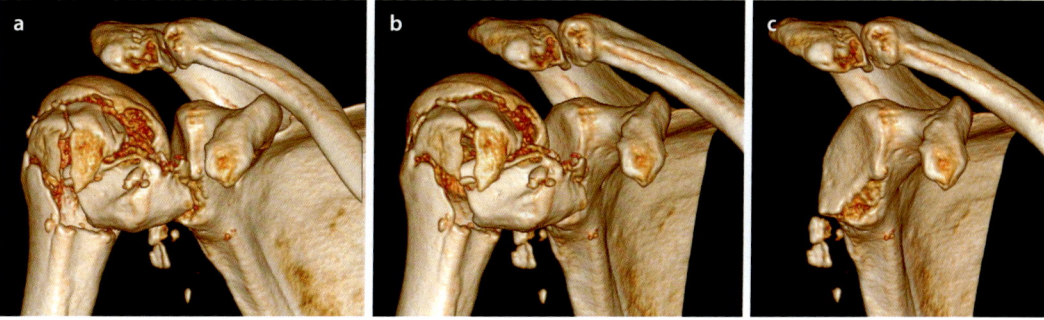

○ **Abb. 47.3**   a–c CT präoperativ

sind die Frakturen konsolidiert. Früh-posttraumatische arthrotische Veränderungen sind nicht vorhanden (○ Abb. 47.6a–c). In Anbetracht des jungen Alters des Patienten empfehlen wir die Metallentfernung.

— Am 08.05.2014 findet die Metallentfernung bei gleichzeitiger Narbenkorrektur an der rechten Schulter statt. Eine klinische Kontrolle 6 Wochen nach dem Zweiteingriff zeigt eine subjektiv und objektiv ideale Situation.

▪ **Analyse**

Das besondere Interesse bei diesem Fall liegt in den beidseitigen mehrfragmentären Tuberculaf-rakturen mit grossem Tuberculum minus-Fragment und zusätzlich mehrfragmentärer Gle-noidrandfraktur. Bei genauer Betrachtung der 3D-computertomographischen Bilder – siehe

○ Abb. 47.3c – zeigen sich kleine Fragmente am anteroinferioren Glenoidrand. Deshalb haben wir den Eingriff in Beckenspanbereitschaft geplant, den Patienten entsprechend aufgeklärt. Eine suffiziente Fixation dieser kleinen Fragmente ist technisch kaum möglich. Die Indikation zur gleichzeitigen Behandlung auch des Glenoids ist hier bedingt durch die Grösse des anteroinferioren Defektes klar gegeben. Intraoperativ bestätigt sich der Tatbestand. Die kleinen Fragmente des Glenoids waren nicht suffizient zu reponieren, geschweige denn zu fixieren. Deshalb wurde ein bikortikaler Beckenspan in der modifizierten Eden-Hybinette-Technik angebracht, dies im Sinne einer Glenoidrand-Augmentation. Die Fixation erfolgte mit zwei Schrauben. Das Containment des Glenoids wurde so rekonstruiert und zusätzlich wurde auch der Kapsel-Limbus-Defekt

◘ **Abb. 47.4   a–c** Status nach Osteosynthese

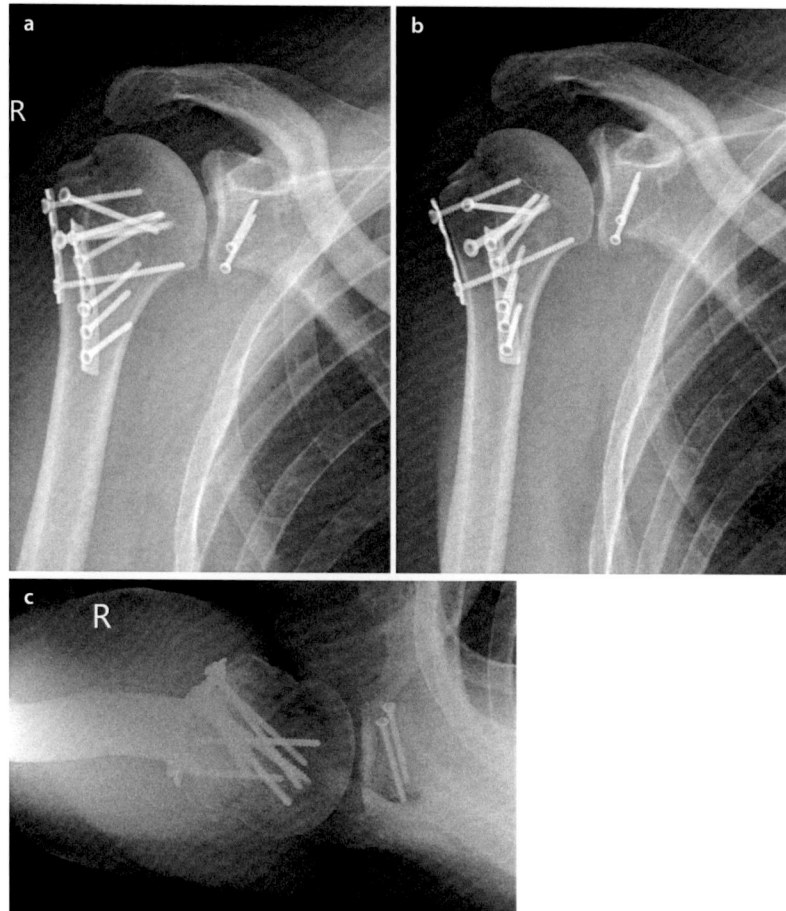

repariert. Die Tuberculafragmente wurden mit zwei Viertelrohrplatten fixiert. Zusätzlich wurden 2,7 mm Schrauben einzeln eingebracht.

Wir empfehlen bei der Behandlung solcher Luxationsfrakturen gleichzeitig eine Arthroskopie zur Bilanzierung der chondralen Abscherverletzung am Glenoid und gleichzeitig auch zur Beurteilung des langen Bizepssehnen-Ankers. Hier erfolgte eine Tenotomie bei zusätzlich vorhandener SLAP-Läsion.

Um in das Gelenk zu gelangen, wurde eine Arthrotomie mit Absetzung der Subskapularissehne durchgeführt. Das hier vorliegende Frakturmuster ist nicht selten und in dessen Behandlung aufwendig. Selten lassen sich Luxationsfrakturen auch konservativ behandeln. Voraussetzung hierfür ist das Sich-Wiedereinpassen der Tubercula nach der Reposition, kleine ossäre Bankartläsionen ohne wesentliche Dislokation und radiologisch zentriertes Gelenk.

◘ **Abb. 47.5   a–c**
6 Wochen postoperativ:
beginnende Konsolidie-
rung der Frakturen

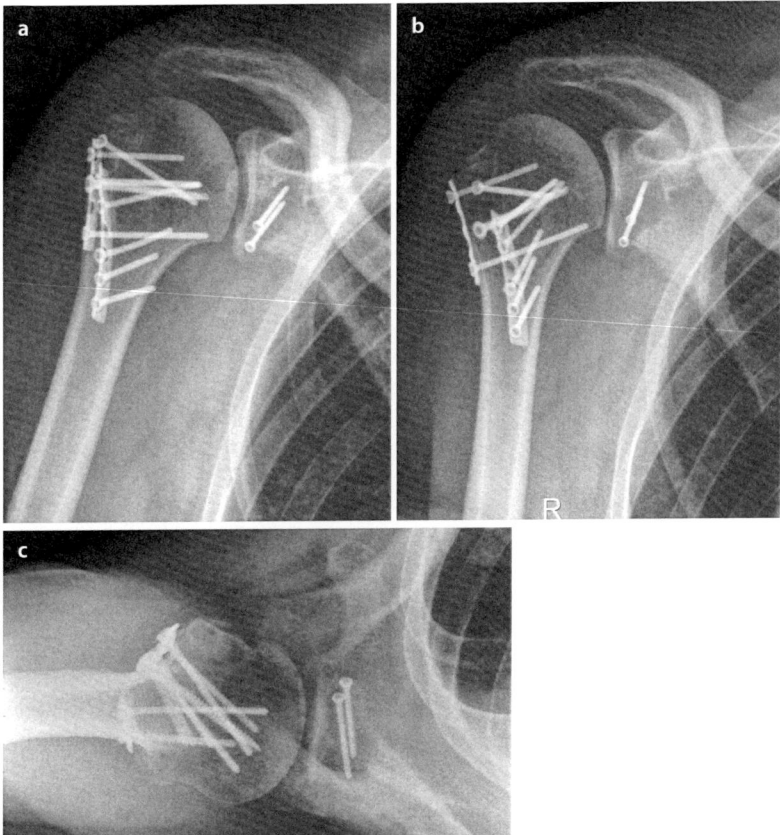

47

■ **Abb. 47.6   a–c** 1 Jahr
postoperativ: Frakturen
konsolidiert, Beckenspan
integriert

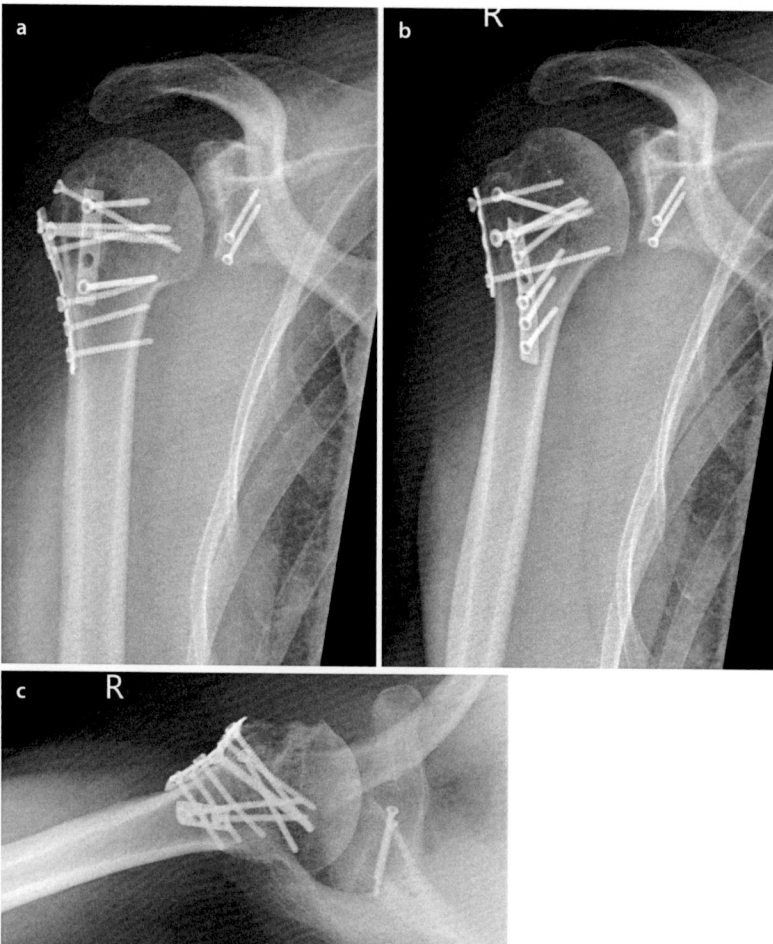

Verhakte hintere Humeruskopf-Luxationsfraktur mit Fraktur des Tuberculum majus und minus sowie Impression des antero-medialen Humeruskopfes

48

■ **Der Fall**

— Am 04.05.2014 erleidet der 52-jährige Mann einen Elektrounfall in Indonesien mit beidseitiger hinterer Schulterluxation. Links ist Selbstreposition möglich, rechts persistiert der Befund. Der Patient meldet sich am 19.05.2014 an unserer Klinik wegen der schmerzhaften Schulterblockade rechts. Es zeigt sich eine massiv eingeschränkte Schulterbeweglichkeit rechts bei unauffälliger Neurologie. Die Röntgenbilder vom 19.05.2014 dokumentieren eine verhakte hintere Humeruskopf-Luxationsfraktur mit Fraktur der Tubercula und Impression des antero-media-

len Humeruskopfes (❏ Abb. 48.1a–d) mit Bestätigung der Befunde in der Computertomographie (❏ Abb. 48.2a, b).

— Die Intervention erfolgt am 23.05.2014: Offene Reposition des verhakten hinteren Humeruskopfes durch ausgedehnte Capsulotomie und Adhäsiolyse, Osteosynthese der Tubercula-Frakturen mit Drittel- und Viertelrohrplättchen und isolierten Kortikalisschrauben, Depression des Humeruskopfes und Auffüllen mit autologer Spongiosaplastik sowie Auffüllen des antero-medialen Defektes mit trikortikalem Allograftspan (❏ Abb. 48.3a, b). Postoperativ 0°-Abduktionsschiene für ca. 4 Wochen.

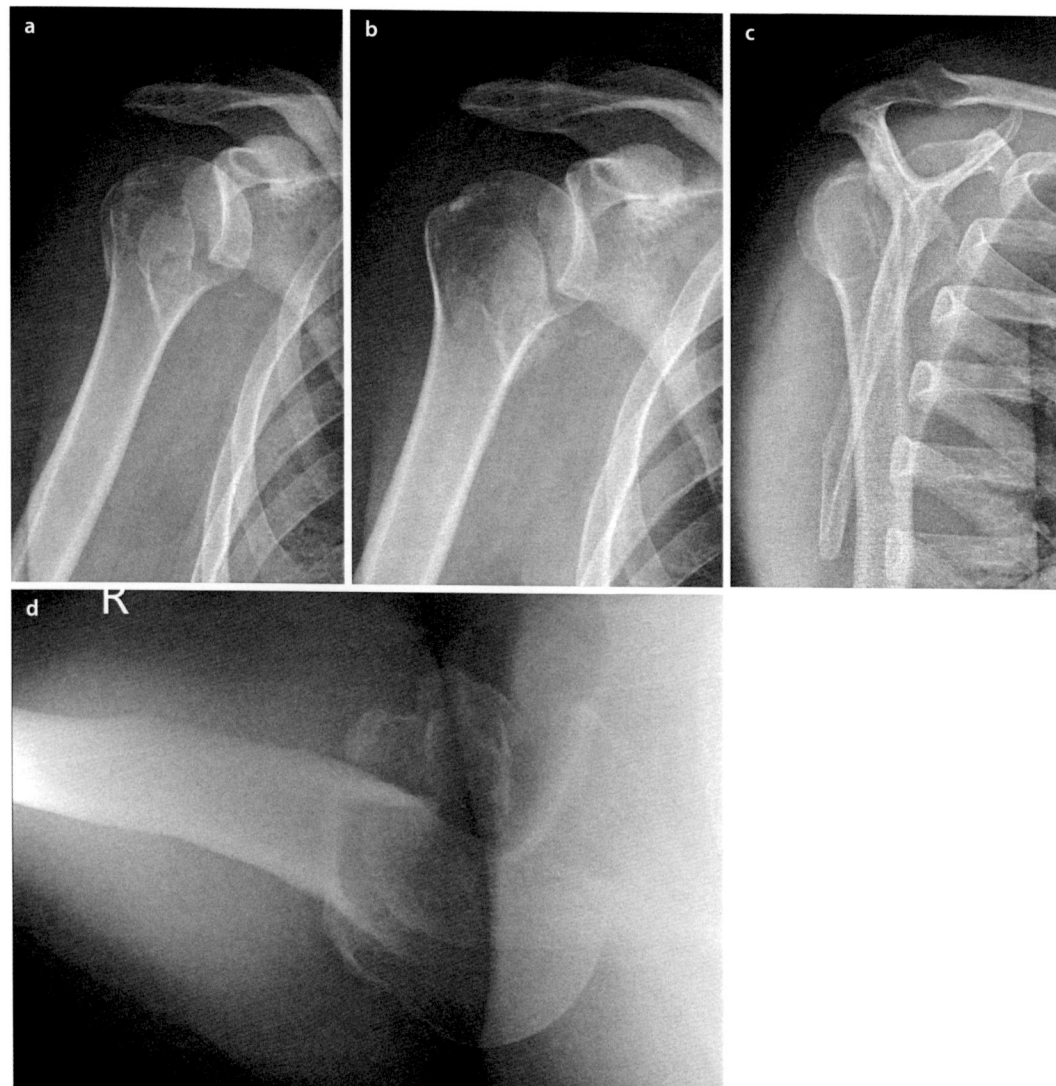

❏ **Abb. 48.1**   **a–d** Verhakte hintere Humeruskopf-Luxationsfraktur mit Fraktur der Tubercula

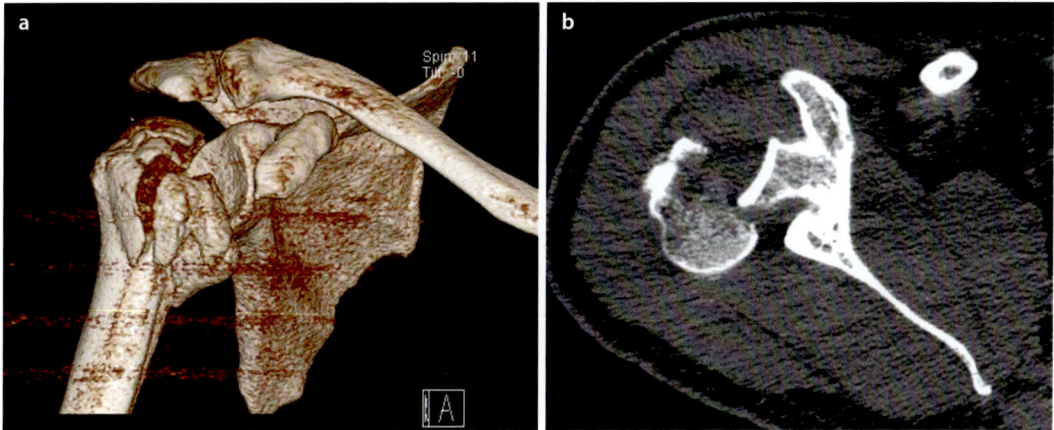

◨ **Abb. 48.2**   **a, b** Bestätigung der Befunde präoperativ im CT

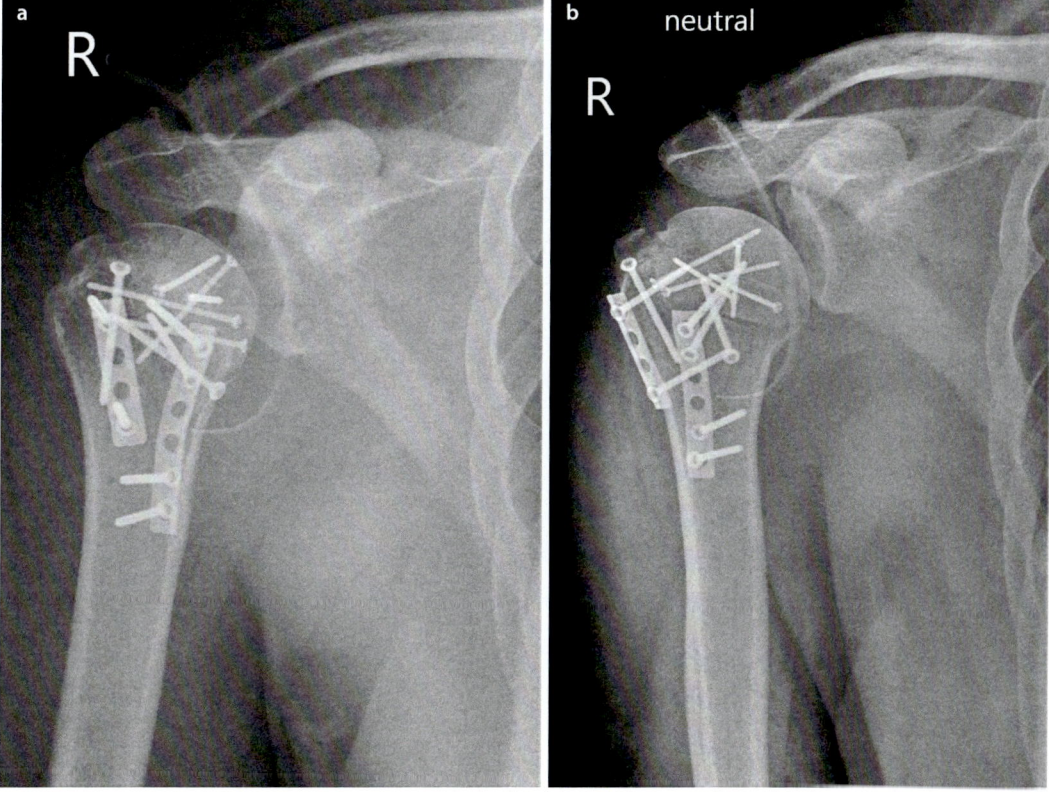

◨ **Abb. 48.3**   **a, b** Situation unmittelbar postoperativ

48

◘ **Abb. 48.4   a–c**
2 Wochen nach Intervention: korrekte Zentrierungsverhältnisse

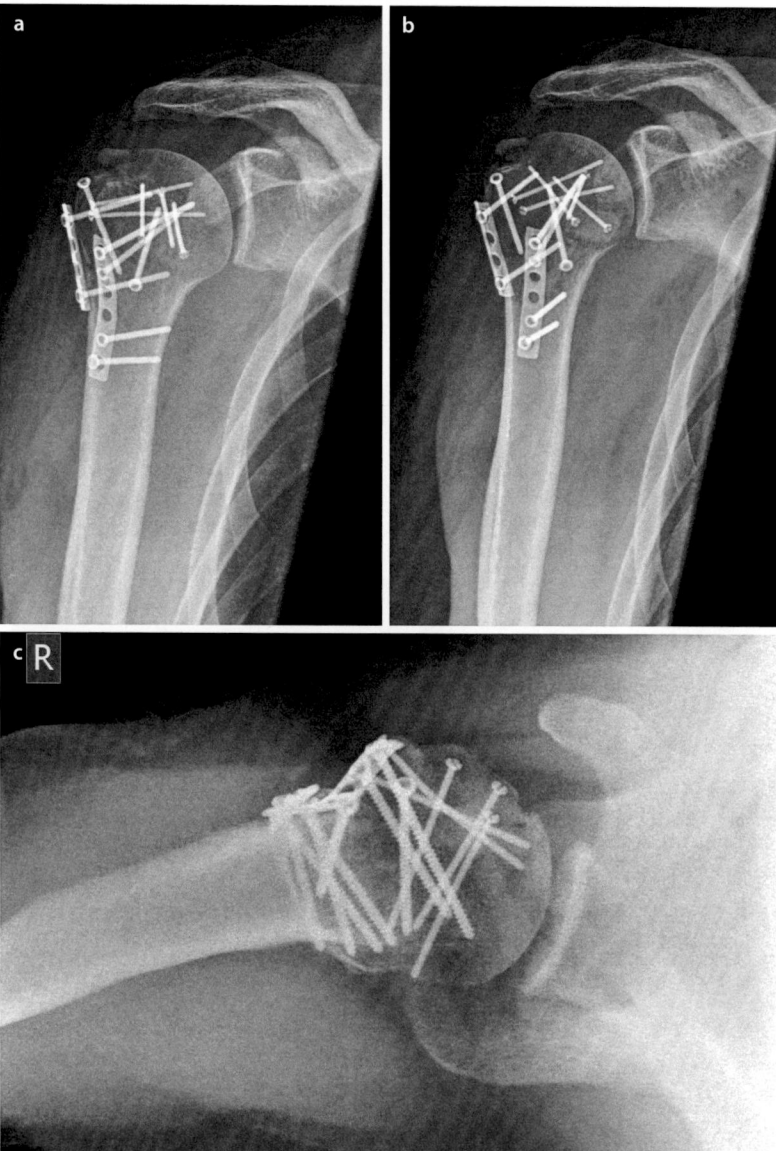

- 2 Wochen nach dem Eingriff zeigt sich ein korrekter Verlauf. Die Schultergelenksbeweglichkeit ist noch entsprechend eingeschränkt bei gut ansprechender Deltoidmuskulatur. Radiologisch besteht regelrechte Lage des Osteosynthesematerials mit korrekten Zentrierungsverhältnissen in sämtlichen Projektionen (◘ Abb. 48.4a–c). Die 0°-Abduktionsschiene wird noch für weitere 2 Wochen getragen bei passiver Mobilisation.
- Weitere klinische und radiologische Kontrollen beim Operateur finden nach 6 Wochen, 3 Monaten und 6 Monaten statt. Anlässlich

der Halbjahreskontrolle besteht eine weitgehend normalisierte Schulterbeweglichkeit rechts bei noch verminderter Abduktionskraft.
- 1½ Jahre nach der Intervention ist der Patient beschwerdefrei bei praktisch seitengleicher Schulterbeweglichkeit. Radiologisch liegt das Osteosynthesematerial reizlos in situ. Die Kopfkonfiguration ist erhalten ohne Hinweise auf sekundären Kollaps, keine Zeichen für eine Subluxationsstellung (◘ Abb. 48.5a–c).
- 2½ Jahre postoperativ ist die Schulterbeweglichkeit rechts schmerzfrei und symmetrisch.

☐ **Abb. 48.5** a–c
1½ Jahre postoperativ:
erhaltene Kopfkonfigura-
tion, keine Hinweise auf
sekundären Kollaps

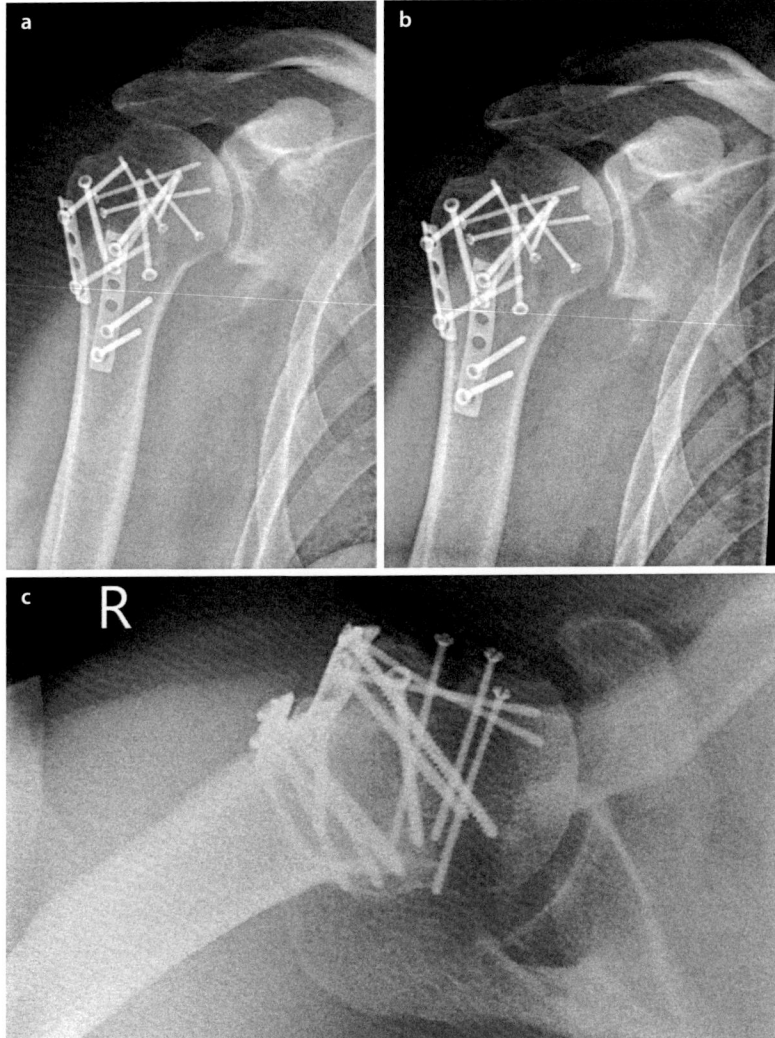

Der Jobe-Test ist rechts angedeutet positiv mit verminderter Abduktionskraft als Hinweis auf eine Rotatorenmanschetten-Insuffizienz, die sich klinisch jedoch nicht manifestiert. Radiologisch liegt das Osteosynthesematerial weiterhin in situ, die Kopfkonfiguration ist erhalten ohne Hinweise für einen sekundären Kollaps. Auf der Innenrotationsaufnahme zeigt sich ein kleines subakromial liegendes Knochenfragment, einem Tuberculum majus-Fragment entsprechend (☐ Abb. 48.6a–c). Weitere Kontrollen sind nicht vorgesehen.

■ **Analyse**

Die Luxationsfrakturen entstehen in der Regel durch eine Krafteinwirkung auf den adduzierten flektierten und innenrotierten Arm. Für die post-erioren Luxationsfrakturen ist eine Assoziation mit epileptischen Anfällen oder Stromunfällen bekannt. Der anterior entstehende Substanzdefekt des Humeruskopfes – die sogenannte Malgaigne-Läsion – kann unterschiedlich ausgeprägt sein. Entscheidend für die Therapie sind die Grösse des Defektes, die Zeitdauer der bestehenden Luxation und das Alter des Patienten. Bei diesem jungen Patienten und bei noch zeitnahe zurückliegender Luxation haben wir uns für eine Humeruskopf-erhaltende Therapie entschieden mit anatomischer Rekonstruktion, Aufstösseln des Defektes und Defektfüllung mit Allograft. Trotz klinischer Rotatorenmanschetten-Insuffizienz bei positivem Jobe-Test und radiologisch dokumentierter Dislokation eines Tuberculum majus-Fragmentes konnten wir ein funktionell gutes Resultat errei-

48

◻ **Abb. 48.6   a–c**
2½ Jahre nach dem Eingriff:
korrekte Zentrierung,
kleines subakromial
liegendes Knochenfrag-
ment aus dem Tuberculum
majus

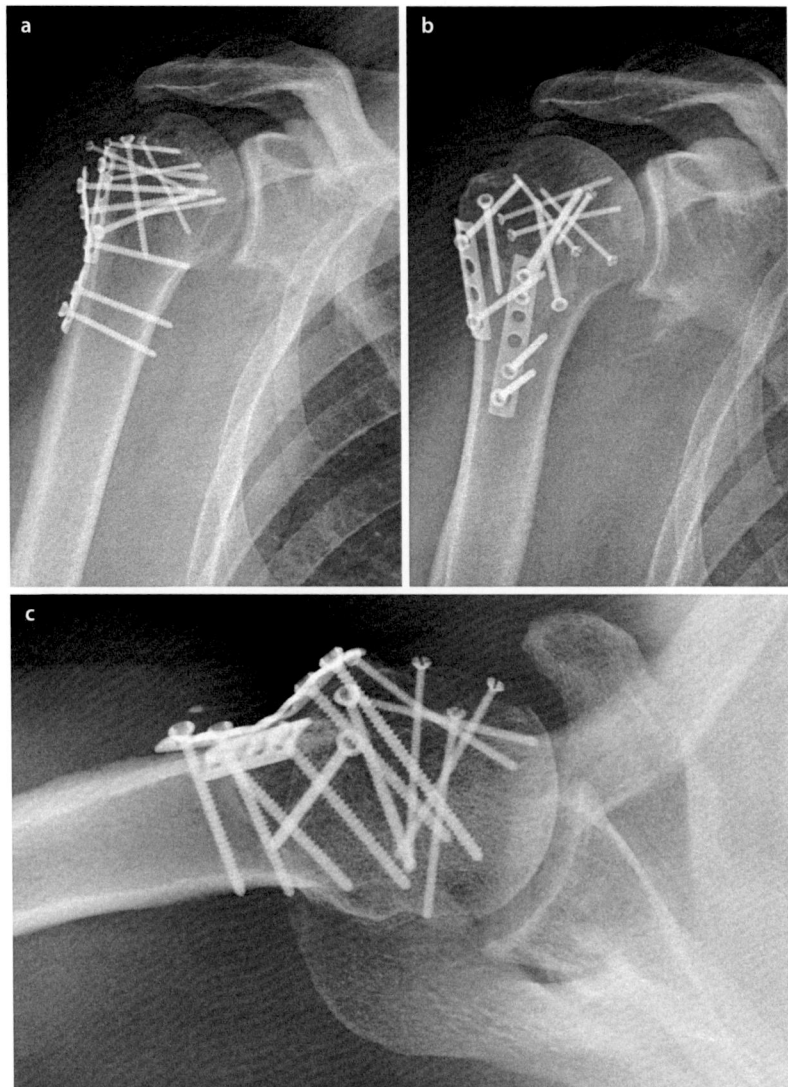

chen. Radiologisch bestehen 2½ Jahre nach Intervention keine Hinweise für eine Resorption des
verwendeten Allografts. Eine sekundäre Humeruskopfnekrose ist ebenfalls nicht eingetreten. Der
Aufwand ist bei solchen Verletzungen nicht uner-
heblich. Die zu erreichenden funktionellen Resultate sind in der Regel aber günstig.

Humeruskopf-Luxationsfraktur links mit Abrissfraktur des Tuberculum majus

49

■ **Der Fall**

— Der 72-jährige Mann stürzt am 22.03.2018 beim Skifahren und erleidet dabei eine vordere Schulterluxation mit Abrissfraktur des Tuberculum majus links. Erstversorgung mit Reposition und Ruhigstellung im Gilchrist-Verband durch den Unfallarzt (◘ Abb. 49.1a–c). Der Patient wird zur Weiterbehandlung an uns gewiesen.

— Am 03.04.2018 beurteilen wir den Patienten klinisch und radiologisch. Die linke Schulter ist schmerzbedingt immobilisiert. Der Nervus axillaris ist klinisch intakt. Die konventionellen Röntgenbilder zeigen eine deutliche Dehiszenz des Tuberculum majus bei Avulsionsfraktur desselben (◘ Abb. 49.2a–c). Die zusätzlich veranlasste Computertomographie

bestätigt den Befund. Es finden sich keine ossären Zusatzverletzungen (◘ Abb. 49.3a–d). Bei deutlicher Dislokation des Tuberculum majus stellen wir die Indikation zur chirurgischen Revision.

— Am 04.04.2018 erfolgt nach Schulterarthroskopie links mit Tenotomie der langen Bizepssehne die Osteosynthese der dislozierten Tuberculum majus-Fraktur mit einer 3-Loch 3,5 mm T-Platte und isolierten 2,0 mm-Kortikalisschrauben sowie die indirekte Zuggurtung mit PDS-Kordeln über eine separat eingebrachte Kortikalisschraube (◘ Abb. 49.4a–c). Postoperativ physiotherapeutisch geführte Rehabilitation.

— 6 Wochen postoperativ beträgt die Schulterfunktion links: Flexion/Abduktion 80°,

◘ **Abb. 49.1   a–c**
Humeruskopf-Luxationsfraktur mit Abrissfraktu des Tuberculum majus

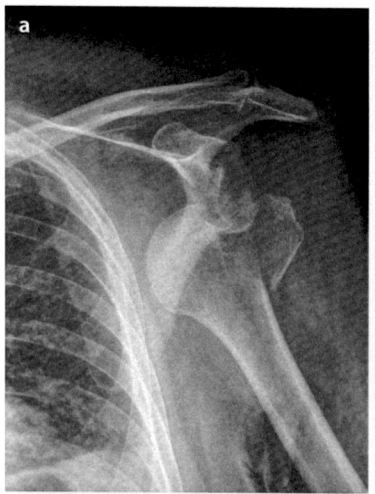
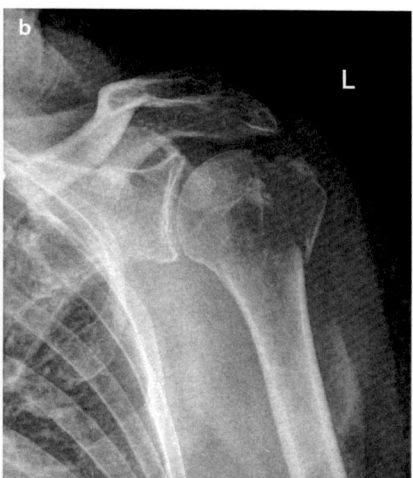
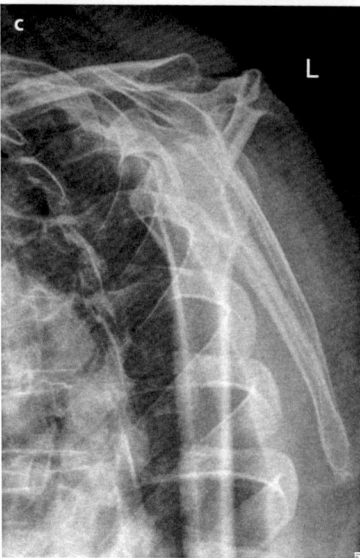

◘ Abb. 49.2 **a–c** Status nach Reposition mit deutlicher Dehiszenz des Tuberculum majus

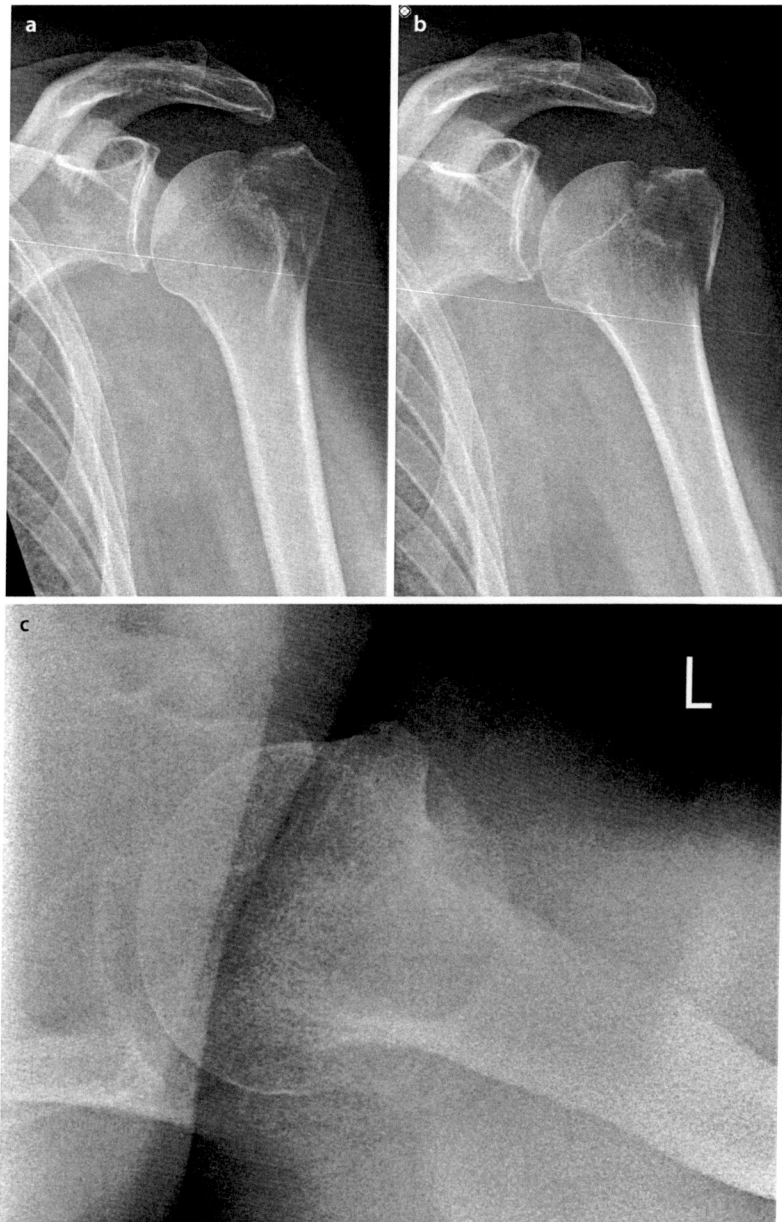

Aussen-/Innenrotation in Neutralstellung 10/5/50°. Radiologisch ist das Osteosynthesematerial stabil, keine Hinweise auf sekundäre Dislokation. Zunehmender Frakturdurchbau (◘ Abb. 49.5a–c). Die Physiotherapie wird weitergeführt bei Freigabe des Bewegungsausmasses.

— Knapp 6 Monate nach Osteosynthese hat sich die Schulterbeweglichkeit links weitgehend normalisiert. Der Patient ist beschwerdefrei. Radiologisch ist die Frakturheilung abgeschlossen, das Osteosynthesematerial

unverändert in regelrechter Lage (◘ Abb. 49.6a–c). Kräftigungsübungen werden verordnet.

— 1 Jahr postoperativ ist der Patient schmerzfrei und voll arbeitsfähig. Die Schulterfunktion links ist frei und symmetrisch. Die Röntgenkontrolle zeigt eine abgeschlossene Frakturheilung bei anatomischen Stellungsverhältnissen (◘ Abb. 49.7a–c). Eine Osteosynthesematerialentfernung ist nicht geplant. Weitere Verlaufskontrollen sind nicht mehr vorgesehen.

49

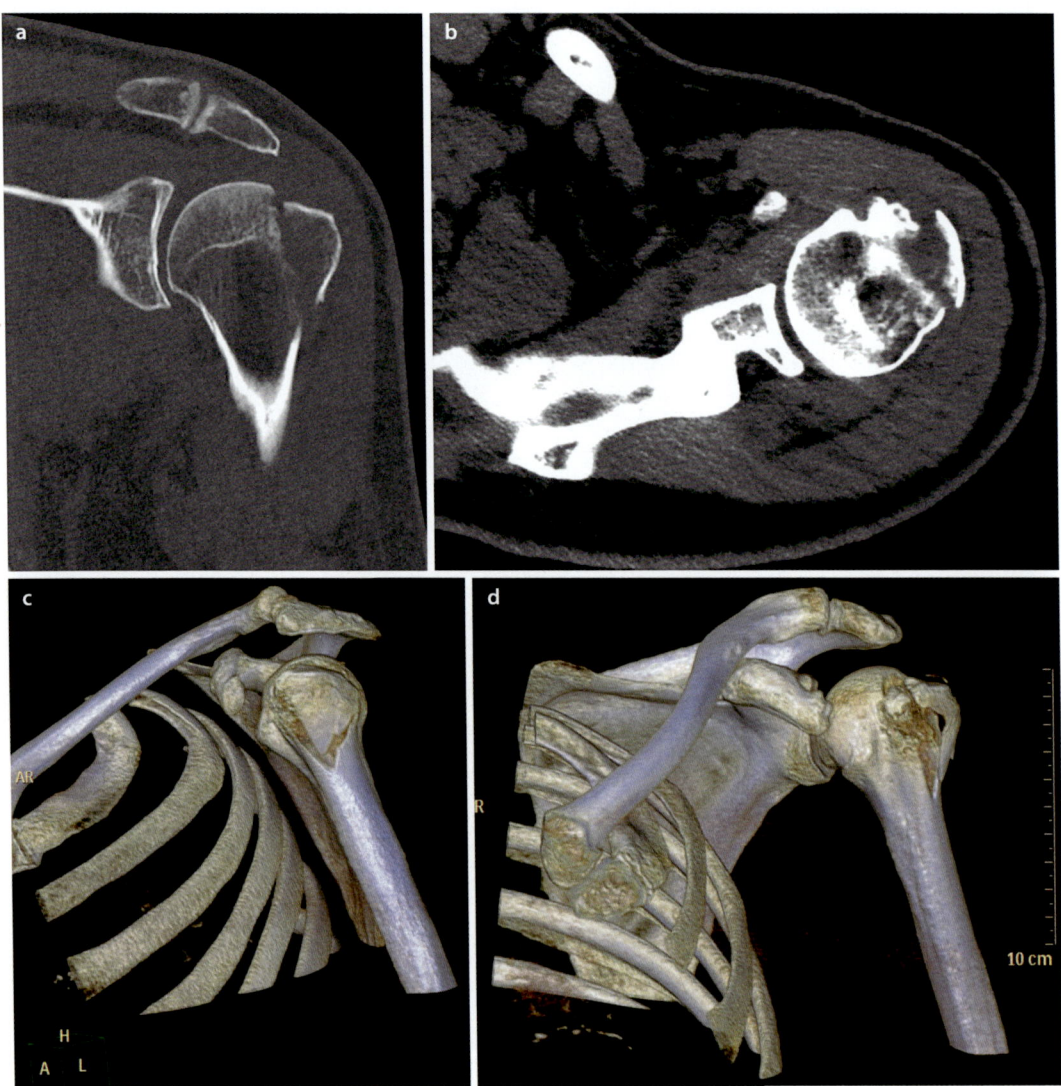

◻ **Abb. 49.3   a–d** CT präoperativ

■ **Analyse**

Die häufigste Entität der isolierten Tuberculum majus-Frakturen ist die ventro-kaudale Schulterluxation. Durch die Luxation kommt es zu einer Absprengung des Tuberculum majus. In der Regel adaptieren sich die Fragmente nach der Reposition weitgehend anatomisch, sodass sich keine operative Stabilisierung aufdrängt. Dies gilt nur für geringgradige Dislokationen. Bei grösseren Dislokationen wie hier ist die chirurgische Stabili-

sierung gegeben. Das grosse Fragment wird mit Platte abgestützt. Die kleineren Fragmente wurden zusätzlich mit Schrauben fixiert. Nach Möglichkeit sollte diese Fraktur anatomisch eingepasst werden. Eine leichte Überkorrektur kann akzeptiert werden. Das Argument des störenden Osteosynthesematerials kann durch eine korrekte Platzierung minimiert werden. In diesem Fall drängt sich eine Metallentfernung nicht auf.

☐ **Abb. 49.4**   **a–c** Status nach Osteosynthese

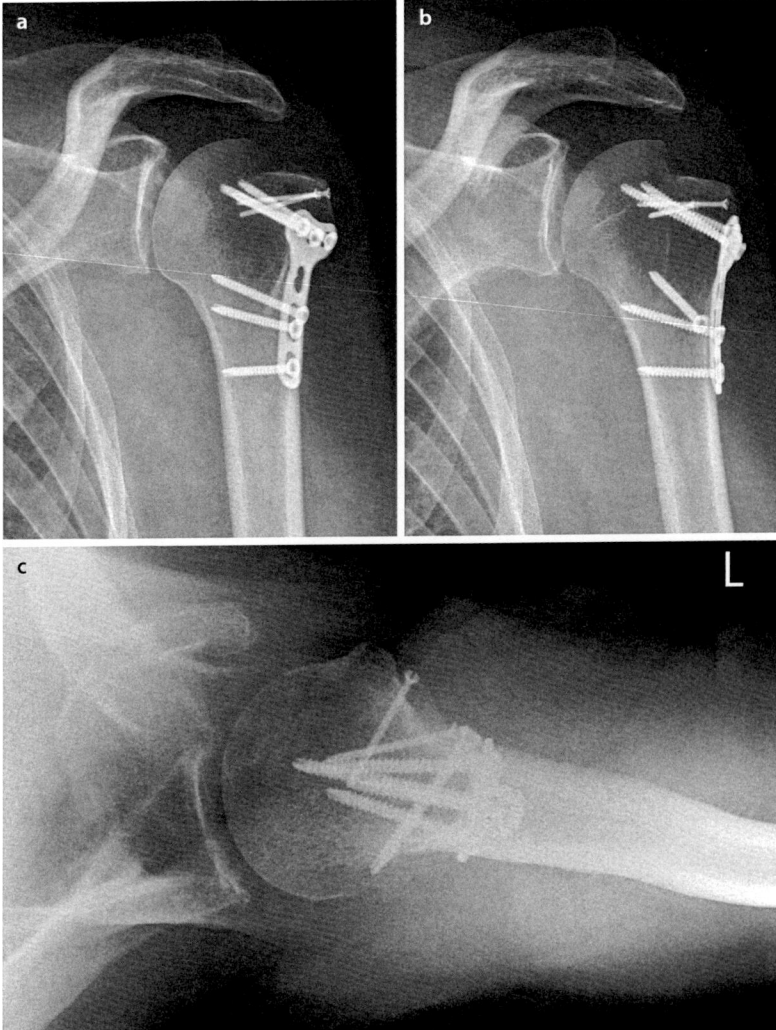

◘ Abb. 49.5 a–c
6 Wochen postoperativ:
keine sekundäre Disloka-
tion, zunehmender
Frakturdurchbau

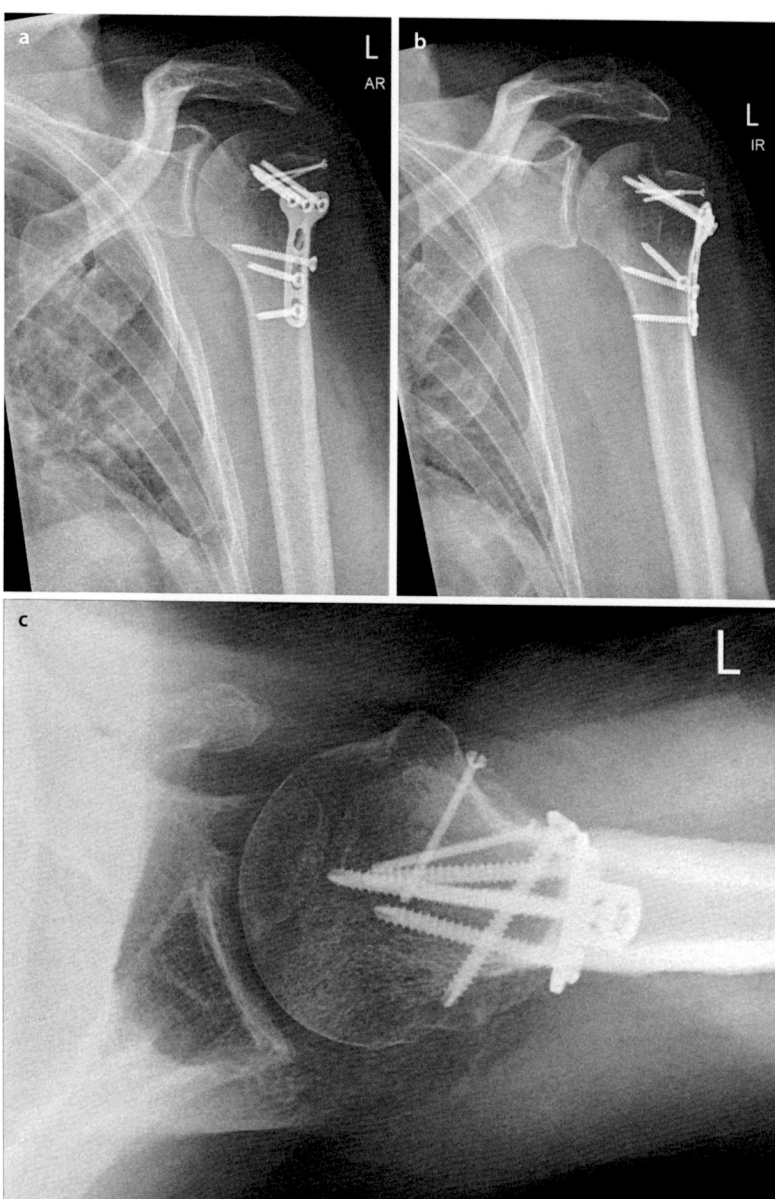

49

■ **Abb. 49.6   a–c**
6 Monate postoperativ:
Frakturheilung abgeschlossen, Osteosynthesematerial
stabil

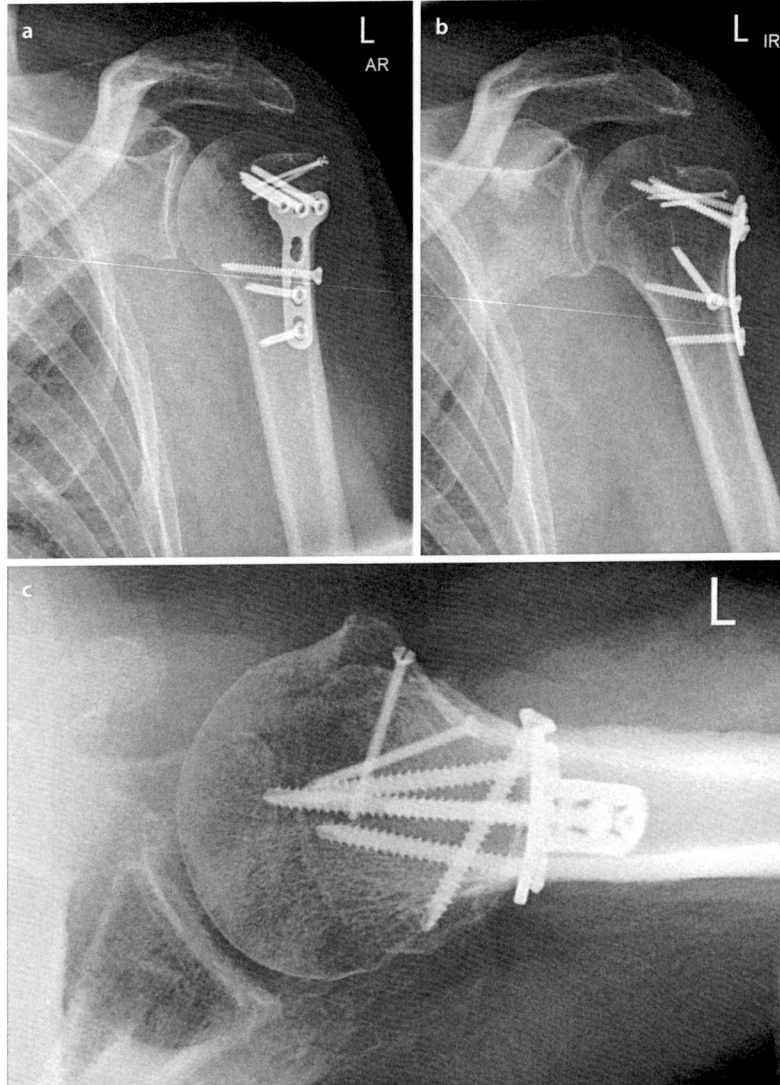

◘ Abb. 49.7   a–c 1 Jahr
postoperativ: anatomische
Stellungsverhältnisse bei
konsolidierter Fraktur

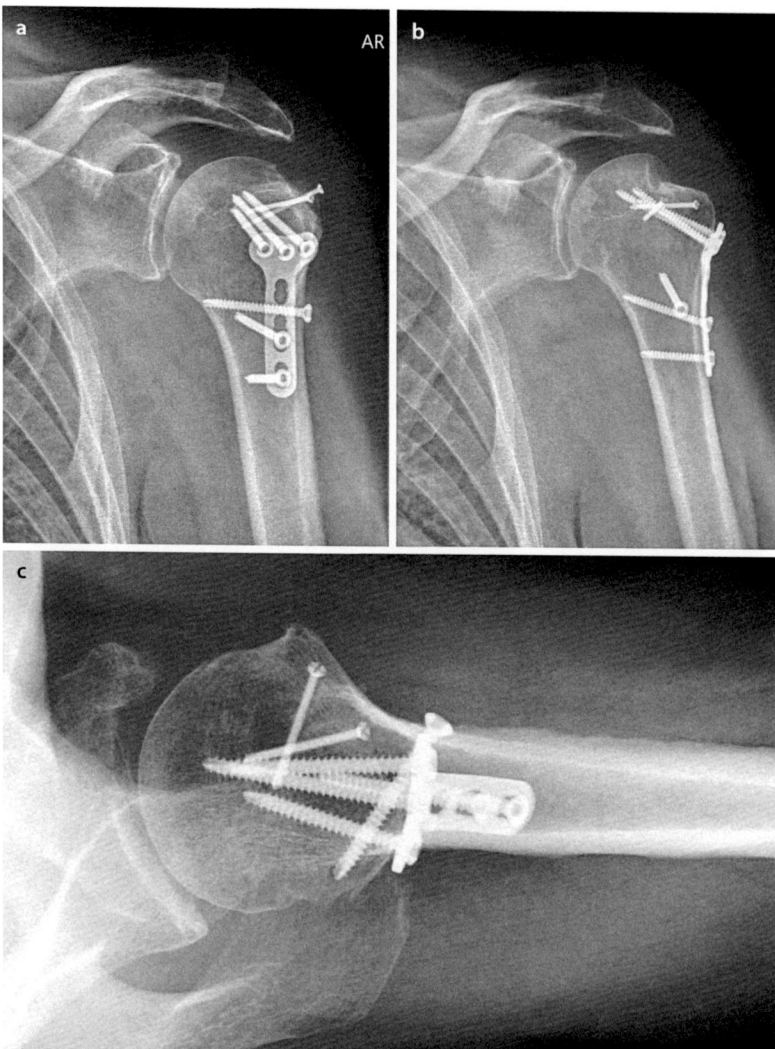

Mehrfragmentäre Humeruskopf-Luxationsfraktur rechts

© Springer-Verlag GmbH Deutschland, ein Teil von Springer Nature 2020
F. Moro et al. (Hrsg.), *Die proximalen Humerusfrakturen*,
https://doi.org/10.1007/978-3-662-60853-1_50

50

■ **Der Fall**

— Der 54-jährige Mann zieht sich bei einem Stolpersturz am 08.10.2018 eine Humeruskopf-Luxationsfraktur rechts zu (◘ Abb. 50.1a, b). Die Reposition erfolgt zeitnahe in einem peripheren Krankenhaus. Überweisung an uns zur Weiterbehandlung. Die zusätzlich durchgeführte Computertomographie bestätigt das Ausmass der ossären Läsionen (◘ Abb. 50.2a–e). Die Indikation zur operativen Versorgung ist gegeben. In Anbetracht des Alters des Patienten wird eine Rekonstruktion angestrebt. Über das unter Umständen intraoperativ möglich werdende „Umsteigen" auf den Kunstgelenkersatz wurde der Patient informiert. Auch die später mögliche Entwicklung einer Humeruskopfnekrose wurde mit dem Patienten diskutiert.

— Der Eingriff erfolgte am 12.10.2018: Offene Reposition, Osteosynthese mit 3-Loch-Philosplatte sowie Abstützosteosynthese mit 4- und 6-Loch-Viertelrohrplatten, Augmentation mit homologem kortikospongiösem Span in Inlay-Technik, Zuggurtung mit PDS-Kordeln über eine separat eingebrachte 2,7 mm-Kortikalisschraube rechts (◘ Abb. 50.3).

Postoperativ physiotherapeutisch geführte Rehabilitation.

— 2 Wochen postoperativ entspricht der Verlauf den Erwartungen. Die Schulterfunktion ist schmerzbedingt noch entsprechend eingeschränkt. Es bestehen keine Hinweise für eine Rekrutierungsschwäche des Musculus deltoideus. Radiologisch ist das Osteosynthesematerial stabil bei anatomischen Stellungsverhältnissen (◘ Abb. 50.4a–c). Die Physiotherapie wird mit den entsprechend vorgegebenen Einschränkungen weitergeführt.

— 6 Wochen nach Osteosynthese beträgt die Schulterfunktion rechts: Flexion/Abduktion je 80°, aktive Aussenrotation in Neutralstellung 10°. Radiologisch sind die Verhältnisse unverändert. Das Osteosynthesematerial liegt korrekt, die Stellungsverhältnisse sind anatomisch (◘ Abb. 50.5a–c). Die Physiotherapie wird weitergeführt – vorerst noch ohne Kraftaufbau.

— 3 Monate nach dem Eingriff ist der Verlauf zeitgerecht, der Patient beschwerdefrei. Die Schulterfunktion rechts zeigt noch ein gewisses Kapselmuster bei aktiver Flexion/Abduktion bis knapp über die Horizontale,

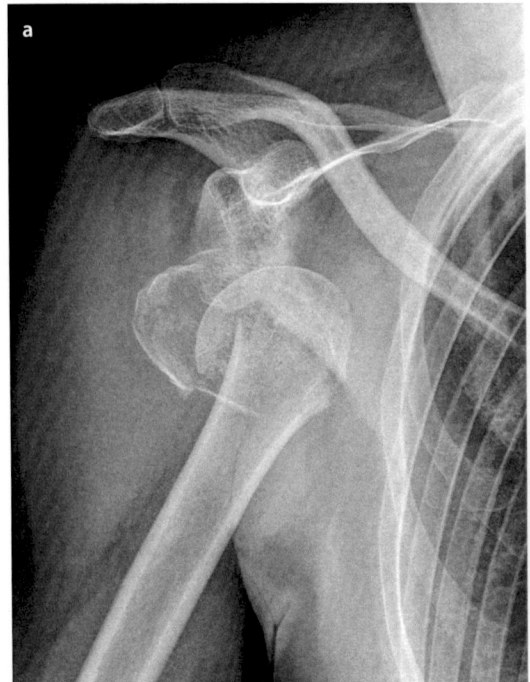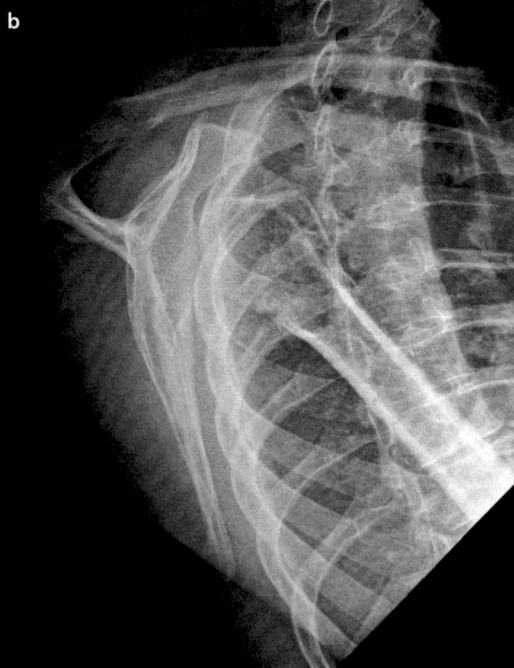

◘ **Abb. 50.1**   **a, b** Mehrfragmentäre Humeruskopf-Luxationsfraktur

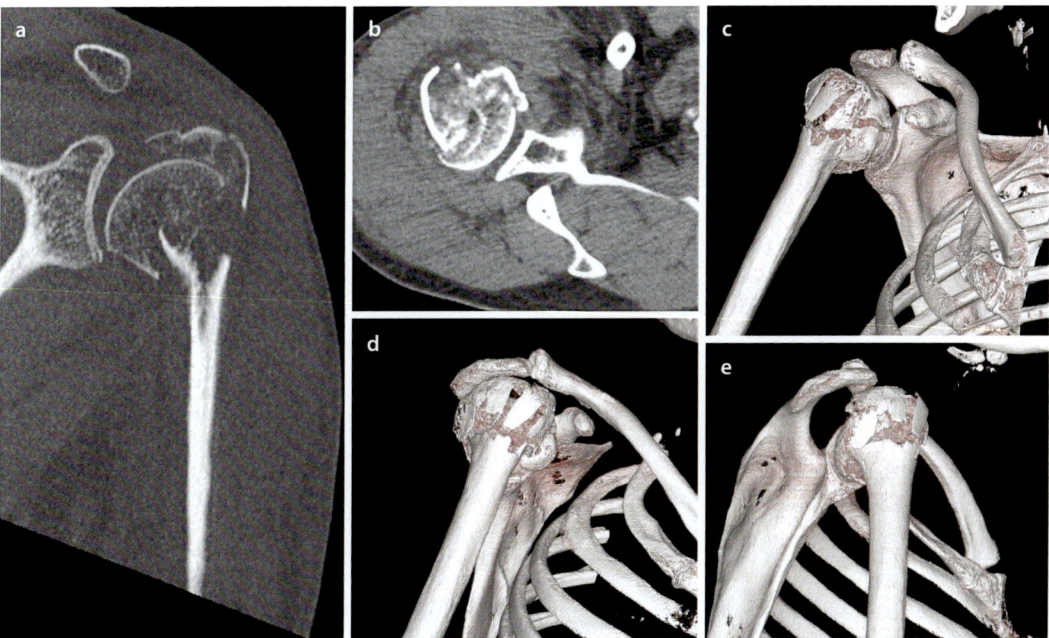

Abb. 50.2   a–e CT präoperativ

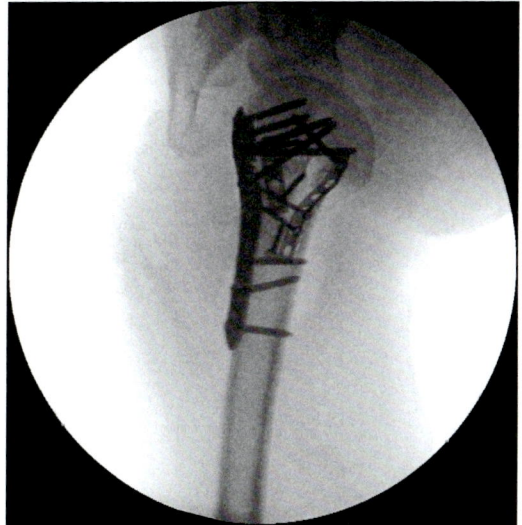

Abb. 50.3   Status nach Osteosynthese

Aussenrotation 20°, Innenrotation bis LWK 5, Nacken- und Scheitelgriff problemlos durchführbar. Radiologisch sind die Stellungsverhältnisse anatomisch, der Frakturdurchbau ist weit fortgeschritten (Abb. 50.6a–c). Die Physiotherapie mit Schwerpunkt Kapseldehnungsübungen und dosiertem Kraftaufbau geht weiter.

Analyse

Eine der kompliziertesten Verletzungen des proximalen Humerus sind die Luxationsfrakturen, anterior weit häufiger wie posterior. Die Diagnose wurde anhand der konventionellen radiologischen Bildgebung gestellt. Der Zeitpunkt der Reposition ist im Hinblick auf die Entstehung einer Humeruskopfnekrose entscheidend. Als Empfehlung – und dies kann nur als Empfehlung gewertet werden – ist eine rasche Rekonstruktion anzustreben, dies aufgrund des offensichtlich kleineren Risikos einer avaskulären Humeruskopfnekrose. Die Datenlage ist diesbezüglich nicht ganz klar, denn in einigen Studien zeigten sich – trotz zeitlicher Verzögerung von bis zu 7 Tagen bis zur operativen Versorgung – nur bedingt erhöhte Nekroseraten des Humeruskopfes.

Wir empfehlen eine rasche geschlossene Reposition in Operationsbereitschaft. Denn, wenn sich die Fraktur bedingt durch die Verhakung nicht reponieren lässt, muss diese offen reponiert werden. Diese komplexen Verletzungen bedingen eine hohe Erfahrung des Operateurs, und insofern ist eine rasche Verlegung in ein entsprechend kompetentes Zentrum wünschenswert. Bei diesem Patienten wurde die Fraktur geschlossen reponiert und ruhiggestellt. Wir haben den Patienten dann einen Tag nach dem Unfall rasch in

□ **Abb. 50.4   a–c**
2 Wochen postoperativ:
anatomische Stellung, siles
Osteosynthesematerial

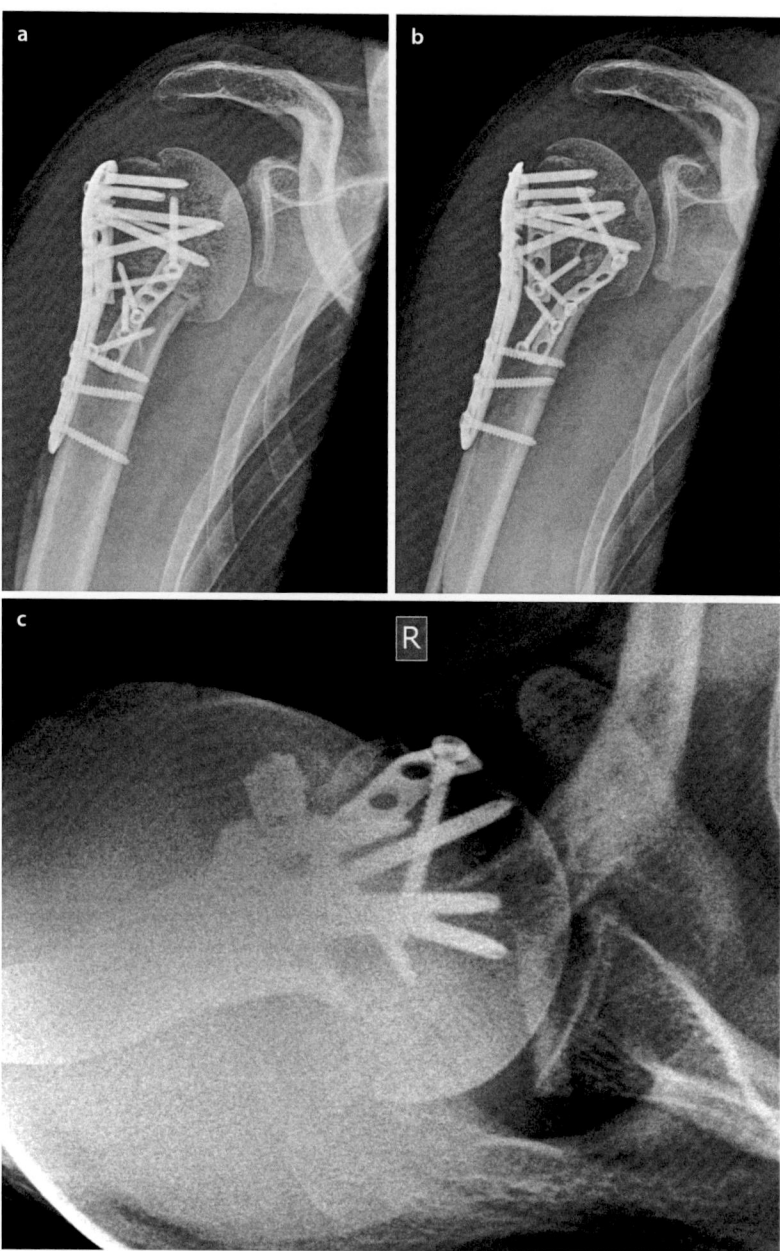

unserer Notfallsprechstunde gesehen. Wir veranlassten die präoperative Computertomographie,
welche wenn irgendmöglich zur genauen Frak-
turbilanzierung anzustreben ist. 4 Tage nach dem
Unfall erfolgte die Osteosynthese. Ein rasches
Management ist anzustreben und für den Patienten nicht zuletzt auch aus psychologischen Grün-
den wichtig.

◘ Abb. 50.5   a–c
6 Wochen postoperativ:
anatomische Stellungsver-
hältnisse

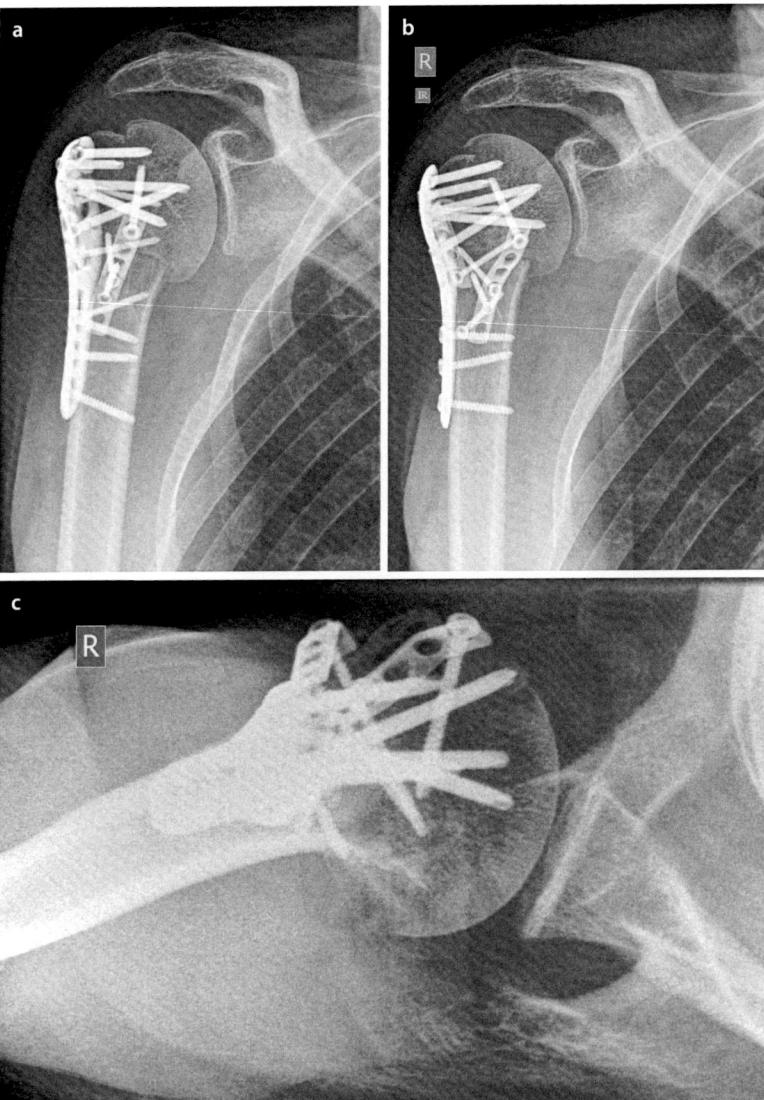

◻ Abb. 50.6   a–c
3 Monate postoperativ:
weit fortgeschrittener
Frakturdurchbau

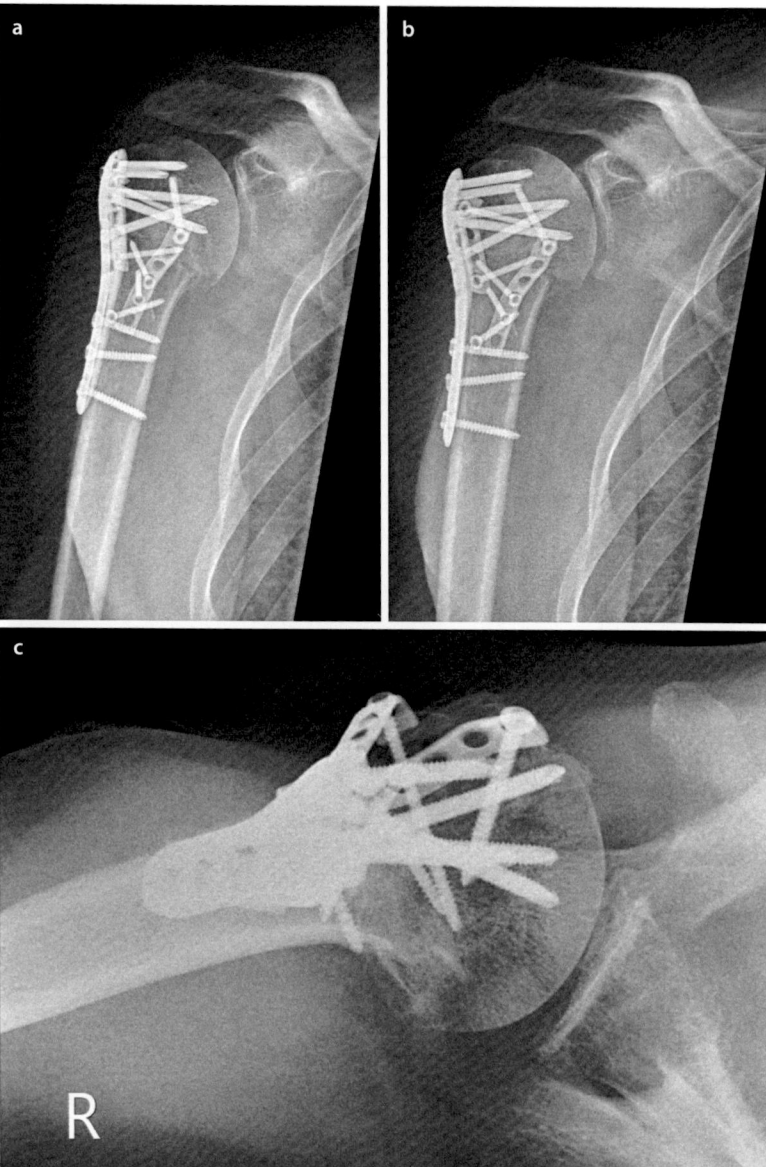

Head-Split-Frakturen des proximalen Humerus

Inhaltsverzeichnis

Mehrfragmentäre nach posterior luxierte Humeruskopffraktur mit Head-Split links

© Springer-Verlag GmbH Deutschland, ein Teil von Springer Nature 2020
F. Moro et al. (Hrsg.), *Die proximalen Humerusfrakturen*,
https://doi.org/10.1007/978-3-662-60853-1_51

51

■ **Der Fall**

— Der 64-jährige Mann stürzte mit dem Fahrrad am 16.07.2011 und zog sich dabei eine proximale Humerusluxationsfraktur links zu (■ Abb. 51.1a, b). Am 19.07.2011 wurde die Fraktur an einem peripheren Krankenhaus osteosynthetisch versorgt (■ Abb. 51.2a, b). Postoperativ wird der Patient in hausärztliche Nachsorge übergeben. Im Austrittsbericht wird eine schmerzarme Mobilisation der linken Schulter festgehalten. Die postoperative Röntgenkontrolle zeige, Zitat: „Eine achsengerechte Frakturstellung, stufenfreie Artikulationsfläche und eine korrekte Lage des intakten Osteosynthesematerials."

— Am 24.08.2011 sehen wir den Patienten auf eigenen Wunsch wegen persistierender Schulterschmerzen mit lediglich Wackelbewegungen links an unserer Klinik. Die linke Schulter ist praktisch blockiert, neurologische Alterationen sind nicht festzuhalten. Radiologisch besteht ein Status bei Philos-Plattenosteosynthese. Der Humeruskopf ist nach posterior luxiert und an der hinteren

Glenoidkante verhakt. Der subperiostale Frakturausläufer ist in leichter Malrotation wenig disloziert in beginnender Konsolidation (■ Abb. 51.3a–d). Die von uns veranlasste computertomographische Untersuchung bestätigt die fixierte Luxation des Humeruskopfes nach dorsal bei osteosynthetisch in Fehlstellung stabilisierter Fraktur (■ Abb. 51.4). Die Indikation zur operativen Revision ist gegeben. Ein Zuwarten bis zur weitgehenden Frakturheilung wird von uns empfohlen, dies, um den Revisionseingriff technisch zu erleichtern.

— Am 04.10.2011 dokumentieren die konventionellen Röntgenaufnahmen eine befriedigende Konsolidation der Frakturzone (■ Abb. 51.5a–d). Die operative Revision wird vorgesehen.

— Am 18.10.2011 erfolgt die Reintervention: Entfernung der Philos-Platte, Reposition des posterior luxierten Humeruskopfes und Implantation einer inversen Schulter-Totalprothese vom Typ Promos (■ Abb. 51.6a, b). Postoperativ Prothesen-gerechte Physiotherapie aus dem

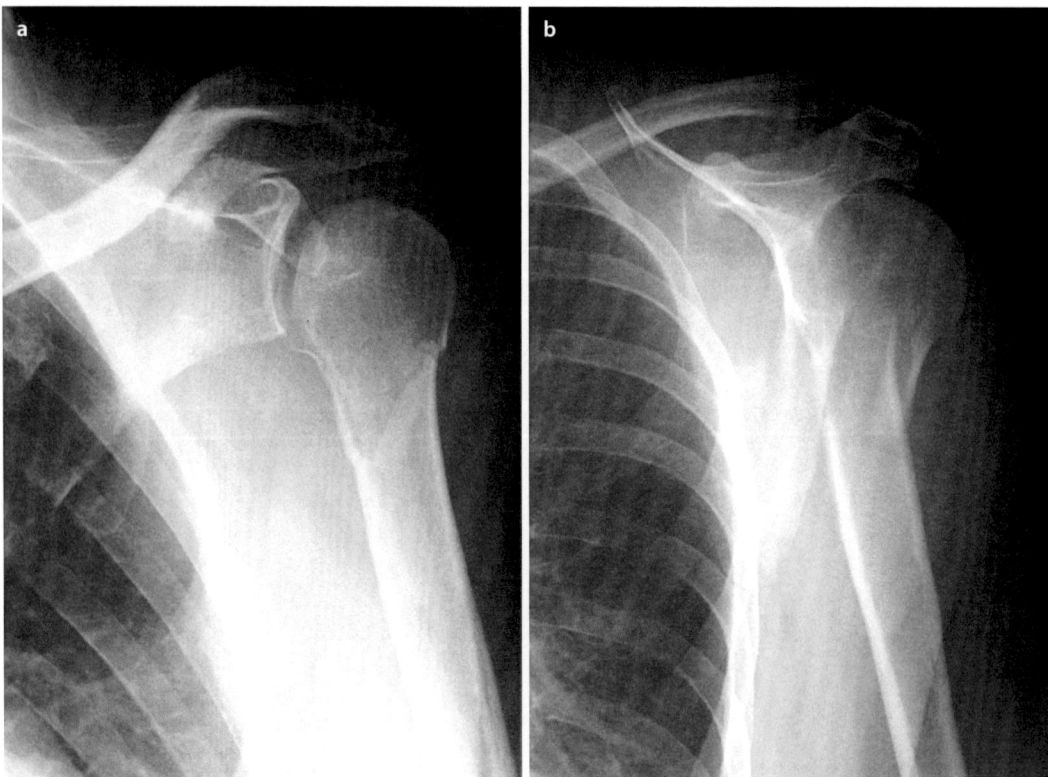

■ **Abb. 51.1   a, b** Mehrfragmentäre nach posterior luxierte Humeruskopffraktur mit Head-Split

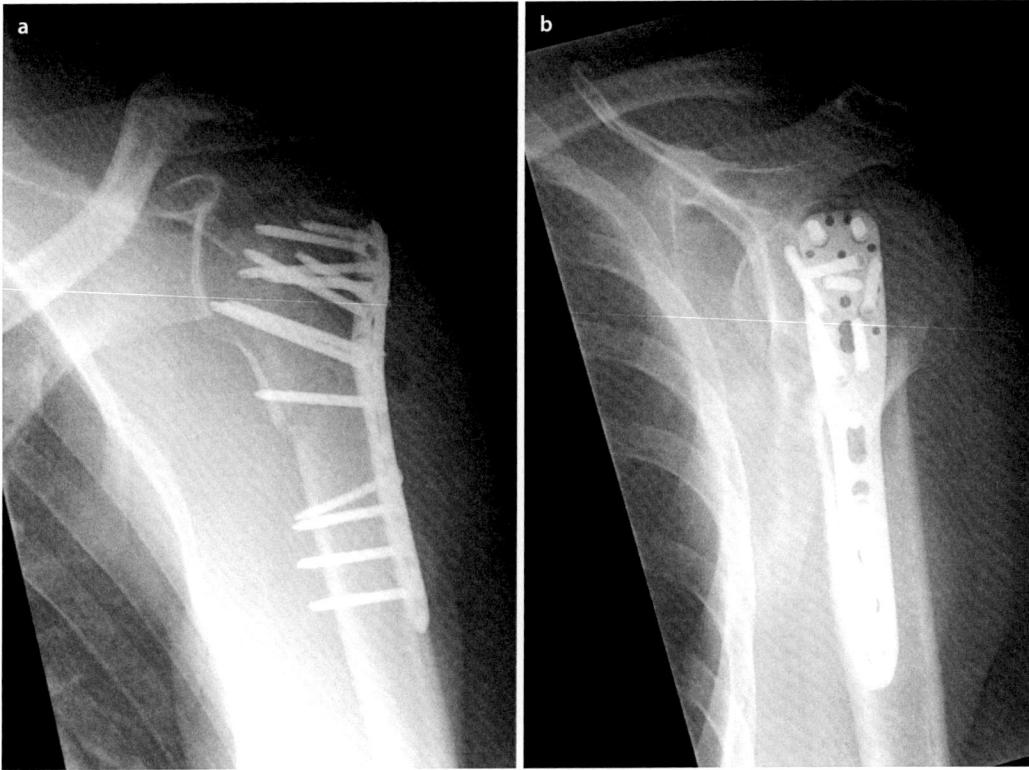

◘ **Abb. 51.2**   **a, b** Status nach Osteosynthese an auswärtigem Krankenhaus

Ortho-Gilet für die ersten 6 Wochen verordnet.

— 6 Wochen nach dem Eingriff ist der Verlauf unkompliziert. Der Patient ist beschwerdearm. Die Schulterfunktion links weist eine aktive Flexion/Elevation/Abduktion von je 90° auf. Die Aussenrotation ist noch etwas limitiert. Radiologisch besteht ein fester korrekter Sitz der Prothesenkomponenten. Die ehemalige subkapitale Fraktur ist verheilt (◘ Abb. 51.7a–c). Die Physiotherapie wird intern und extern weitergeführt.

— 1 Jahr nach Implantation einer inversen Schulter-Totalprothese links ist der Patient schmerzfrei bei zunehmender Normalisierung der Schulterfunktion: Flexion/Elevation/ Abduktion je 145°. Aussenrotation mit 30° noch etwas eingeschränkt. Radiologisch besteht eine korrekte Positionierung der inversen Arthroplastik mit festem Sitz der Komponenten ohne ektope Ossifikationen (◘ Abb. 51.8a–c). Bei etwas verminderter Rotation wird die Frage einer allfälligen

arthroskopischen Arthrolyse gestellt, vom Patienten jedoch verworfen. Die weiteren Kontrollen finden an unserer Klinik im Rahmen der Endoprothesennachsorge statt.

— 5 Jahre nach Implantation der inversen Schulter-Totalprothese links besteht noch ein gewisses Spannungsgefühl im linken Schultergürtel. Die Aussenrotation hat sich nicht mehr verbessert. Dieses Rotationsdefizit stört den Patienten im Alltag. Ein gewisser Gewöhnungseffekt sei jedoch eingetreten. Radiologisch liegt ein korrekter Sitz der Prothesenkomponenten ohne Lockerungszeichen vor. Es besteht eine leichte Zunahme der osteolytischen Zeichen am Tuberculum majus sowie eine leichte Zunahme des skapulären Notchings (◘ Abb. 51.9a–c). Eine nächste Kontrolle im Rahmen des Endoprothetikregisters findet in 5 Jahren statt oder bei Bedarf.

◼ **Analyse**

Immer wieder sind wir erstaunt, wie die Diagnose der hinteren verhakten Luxationsfraktur verpasst

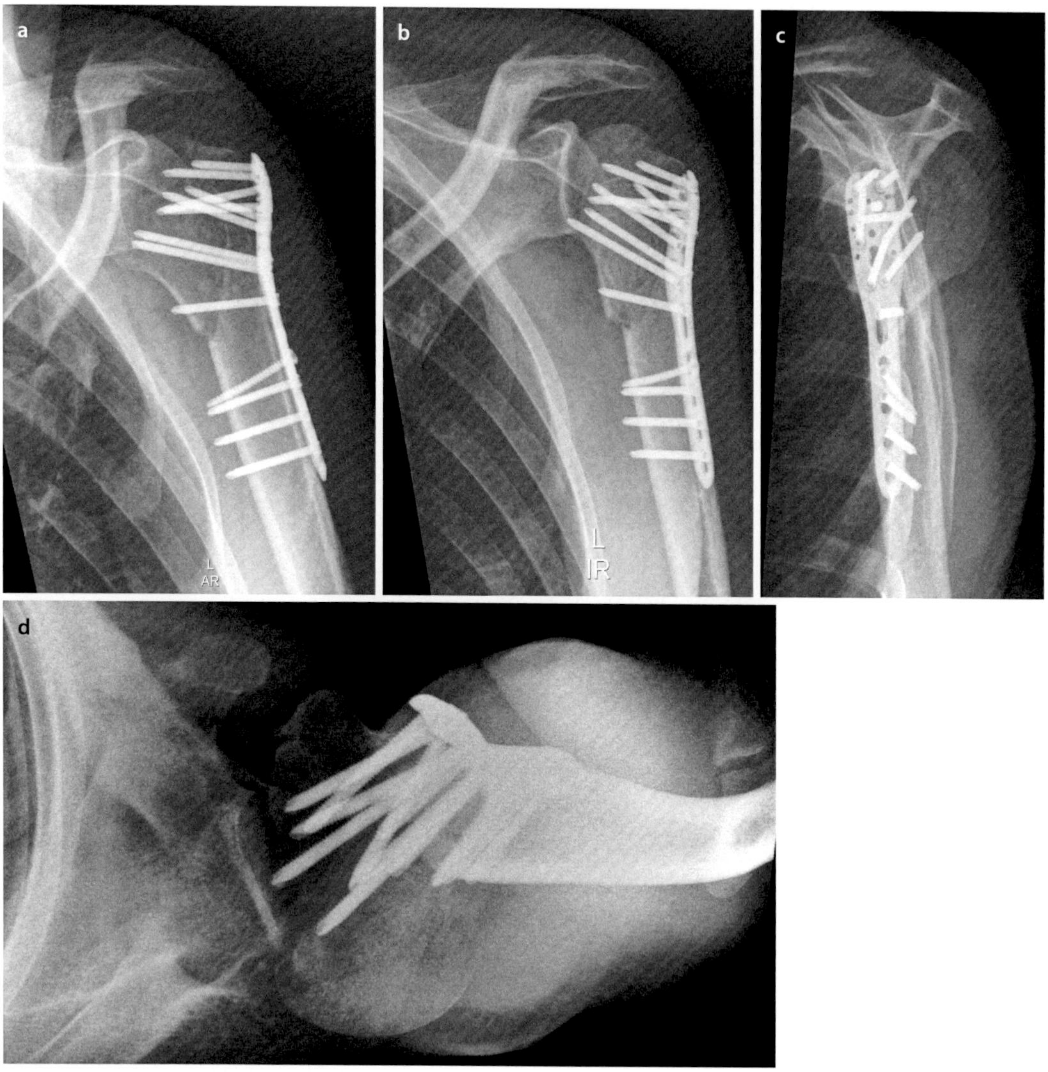

◘ Abb. 51.3   a–d Status 6 Wochen nach Osteosynthese mit persistierender dorsaler Luxation

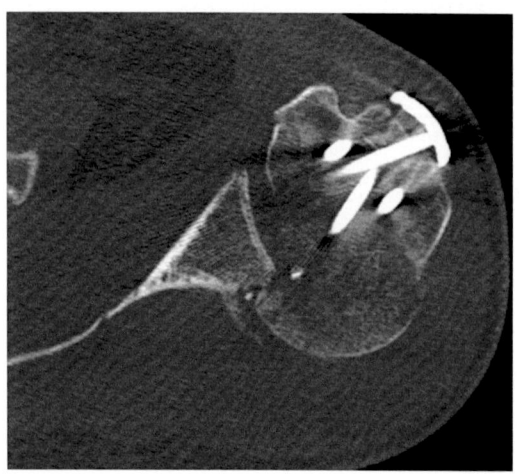

wird. Hier erfolgte sogar die osteosynthetische Versorgung, wobei der Humeruskopf in seiner luxierten Position belassen wurde. Erst verzögert in unserer Klinik wird die korrekte Diagnose gestellt und aufgrund des Alters des Patienten, der Dauer der Luxation und des daraus resultierenden anteromedialen Defektes, der weit über 40 % des Humeruskopfes beträgt, die Indikation zur Revision mit Implantation einer inversen Schulter-Totalprothese gestellt.

◘ Abb. 51.4   CT präoperativ

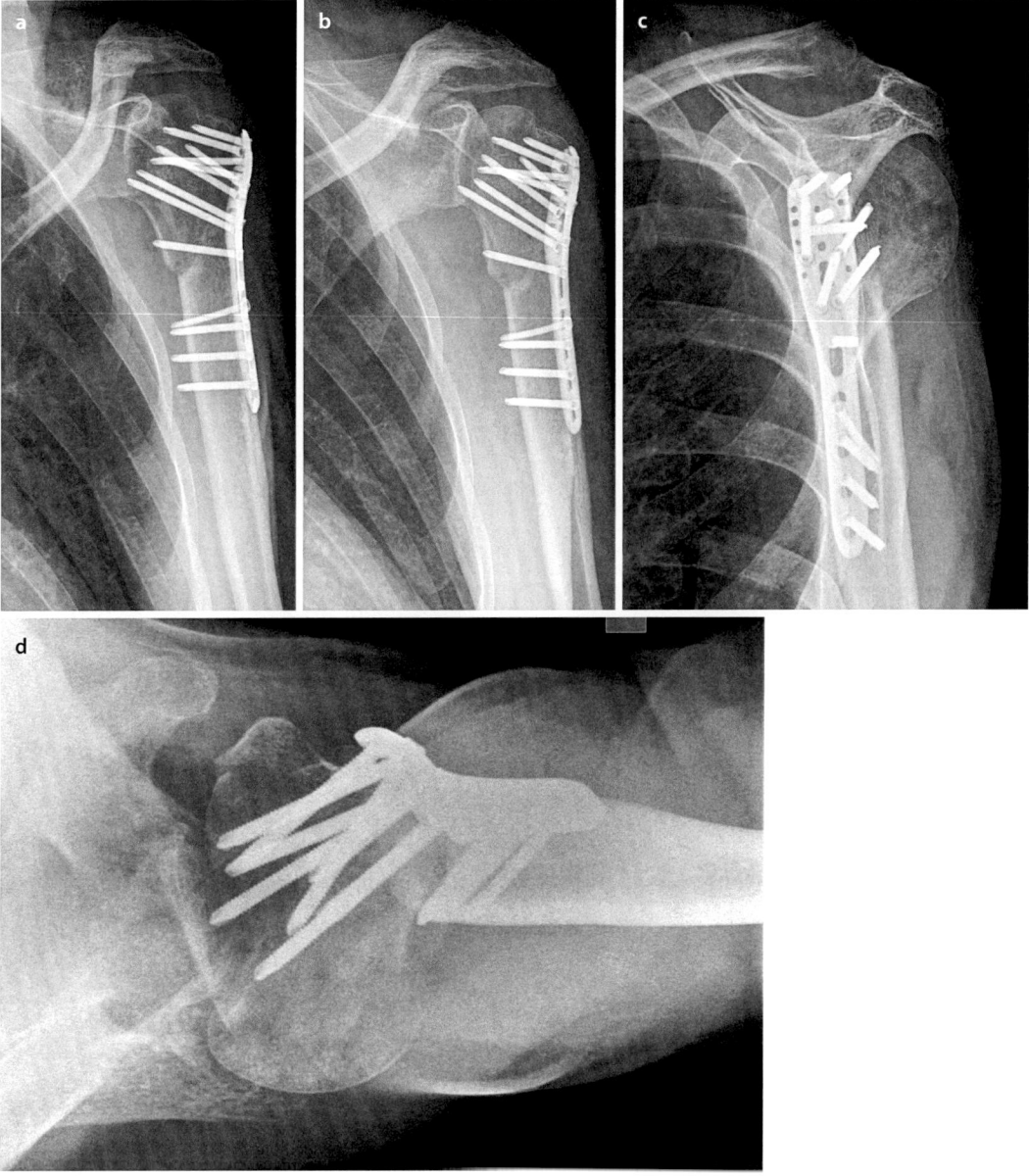

◘ Abb. 51.5   a–d Status 3 Monate nach Primärosteosynthese, zunehmende Frakturheilung

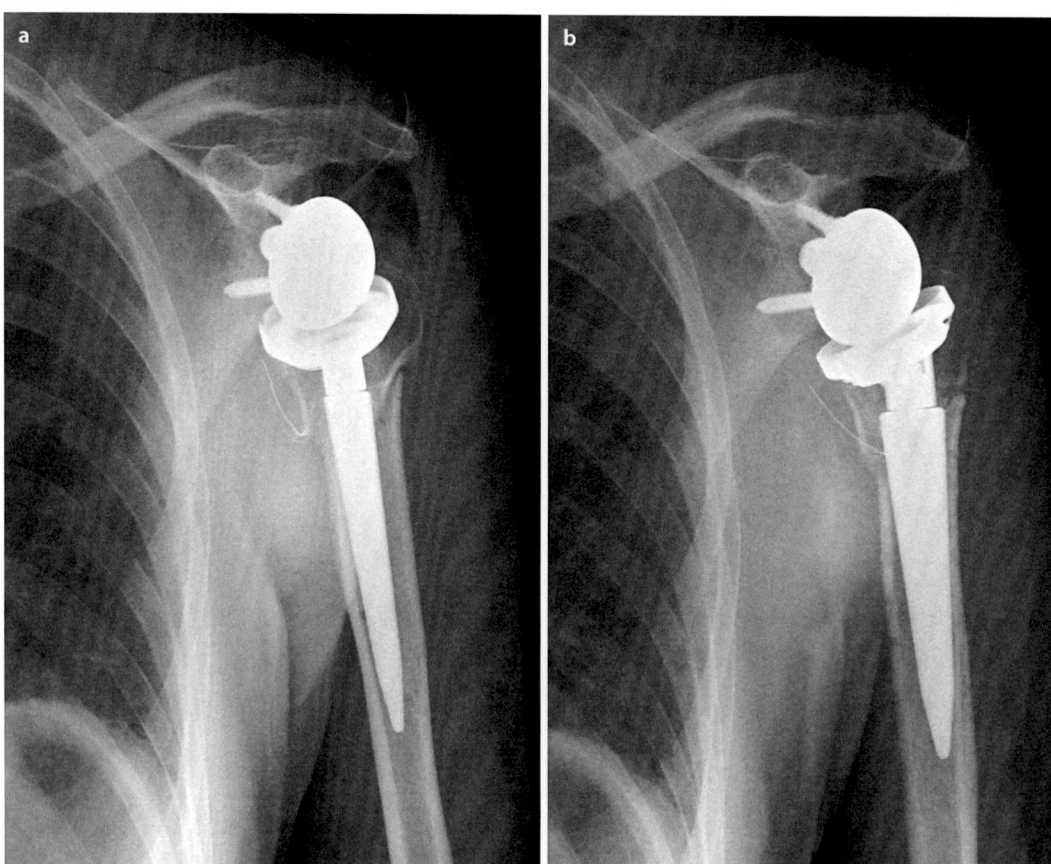

◘ **Abb. 51.6   a, b** Status nach Implantation einer inversen Schultertotalprothese

☐ **Abb. 51.7   a–c** 6 Wochen nach Prothesenimplantation: verheilte subkapitale Fraktur

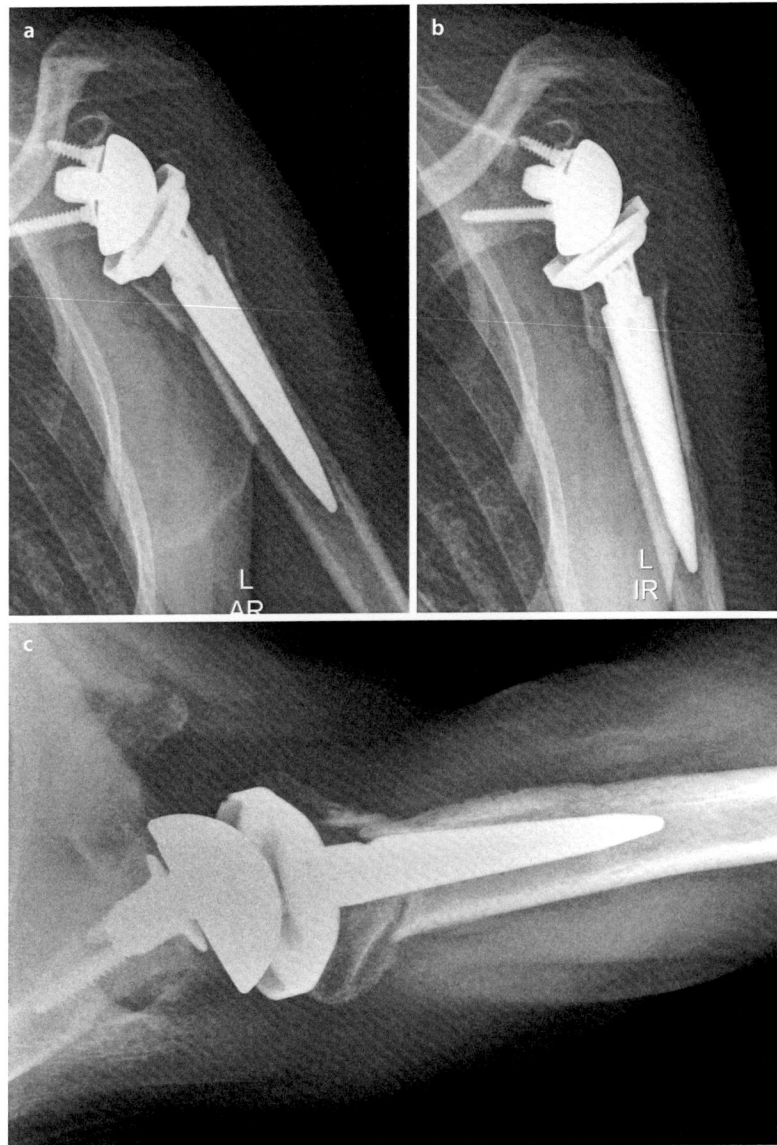

51

◨ **Abb. 51.8   a–c** 1 Jahr nach Prothesenimplantation: fester Sitz der Komponenten

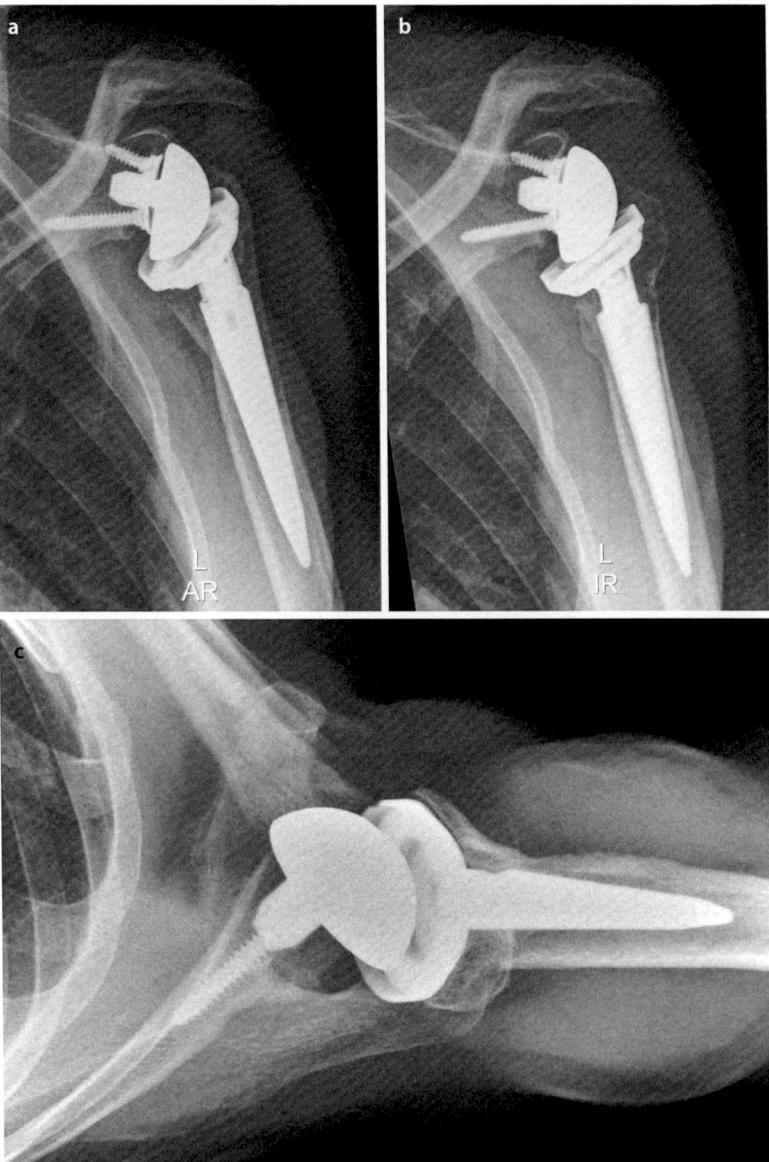

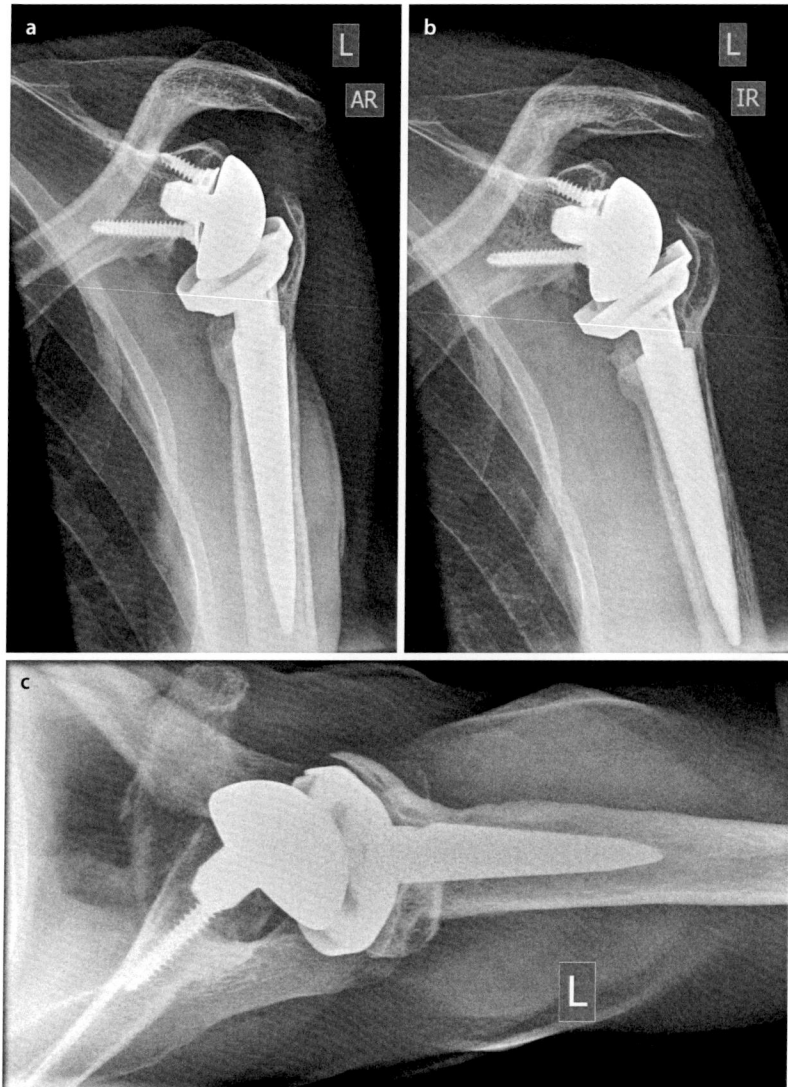

■ **Abb. 51.9   a–c** 5 Jahre nach inverser Prothesen-implantation: leichtes scapuläres Notching

Head Split proximaler Humerus rechts

© Springer-Verlag GmbH Deutschland, ein Teil von Springer Nature 2020
F. Moro et al. (Hrsg.), *Die proximalen Humerusfrakturen*,
https://doi.org/10.1007/978-3-662-60853-1_52

52

■ Der Fall

— Der 63½-jährige Mann stürzt am 25.08.2006 über eine Liftschwelle und erleidet eine proximale Humerusfraktur rechts (◘ Abb. 52.1a–d). Der Patient meldet sich gleichentags notfallmässig an unserer Klinik.

— Am 25.08.2006 wird die Situation klinisch und radiologisch beurteilt. Die Head Split-Fraktur sollte aus unserer Sicht osteosynthetisch versorgt werden. Der Patient ist mit dem Vorschlag einverstanden. Auf die Gefahr einer posttraumatischen-postoperativen Humeruskopfnekrose wurde der Verunfallte hingewiesen.

— Am 30.08.2006 erfolgt die Intervention: Offene Reposition und Osteosynthese mit 3-Loch-Philosplatte am proximalen Humerus rechts (◘ Abb. 52.2a, b). Postoperativ Physiotherapie mit Pendelübungen nicht über die Horizontale, Ortho-Gilet im Wechsel mit Mitella tagsüber.

— 6 Wochen postoperativ besteht noch eine deutlich eingeschränkte Schulterfunktion rechts mit Abduktion 40°, Elevation 60°, Aussen-/Innenrotation ebenfalls noch reduziert. Radiologisch ist das Osteosynthesematerial stabil, in der axialen Inzidenz geringgradige Flexionsstellung des Humeruskopfes, leichtgradige Varusstellung in den ap-Projektionen (◘ Abb. 52.3a–d). Die Bewegungsamplitude wird unter Physiotherapie erweitert.

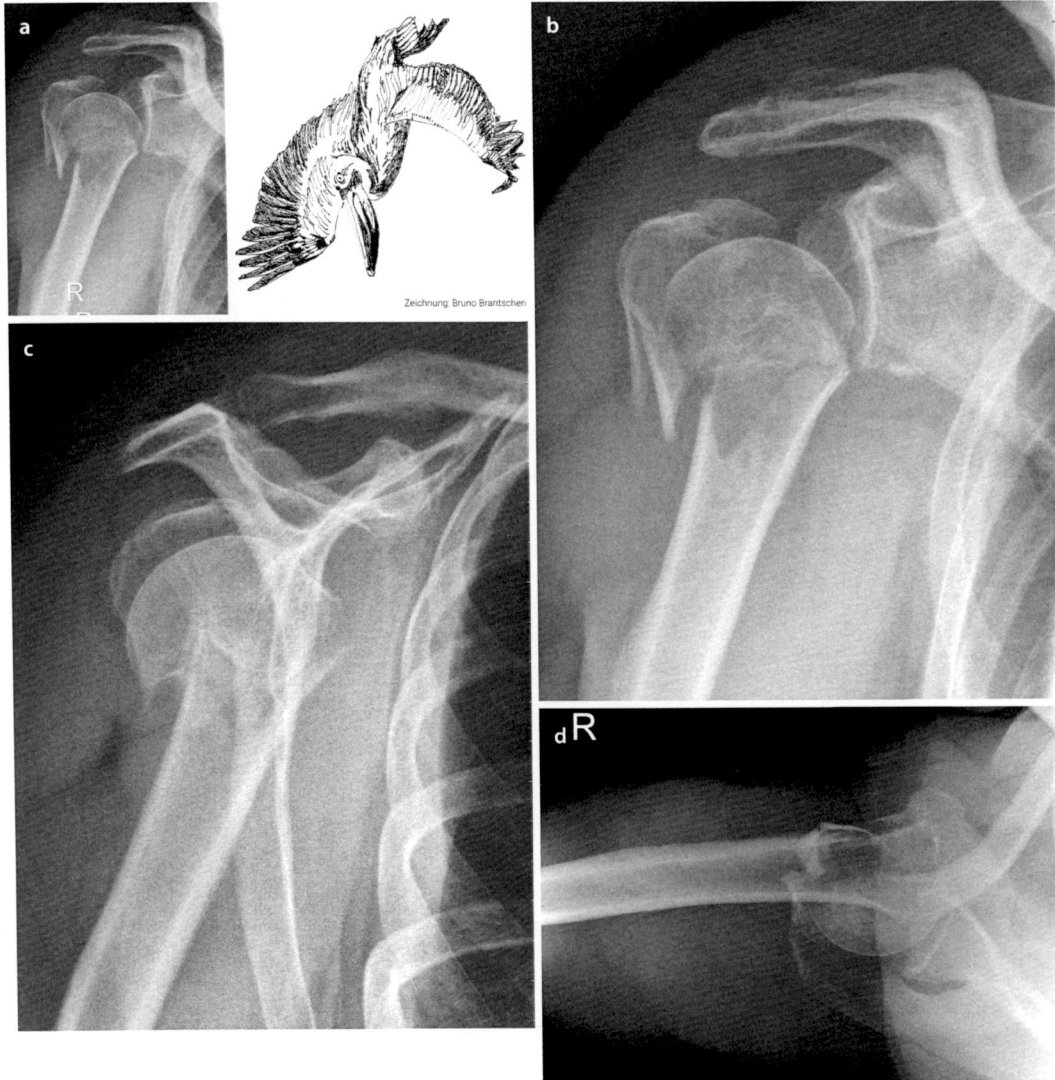

Zeichnung: Bruno Brantschen

◘ Abb. 52.1 **a–d** Head-Split-Fraktur proximaler Humerus mit Pelikanzeichen

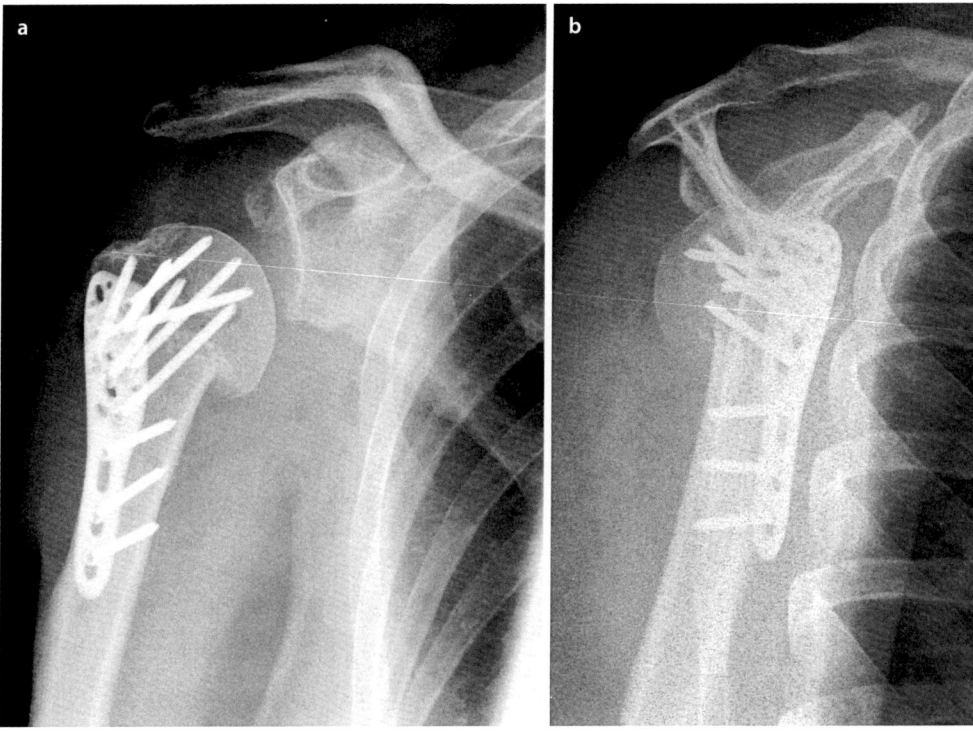

Abb. 52.2 **a, b** Status nach Osteosynthese

- Knapp 8 Monate nach Osteosynthese ist der Patient beschwerdearm bei noch reduzierter Beweglichkeit im rechten Schultergelenk: Elevation 100°, Abduktion 90°, Aussen-/Innenrotation in Neutralstellung 30/0/60°. Nacken- und Schürzengriff möglich. Radiologisch liegt das Osteosynthesematerial unverändert korrekt. Es besteht der Verdacht auf eine partielle Humeruskopfnekrose im inferioren Segment (**Abb. 52.4a–d**). Die Metallentfernung zur Verbesserung der Schulterbeweglichkeit bei gleichzeitiger Arthroskopie mit Arthrolyse wird vorgeschlagen.
- Am 22.06.2007 erfolgt die Metallentfernung. Die Schulterarthroskopie rechts zeigt die erwartete Chondromalazie Stadium II–III im Bereiche des Humeruskopfes caudal-inferior, was der partiellen Humeruskopfnekrose entspricht. Die restlichen Knorpelanteile sind altersentsprechend. Ein Débridement mit Arthrolyse wird durchgeführt.
- 3 Monate nach Metallentfernung und arthroskopischer Arthrolyse besteht eine verbesserte Schulterfunktion rechts mit Flexion 160°, Abduktion 140°, Aussen-/Innenrotation symmetrisch. Leichte Kraftverminderung.

Radiologisch zeigt sich die caudal-inferior betonte partielle Humeruskopfnekrose ohne Kollaps des Humeruskopfes bei guter glenohumeraler Zentrierung (**Abb. 52.5a–d**). Der Patient ist beschwerdefrei, besondere Massnahmen sind nicht notwendig.

- 2 Jahre nach Osteosynthese erfolgt eine klinische und radiologische Kontrolle betreffend Zunahme der Humeruskopfnekrose. Der Patient ist beschwerdefrei, die Schulterfunktion rechts ist praktisch frei und symmetrisch. Die Rotatorenmanschette ist klinisch unauffällig. Radiologisch ist die caudal-inferiore Partialnekrose des Humeruskopfes unverändert bei altersentsprechender Situation glenohumeral und korrekter Zentrierung (**Abb. 52.6a–d**). Weitere Kontrollen sind nur bei Bedarf vorgesehen.

■ **Analyse**

In der ap-Projektion imponiert hier auch das Pelikanzeichen (siehe **Abb. 52.1a**). Bei diesem Patienten ist keine Computertomographie präoperativ durchgeführt worden. Retrospektiv hätten wir darauf bestanden gerade im Hinblick auf das zu wählende operative Verfahren. Die Rekon-

◨ **Abb. 52.3   a–d**
6 Wochen postoperativ:
leichte Varusstellung,
geringe Flexionsstellung

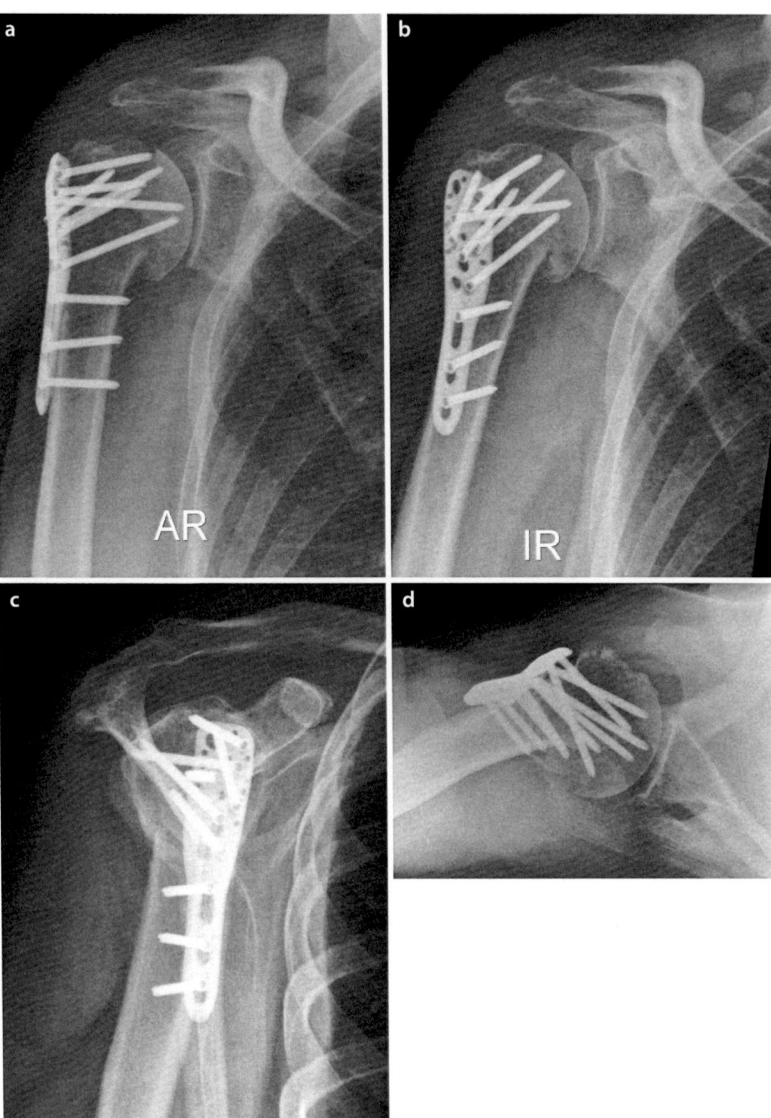

52

◘ **Abb. 52.4   a–d**
8 Monate postoperativ:
Verdacht auf partielle
Humeruskopfnekrose im
inferioren Segment

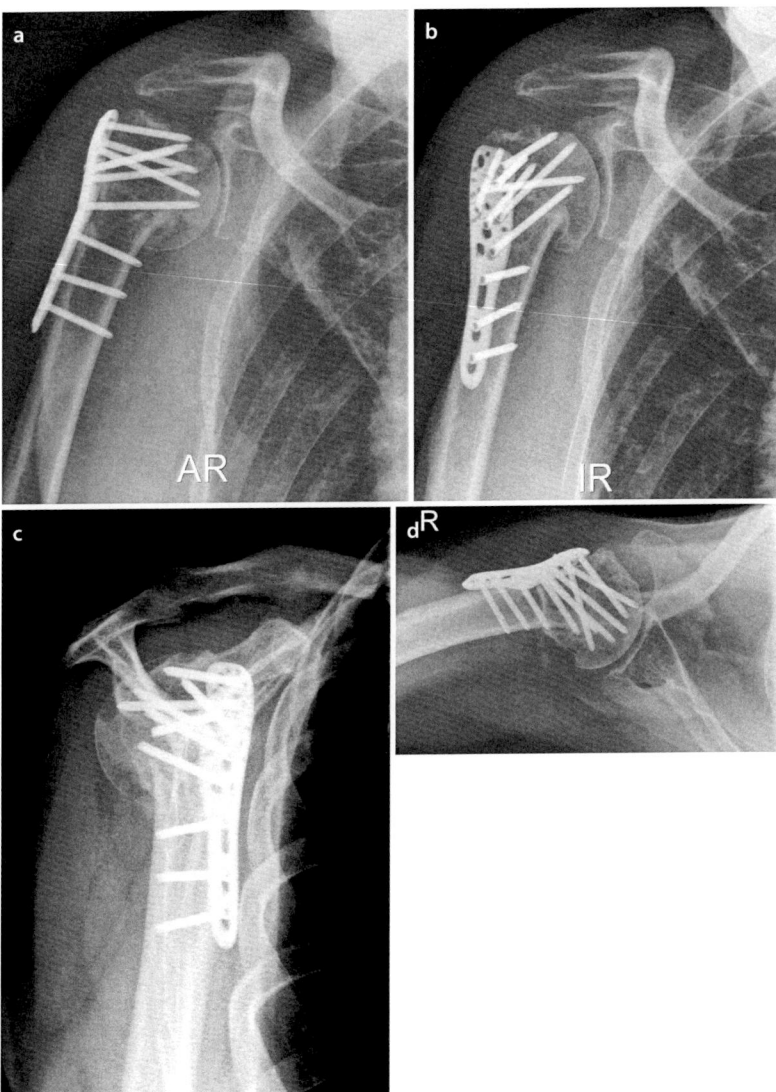

◨ **Abb. 52.5   a–d**
3 Monate nach Metallent-
fernung: partielle
Kopfnekrose kaudal-infe-
rior ohne Kollaps

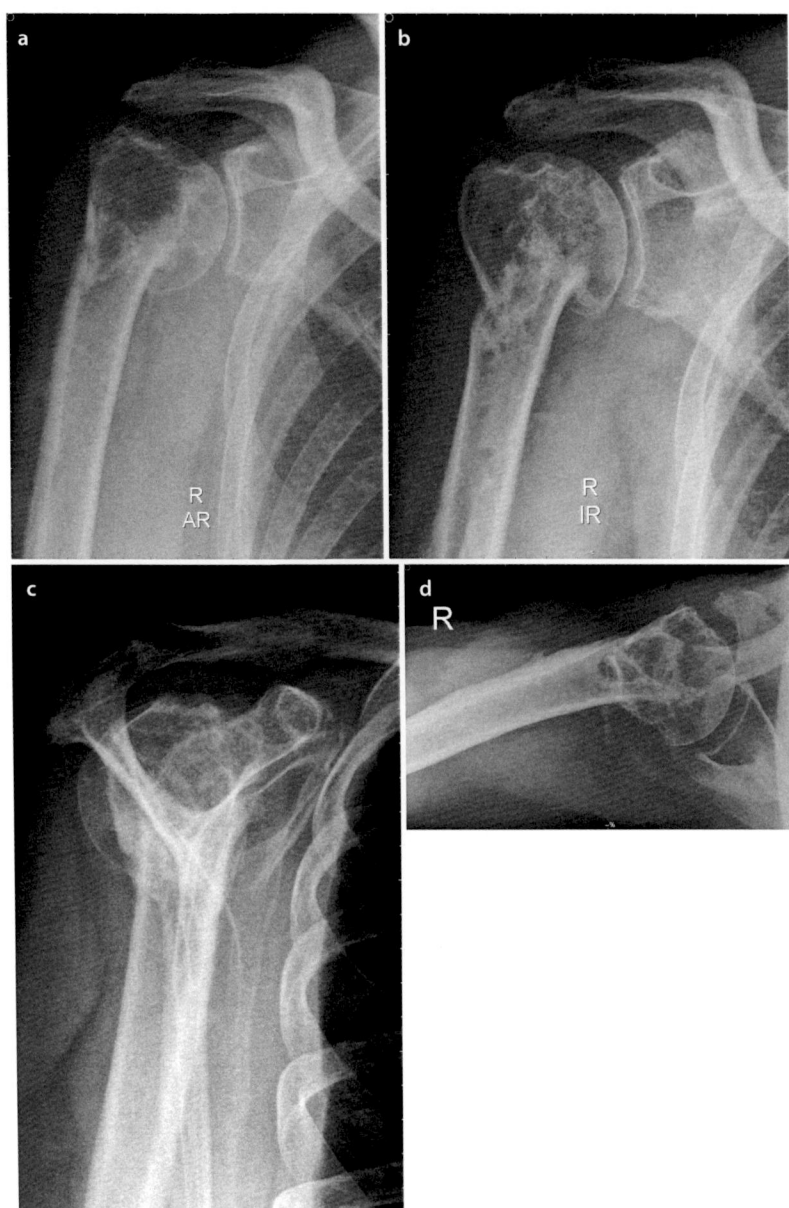

52

struktion ist hier in Prothesenbereitschaft erfolgt. Die Fraktur konnte aber gut rekonstruiert werden. Auch an diesem Beispiel soll illustriert werden, dass eine erhöhte Nekrose-Rate keine Kontraindikation per se darstellt für eine Rekonstruktion. Des Weiteren soll auch darauf hingewiesen werden, dass selbst bei einer partiellen Humeruskopfnekrose die Klinik bland sein kann. Die Humeruskopfnekrose ist eine radiologische Diagnose und muss nicht einhergehen mit der Klinik, hier asymptomatisch. Solange kein Humeruskopfkollaps sich abzeichnet, sind lediglich Verlaufskontrollen bei Bedarf indiziert, wobei die Klinik im Vordergrund steht.

◘ **Abb. 52.6   a–d** 2 Jahre nach Osteosynthese: unveränderte Partialnekrose bei korrekter Zentrierung

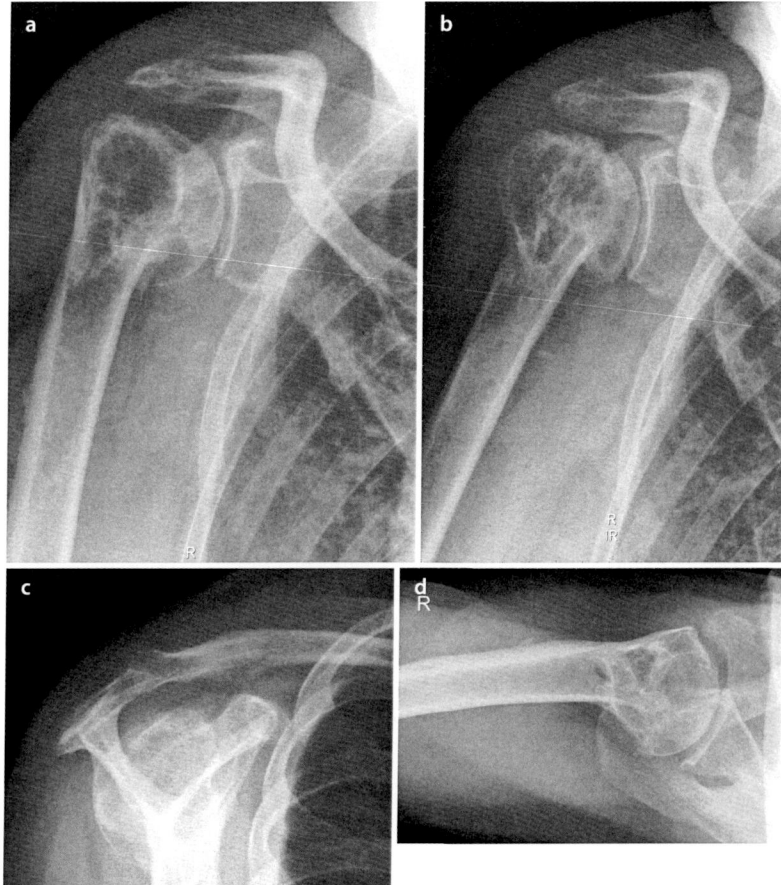

Proximale in Valgus impaktierte 4-Fragmentfraktur des proximalen Humerus links mit Head Split-Komponente

© Springer-Verlag GmbH Deutschland, ein Teil von Springer Nature 2020
F. Moro et al. (Hrsg.), *Die proximalen Humerusfrakturen*,
https://doi.org/10.1007/978-3-662-60853-1_53

- **Der Fall**
- Der 45-jährige Mann zieht sich bei einem Sturz beim Skilaufen am 18.12.2010 eine proximale Humerusfraktur links zu (◘ Abb. 53.1a, b). Erstversorgung an einem peripheren Krankenhaus. Der Patient wünscht die Weiterbehandlung an unserer Klinik.
- Wir untersuchen den Patienten am 19.12.2010 und stellen anhand der zusätzlich veranlassten Computertomographie die Indikation zur osteosynthetischen Versorgung (◘ Abb. 53.2a–c). Auf die Gefahr einer posttraumatischen-postoperativen Humeruskopfnekrose wird der Patient hingewiesen.
- Am 21.12.2010 erfolgt die Osteosynthese: Offene Reposition, Platten- und Zugschrauben-Osteosynthese mit 3-Loch-Philosplatte und drei 3,5 mm-Kortikalisschrauben, Spongiosaplastik und Beckenspaninterposition in der Inlay-Technik vom linken Beckenkamm (◘ Abb. 53.3a–c). Postoperativ Tragen eines Ortho-Gilets mit begleitender Physiotherapie.
- 6 Wochen nach dem Eingriff liegt eine gute Schulterfunktion vor mit Flexion 60°, Abduk-

tion 60°, Aussenrotation in Neutralstellung 15°, Innenrotation bis auf Höhe LWK 5 möglich. Radiologisch zeigen sich korrekte Stellungverhältnisse bei stabilem Osteosynthesematerial mit korrekter glenohumeraler Zentrierung in der Morrison-Aufnahme (◘ Abb. 53.4a–c). Die linke Schulter wird freigegeben, die Physiotherapie weitergeführt.
- 6 Monate postoperativ zeigt sich eine Verbesserung der Schulterfunktion links mit Flexion 120°, Abduktion 90°, Aussen-/Innenrotation in Neutralstellung 15/0/60°. Radiologisch finden sich keine Lockerungszeichen des Osteosynthesematerials, keine Hinweise für eine Frühnekrose des Humeruskopfes, korrekte Zentrierung glenohumeral, vermehrte Sklerosierung im Bereiche der metaphysären Frakturausläufer (◘ Abb. 53.5a–c). Die Physiotherapie wird weitergeführt.
- 9 Monate nach der Osteosynthese besteht keine Verbesserung der Schulterfunktion links. Der Patient ist beschwerdefrei, arbeitet zu 100% und ist sportlich aktiv. Radiologisch zeigt sich vereinzelt eine Protrusion der

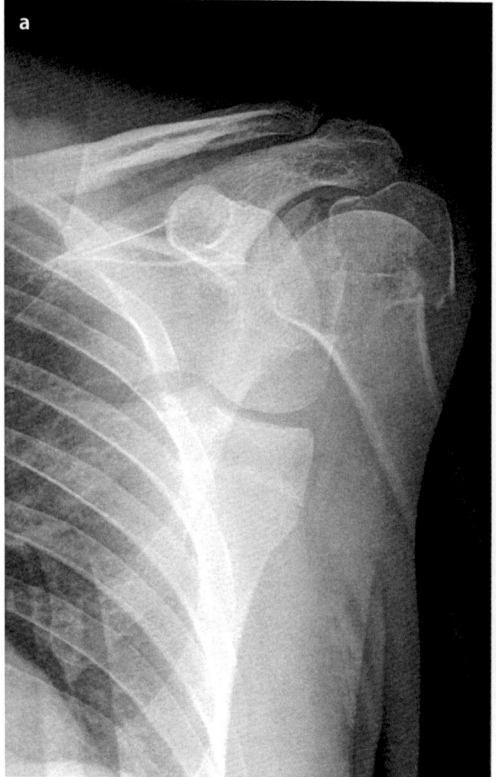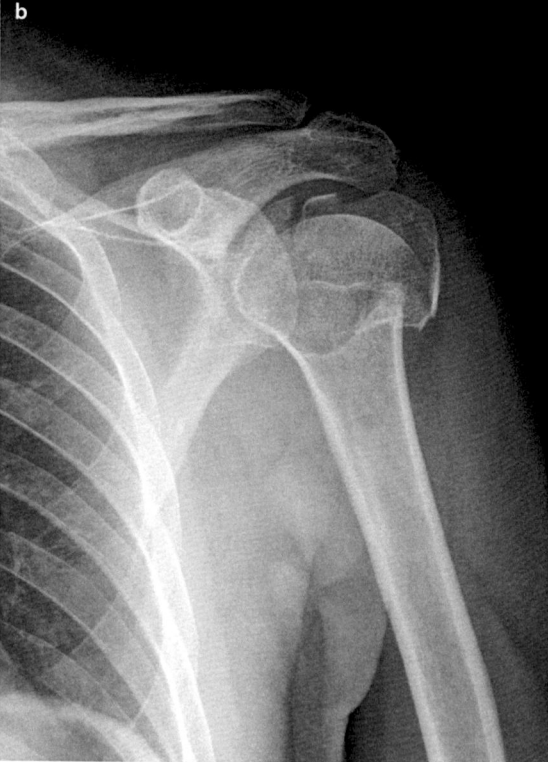

◘ **Abb. 53.1   a, b** In Valgus impaktierte 4-Fragmentfraktur des proximalen Humerus mit Head Split-Komponente

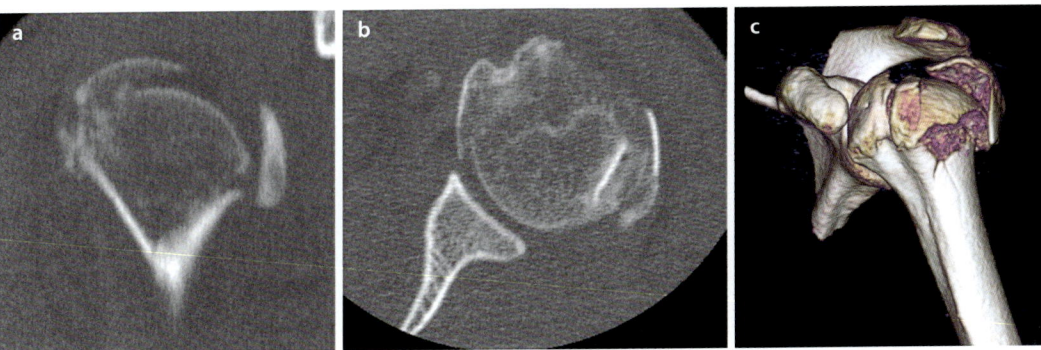

■ **Abb. 53.2**   **a–c** CT präoperativ

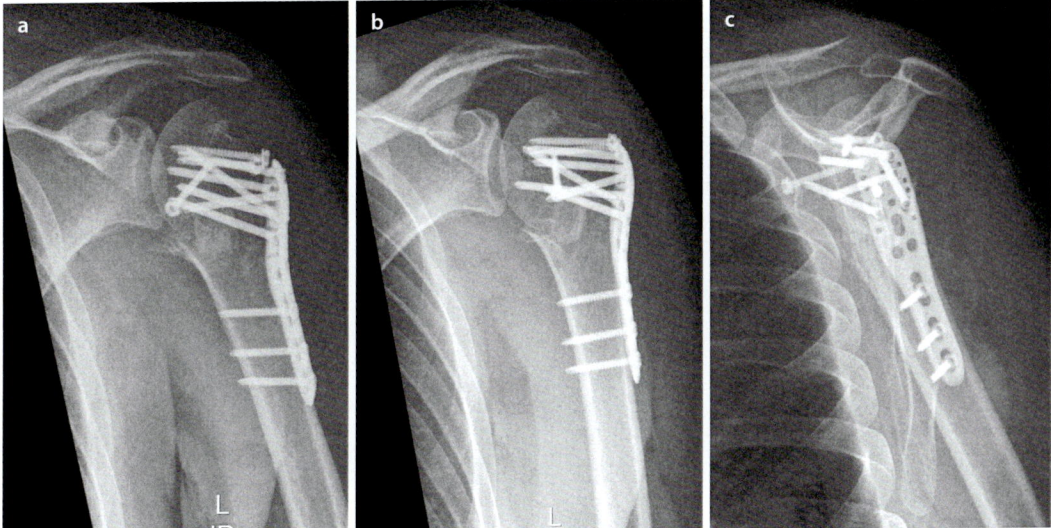

■ **Abb. 53.3**   **a–c** Status nach Osteosynthese

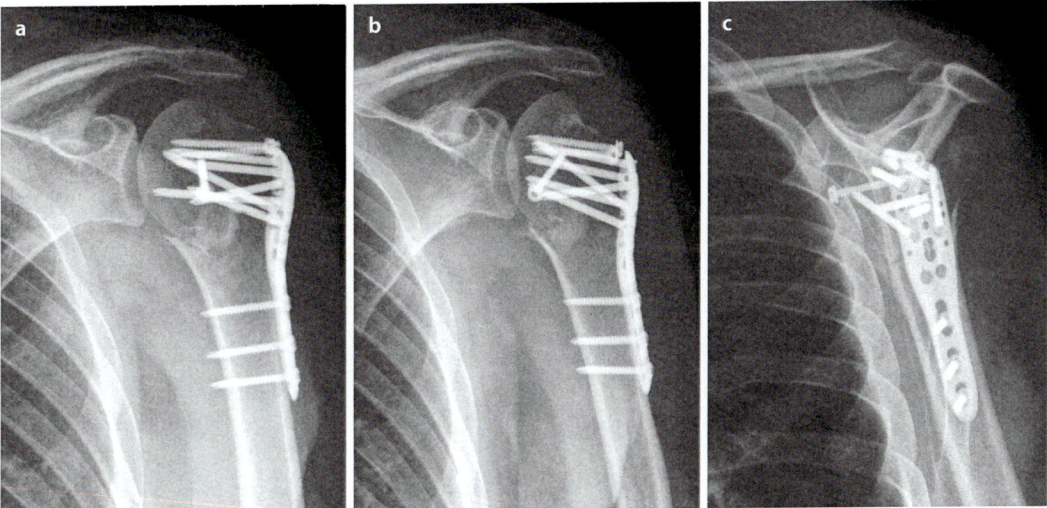

■ **Abb. 53.4**   **a–c** 6 Wochen postoperativ: korrekte Stellung mit guter glenohumeraler Zentrierung

◘ **Abb. 53.5   a–c**
6 Monate postoperativ:
Osteosynthese stabil, keine
Frühnekrosezeichen,
vermehrte Sklerosierung

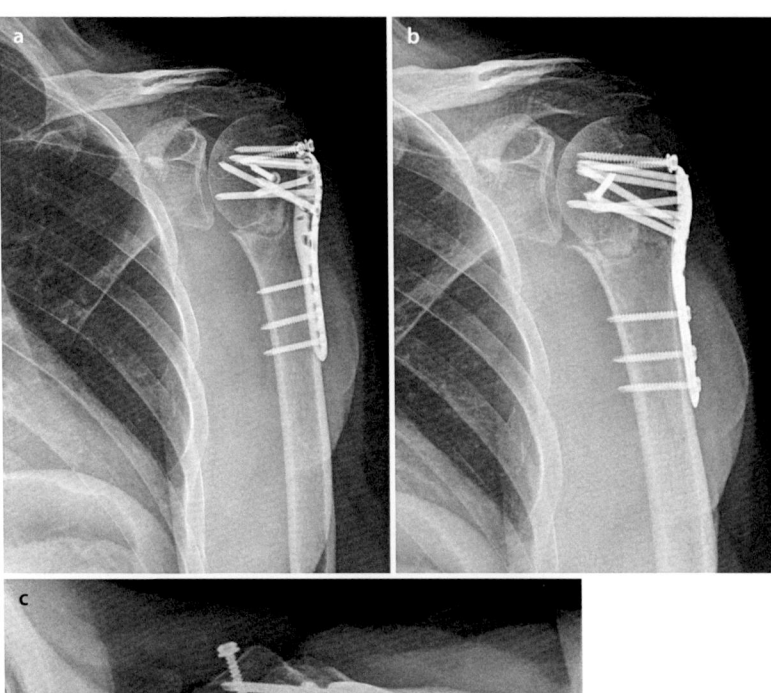

53

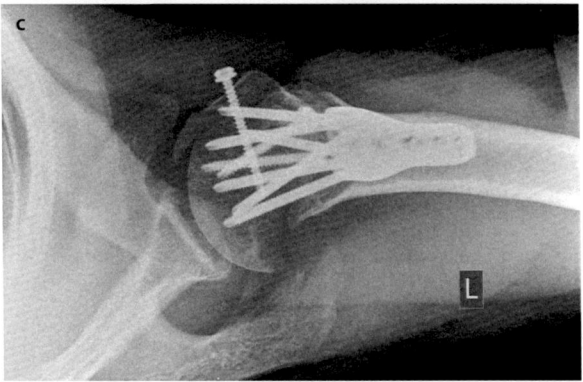

Schraubenköpfe mit Abflachung und Entrundung des Humeruskopfes bei hohem Verdacht auf eine Humeruskopfnekrose. Die Fraktur ist konsolidiert (◘ Abb. 53.6a–c). Wir empfehlen die Metallentfernung bei gleichzeitiger diagnostischer Arthroskopie des linken Schultergelenkes.

— Der Zweiteingriff erfolgt am 26.08.2011: Schulterarthroskopie links mit partieller Synovektomie, Narbenresektion und Arthrolyse bei gleichzeitiger Metallentfernung. Funktionelle Nachbehandlung.

— Knapp 3 Monate nach der Metallentfernung und Arthroskopie besteht eine Schulterbeweglichkeit von Flexion 100°, Abduktion 90° bei noch eingeschränkter Rotation in Neutral- und Abduktionsstellung von Aussen-/Innenrotation 15/0/50°. Radiologisch bestätigt sich die Humeruskopfentrundung mit subchondralen Unregelmässigkeiten, in der axialen Aufnahme recht gut erhaltenes

Alignement (◘ Abb. 53.7a–c). Der Patient ist weitgehend beschwerdefrei, findet sich mit der eingeschränkten Schulterbeweglichkeit im Alltag gut zurecht. Die sportliche Aktivität inklusive Mountainbiken ist gut möglich. Der Patient wurde auf die Möglichkeit eines später notwendig werdenden Kunstgelenkersatzes an der linken Schulter hingewiesen – dies als Option bei Zunahme der Beschwerden.

■ **Analyse**
Unter Berücksichtigung des Alters des Patienten haben wir uns in dieser Situation für einen Rekonstruktionsversuch entschieden im Bewusstsein des Risikos einer avaskulären Humeruskopfnekrose. Der Verlauf bei diesem jungen Patienten zeigt, dass die präoperative Information bezüglich Komplexität der erlittenen Schulterverletzung eminent wichtig ist. Dass sich eine weitgehend asymptomatische Humeruskopfnekrose ausgebildet hat, ist schicksalshaft. Dies hat dann auch zum

◘ Abb. 53.6 a–c
9 Monate postoperativ:
hoher Verdacht auf
Humeruskopfnekrose bei
konsolidierter Fraktur

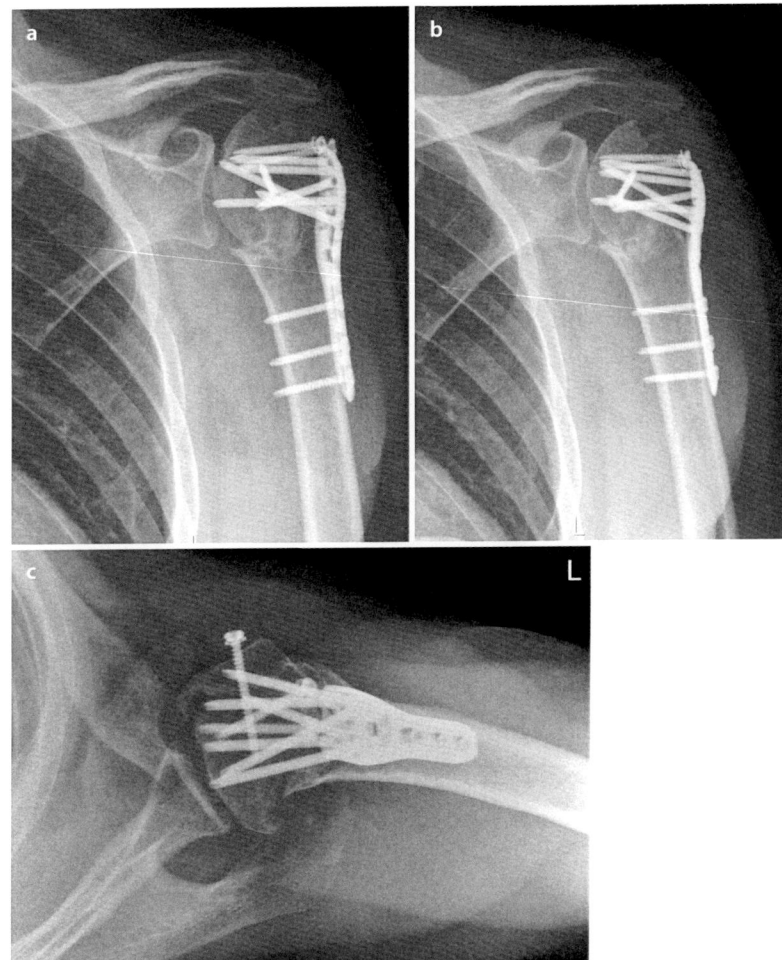

Zweiteingriff geführt aufgrund des partiellen Kollapses des Humeruskopfes mit daraus resultierender Protrusion der Schraubenköpfe. Natürlich hätte eine primär prothetische Versorgung dieser Fraktur in Betracht gezogen werden können. Dennoch wurde der Entschluss zur Rekonstruktion gefasst. Folgende Überlegungen haben dazu geführt: Die aus der Literatur wohl- bekannten Daten der Primärimplantation einer Fraktur-Hemiprothese ergeben leider häufig das Bild von „unpredictable results" betreffend Funktion. Das Problem der nicht einheilenden Tuberculae – vanishing tuberculae – führt zu funktionell schlechten Resultaten. Die Hemiprothese führt überdies im Langzeitverlauf zu Arrosionen des Glenoids und nicht selten zu sekundären Rotatorenmanschetten-Rupturen, welche dann wiederum zu Folgeeingriffen führen können. Die Tatsache, dass Humeruskopfnekrosen nicht selten asymptomatisch verlaufen, das heisst Klinik und radiologische Befunde divergieren, hat uns in diesem Fall beim jungen Patienten dazu bewegt, dennoch die Osteosynthese durchzuführen im Bewusstsein dieses Risikos. Der Verlauf hat uns bis dato Recht gegeben. Denn seit dem Primäreingriff sind 8 Jahre vergangen und trotz einer gewissen Bewegungseinschränkung konnte eine prothetische Versorgung bis heute vermieden werden. Deshalb vertreten wir die Meinung, dass das hohe Risiko einer Humeruskopfnekrose keine Kontraindikation für eine Osteosynthese ist.

◨ **Abb. 53.7   a–c**
3 Monate nach Metallent-
fernung: Humeruskopfrun-
dung, axial gutes
Alignement

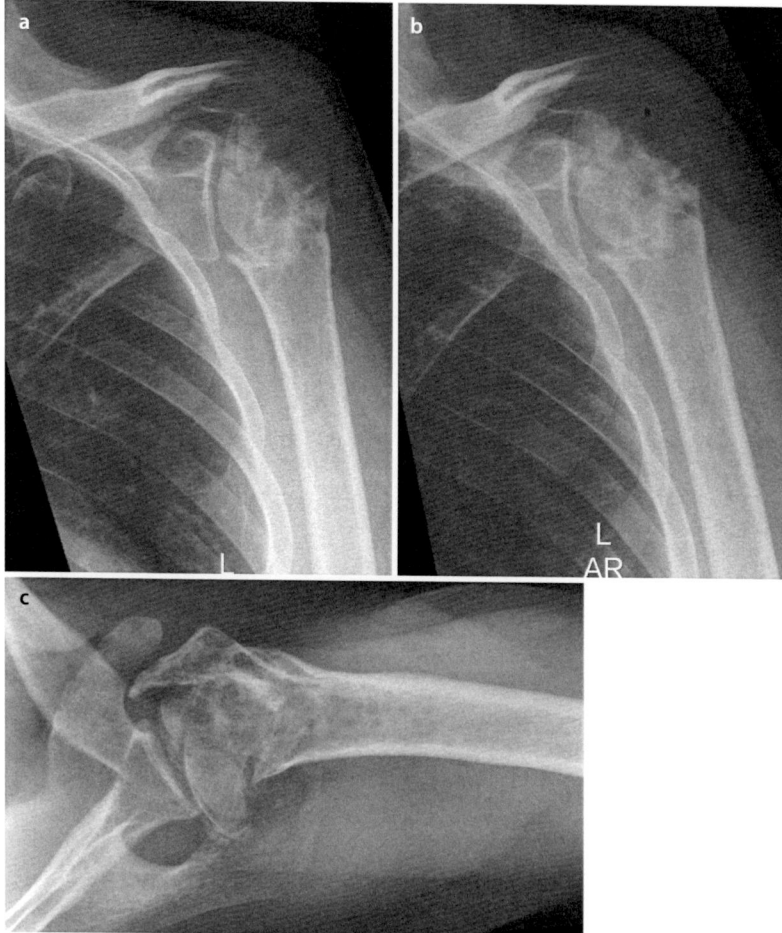

Proximale mehrfragmentäre diametaphysäre Humerusfraktur mit Head Split-Komponente links

© Springer-Verlag GmbH Deutschland, ein Teil von Springer Nature 2020
F. Moro et al. (Hrsg.), *Die proximalen Humerusfrakturen*,
https://doi.org/10.1007/978-3-662-60853-1_54

■ **Der Fall**

– Der 54-jährige Mann stürzt am 03.07.2014 mit dem Fahrrad und zieht sich dabei eine komplexe, diametaphysäre, proximale Humerusfraktur links zu. Nach Vorabklärung auswärts wünscht der Patient, die vorgeschlagene Osteosynthese an unserer Klinik vornehmen zu lassen. Die Nativ-Röntgenbilder sowie die Computertomographie der linken Schulter dokumentieren die Komplexität der Fraktur (■ Abb. 54.1a, b und 54.2a–c).

– Die Osteosynthese erfolgte am 10.07.2014: Offene Reposition, Plattenosteosynthese mit periartikulärer 5-Loch-Humerusplatte sowie zwei Viertelrohrplatten, 4-Loch resp. 7-Loch, eine 2,7 mm Schraube zur Fixation des Tuberculum minus sowie zwei Zugschrauben zur Refixation eines Biegekeils diaphysär am proximalen Humerus. Indirekte Zuggurtung mit PDS-Kordeln, homologe Spongiosaplastik mit Allograft in der Inlay-Technik, lange Bicepssehnentenodese. Ein Enchondrom,

proximal metaphysär als Nebenbefund vorliegend, wird mit Spongiosa aufgefüllt (■ Abb. 54.3a, b).

– Gute 3 Monate postoperativ besteht noch eine merkliche Bewegungseinschränkung bei nur geringfügigen Schmerzen. Flexion bis knapp über die Horizontale, Abduktion dito. Aussen-/Innenrotation 5/0/60°. Radiologisch besteht regelrechte Lage des Osteosynthesematerials ohne Lockerungszeichen, keine Anhaltspunkte für beginnende Humeruskopfnekrose (■ Abb. 54.4a–c). Das Enchondrom ist histologisch bestätigt. Die Physiotherapie wird weitergeführt.

– 1 Jahr nach dem Eingriff ist der Patient beschwerdefrei. Die Schultergelenksbeweglichkeit ist nahezu symmetrisch. Radiologisch bestehen regelrechte Zentrierungsverhältnisse bei konsolidierter Fraktur. Weiterhin keine Hinweise für eine Humeruskopfnekrose (■ Abb. 54.5a–c). Eine Kontrolle wird wegen des verbleibenden Restrisikos einer Kopfnekrose in einem weiteren Jahr geplant.

54

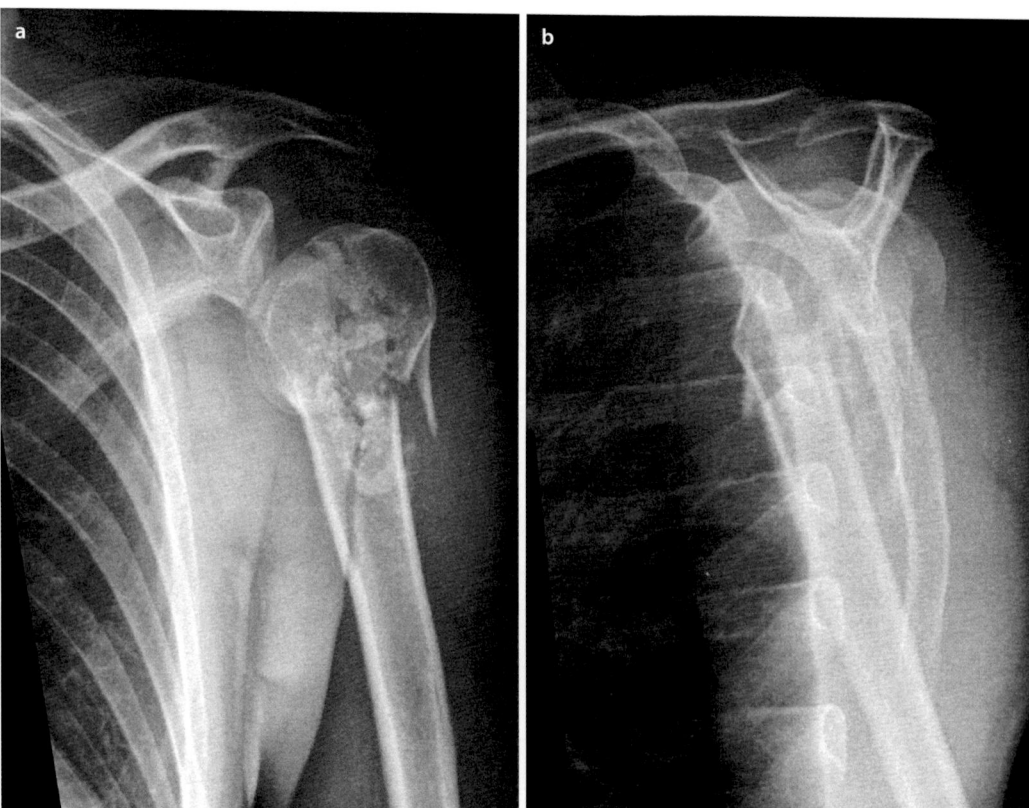

■ **Abb. 54.1   a, b** Proximale mehrfragmentäre diametaphysäre Humerusfraktur mit Head Split-Komponente

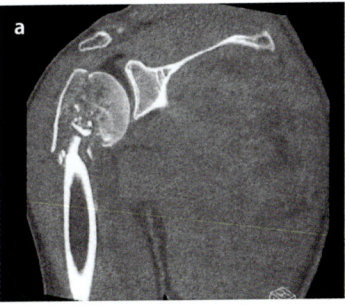
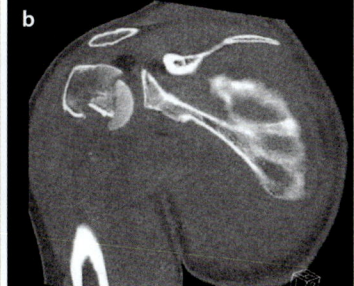
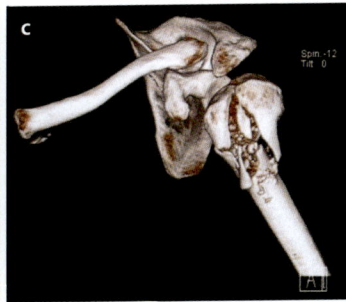

◻ **Abb. 54.2   a–c** CT präoperativ

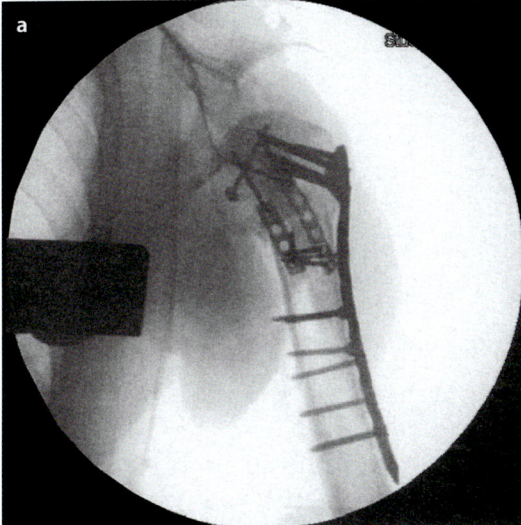
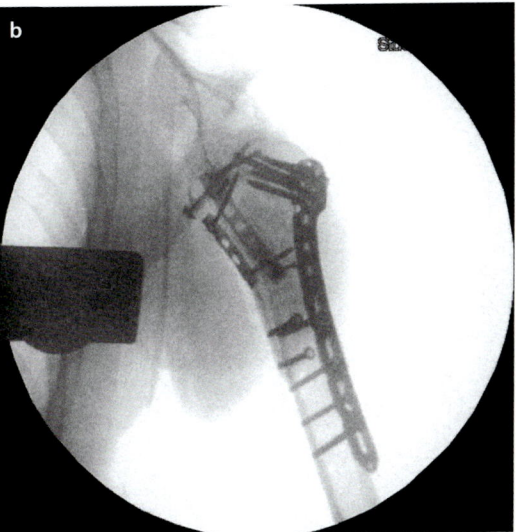

◻ **Abb. 54.3   a, b** Status nach Osteosynthese

— 2 Jahre nach Osteosynthese liegt eine freie, symmetrische Schulterfunktion links vor. Sämtliche Komplexbewegungen sind problemlos durchführbar. Radiologisch besteht eine identische Lage des Osteosynthesematerials. Hinweise auf eine Humeruskopfnekrose bestehen nicht (◻ Abb. 54.6a–c).

▪ **Analyse**

Zu den komplexesten Fällen von proximalen Humerusfrakturen zählen die Head Split-Frakturen. Für diese seltene Verletzung, welche in der Literatur bis in 5 % angegeben wird, lässt sich kein standardisiertes operatives Vorgehen definieren. Alter, Knochenqualität und vorbestehende Grunderkrankungen führen jeweils zu einer individuellen chirurgischen Therapie.

Die Komplexität der Fraktur allein soll nicht abschreckend sein bezüglich einer Osteosynthese. Meistens handelt es sich hierbei um Hochrasanz-Verletzungen beim sportlichen, jungen Patienten. Umso mehr soll hier nach Möglichkeit rekonstruiert werden. Oft bleibt es bei kleinen Fallzahlen, und deshalb sind wir der Ansicht, dass solche Interventionen in einem erfahrenen schulterchirurgischen Zentrum versorgt werden sollten. Nur so glauben wir, dass eine einheitliche chirurgische Versorgung möglich ist, gerade auch im Hinblick auf zu erwartende Folgeeingriffe. Denn selbst bei erfahrenen Schulterchirurgen stösst man hier an die Grenze des Rekonstruierbaren. Dieser Fall soll illustrieren, dass durchaus gute bis sehr gute Resultate durch die osteosynthetische Versorgung erreicht werden können, wenn dies auch nicht immer die Regel ist. Diese Verletzungen implizieren eine konsequente Nachsorge. Umso mehr sollten diese Patienten in einem spezialisierten Zentrum eingebunden sein.

■ **Abb. 54.4   a–c**
3 Monate postoperativ:
stabile Osteosynthese, kein
Hinweis auf Kopfnekrose

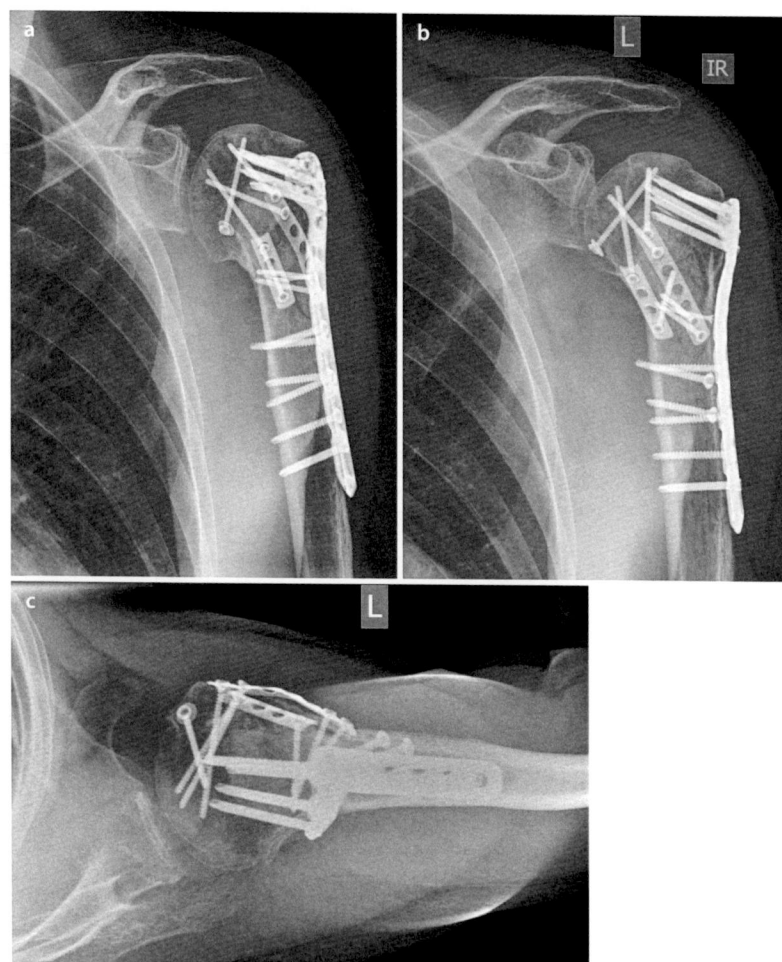

54

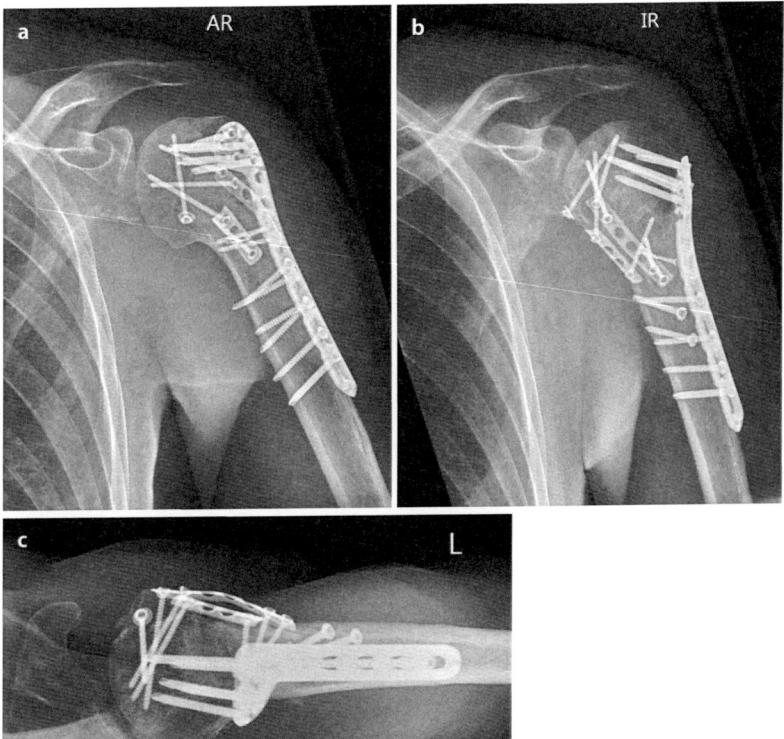

◻ Abb. 54.5 **a–c** 1 Jahr postoperativ: Fraktur konsolidiert, keine Hinweise für Kopfnekrose

◘ Abb. 54.6   a–c 2 Jahre postoperativ: identische Plattenlage, Humeruskopf vital

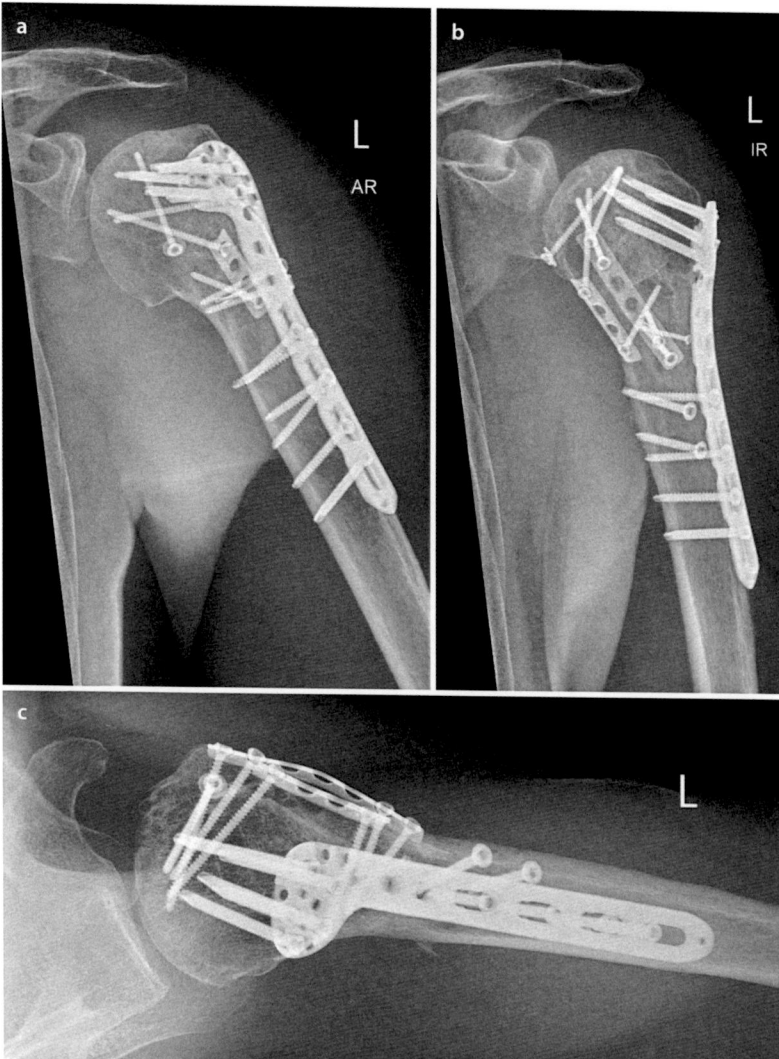

Proximale 4-Fragment-Fraktur mit Head Split-Komponente rechter Humerus

■ **Der Fall**

━ Der 59-jährige Patient stürzt am 16.02.2015 beim Langlaufen und zieht sich dabei am rechten Humerus eine proximale 4-Fragment-Fraktur mit Head Split-Komponente zu. Die (◘ Abb. 55.1a, b) zeigen das Frakturausmass in der computertomographischen Untersuchung. Die konventionellen Röntgenbilder vom Unfalltag konnten leider nicht mehr aufgefunden werden.

━ Am 19.02.2015 erfolgt die offene Reposition, Philos-Plattenosteosynthese, Schrauben-Osteosynthese und Abstützung mit Viertelrohrplatte sowie allogener Spongiosaplastik in Inlay-Technik am rechten Humerus (◘ Abb. 55.2a, b). Die Nachsorge erfolgt funktionell mit begleitender Physiotherapie.

━ 6 Wochen postoperativ progrediente Schulterfunktion rechts bei Restbeschwerden. Radiologisch korrekte Lage des Osteosynthesematerials, weitgehend anatomische Stellungsverhältnisse (◘ Abb. 55.3a–c). Freigabe der rechten Schulter mit allmählichem Kraftaufbau.

━ 6 Monate nach Osteosynthese ist die Frakturheilung abgeschlossen. Die Schultergelenksbeweglichkeit normalisiert sich zusehends. Der Patient ist weitgehend beschwerdefrei. Radiologisch ist das Osteosynthesematerial stabil, kein sekundärer Repositionsverlust, leichtgradige Verwerfung auf Höhe des Tuberculum minus um wenige Millimeter (◘ Abb. 55.4a–c). Bei Restbewegungsein-

schränkung wird die Physiotherapie weitergeführt.

━ 1 Jahr postoperativ ist die Schultergelenksbeweglichkeit seitengleich, der Patient beschwerdefrei. Radiologisch ist das Osteosynthesemterial stabil ohne Hinweise auf Humeruskopfnekrose (◘ Abb. 55.5a–c). Eine Abschlusskontrolle ist 2 Jahre nach Osteosynthese vorgesehen, um eine allfällige Humeruskopfnekrose bei kleinem Restrisiko nicht zu verpassen.

━ 2 Jahre nach dem Eingriff weitgehende Restitutio. Patient voll sportfähig. Radiologisch keine Hinweise für eine Humeruskopfnekrose (◘ Abb. 55.6a–c). Abschluss der Behandlung.

■ **Analyse**

Die Head Split-Frakturen stellen die komplexesten Verletzungen des proximalen Humerus dar mit einer Inzidenz von gut 5 % aller proximalen Humerusfrakturen. Die konventionellen Röntgenbilder vom Unfalltag lagen uns leider nicht vor. Schon in der konventionell-radiologischen Bildgebung kann eine Head Split-Fraktur vermutet werden, welche sich durch eine Doppelkontur der Kopfkalotte äussert, in der Literatur auch bekannt als „Pelican-Sign".

Die computertomographische Bilanzierung bei solchen Verletzungen ist unseres Erachtens heute obligat inklusive 3D-Rekonstruktion. Hierbei lässt sich das Ausmass der Verletzung für die zu planende Operation in etwa abschätzen. Bei

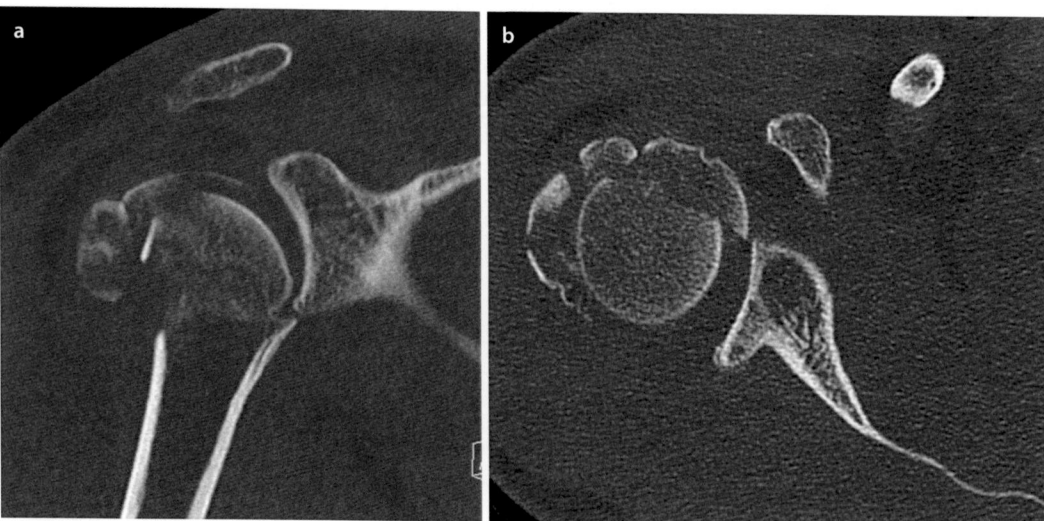

◘ **Abb. 55.1**   **a, b** Proximale 4-Fragment-Fraktur mit Head Split, CT präoperativ

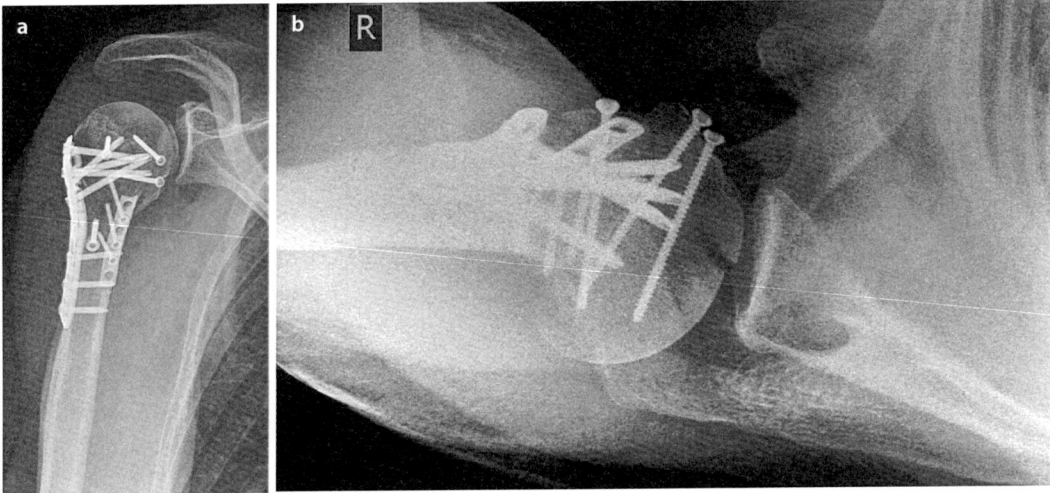

■ Abb. 55.2 **a, b** Status nach Osteosynthese

■ Abb. 55.3 **a–c**
6 Wochen postoperativ:
weitgehend anatomische
Stellungsverhältnisse

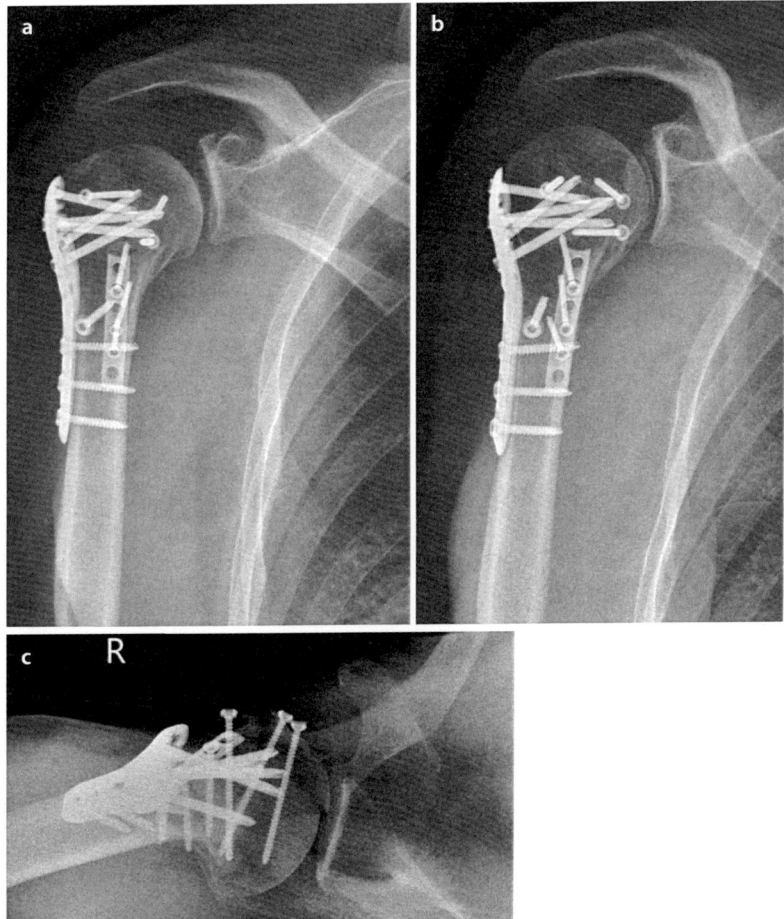

■ **Abb. 55.4 a–c**
6 Monate postoperativ:
stabiles Osteosynthesema-
terial, keine Zeichen einer
Kopfnekrose

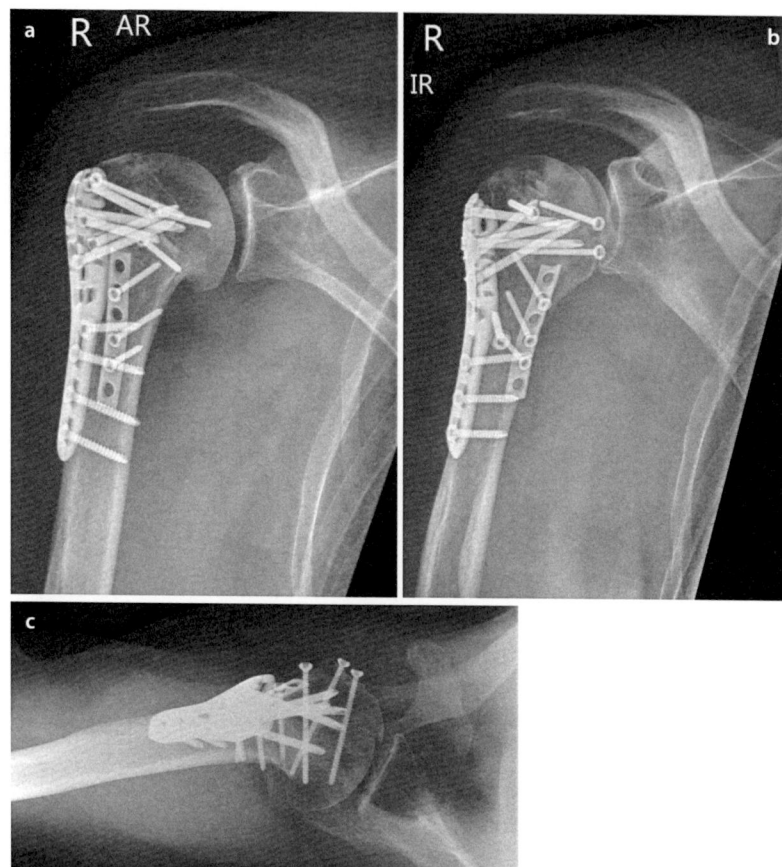

jüngeren Patienten – und hierzu zählen Personen unter 60 Jahren – sollte die Rekonstruktion unbedingt angestrebt werden. Trotz der Komplexität der Läsion sind die zu erwartenden Resultate funktionell voraussehbar. Das Risiko der Humeruskopfnekrose bleibt dennoch hoch, stellt aber per se keine Kontraindikation für die Osteosynthese dar.

■ **Abb. 55.5   a–c** 1 Jahr postoperativ: identische Situation, Humeruskopf vital

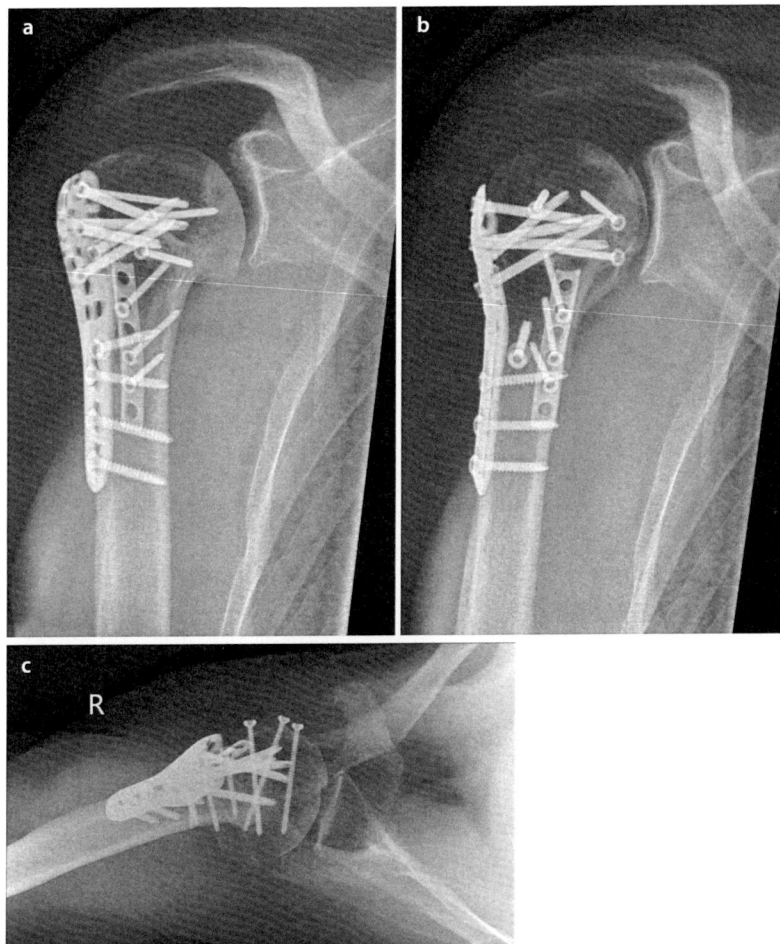

◨ **Abb. 55.6   a–c** 2 Jahre postoperativ: konsolidierte Situation bei unauffälligem Humeruskopf

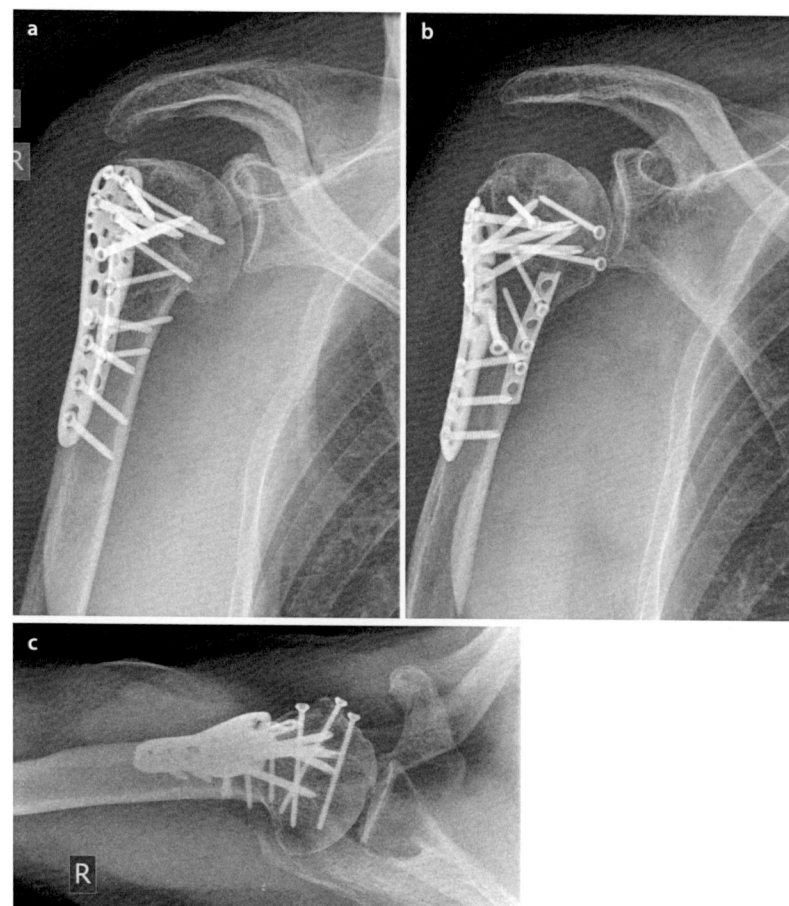

55

Serviceteil

Nachwort – 414

Nachwort

In immer stärkerem Mass ist es den Autoren ein Anliegen, komplexe Frakturen – wie sie hier am proximalen Humerus exemplarisch dargestellt werden – herauszuheben aus den klassischen Frakturtypen, die von gut geschulten, technisch versierten Extremitätenchirurgen angegangen werden können und auch sollen.

Es braucht grosse Erfahrung, um bei den hier vorgestellten Frakturen zu einer objektiven Einschätzung zu gelangen, sowohl in der Operationsindikation wie in der chirurgischen Ausführung und auch in der Behebung postoperativer Problemstellungen.

Bei nahezu Zweidritteln der hier vorgestellten Fälle handelt es sich um Revisionseingriffe mit entsprechend hoher Belastung bezüglich Rekonstruktion, Humeruskopfnekrose, Infekt und ähnlichem mehr. Nicht zu vergessen ist auch der psychologische Stress, der auf den Patienten lastet.

Eine frühzeitige Zuweisung solcher Problemfrakturen an ein entsprechend spezialisiertes Zentrum ist daher aus unserer Sicht notwendig und sinnvoll.

Unser Ziel ist es, dadurch die Zahl der Revisionen zu senken. Helfen Sie dabei mit!

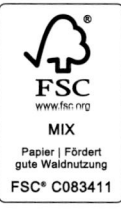